现代实用护理技术

主　编　陈素清　齐　慧　崔桂华　周　华
　　　　宫雪芹　栾　涛　林红玉　邢　霞

中国海洋大学出版社
·青岛·

图书在版编目(CIP)数据

现代实用护理技术/陈素清等主编. —青岛:中
国海洋大学出版社,2021.3
ISBN 978-7-5670-2120-4

Ⅰ.①现… Ⅱ.①陈… Ⅲ.①护理学 Ⅳ.①R47

中国版本图书馆 CIP 数据核字(2021)第 050999 号

出版发行	中国海洋大学出版社			
社　　址	青岛市香港东路 23 号	邮政编码	266071
出 版 人	杨立敏			
网　　址	http://pub.ouc.edu.cn			
电子信箱	369839221@qq.com			
订购电话	0532—82032573(传真)			
策划编辑	韩玉堂			
责任编辑	韩玉堂	电　　话	0532—85902349
印　　制	蓬莱利华印刷有限公司			
版　　次	2021 年 4 月第 1 版			
印　　次	2021 年 4 月第 1 次印刷			
成品尺寸	185 mm×260 mm			
印　　张	22.75			
字　　数	552 千			
印　　数	1～1000			
定　　价	125.00 元			

《现代实用护理技术》编委会

前　言

随着社会进步及医学科学发展,护理学领域新理论、新知识、新技术、新方法的运用呈日新月异之势。护理学科与其他学科有了更多的渗透与融合:一方面极大地促进了护理学科的发展;另一方面也要求护理人员必须接受继续护理学教育,不断更新专业知识,以提高业务技能,满足人们更高的健康需求。为了反映当前临床护理领域的最新研究成果,更好地为临床工作服务,我们编写了本书。

本书紧扣当前临床护理实践,包括神经系统疾病护理、循环系统疾病护理、呼吸系统疾病护理、产科疾病护理、儿科疾病护理、耳鼻喉科疾病护理、普外科疾病护理、肿瘤护理、介入护理和手术室、导管室、ICU 等患者的护理及常用护理技术。本书针对临床各科常见疾病的护理,每种疾病均按照护理评估、治疗要点、护理问题和护理措施等步骤叙述,内容丰富,资料新颖,简明扼要,实用性、可操作性强。可供临床护理人员阅读和参考。

本书在编写内容上,力求与实际工作思维接近,简明实用,便于读者掌握。由于编者水平有限,书中难免存在不足之处,敬请专家和读者提出批评意见。

编者
2021 年 1 月

目 录

第一章　神经和精神系统疾病护理

第一节　脑出血患者的护理

一、概述

脑出血是指非创伤性脑实质的出血,是指脑内动脉、静脉或毛细血管病变引起的出血,占全部脑卒中的 20%～30%,病死率高。常见的原因有高血压合并动脉硬化、先天性脑血管畸形、动脉瘤、血液病等。

二、护理问题

(1)排便异常、尿失禁或尿潴留与意识障碍、中枢神经紊乱有关。

(2)便秘与意识障碍、中枢神经紊乱、活动减少、摄入纤维不足有关。

(3)体温过高与出血吸收有关。

(4)营养失调、低于机体需要量与意识障碍、吞咽困难有关。

(5)躯体移动障碍与偏瘫有关。

(6)脑疝与颅内压增高有关。

三、护理目标

(1)积极抢救,认真观察病情,及时发现问题并予以处理。

(2)加强护理,预防并发症。

(3)积极给予康复指导和训练,降低致残率。

(4)调整血压,改善循环,加强护理,防止并发症。

四、护理措施

(一)常规护理

(1)为避免出血、加重或再出血,患者忌行走或头部剧烈运动,应卧床 2～4 周。如患者有躁动现象,给予加床档,必要时使用约束带或给予镇静药,使其安静。

(2)基础护理:保持床铺平整、干燥、清洁,去除对皮肤刺激的有害因素。每 2 h 翻身 1 次,并将发红部位的皮肤给予按摩,在骨隆凸处放棉垫或铺气垫床,避免使用易损伤皮肤的便器,防止压疮发生。意识障碍者做好口腔护理,有义齿应取下,防止窒息。

(3)给予低盐低脂的食物。急性脑出血重症患者发病 48 h 内一般禁食,以静脉输液来维持营养、补充足量的热能。每日液体量为 1 500～2 000 mL,48 h 后不能进食者给予鼻饲,以混合奶或匀浆为主。鼻饲过程中注意温度和量。有消化道出血者应禁食,待无咖啡色物质排出后再进食。

(4)心理护理:对意识好转或清楚的患者讲解疾病的转归、治疗,消除其紧张心理,使患者情绪稳定利于康复。

(二)特殊护理

1.颅内高压护理

①颅内压增高者,床头抬高 15°～30°,伴昏迷者采取平卧位,头偏向一侧,或侧卧位,以利口腔内分泌物引流。②每 4 h 测量体温 1 次,若体温高,给予头置冰袋、冰帽、冰毯等物理降温措施。体温在 38.5 ℃以下尽量采用物理降温。③保护脑细胞:及时、准确、清楚地给予脱水剂,降低颅内压,常用 20％甘露醇,同时观察药液有无渗出到皮下,避免发生组织坏死。为减少脑细胞损伤,及时吸氧,氧流量 2～3 L/min。

2.大小便护理

(1)对有尿潴留者,禁止膀胱区加压按压,防止血压升高,应给予留置尿管,做好尿道口护理,预防泌尿系感染。

(2)尿失禁者,注意更换尿布、床单,防止尿液对皮肤刺激、发生压疮。

(3)由于疾病影响、卧床时间过久、活动减少、饮食摄入减少、肠蠕动减慢,易发生粪便潴留。患者 3 d 以上未大便应保留灌肠。

3.瘫痪的护理

注重肢体摆放及功能锻炼。①急性期:应将肢体摆放于正常功能位,避免因关节位置的错误而影响肢体的活动甚至出现并发症(如肩手综合征);②恢复期或稳定期:积极进行肢体及全身的功能锻炼,促进肢体的功能恢复和预防关节变形及肌肉挛缩。

(三)病情观察

(1)观察瞳孔大小,意识障碍有无加重及脑疝的发生征象。

(2)观察生命体征的变化。

(3)保持呼吸道通畅,有痰应吸出,必要时行气管切开。

(四)急危重症的观察和处理

1.脑疝的观察

①注意瞳孔的变化,如有一侧瞳孔突然散大,或两侧瞳孔对光反射迟钝或消失,提示脑疝发生;②观察生命体征的变化,血压急骤上升,呼吸、脉搏变慢,剧烈头痛、昏迷都是颅内压升高的表现,每 15～30 min 测 1 次并记录。

2.脑疝的处理

(1)立即建立静脉通路,快速给脱水剂 20％甘露醇 250～500 mL。

(2)抬高床头 15°～30°,呼吸不好者给予呼吸兴奋剂或气管插管。

(五)健康指导

(1)创造安静、舒适、光线柔和的环境,便于情绪稳定、休息。减少探视、陪护人员,避免声光刺激,保证休息。病情好转应尽量避免情绪激动。

(2)饮食:以清淡、易消化、低盐、低脂的食物为主。血糖增高者,应控制食物的量、种类。多吃蔬菜、水果,戒烟、酒,多喝白开水,确保大便通畅。

(3)急性期绝对卧床休息 2～4 周,并摆放好肢体功能位,2 周后在床上进行被动活动,并在康复医生指导下进行肢体功能锻炼。

(4)心理护理:保持平静的心情,避免情绪激动及过度紧张、焦虑。对疾病要有正确认识,不要独处,尽量和他人多相处,有事可以向他人倾诉,保证血压的稳定。

(5)医疗护理措施的配合:高血压患者要知道降压药物的使用原则、使用方法及注意事项。血压不可降得过快、过低,以免引起心、脑、肾灌注不足,应使高血压患者的血压维持在160/95 mmHg[①]左右。

第二节　癫痫患者的护理

一、概念

癫痫是一组反复发作的神经元群阵发性异常放电所致暂时性中枢神经系统功能障碍的临床综合征,临床上可表现为运动、感觉、意识、行为、植物神经功能等不同程度的障碍。

二、临床特点

癫痫的临床表现多样,但都具有短暂性、刻板性、间歇性和反复发作的特征。可分为痫性发作和癫痫症两方面。有时有意识障碍;发作时伴有舌咬伤、跌伤和尿失禁等。

三、一般护理

1.心理护理

指导患者解除心理上的负担,克服自卑心理,认识自身能力和价值,增强治疗信心。

2.活动与休息

养成良好的生活习惯,生活作息有规律,保证睡眠充足,不要在强光下活动。避免紧张和过度疲劳;癫痫发作时和发作后均需卧床休息,间歇期活动时注意安全,出现先兆立刻卧床休息,必要时加床档。

3.饮食营养

宜进食清淡、无刺激、富于营养的食物,少进辛辣食物,保持大便通畅,避免饥饿或过饱,戒除烟酒、咖啡。

4.体温测量

测肛温或腋温,禁止用口表测量体温。

5.服药要求

按时服药,不能间断。

四、专科护理

1.防止窒息

癫痫发作时应保持呼吸道通畅,取头低侧卧或平卧头侧位;松开衣领、衣扣和裤带;取下活动的义齿,及时清除口鼻腔分泌物;立即放置牙垫或压舌板,防止舌咬伤。必要时备吸痰用物

---

①　临床上仍习惯用毫米汞柱(mmHg)作为血压单位,1 kPa=7.5mmHg。全书同。

和气管切开包。

2.防止受伤

加用床档,专人守护,切勿用力按压患者身体。

患者出现兴奋躁动时,应加强保护,必要时给予约束带适当约束,防止自伤或他伤。

3.控制发作

遵医嘱两人操作,缓慢静脉注射抗癫痫药,密切观察患者的意识、呼吸、心率、血压的变化。

4.并发症护理

密切观察生命体征,监测电解质的变化;遵医嘱静脉快速滴入脱水剂;限制饮水量,清除呼吸道分泌物。

5.药物护理

严格遵医嘱准确、按时给药。指导患者饭后服药,以减轻胃肠道反应。严密观察药物不良反应,及时、正确地予以处理。

五、癫痫持续状态患者的护理

1.概念

癫痫在短时间内重复性发作,2次发作间意识不恢复或持续性发作,至少30 min。

2.护理措施

(1)应安置在单人间,病室光线应暗淡,尽量减少刺激,安放床档,记录发作情况及次数。

(2)按时记录体温、脉搏、呼吸、血压,观察神志、瞳孔的变化,体温39 ℃以上应给予头置冰袋,呼吸困难时遵医嘱给予氧气吸入,发现病情变化应报告医生。

(3)做好口腔护理,保持床单位平整、干燥,按时更换体位,防止压疮。

(4)平卧时头偏向一侧,及时清除口、鼻腔内分泌物,防止口腔分泌物吸入肺内,而发生吸入性肺炎。

(5)维持营养,遵医嘱给予鼻饲。

(6)随时准备好各种抢救药品和设备。

六、健康教育

(1)指导患者及其家属掌握疾病相关知识及自我护理方法,控制诱发因素,防止并发症。

(2)出院时应指导患者坚持长期规律用药;严禁突然停药、减量、漏服药及自行换药,以免导致癫痫发作;如果药物减量后病情有反复或加重的迹象,应尽快就诊;注意观察药物的毒副反应;定期复查。

(3)保持乐观心态;生活、工作应有规律;外出需有人陪行,避免过度劳累;忌烟、酒;不能从事高空作业、驾驶等工作;随身携带疾病卡片,注明姓名、年龄、住址、单位、病名、发作时处理方法等,以备发作时及时联系与急救。

(4)饮食要有规律,每餐按时进食,避免饥饿和暴饮、暴食。对于强直一痉挛发作的患者,一次饮水不要过量,以免诱发。合理膳食,尤其是增加鱼、虾、蛋、绿色蔬菜等,补充抗癫痫药引起的体内钙、叶酸、维生素 K、维生素 B_6 的缺乏,禁烟、酒、咖啡等刺激性物品。

(5)如有发作先兆,应尽快找一个安全地点平卧,并于上、下臼齿间咬上纱布或手帕。

(6)减少声光刺激,保持环境安静。

第三节　短暂性脑缺血发作患者的护理

一、概念

短暂性脑缺血发作(TIA)是指颅内血管病变引起的一过性或短暂性、局灶性脑功能缺失或视网膜功能障碍。症状一般持续 10～15 min,多在 1 h 内恢复,最长不超过 24 h,可反复发作,不遗留神经功能缺损的症状和体征。

二、临床特点

TIA 发作常见于老年人,男性多于女性。临床特征为:发作突然;历时短暂,一般持续 10～15 min,多在 1 h 内恢复,最长不超过 24 h;局灶性脑或视网膜功能障碍的症状;完全恢复,不遗留神经功能缺损的症状和体征;常有反复发作的病史。

三、一般护理

(1)心理护理:与患者多交流,帮其克服紧张、恐惧情绪,配合治疗。

(2)饮食低脂、低盐、充足蛋白质和丰富维生素的饮食,如有吞咽困难、呛咳者,给予糊状流食或半流食小口慢食,必要时鼻饲进食。

(3)保持室内空气清新,避免着凉。

四、专科护理

1. 皮肤护理

卧床患者协助其翻身,做好皮肤护理。

2. 安全指导

指导患者合理休息与运动,并采取恰当的防护措施。急性期卧床休息,平卧或低枕位(以 15°～20° 为宜)。仰头或头部转动时应缓慢,动作轻柔,转动幅度不要太大;频繁发作的患者应避免重体力劳动,必要时如厕、沐浴以及外出活动应有家人陪伴。

3. 运动指导

鼓励患者增加及保持适当的体育运动(如散步、慢跑、踩脚踏车等),指导患者注意运动量和运动方式,选择适合个体的活动,做到劳逸结合。

4. 用药护理

指导患者遵医嘱正确服药,不能随意更改、终止或自行购药服用。告知患者药物的作用机制、不良反应观察及用药注意事项。肝素抗凝治疗时应注意观察有无出血倾向;使用阿司匹林、奥扎格雷等抗血小板聚集剂治疗时,可出现食欲缺乏、皮疹或白细胞减少等不良反应,发现异常情况应及时报告医生处理。

五、健康教育

1. 疾病知识

使患者及其家属了解疾病相关知识,指导掌握本病的防治措施和自我护理方法;帮助寻找和去除自身的危险因素,主动采取预防措施,改变不健康的生活方式;定期体检,积极治疗相关疾病,如高血压、动脉硬化、糖尿病等;遵医嘱服药及调整药物剂量,切勿自行停药、减量或换药。

2.饮食指导

指导患者了解肥胖、吸烟、酗酒及饮食因素与脑血管病的关系。指导患者改变不合理的饮食习惯和饮食结构。选择低脂、低盐、充足蛋白质和丰富维生素的饮食;限制钠盐;合理膳食,少量多餐,多吃蔬菜、水果,忌辛辣刺激食物,少吃动物脂肪、高糖、高肉类等促进高血压动脉硬化的食物;生活起居有规律,保持心情愉快及乐观的生活态度。

3.避免劳累

不要单独外出,防止颈部活动过度,减少诱发因素;避免情绪激动,适当运动,避免重体力劳动,每天测血压1次,定期检查血糖、血脂;短暂性脑缺血发作时要及时就诊。

4.保持平衡心态

长期精神紧张不利于控制血压和改善脑部的血液供应,甚至可以诱发某些心脑血管病。应鼓励患者积极调整心态、稳定情绪,培养自己的兴趣爱好,增加社交机会,多参加有益身心的社交活动。

第四节 结核性脑膜炎患者的护理

一、概念

结核性脑膜炎简称结脑,是结核菌经血行播散到脑膜所致,系全身性粟粒结核的一部分。主要发生于6个月至3岁的幼儿,亦可见于成人。营养不良及急性传染病使人体免疫功能降低为其诱发原因。

二、临床表现

典型结脑的临床表现可分为三期。

1.前驱期(早期)

前驱期1～2周,一般起病缓慢,在原有结核病基础上,出现性情改变(如烦躁、易怒、好哭),或精神倦怠、呆滞、嗜睡,睡眠不宁、两眼凝视、食欲缺乏、消瘦,并有低热、便秘或不明原因的反复呕吐。

2.脑膜刺激期(中期)

脑膜刺激期1～2周,主要为脑膜及颅内压增高表现。低热,头痛加剧可呈持续性。呕吐频繁,常呈喷射状,可有感觉过敏,逐渐出现嗜睡、意识障碍。

3.晚期(昏迷期)

晚期1～2周,意识障碍加重,反复惊厥,神志进入半昏迷、昏迷状态,瞳孔散大、对光反射消失、呼吸节律不整甚至出现潮式呼吸或呼吸暂停。

三、一般护理

(1)早期患者应绝对卧床休息,注意通风,将患者安置在小房间,避免多次搬动患者颈部或突然变换体位,并保持病室清洁、整齐、安静、光线暗淡,护理操作尽量集中进行。

（2）注意避免医源性感染和交叉感染。

（3）保持口腔和皮肤清洁。做好口腔护理,防止发生口腔炎;做好皮肤护理,保持床铺平整、清洁干燥,经常翻身,防止压疮发生。昏迷时眼不能闭合者,可涂眼膏并用纱布覆盖,保护好角膜。

（4）注意患者安全,如有烦躁不安者,注意保护,以免外伤。

四、专科护理

1. 对有呼吸功能障碍患者的护理

对有呼吸功能障碍患者,应保持呼吸道通畅,取侧卧位,以免仰卧舌根后坠堵塞喉头。解松衣领,及时清除口、鼻、咽喉分泌物及呕吐物,防误吸窒息或发生吸入性肺炎。必要时吸氧,或进行人工辅助呼吸。

2. 高热时需物理降温

遵医嘱药物降温,温水擦浴。

3. 注意大小便的护理

导尿时应严格无菌操作,以防止尿路感染,留置导尿管者应按时冲洗膀胱。

4. 做好饮食护理

注意增加营养,进食高热量、高蛋白、高维生素、易消化食物,如牛奶、豆浆、豆腐、鸡蛋、鱼类、肉类、蔬菜、水果等,多饮水,忌食辛辣、坚硬、油炸、酸性食物。

5. 心理护理

结脑病情重、病程长,疾病和治疗给患者带来不少痛苦。医护人员对患者应和蔼可亲,关怀体贴。护理治疗操作时动作轻柔,及时解除患者不适,为其提供生活方面的周到服务。

6. 应用脱水剂的观察与护理

结核性脑膜炎常用的脱水剂为高渗脱水剂和利尿剂,所以,首先要保持静脉通道的通畅,准确记录 24 h 出入量。目前,常用的脱水剂为 20% 甘露醇,其对血管刺激性非常大,护士应保护好患者血管,如发生渗液、漏液,可立即用 50% 硫酸镁溶液湿敷,减少对皮肤黏膜的刺激。

7. 使用激素的观察与护理

激素具有抗感染、抑制纤维组织增生、防止黏连、降低毛细血管通透性、减少渗出、有效降低颅内压、防止脑水肿的作用。使用激素用量过大、减量不合适、计量不准确就容易造成反跳现象,因此要严格遵医嘱给药,并嘱患者不能随意增药、减药,如患者出现不适,应及时报告医生进行处理。

8. 抗结核药物的观察与护理

抗结核药物是治疗结核性脑膜炎的关键,应遵循早期、联合、适量、全程、规律用药原则,否则就可能造成耐药。此外,抗结核药物副反应大,因此,在服用抗结核药物期间,应密切观察患者用药反应,如出现胃肠道的不适,肝、肾功能异常,视力减退,听力障碍及变态反应等,应立即报告医生处理,必要时停药。另外,护士应指导患者正确用药,如利福平应空腹服用,可达到最佳疗效,同时也可减少其副反应。

9. 腰椎穿刺的护理

进行腰椎穿刺术及鞘内注射是结核性脑膜炎患者常用的治疗和诊断方法。因具有一定的损伤性,患者往往会产生恐惧心理,因此应加强患者的心理护理,耐心解释。术后协助患者去枕平卧4～6 h。

10. 颅内高压的护理

脱水疗法是治疗颅内高压的重要手段,常用20%的甘露醇静脉滴注,应用时速度要快,确保200～500 mL甘露醇在30 min内滴完,否则影响脱水的效果。同时要注意观察有无低钾血症。

11. 其他护理

遵医嘱使用肾上腺皮质激素、脱水剂、利尿剂和呼吸兴奋剂。对急性脑积水或慢性脑积水急性发作者,用药物降颅内压无效,护士应随时做好侧脑室穿刺术前的准备工作。确保患者安全,在惊厥发作时齿间应置牙垫,防舌咬伤,并防惊厥时坠床跌伤。

五、健康教育

(1)要有长期治疗的思想准备,坚持全程、合理用药。

(2)做好病情及药物毒不良反应的观察,定期门诊复查。

(3)为患者制订良好的生活制度,保证休息时间,适当地进行户外活动。注意饮食,供给充足的营养。

(4)避免继续与开放性结核患者接触,以防重复感染。积极预防和治疗各种急性传染病,防止疾病复发。

(5)留有后遗症的患者,应对瘫痪肢体进行理疗、被动活动等功能锻炼,防止肌挛缩。对失语和智力低下者,应进行语言训练和适当教育。

(6)愈后加强锻炼增强体质,保持乐观,劳逸结合,使正气旺盛,减少发病。积极治疗原发结核,彻底清除结核病灶,防止继发感染。

第五节 颅内动脉瘤患者的护理

一、概述

颅内动脉瘤患者(intracranial aneurysm)是颅内动脉壁的囊性膨出,是引起自发性蛛网膜下隙出血的首位病因。常在劳累或激动时突感剧烈头痛伴恶心、呕吐、颈项强直或意识障碍,经腰椎穿刺可见血性脑脊液。颅内动脉瘤破裂出血在脑血管意外中仅次于脑血栓形成和高血压脑病居第三位,主要见于40～60岁的中年人,男女差别不大。动脉瘤的位置以颈内动脉颅内段居多,其次为大脑前动脉和大脑中动脉,大脑后动脉较少见。

二、病因与发病机制

组织学上颅内动脉瘤仅存一层内膜,缺乏中层平滑肌组织,弹性纤维断裂或消失。其发病原因尚不明确,但主要有先天性缺陷学说、后天性退变学说。先天性缺陷学说认为颅内动脉环(Willis环)分叉处的动脉壁先天性平滑肌层缺乏;后天性退变学说认为动脉粥样硬化和高血压使动脉内弹力层破坏,逐渐膨出形成囊性动脉瘤。获得性内弹力层的破坏是囊性脑动脉瘤形成的必要条件。内弹力层退变、先天性中膜缺失或中膜纤维结构异常和排列异常及血流动力学改变,都使脑动脉壁更为薄弱,易于膨出。其中内弹力层退变可能因动脉硬化、炎症反应和蛋白水解酶活性增加所致。国内研究表明,脑动脉瘤的形成与炎症细胞介导的弹力蛋白酶的表达增多,破坏局部血管壁结构有关。高血压并非主要致病因素,但能促进囊性动脉瘤形成和发展。此外,细菌性心内膜炎、肺部感染等感染性病灶导致感染性栓子脱落,侵蚀脑动脉壁可形成感染性动脉瘤,头部外伤也可引起动脉瘤形成,但临床少见。

三、分类

(一)按形态分类

按形态分类分为囊性(球形、葫芦形、漏斗形)动脉瘤、梭形动脉瘤、夹层动脉瘤。其中囊性动脉瘤最多见。

(二)按部位分类

1.颈内动脉系统动脉瘤

颈内动脉系统动脉瘤约占颅内动脉瘤90%。

(1)颈内动脉—后交通动脉瘤。

(2)大脑前动脉—前交通动脉瘤。

(3)大脑中动脉瘤。

2.椎基底动脉系统动脉瘤

椎基底动脉系统动脉瘤约占10%。

(1)椎动脉—小脑后下动脉瘤。

(2)基底动脉瘤。

(3)大脑后动脉瘤等。

(三)按大小分类

(1)小型动脉瘤(内径≤0.5 cm)。

(2)一般型动脉瘤(内径0.6~1.5 cm)。

(3)大型动脉瘤(内径1.6~2.5 cm)。

(4)巨型动脉瘤(内径>2.5 cm)。

四、临床表现

(一)出血症状

(1)中、小型动脉瘤未破裂出血,临床可无任何症状,称为未破裂动脉瘤。

(2)动脉瘤一旦破裂出血,临床表现为严重的蛛网膜下隙出血,发病急剧,患者突发剧烈头痛,频繁呕吐,大汗淋漓,体温可升高;颈强直,克氏征阳性。也可出现意识障碍,甚至昏迷。脑膜刺激征多见,严重者可因颅内压增高诱发脑疝。部分患者出血前有劳累、情绪激动等诱因,也有的无明显诱因或在睡眠中发病。约有1/3的患者,动脉瘤破裂后因未及时诊治而死亡。

(3)再次出血:多数动脉瘤破口会被凝血封闭而出血停止,病情逐渐稳定。随着破口周围血块溶解,2周内动脉瘤可能再次破溃出血。部分患者出血可经视神经鞘侵入玻璃体引起视力障碍。

（4）脑血管痉挛：21％～62％的蛛网膜下隙出血可诱发脑血管痉挛,多发生在出血后的3～15 d。局部血管痉挛只发生在动脉瘤附近,患者症状不明显,只在脑血管造影上显示。广泛脑血管痉挛,会导致脑梗死发生,患者表现为意识障碍、偏瘫、失语,甚至死亡。

（二）局灶症状

局灶症状取决于动脉瘤的部位、毗邻解剖结构及动脉瘤大小。内径大于 7 mm 动脉瘤可出现压迫症状。

（1）动眼神经麻痹常见于颈内动脉—后交通动脉瘤和大脑后动脉的动脉瘤,表现为单侧眼睑下垂、瞳孔散大,内收、上、下视不能,直接、间接对光反射消失。

（2）有些局灶症状如轻微偏头痛、眼眶痛,继之出现动眼神经麻痹被视为动脉瘤出血的前兆症状,此时应警惕随之发生的蛛网膜下隙出血。

（3）大脑中动脉的动脉瘤出血可形成血肿压迫,其他部位动脉瘤出血后诱发脑血管痉挛引起脑梗死,患者可出现偏瘫、失语。巨大动脉瘤影响到视路,患者可有视力、视野障碍。

五、辅助检查

（一）数字减影脑血管造影(DSA)

DSA 是确诊颅内动脉瘤的检查方法,对判明动脉瘤的位置、数目、形态、内径、血管痉挛,以及确定手术方案都十分重要。

（二）头部 CT 扫描

头部 CT 扫描可检出大于直径 1 cm 的动脉瘤和脑积水,出血一周后,CT 不易诊断。MRI 可提示动脉瘤位置,也有助于诊断。

六、护理措施

（一）术前护理

1.预防出血或再次出血

（1）卧床休息：床头抬高 15°～30°,有利于颅内静脉回流。保持病室安静,保证充足睡眠,避免情绪激动,减少不必要的活动。保持大便顺畅,预防再次出血。

（2）保持适宜的颅内压：颅内压骤降会加大颅内血管壁内外压力差,诱发动脉瘤的破裂。应维持颅内压在 100 mmH$_2$O[①] 左右。

1）在应用脱水剂时,适当控制输入的速度,不能加压输入。

2）行脑脊液引流者,宜放慢引流速度,且引流瓶位置不宜过低。

3）同时应避免颅内压增高的诱因：如便秘、用力咳嗽、癫痫发作等。

（3）维持血压：血压骤升、骤降可诱发动脉瘤破裂,因此,要维持血压的稳定。若发现血压升高,需要遵医嘱使用降压药物,使血压下降10％即可。用药期间注意观察血压的变化,避免血压偏低造成脑缺血。

2.术前准备

（1）在术前常规准备的基础上,介入治疗者还应进行双侧腹股沟区的备皮准备。

（2）颈动脉压迫试验与练习：动脉瘤位于 Willis 环前部的患者,术前进行颈动脉压迫试验

---

①　目前临床上仍习惯以 mmH$_2$O 为某些压力如颅内压的单位,1kPa＝10.20cmH$_2$O＝102.0mmH$_2$O。全书同。

与练习,以建立侧支循环。用手指或特制的颈动脉压迫装置按压患侧的颈总动脉,直至同侧颞浅动脉搏动消失。开始每次压迫 5 min,以后逐渐延长压迫时间,直至持续压迫 20~30 min 患者仍能耐受,不出现头晕、黑矇、对侧肢体无力和发麻等表现时,才可进行手术治疗。

3. 心理护理

对神志清楚者讲解手术的必要性及手术中需要患者配合的事项,消除恐惧心理;对有意识障碍者,使家属了解手术的目的、意义、术前准备的内容,以达到配合手术的目的。

(二)术后护理

1. 体位

意识清醒者床头抬高 15°~30°,以利颅内静脉回流、减轻脑水肿、降低颅内压;介入治疗的患者术后绝对卧床休息 24 h,术侧下肢制动 8~12 h。对患者进行轴线翻身,防止头颈部过度扭曲或震动。

2. 营养

术后当日需要禁食,第二天可给予流质或半流质饮食,昏迷者经鼻饲提供营养。给予高蛋白、高维生素、易消化饮食,保持大便通畅,做好口腔和皮肤护理。

3. 病情观察

密切观察患者的生命体征、意识状态、瞳孔对光反射、伤口及引流液的引流情况等,特别注意有无颅内压增高或再出血的征兆。保持呼吸道通畅,吸氧。

4. 用药护理

遵医嘱使用抗癫痫药和抗生素,使用药物控制血压。动脉瘤栓塞治疗后注意观察患者有无脑缺血症状,发现异常及时通知医师妥善处理。

5. 并发症的观察与护理

(1)脑血管痉挛:动脉瘤栓塞治疗或手术刺激脑血管,易诱发脑血管痉挛,出现脑缺血缺氧。表现为一过性神经功能障碍,如头痛、短暂意识障碍、肢体麻木与瘫痪、失语症等。为避免造成不可逆的神经功能障碍,术后通常使用尼莫地平进行治疗,预防脑血管痉挛的发生。给药期间需观察患者有无胸闷、面色潮红、血压下降、心率减慢等不良反应。

(2)脑梗死:术后血栓形成或血栓栓塞,有引起脑梗死的危险。若患者术后出现一侧肢体无力、偏瘫、失语甚至意识障碍者,应考虑脑梗死的发生。嘱患者绝对卧床休息,保持平卧位,同时遵医嘱给予扩血管、扩容、溶栓治疗。术后患者若处于高凝状态,应用肝素预防。

(3)穿刺点局部血肿:通常发生在介入栓塞治疗术后 6 h 内。可能的原因如下。

1)动脉硬化、血管弹性差。

2)术中肝素过量、凝血机制障碍。

3)术后穿刺侧肢体活动频繁、局部压迫力量不够等。因此,颈动脉穿刺术后需绝对卧床 24 h,对穿刺点进行加压包扎,并用沙袋压迫 8~10 h。

(三)健康教育

(1)指导患者注意休息,保持情绪稳定,生活规律,劳逸结合;遵医嘱按时服药,控制血压,避免诱发因素;嘱患者尽量不单独外出活动或锁上门洗澡,以免发生意外,影响抢救。

(2)定期接受随访,动脉瘤栓塞术后,定期复查脑血管造影。若发现动脉瘤破裂出血表现,如头痛、呕吐、意识障碍、偏瘫等,应及时就医。

第六节　自发性蛛网膜下隙出血患者的护理

一、概述

蛛网膜下隙出血(subarachnoid hemorrhage,SAH)是各种原因引起的颅内和椎管内血管突然破裂,血液流至蛛网膜下隙的统称。分为自发性和外伤性两类。它并非一种疾病,而是某些疾病共有的临床表现,其中70%～80%需外科处理。自发性蛛网膜下隙出血约占急性脑血管意外的15%。

二、病因

70%的自发性蛛网膜下隙出血源于颅内动脉瘤和脑(脊髓)血管畸形,其中前者较后者多见;其次为高血压动脉硬化、血液病、颅内肿瘤卒中、烟雾病;动脉闭塞、动脉炎、脑炎、脑膜炎引起者较少见;近年来也有因口服抗凝药物引发自发性蛛网膜下隙出血的报道。

三、临床表现

(一)出血症状

起病急骤,突发剧烈头痛、恶心呕吐、面色苍白、全身冷汗、眩晕、项背痛或下肢疼痛。多数患者动脉瘤破裂前有情绪激动、剧烈咳嗽、用力排便等诱因。半数患者出现精神症状,如烦躁不安、意识模糊、定向力障碍等,以一过性意识障碍多见,严重者昏迷,甚至出现脑疝而死亡。20%患者出血后有抽搐发作,出血后1～2 d出现脑膜刺激征,经对症治疗后可减轻。如未及时治疗,部分患者1～2周可再次出血,约1/3的患者死于再出血。

(二)脑神经损害

以一侧动眼神经麻痹常见,占6%～20%,提示存在同侧颈内动脉—后交通动脉、基底动脉顶端或大脑后动脉动脉瘤。

(三)偏瘫

病变或出血累及运动区皮质及传导束,患者出血后出现偏瘫。

(四)视力、视野障碍

蛛网膜下隙出血可沿视神经鞘延伸,眼底检查可见玻璃体膜下片块状出血,发病后1 h内即可出现,可作为诊断蛛网膜下隙出血的有力证据。出血量过大时,血液可浸入玻璃体内,引起视力障碍。巨型动脉瘤压迫视神经或视放射时可产生双颞偏盲或同向偏盲。

(五)低热

部分蛛网膜下隙出血患者发病数日后可有低热。

四、辅助检查

(一)影像学检查

1.头部CT

检查首选CT,诊断准确率近100%。急性蛛网膜下隙出血第一周内CT显示最清晰,可见脑沟、脑池密度增高,脑(室)内血肿,脑积水,脑梗死和脑水肿。1～2周出血逐渐吸收,不易诊断。CT增强可显示脑血管畸形和动脉瘤,是无创和简易的检查方法。

2.头部 MRI

急性蛛网膜下隙出血发病后一周内,MRI 很难查出。磁共振血管造影(MRA)和 CT 血管造影(CTA)可用于头颈及颅内血管性疾病的筛查和随访。

3.数字减影血管造影(DSA)

DSA 有助于发现蛛网膜下隙出血的病因,确定动脉瘤大小、部位,有无血管痉挛、有无动静脉畸形,以及侧支循环情况。

(二)腰椎穿刺

对 CT 已确诊的蛛网膜下隙出血不再需要做此项检查,因为伴有颅内压增高的蛛网膜下隙出血,可能诱发脑疝。如为动脉瘤破裂造成的蛛网膜下隙出血,腰椎穿刺有使动脉瘤再次破裂出血的危险。

五、护理措施

(一)绝对卧床休息

避免引起颅内压升高的诱因,如过早活动、情绪激动、剧烈咳嗽、便秘等,必要时遵医嘱使用降压药,头痛剧烈者给予镇静止痛药。

(二)病情观察

严密观察意识、瞳孔和生命体征变化,及时发现出血及再出血体征。有癫痫发作的患者,注意观察癫痫发作的先兆、持续时间、类型。

(三)加强生活护理,防止意外

癫痫发作时应保护患者,防止意外发生,遵医嘱按时服用癫痫药;感觉障碍的患者注意防止烫伤和冻伤;昏迷及意识障碍的患者加以床栏,防止坠床;加强皮肤和口腔护理,防止压疮的发生;术后有肢体活动障碍者,给予功能锻炼。

(四)脱水治疗的患者

记录出入量,测量中心静脉压,维持水电解质平衡。

(五)心理护理

多与患者交流,消除患者焦虑、恐惧的不良情绪,保持情绪平稳,必要时给予镇静剂。

第七节 脑卒中患者的护理

一、概述

脑卒中(stroke)是由各种原因引起的脑血管疾病急性发作,引起脑供应动脉狭窄、闭塞或破裂,造成急性脑血液循环障碍,并出现相应临床症状及体征。

它包括缺血性脑卒中和出血性脑卒中,前者发病率高于后者。部分脑卒中患者需要外科治疗。

二、病因与分类

(一)缺血性脑卒中

缺血性脑卒中发病率占脑卒中的 60%～70%,严重者可致患者死亡。常见于 40 岁以上者。缺血性脑卒中的主要原因是动脉粥样硬化基础上发生脑血管痉挛或血栓形成,由此导致脑的供应动脉狭窄或闭塞,出现脑缺血缺氧表现。颈内动脉是脑的主要供应动脉,结缔组织疾病或动脉炎引起的动脉内膜增生和肥厚、颈动脉外伤、肿瘤压迫颈动脉等,均可引起颈内动脉狭窄和闭塞,导致缺血性脑卒中。某些使血流缓慢和血压下降的因素是本病的诱因,故患者常在睡眠中发作。

(二)出血性脑卒中

出血性脑卒中多发生于 50 岁以上的高血压动脉硬化患者,男性多于女性,是高血压病死亡的主要原因。出血多是因粟粒状微动脉瘤破裂所致,可因剧烈活动或情绪激动而诱发。

三、护理措施

(一)术前护理

绝对卧床休息。遵医嘱使用药物控制血压、降低颅内压。在溶栓、抗凝治疗期间,注意观察药物疗效及不良反应。

(二)术后护理

1.加强生活护理,防止意外发生

(1)饮食:鼓励患者进食,对吞咽困难者鼻饲流质饮食,注意防止进食时误吸,导致肺部感染甚至窒息的发生。面瘫患者进食时,需特别注意清洁该侧颊部黏膜。

(2)防止意外伤害:肢体无力或偏瘫的患者需加强生活护理,防止坠床或跌、碰伤等意外伤害的发生。

(3)促进沟通:对语言、视力、听力障碍的患者采取适宜的沟通方式,及时了解并满足患者的需求。

(4)促进肢体功能恢复:患者卧床期间,定期翻身,防止压疮发生;保持肢体处于功能位,及早进行肢体被动或主动功能锻炼,避免关节挛缩和肌肉萎缩。

2.有效缓解疼痛

了解并分析患者术后头痛的原因、性质及程度,进行对症护理。

(1)切口疼痛:大多发生于术后 24 h 内,给予一般止痛剂可缓解。禁用吗啡或哌替啶,以免引起呼吸抑制、瞳孔缩小等不良反应,影响病情观察。

(2)颅内压增高引起的头痛:多发生在术后 2～4 d 脑水肿高峰期,常为搏动性头痛,严重时伴有呕吐、意识障碍及生命体征的改变、进行性瘫痪等。需经脱水、激素治疗降低颅内压,头痛方可缓解。

(3)术后血性脑脊液刺激脑膜引起的头痛:需于术后早期行腰椎穿刺引流血性脑脊液,可缓解脑膜刺激症状,并可降颅内压。但有颅内压增高者禁用,以免诱发脑疝发生。

3.并发症的观察与护理

(1)颅内压增高、脑疝:脑手术后局部均有脑水肿反应,有引起颅内压增高甚至脑疝可能。应适当控制输液量和速度,记录出入量,注意维持水、电解质的平衡。观察有无颅内压增高症状,及时发现、及时处理,避免诱发脑疝。

(2)出血:是术后最危险的并发症,多发生在术后 24～48 h,患者通常有意识改变,表现为意识清楚后又逐渐嗜睡、反应迟钝甚至昏迷。术后颅内出血的主要原因如下。

1)术中止血不彻底或电凝止血痂脱落。

2)患者呼吸不畅、躁动不安、用力挣扎等引起颅内压骤升导致术后出血。大脑半球术后出血或可出现小脑幕切迹疝(颞叶沟回疝)征象;颅后窝术后出血常有呼吸抑制甚至枕骨大孔疝表现;脑室内术后出血可有高热、抽搐、昏迷及生命体征紊乱。术后需严密观察,一旦发现患者有颅内出血症状,应及时报告医师,并做好再次手术止血的准备。

(3)感染:术后常见的感染有切口感染、脑膜脑炎及肺部感染。预防术后感染的主要措施包括严格无菌操作、严密止血,加强营养及基础护理,遵医嘱合理使用抗生素。

1)切口感染:与术前营养不良、并发贫血、糖尿病等免疫功能下降、皮肤准备不合要求,切口内血肿、无效腔残留等有关。多发生于术后 3～5 d,表现为患者切口疼痛缓解后再加重,局部有明显的红肿、压痛及皮下积液,头皮所属的淋巴结肿大压痛。严重的切口感染可波及骨膜,甚至发生颅骨骨髓炎和脑膜脑炎。

2)脑膜脑炎:常因切口感染伴脑脊液外漏而导致颅内感染,也可继发于开放性颅脑损伤后。表现为术后 3～4 d 外科吸收热消退后再次出现高热,或术后体温持续升高,伴头痛、呕吐、意识障碍,甚至出现谵妄和抽搐,脑膜刺激征阳性。腰椎穿刺见脑脊液混浊、呈脓性,白细胞计数明显升高。

3)肺部感染:多发生于术后 1 周左右,与呼吸运动受限、呼吸道分泌物集聚与排除不畅有关。全身情况差的患者,若未能及时控制,可因高热及呼吸功能障碍导致或加重脑水肿,甚至发生脑疝。

(4)中枢性高热:中枢性高热多见于术后 12～48 h,与体温调节中枢功能紊乱(下丘脑、脑干及上颈髓病变和损害所致)有关。临床以高热多见,偶有体温过低者。体温可达 40 ℃以上,常伴有意识障碍、瞳孔缩小、脉搏快速、呼吸急促等自主神经功能紊乱症状,一般物理降温效果差,需及时采用冬眠低温疗法来治疗和护理。

(三)健康教育

1.加强功能锻炼

病情稳定后早期开始康复训练,包括肢体的被动及主动运动、语言能力及记忆力等。教会患者及其家属常用护理技能方法,特别是日常生活活动能力训练如翻身、起坐、穿衣、行走及上下轮椅等,以最大程度地恢复肢体功能,恢复自理及工作能力,尽早回归社会。

2.避免再出血

出血性脑卒中患者多有高血压病史,必须经常检查和控制血压,避免剧烈活动、情绪激动等导致再出血的诱发因素。寒冷季节出血性脑卒中发病率更高,高血压患者应特别注意气候变化,规律服药,保持情绪稳定,将血压控制在适当水平,切忌血压忽高忽低。发现异常及时就诊。

第八节 颅内肿瘤患者的护理

一、概述

颅内肿瘤(intracranial tumors)又称脑瘤,是指颅内占位性病变,分为原发性和继发性两大类。颅内肿瘤可发生于任何年龄,以 20～50 岁多见,在 40 岁左右为发病高峰期,此后随年龄增长发病率下降。发生率在性别上无明显差异,男性患者可能略多于女性。发病部位以大脑半球为多,其次为鞍区、脑桥小脑角。

颅内肿瘤分型繁多,其中来自于神经系统胶质细胞和神经元细胞的胶质瘤,是颅内最常见的恶性肿瘤,占颅内肿瘤的 40%～50%,以星形细胞瘤为最多,其次为脑膜瘤和垂体腺瘤等。儿童的颅内肿瘤发病率仅次于白血病,约占全身肿瘤的 7%,以后颅窝和中线部位肿瘤为多。良性肿瘤单纯外科治疗有可能治愈;交界性肿瘤单纯外科治疗后易复发;恶性肿瘤一旦确诊,需要外科治疗辅助放疗和(或)化疗。

二、病因

原因目前尚不完全清楚。大量研究表明,细胞染色体上存在着癌基因,各种后天诱因促使其表达,引起肿瘤的发生。脑瘤的诱因可以是遗传因素、物理和化学因素以及生物因素等。电离辐射是唯一明确的胶质瘤和脑膜瘤发病的危险因素。小剂量颅脑放射,可使脑膜瘤发生率增加 10%,胶质瘤发病率增加 3%～7%,潜伏期可达放射治疗后 10～20 年。

三、分类与特点

(一)原发性肿瘤

1. 神经胶质瘤(glioma)

神经胶质瘤来源于神经上皮,是颅内最常见的恶性肿瘤。占全部颅内肿瘤的40%～50%。根据瘤细胞的分化情况又可分为星形细胞瘤、多形性胶质母细胞瘤、室管膜瘤、少突胶质瘤、髓母细胞瘤等。

(1)星形细胞瘤(astrocytic tumors):是最常见的胶质瘤之一,占颅内肿瘤的 13～26%,占胶质瘤的 40% 左右,包括实质性和囊性肿瘤。前者多见于成年人,好发于大脑半球,以额、颞叶多见,与周围脑组织分界不清楚。囊性肿瘤多见于 10 岁左右儿童的小脑半球内,具有分界较清楚的囊壁和结节。星形细胞肿瘤生长缓慢,一般病史 2～3 年,可长达 10 余年。约 1/3 的患者以癫痫为首发症状,肿瘤占位可引起颅内压增高,若肿瘤侵犯额叶,可出现精神障碍和性格改变。

(2)多形性胶质母细胞瘤(glioblastoma multiforme):为胶质瘤中恶性程度最高的肿瘤,约占胶质瘤的 20%,多生长于成人的大脑半球,以额、顶、颞叶多见。患者主要表现为颅内压增高和神经功能障碍。肿瘤呈浸润性生长,增长迅速,中心多处坏死出血,使肿瘤形成多形性的外观。病程发展快,治疗较困难。

(3)室管膜瘤(ependymoma):约占胶质瘤的 12%,好发于儿童及青年。来源于脑室壁上的室管膜细胞,肿瘤突出于脑室系统内,偶见于脊髓的中央管。可穿过脑室壁侵入脑实质,也可经第四脑室的正中孔或侧孔长入小脑延髓池及桥池内。肿瘤与周围脑组织分界尚清楚,有时有假囊形成。本瘤可通过脑脊液"种植"散播,预后差。

(4)少突胶质细胞瘤(oligodendroglioma):约占胶质瘤的 7%,生长于两大脑半球白质内,额叶多见。生长较慢,肿瘤形状不规则,瘤体内多见钙化斑块。多以癫痫为首发症状,易误诊为原发性癫痫。

(5)髓母细胞瘤(medulloblastoma):肿瘤高度恶性,好发于 2~10 岁儿童。瘤体生长于小脑蚓部并向第四脑室、两侧小脑半球及延髓部侵犯。生长迅速的肿瘤可阻塞第四脑室及导水管下端导致脑积水。临床表现颅内压增高和共济失调。肿瘤细胞易从瘤体脱落而进入脑脊液中,发生种植性转移。

2. 脑膜瘤(meningioma)

脑膜瘤发生率仅次于脑胶质瘤,约占颅内肿瘤总数的 20%,多为良性肿瘤。肿瘤生长缓慢,有完整包膜,压迫嵌入脑实质内,边界清晰。肿瘤可有钙化或囊性变。女性与男性之比为 2:3。高峰发病年龄为 30~50 岁。恶性脑膜瘤少见,与脑组织界限不清,可引起严重脑水肿,可远处转移至肺。脑膜肉瘤是脑膜瘤的恶性类型,约占脑膜瘤总数的 5%,肿瘤切除后易复发,预后较差。

3. 垂体腺瘤(pituitary adenoma)

垂体腺瘤为来源于腺垂体的良性肿瘤。发病率日渐增多,约占颅内肿瘤的 10%。分泌性(功能性)垂体腺瘤常因垂体或靶腺功能亢进或减退导致相应症状。生长激素腺瘤(GH 腺瘤)使青春期前发病者成为巨人症,发育期后患病者为肢端肥大症;催乳素腺瘤(PRL 瘤)在女性患者引起停经泌乳,男性患者出现肥胖、阳痿、体质量增加、毛发稀少等;促肾上腺皮质激素瘤(ACTH 瘤)患者表现皮质醇增多症,"满月脸""水牛背"、腹壁及大腿部皮肤紫纹、肥胖、高血压及性功能减退等;较大的无功能性垂体腺瘤可压迫视神经,引起视力下降甚至失明、双颞侧偏盲等。肿瘤内出血、坏死可导致垂体瘤卒中。

4. 听神经瘤(acoustic neuroma)

听神经瘤为良性肿瘤,占颅内肿瘤的 8%~10%,位于脑桥小脑角内。多隐匿起病,表现为感音神经性耳聋伴有高频耳鸣,听力下降,逐渐丧失听力;肿瘤压迫第 V 或第 Ⅶ 对脑神经,患者可出现面部麻木、味觉改变、轻度周围性面瘫;压迫 Ⅸ、Ⅹ、Ⅺ 后组脑神经,可表现为声音嘶哑、饮水呛咳、吞咽困难;压迫脑干和小脑可伴眼球震颤、复视、共济失调、吞咽困难等。

5. 颅咽管瘤(craniopharyngioma)

颅咽管瘤为先天性肿瘤,约占颅内肿瘤的 5%。多见于儿童及少年,男性多于女性。肿瘤大多位于鞍上区,可向周围发展,压迫视神经及视交叉,阻塞脑脊液循环而导致脑积水。肿瘤多为囊性,囊液呈黄褐色或深褐色,内含大量胆固醇晶体。瘤壁上有钙化斑块。主要表现有视力障碍、视野缺损、尿崩、肥胖、发育迟缓等。成年男性有性功能障碍,女性有月经不调。晚期可有颅内压增高。

6. 血管网状细胞瘤(angioreticuloma)

血管网状细胞瘤又称血管母细胞瘤,颅内真性血管性肿瘤,占颅内肿瘤的 1.3%~2.4%。患者以 20~40 岁成人为多,男性多于女性,有家族遗传倾向。多发生于小脑半球,偶见脑干,发生于大脑半球者少见。

肿瘤多为囊性,囊内有血管丰富的瘤结节,临床表现为颅内压增高,小脑体征或局灶性症状以及蛛网膜下隙出血表现。

(二)转移性肿瘤

转移性肿瘤多来自肺、乳腺、甲状腺、消化道等部位的恶性肿瘤转移至幕上脑组织内,80%位于大脑中动脉分布区。可单发或多发,男性多于女性。有时因脑部症状出现在前,反而难以发现原发灶。临床表现如下。

由于肿瘤的原发部位、组织生物学特性的不同,不同肿瘤的临床表现各异,但以颅内压增高、神经功能定位症状为共性。起病多较缓慢,病程可持续 1～2 个月甚至数年。部分病例可呈急性或亚急性发病,若肿瘤的恶性程度较高,进展迅速,或肿瘤发生出血、坏死等继发性变化,甚至可能出现卒中。

1. 颅内压增高

颅内肿瘤引起颅内压增高的原因主要有颅内占位性病变使脑体积增大,肿瘤周围脑水肿及脑脊液循环受阻出现脑积水。瘤内出血可表现为急性颅内压增高,甚至引发脑疝。出现头痛、呕吐、视乳头水肿等三主征,还可引起意识障碍、脉搏徐缓、血压增高、两眼展神经麻痹、复视、头晕、黑矇、猝倒、大小便失禁等征象,症状常呈进行性加重。

2. 神经功能定位症状

脑瘤刺激、压迫或破坏脑组织或脑神经会产生局部神经功能紊乱。症状和体征的出现取决于颅内肿瘤的部位。脑瘤发病部位以大脑半球最多,其次为鞍区、脑桥小脑角。最早出现的局灶性症状有定位意义。

(1)大脑半球肿瘤:发病率最高。病理学特性主要为各类胶质细胞瘤,其次是脑膜瘤和转移瘤等。在大脑半球功能区附近的肿瘤,早期可出现局部刺激症状,晚期可出现破坏性症状。半球不同部位肿瘤的定位症状和体征,主要包括:①癫痫发作;②精神症状;③运动障碍;④感觉障碍;⑤失语;⑥视野损害。

(2)鞍区肿瘤:早期可出现内分泌功能紊乱;视力视野改变;眼底检查可显示原发性视神经萎缩;颅内压增高症状较少见。

(3)颅后窝肿瘤:①脑桥小脑角肿瘤以眩晕、患侧耳鸣及进行性听力减退为主要表现,可伴有患侧第Ⅴ、Ⅶ脑神经麻痹症状及眼球震颤等小脑体征。晚期有Ⅸ、Ⅹ、Ⅺ对脑神经麻痹及颅内压增高症状。②小脑半球肿瘤主要表现为患侧肢体协调动作障碍,肌张力减低,眼球震颤,腱反射迟钝,易向患侧倾倒等。③小脑蚓部肿瘤主要表现为步态不稳,行走不能,站立时向后倾倒。肿瘤阻塞第四脑室,早期即出现脑积水及颅内压增高表现。

(4)松果体区肿瘤:由于肿瘤位于中脑导水管附近,易引起脑脊液循环障碍,故较早出现颅内压增高。肿瘤向周围扩张压迫四叠体、中脑、小脑及丘脑,从而出现眼球上视困难等相应局灶性症状体征。儿童松果体肿瘤可出现性早熟现象。

四、护理措施

(一)术前护理

1. 体位

床头抬高 15°～30°的斜坡位,有利于头部静脉回流,降低颅内压。昏迷者头偏向一侧,以免呕吐物误吸。

2. 加强营养

采取均衡饮食,保证足够的蛋白质和维生素的摄入,睡前不喝咖啡、浓茶,避免大脑兴奋。

无法进食者采用鼻饲或胃肠外营养,维持患者水、电解质和酸碱平衡。

3.病情观察

严密观察病情变化,当患者出现意识障碍,瞳孔不等大、缓脉、血压升高等症状时,提示有发生脑疝可能,应立即报告医师。保持呼吸道通畅,迅速静脉滴注脱水剂,并留置尿管,以了解脱水效果。做好术前特殊检查及手术准备。

4.安全护理

(1)有精神症状、癫痫大发作、视野缺损、视力减退、肌张力下降、共济失调及幻觉者,术前应留陪护,并根据患者情况采取恰当的安全措施,如使用床栏、保持地面干燥、物品放在患者容易取到的位置等。

(2)偏瘫和感觉障碍者,常规给予床栏保护,必要时约束四肢,避免患者发生坠床、跌倒、压疮及烫伤等不良事件。

5.术前准备

(1)术前检查包括血、尿、便常规、凝血功能、血液生化、心功能、肺功能检查等。

(2)术前两小时剃净头发并消毒,做好整个头部和颈部的皮肤准备。若患者拟行经口鼻蝶窦入路手术,术前还应剃胡须,剪鼻毛,保持口腔及鼻腔清洁。如颅后窝肿瘤,应剃颈部毛发。

(3)术前应用阿托品以减少呼吸道分泌物、抑制迷走神经。

(二)术后护理

1.体位

不同部位肿瘤,术后宜采用不同体位,以防切口被压和以利引流。

(1)幕上开颅术后患者应取健侧卧位,避免切口受压。

(2)幕下开颅术后早期宜取去枕侧卧或侧俯卧位。

(3)经口鼻蝶窦入路术后患者采取半卧位,以利于伤口引流。

(4)后组脑神经受损、吞咽功能障碍者宜取侧卧位,以防口咽部分泌物误入气管。

(5)肿瘤体积较大,术后颅腔所留空隙较大者,24～48 h间手术区应保持高位,以免突然翻动时,脑和脑干移位引起大脑上静脉撕裂、硬脑膜下出血或脑干功能衰竭。

(6)为患者翻身或搬动患者时,应有专人扶持头部,确保头颈成一直线,避免头颈部过度扭曲或震动。

2.病情观察

严密观察生命体征,意识、瞳孔变化和肢体活动状况。术后24 h内易出现颅内出血及脑水肿,而引起脑疝等并发症。当患者意识由清醒转为迟钝或消失,伴对侧肢体活动障碍加重,同时出现脉缓、血压升高,要考虑颅内出血或水肿的可能,应及时向医师报告。

3.饮食

(1)一般颅脑手术后,麻醉清醒、恶心、呕吐消失后可给予流食,第2～3天给半流饮食,以后逐渐过渡至普通饮食。手术范围较大,全身反应明显者,术后2～3 d方可进食。

(2)昏迷患者经鼻饲供给营养,必要时应用全肠外营养。

(3)颅后窝手术或听神经瘤手术后,因舌咽、迷走神经功能障碍有吞咽困难、饮水呛咳者,应严格禁食禁饮,采用鼻饲供给营养,待吞咽功能恢复后逐渐练习进食。

(4)颅脑手术后因脑水肿反应,应适当控制液体入量,以1 500～2 000 mL为宜,记录24 h出入水量,维持水、电解质和酸碱平衡。

4.疼痛护理

术后 24 h 内切口疼痛最为剧烈,遵医嘱使用止痛剂,2～3 d 后逐渐缓解;若疼痛呈持续性或减轻后又加剧,要警惕切口感染的可能;颅内压增高导致的头痛,应给予脱水剂和激素等降低颅内压。

5.引流管护理

术后常规放置引流管。妥善固定,保持引流通畅,观察引流液量和颜色及性状,控制引流速度和引流量,不可随意放低或抬高引流袋,经 3～4 d 后脑脊液已转清可拔管,拔除引流管前可试行闭管或抬高引流袋。

6.并发症的观察与护理

(1)颅内出血:是术后最危险的并发症,多发生在术后 24～48 h 间。观察:大脑半球术后出血常有幕上血肿或颞叶钩回疝的表现,早期患者出现颅内压增高的表现,意识障碍程度加深,由清醒变为模糊,脑疝侧瞳孔先缩小,对光反射迟钝,同时出现对侧肢体肌力减弱,病理征阳性;颅后窝术后出血具有幕下血肿的特点,常有呼吸抑制甚至枕骨大孔疝征象;脑室内出血可有高热、抽搐、昏迷及生命体征紊乱。一旦发现患者有颅内出血迹象,应及时通知医师,行CT 检查。若幕上血肿量＞20 mL,幕下血肿量＞10 mL,应做好再次手术的准备。

(2)颅内压增高:术后 2～4 d 是脑水肿的高发期。若患者出现头痛、呕吐及视乳头水肿“三主征”,血压升高、心跳和脉搏缓慢、呼吸节律紊乱及体温升高等生命体征变化(库欣反应)。当患者意识状态和瞳孔出现变化时,需警惕出现颅内压增高甚至脑疝。

一旦发生颅内压增高,应及时通知医师,遵医嘱进行脱水和激素治疗,并给予抬高床头15°～30°、吸氧等处理。

(3)颅内积液或假性囊肿:术后手术残腔内的血性液体和气体易引起局部积液或假性囊肿,应保持引流通畅,妥善放置引流瓶。

1)术后 48 h 内若引流量多,肿瘤创腔引流袋可放于枕边(高度与头部创腔一致)或适当抬高引流袋,以保证创腔内有一定的液体压力,防止脑组织移位。

2)术后 48 h 后引流袋可略放低,以较快引出创腔内液体,使脑组织膨出,减少局部残腔,避免局部积液引起颅内压增高。

3)通畅引流 3～4 d,待脑脊液由血性转为清亮后即可拔管。

(4)脑脊液漏:注意伤口、鼻、耳等处有无脑脊液漏。经口鼻蝶窦入路手术术后避免剧烈咳嗽,以防脑脊液鼻漏。一旦发现,需及时通知医师并做好相应护理。

(5)中枢性高热:术后 12～48 h,下丘脑、脑干部位病变可引起中枢性高热,一般物理降温效果较差,需采用冬眠低温疗法。

(6)尿崩症:主要发生于鞍上手术后,如垂体腺瘤、颅咽管瘤等手术影响下丘脑血管升压素分泌所致。患者出现多饮、多尿、口渴,每日尿量大于 4 000 mL,尿比重低于 1.005。遵医嘱给予神经垂体素治疗时,准确记录出入液量,根据尿量的增减和血清电解质的水平调节用药剂量。尿量增多期间,须注意补钾,每 1 000 mL 尿量补充 1 g 氯化钾。

(7)癫痫发作:多发生在术后 2～4 d,即脑水肿高峰期。因术后脑组织缺氧及皮层运动区激惹所致。脑水肿消退,脑循环恢复,癫痫常可自愈。对皮层运动区及附近区域肿瘤患者,术前常规应用抗癫痫药物预防;癫痫发作时,及时控制。保证患者休息,避免情绪激动,避免意外受伤。

（三）健康教育

1. 休息与功能锻炼

患者卧床休息期间,定时翻身,保持肢体功能位。告知患者及其家属康复训练的知识,指导术后康复锻炼的具体方法。术后患者常有偏瘫或失语,要及早进行肢体功能锻炼和语言训练。指导患者家属协助患者肢体被动活动,按摩肌肉,防止肌肉萎缩。耐心辅导患者进行语言训练,鼓励患者家属建立信心,平时给患者听音乐、广播等,刺激其感觉中枢。改善生活自理能力和社会适应能力,提高生活质量。

2. 防止意外损伤

（1）偏瘫或肢体无力者,加强生活护理,防止坠床、跌倒或碰伤。

（2）感觉障碍者禁用热水袋,以防止烫伤。

（3）视力障碍者应注意防止烫伤、摔伤。

（4）眼睑闭合不全者滴眼药水或涂眼膏,以免眼睛干燥,外出需戴墨镜或眼罩保护,以防阳光和异物伤害。

（5）癫痫患者尽量不要单独外出活动,以免发生意外时影响抢救。

3. 就诊和随访

告知患者恢复期可能出现的症状,如头痛、头晕、恶心、呕吐、抽搐、不明原因持续高热、肢体乏力、麻木、视力下降等,发现异常及时复诊。术后 3～6 个月后,门诊复查 CT 或 MRI。

第九节　颅内压增高患者的护理

一、护理评估

（一）术前评估

1. 健康史

（1）年龄:婴幼儿及小儿的颅缝未闭合或融合尚未牢固,颅内压增高时颅缝增宽,老年人脑萎缩,颅内可代偿空间增多,均使颅腔的代偿能力增加,从而延缓病情的进展。

（2）相关疾病史:了解有无颅脑外伤、颅内感染、脑水肿、脑占位性病变、大片凹陷性颅骨骨折、颅脑畸形等疾病史;了解有无高血压、脑动脉硬化病史,有无并发尿毒症、肝性脑病、毒血症、酸碱平衡失调等其他系统疾病,初步判断颅内压增高的原因。

（3）诱发因素:了解有无高热、呼吸道梗阻、便秘、剧烈咳嗽、癫痫等导致颅内压急骤升高的诱发因素。

2. 身体状况

（1）全身:有无意识障碍、视力障碍及肢体运动功能障碍等;有无因呕吐影响进食,有无水电解质紊乱及营养不良。

（2）局部:患者头痛的部位、性质、程度、持续时间及变化,有无诱发或加重头痛的因素,了解头痛是否影响患者休息和睡眠。

(3)辅助检查:CT 或 MRI 等检查证实有无颅脑损伤或占位性病变等。腰椎穿刺有无压力增高。

3.心理—社会状况

了解患者有无因头痛、呕吐等不适所致的烦躁不安、焦虑等心理反应。了解患者及其家属对疾病的认知和适应程度,家庭经济状况及家属对患者的关心和支持程度。

(二)术后评估

(1)了解手术类型和麻醉方式,手术过程是否顺利,术中出血、输血、补液量及留置引流管等情况。

(2)患者的生命体征、意识、瞳孔变化以及神经系统症状和体征,颅内压变化情况。

(3)观察伤口及引流情况。

(4)判断有无脑疝等并发症发生。

二、常见护理诊断/问题

1.急性疼痛

头痛与颅内压增高有关。

2.有脑组织灌注无效的危险

脑组织灌注无效与颅内压增高有关。

3.有体液不足的危险

体液不足与频繁呕吐、不能进食和脱水治疗等有关。

4.有受伤的危险

受伤与颅内压增高引起视力障碍、复视、意识障碍等有关。

5.潜在并发症

脑疝。

三、护理目标

(1)患者头痛减轻。

(2)患者脑组织灌注恢复正常。

(3)患者体液恢复平衡,生命体征平稳。

(4)患者无意外受伤情况发生。

(5)患者未发生并发症,或并发症被及时发现和处理。

四、护理措施

(一)严格无菌操作,妥善固定引流装置

引流管的开口高于侧脑室平面 $10\sim15$ cm。每日定时更换引流袋,搬动患者和更换引流袋时夹闭引流管,防止空气进入或脑脊液反流,引起颅内感染。必要时可行脑脊液常规检查或细菌培养。

(二)控制引流速度及量

每日引流量不超过 500 mL。可适当抬高或降低引流袋位置,以控制速度和流量。术后早期适当提高引流袋的位置,减缓速度。过多、过快引流脑脊液可能导致颅内压急剧下降引起脑疝等意外。颅内感染患者脑脊液分泌增多,引流量可以适当增加,但同时需注意补液。

（三）保持引流的通畅

应避免引流管受压、扭曲、成角、折叠，适当限制患者的头部活动以免牵拉引流管。若引流管内有液体流出且引流管内液面随患者呼吸、脉搏而上下波动，则提示引流管通畅。导致引流不畅的主要原因如下。

（1）颅内压低于 $120\sim150$ mmH$_2$O（$1.18\sim1.47$ kPa），可通过降低引流袋来观察有无液体流出。

（2）引流管口贴于脑室壁，可将引流管轻轻旋转再观察有无脑脊液流出。

（3）引流管在脑室内盘曲成角，可对照 X 线片，将引流管缓慢向外抽出至有脑脊液流出，然后重新固定。

（4）细碎脑组织或血凝块堵塞引流管，应在严格无菌操作下，用无菌注射器轻轻回抽，切不可注入生理盐水冲洗，以免堵塞物被冲至脑室系统狭窄处，引起日后脑脊液循环受阻。经上述处理后若仍无脑脊液流出，必要时更换引流管。

（四）观察并记录脑脊液的颜色、性状和量

正常脑脊液无色透明，无沉淀。手术后 $1\sim2$ d 可略呈血性，以后变淡。若为混浊呈毛玻璃状或有絮状物则提示颅内感染；若脑脊液中有较多血液或血色渐加深，提示脑室内出血，需告知医师及时处理。

第十节　颅脑损伤的康复护理

一、概述

颅脑损伤（traumatle brain injury，TBI）是指头颅部、特别是脑受到外来暴力打击所造成的脑部损伤，可导致意识障碍、记忆缺失及神经功能障碍等。年患病率为 783.3/10 万，年发病率男性高于女性，约为 2∶1。年病死率老年人高于青壮年，男性高于女性 $3\sim4$ 倍。可以发生在各年龄组，但青少年、老年人居多。常见病因包括交通事故、工伤事故、意外坠落、运动损伤、失足跌倒、难产和手术产伤等。战时如枪伤、爆炸伤等。

二、主要功能障碍

（1）运动功能障碍。①瘫痪。由于负责肌张力和肌肉反射的大脑高级中枢受损，可累及相应肢体，初期为软瘫，后期多出现痉挛。②共济失调。肌肉收缩和张力失调导致运动失调，多由小脑损伤引起。③震颤。由锥体外系损伤所致。④平衡功能障碍。由于大脑中枢受损使保持平衡的姿势调整反应产生紊乱。

（2）感觉功能障碍。大脑皮质的感觉区域受损引起感觉异常或缺失，也可因脑部处理中枢损伤出现特殊感觉的功能紊乱。

（3）言语功能障碍与构音障碍、失语有关。

（4）脑神经损伤。面神经、听神经、动眼、滑车、外展和视神经受损多见。

（5）迟发性癫痫是指伤后 1 周后才出现的癫痫，与瘢痕、粘连或慢性含铁血黄素沉积的刺激有关。

（6）认知障碍。注意力和集中力下降，记忆力和学习能力下降，知觉障碍。

（7）心理障碍。在颅脑损伤的恢复早期，患者可能表现出行为上的紊乱和心理障碍，包括情绪不稳攻击性行为、冲动和焦虑、抑郁等。

（8）日常生活（ADL）能力障碍。

（9）社会参与能力障碍。

三、康复护理评定

对颅脑损伤后各种障碍的康复评定应包括颅脑损伤引起的神经精神障碍的评定、伴发的其他系统损伤的功能评定及继发的功能障碍的评定，及 ADL 能力和生活质量的评定等。其目的是了解患者障碍的类型及程度，为制订康复方案、判断康复治疗的疗效和预后提供依据。

1. 严重程度的评定

颅脑损伤的严重程度主要通过意识障碍程度来反应，颅脑损伤后意识状态通常采用格拉斯哥昏迷量表（Glasgow coma scale，GCS）进行评价，该评分方法较简单实用，被广泛应用。它包括睁眼、运动反应和言语 3 个方面。

2. 认知、人格与情绪障碍的评定

认知功能包括感觉知觉、注意力、记忆力、定向力、思维和智能等。有许多单项评定方法，目前临床上应用较多的是简易的综合评定方法，如简易精神状态检查法。人格是指个性心理特征，其测量可采用明尼苏达多相人格问卷或艾森克人格问卷。情绪障碍包括抑郁和焦虑等，其评定可采用抑郁量表和焦虑量表。

3. 其他康复评定

其他康复评定包括言语功能障碍的评定、运动功能障碍的评定及 ADL 评定等。

4. 预后的评定

采用 Clasgow 预后量表（Glasgowout-come scale，GOS）对颅脑损伤患者的预后进行评定，各级患者按能否恢复工作、学习，生活能否自理，残疾严重程度分为 5 个等级：死亡、植物状态、重度残疾、中度残疾、恢复良好。

四、康复治疗

TBI 患者康复应是全面的康复。可以分为急性期、恢复期和后遗症期 3 个阶段。临床康复治疗主要是痉挛和挛缩的处理，神经源性膀胱和神经源性直肠的处理，言语功能障碍、认知障碍的治疗，行为情绪异常的处理及并发症的预防等。

五、主要护理问题

（1）自理能力下降与颅脑损伤导致运动功能障碍有关。

（2）沟通交流障碍与认知障碍、言语功能障碍有关。

（3）排便模式的改变与神经源性直肠、神经源性膀胱有关。

（4）情绪及行为异常与心理障碍有关。

（5）潜在并发症：皮肤完整性受损、坠积性肺炎、挛缩、癫痫。

（6）潜在护理不良事件：跌倒、走失。

六、康复护理目标

1. 早期目标

促进患者早日清醒、预防各种并发症。

2. 恢复期目标

改善瘫痪肢体的运动能力,促进认知功能、言语功能的恢复,矫正患者的不良行为和情绪,预防护理不良事件的发生,提高患者 ADL 能力,最终回归家庭及社会。

七、康复护理措施

(一)早期康复护理

1. 基础护理

密切监测生命体征;建立静脉通道;昏迷患者应鼻饲充足的饮食;保持呼吸道通畅,防止误吸,定时翻身、叩背、吸痰,气管切开者做好气管切开护理;尿潴留患者应安置、保留导尿管,做好尿管护理,保持会阴部清洁;使用气垫床,保持床面整洁,定时翻身,保持皮肤清洁干燥以防止压疮。严重颅脑损伤者,常需较长时间的卧床,患者肌张力增高后会出现一些异常的痉挛姿势,影响功能的恢复,因此,应参照脑卒中的抗痉挛体位保持适当的卧位姿势。

2. 用药护理

遵医嘱用药,维持营养及水、电解质、酸碱平衡,遵医嘱使用改善脑细胞代谢药物,如脑蛋白水解物、三磷酸腺苷、辅酶 A、谷氨酸、脑复康等。伴蛛网膜下隙出血者可应用尼莫地平等钙离子拮抗剂防治脑血管痉挛,适当应用止血剂。因出血、脑水肿引起颅内压增高者需应用脱水药物,必要时需行手术减压。重度昏迷者可应用促醒药物。癫痫发作者可选用抗癫痫药物。重症患者可预防性应用抗生素。

3. 进行关节被动活动

颅脑损伤患者多卧床时间长,两侧瘫痪相对较多,部分合并软组织及骨骼损伤,容易出现关节活动受限,所以进行关节被动活动维持正常的关节活动度是必要的,重点做容易发生挛缩的关节(肩关节外旋、外展和屈曲,肘关节伸展,腕和手指伸展,髋关节外展和伸展,膝关节伸展,足背屈和外翻)和无自主活动的肢体。在急性期每天做 2 次,以后每天做 1 次,每次每个关节做 3～5 遍。较长时间卧床者尤其要注意做两侧关节被动活动。

4. 催醒治疗

对意识障碍患者及植物状态患者应积极处理可逆性的影响因素,应用药物、手术治疗等降低颅内压、改善脑循环、减少神经元损伤、促进神经功能恢复和苏醒。慎用镇静剂。还应该增加各种刺激输入,以促进患者苏醒、恢复意识。

(1)声音刺激。用适当的音量让患者听患病前最喜爱的曲目、广播节目、录音。患者家属讲述患者喜欢和关心的话题、故事以及读报纸给患者听等唤起患者的记忆。在每次护理和治疗时大声对患者说明、强化。

(2)视觉刺激。能自发睁眼者可用光线、电视画面等进行视觉刺激。

(3)深、浅感觉刺激。对四肢和躯干进行拍打按摩,从肢体远端至近端用质地柔软的毛刷或毛巾轻轻地摩擦皮肤,用冰摩擦后颈部皮肤等方法增加痛、温、触觉刺激。进行四肢关节被动活动等增加深感觉刺激。神经肌肉电刺激不但可增加感觉刺激,而且能减轻废用性肌肉萎缩。

（4）针灸治疗。在一定部位施以针灸、电针,也有较强的深浅感觉刺激作用,有利于催醒患者,同时也能减缓患者的肌肉萎缩。

（5）高压氧治疗。施以高压氧能升高血氧浓度,在一定程度上可改善脑细胞的代谢状态,具有促醒和促进功能恢复的作用。这些治疗不但有利于促醒,对改善注意力、智力等也有一定的作用。

应注意各种刺激和兴奋性的药物有可能诱发癫痫发作。由于上述治疗只能预防部分废用综合征表现,对促进认知功能、运动功能、行为、言语功能及心理障碍恢复的作用有限,所以,一旦患者神志清醒、病情稳定,就应开始针对性地康复训练。

（二）运动功能及 ADL 能力训练

1.运动功能训练

颅脑损伤后,患者常伴有不同程度的单肢瘫、偏瘫或双侧的肢体瘫痪。应尽早开始主动活动,进行床上翻身、坐位、站立、行走及肢体控制能力训练,并逐渐增加活动量和活动的种类。因小脑和脑干损伤而出现明显的平衡和共济运动障碍者,通过反复的基本动作训练、平衡训练等可得到不同程度的改善。对伴有周围神经损伤者进行肌力训练,对伴有骨折患者进行肌力和关节活动范围训练。

2.ADL 能力训练

颅脑损伤后患者常出现不同程度的 ADL 障碍,康复训练重点是训练和指导患者各种 ADL,包括穿衣、进食、移动、个人卫生、二便、洗澡等。部分严重功能障碍的患者,需要配置一些生活辅助器具。必要时进行生活环境改造。智力受损明显者,要注意安全,防止受伤、走失等。

3.再就业前的训练

大部分颅脑损伤的患者是青壮年,恢复其职业能力非常重要。因此,应根据其运动功能和认知功能等的恢复情况、患者及其家属的愿望和社会的需求等制订社会复归计划,有针对性地进行就业前的技能训练,包括电脑操作、各种修理技能等。可把复杂过程分解成数个较为简单的动作,反复操练后,再综合练习。可为患者佩戴特殊的器具,以利于重返特定的工作岗位。部分患者需要转换工作岗位。

（三）认知障碍的康复护理

认知是指大脑处理、储存、回忆和应用信息的能力。可分为 3 个水平:觉醒和注意力水平障碍;知觉认知学习和记忆水平障碍;解决问题能力水平障碍等。应根据认知障碍的不同水平进行相应的治疗。要注意治疗环境,减少不必要的视听干扰和疲劳,使患者能放松地进行训练。

1.注意力训练

注意力是指在某一时间内人的精神活动集中于某一特定对象的心理过程。注意力是认知活动的基础,故认知康复治疗中应首先重点进行改善注意力的训练。方法包括进行猜测游戏、删除作业、时间感练习、数目顺序练习等。

2.记忆力训练

不同部位损伤者障碍的特点、治疗方法及代偿方法不同。如颞叶损伤引起纯粹健忘者,可充分利用记忆以外的辅助手段,而间脑损伤者难以充分利用代偿手段。进行记忆训练时,应注意每次训练的时间要短,开始要求患者记忆的内容要少而简单,而信息呈现的时间要长。以后逐步增加信息量,通过反复刺激,提高记忆能力。训练应从简单到复杂,可将整个练习分解为若干小节,分节进行训练,最后再逐步联合训练。让患者分清主次,重点记住关键内容,或把要记住的内容按照自己的习惯和爱好编成一个小故事、绘图制表或提纲,充分理解有意义的材料等均有助于记忆。每次记忆正确时,应及时地给予鼓励,使其增强信心。分为内在记忆法和外在辅助物记忆法。

3.思维及解决问题能力训练

思维能力包括分析、综合、比较、抽象、概括、推理、判断等方面。根据患者存在的不同思维障碍进行针对性的训练,包括寻找信息、排列数字、问题状况的处理、物品分类、做预算等方法。

4.知觉障碍的训练

知觉是指大脑将感觉信息进行综合,在人脑中产生对该事物的整体性反应或事物间简单关系的反应,包括视知觉、听知觉、触知觉、味知觉、嗅知觉。知觉障碍表现为各种失认症和失用症,障碍类型不同,具体训练方法不同。

(1)失认症的康复护理。①单侧忽略:可通过改变环境、阅读训练、加强患侧感觉输入、躯干旋转及双手十字交叉活动等来纠正。②视觉空间失认:利用各种颜色的卡片和拼板让患者进行辨认、学习,然后进行颜色匹配和拼出不同颜色的图案,反复训练纠正颜色失认;用亲人的照片让患者反复看,然后把亲人的照片混入其他照片中,让患者选出亲人的照片来纠正面容失认;让患者自己绘钟表、房屋,或在地图上画出回家路线等来纠正方向失认;让患者按护理人员要求用火柴、积木等构成不同图案来纠正结构失认;监控患者的头部位置,倾斜时用声音暗示,进行镜前训练来纠正垂直线感异常。③Gerstmann综合征:指导患者反复辨认身体的左方、右方,接着辨认左方或右方的物体来纠正左右失认;给患者手指以触觉刺激,让其呼出手指的名称来纠正手指失认;让患者按自动语序,辨认和读出数字,让患者阅读短句、短文,给予提示来纠正失读;辅助患者书写字、词及短句,并解释其意义来纠正失写。④身体失认:用人的轮廓图或小型人体模型让患者学习人体的各个部分及名称。⑤疾病失认:治疗较困难,可经常提醒患者并做好监护工作,一般于病后3~6个月可自愈。

(2)失用症的康复护理。①结构性失用:训练患者对家庭常用物品的排列、堆放,由易到难,可给予暗示和提醒;②运动失用:把日常生活动作分解,示范给患者看,然后提醒患者一步步完成,由易到难;③穿衣失用:可用暗示提醒指导患者穿衣,最好在衣服上下和左右做明显记号以引起患者注意;④意念性失用:可通过视觉暗示帮助患者,如泡茶后喝茶;⑤意念运动性失用:可设法触动无意识的自发运动,或通过触觉提示完成一系列动作。

(四)言语障碍的护理

在患者神志清楚、能保持坐位后就可开始训练。失语症训练包括听理解训练、阅读理解训练、口语表达训练、书写训练及朗读训练等。构音障碍训练包括放松训练、呼吸训练、发音训练、发音器官的运动功能训练及韵律训练等。

(五)行为障碍的护理

行为障碍的治疗可分正性行为障碍的治疗和负性行为障碍的治疗。正性行为障碍常表现为攻击他人,而负性行为障碍常表现为情绪低落、感情淡漠,对一些能完成的事情不愿意做。

首先应排除引起患者躁动不安的原因,如电解质紊乱、营养不良、癫痫、睡眠障碍、感染等。治疗方法除了发作期隔离法和药物治疗外,还要随时、随地、人人都把患者的行为障碍反馈给患者,使其注意并有意识地自我控制,对其进步随时给予鼓励和奖赏。要注意让患者远离诱发行为障碍发作的人、事件和场景,创造难以引发患者行为障碍发作的环境,如保持病房安静,限制探视人数,允许患者情感宣泄等。

(六)心理障碍的护理

对患者进行早期的康复治疗,尽可能地减少神经功能缺失和功能依赖,是减少脑卒中后抑郁症发生的关键。护士应主动关心患者,使患者产生信任和安全感;帮助患者建立良好的家庭社会支持系统;鼓励患者宣泄不良情绪、耐心倾听患者的倾诉;指导患者学会分散注意力的方法;培养患者适当的兴趣爱好;用正面的病例鼓励患者,使患者以积极的态度配合治疗,建立起重返家庭和社会的信心。对于抑郁、焦虑等不良情绪严重的患者,还应严格遵医嘱使用抗抑郁及抗焦虑药物,并密切关注患者心理变化,严防发生自杀、自伤等意外事件。

(七)大脑综合能力训练

颅脑损伤后患者功能训练中最关键的是大脑综合能力的提高,这种大脑皮质高级生理活动的重新学习、重新建立,是在运动功能训练和认知功能训练的同时建立起来的,主要依靠康复治疗师训练患者能专心于某一工作的能力、理解因果关系的能力、解决问题的能力以及继续学习的能力。计算机已在我国普及应用,可将计算机的操作练习应用在大脑综合功能的康复中,既可练习注意力、记忆力和分辨能力,还可练习手与眼的协调及反应能力。另外,可设计一些游戏娱乐的程序,使患者注意力集中,并增加记忆、推理以及解决问题能力的训练。最后,逐步让患者接触以前的专业知识,重新学习处理本专业可能出现的各种问题,使大脑综合能力进一步提高,为最终回归社会做好准备。

(八)并发症的护理

皮肤完整性受损的危险、深静脉血栓、坠积性肺炎、痉挛、癫痫等并发症及跌倒、走失等护理不良事件的预防及护理。

八、健康宣教

颅脑损伤患者的预后与其受损伤的程度、康复介入的时间、家庭的支持密切相关。加强安全生产和交通安全教育对减少颅脑损伤的发生非常重要。

第十一节 脊髓损伤的康复护理

一、概述

脊髓损伤(spinal cord injury,SCI)所导致的瘫痪是一种严重的残疾,不但包括颈、胸、腰和圆锥等脊髓节段,还包括马尾的损伤、脊髓联络大脑与其支配的身体其他部分。SCI可部分或完全阻断大脑与身体其他器官的联系,而导致相应的功能障碍。据报道,各国每年新发生的脊髓损伤者(20~30)例/1万人。近年来,随着医学的进步和康复技术的普及,许多脊髓损伤患者得以存活,并有一定的生活质量。

(一)病因与发病机制

脊髓损伤多为病毒感染或疫苗接种后的自身免疫性反应。病变可累及脊髓任何节段,但以胸3至胸5节段脊髓病变最多见,可能与此段区域血液供应较差有关。

(二)主要功能障碍

1.脊髓损伤的临床综合征

脊髓损伤的患者根据损伤的程度可出现截瘫、四肢瘫,如完全性损伤,其损伤平面以下的运动功能完全丧失;不完全性损伤常伴特殊的临床表现形式。

2.呼吸障碍

高位SCI多表现为呼吸功能障碍,肺功能和咳嗽功能低下易感染或肺不张。胸9以下损伤的患者,才具有正常的呼吸功能。

3.自主神经功能障碍

迷走神经从脑干发出,而交感神经的发出水平在胸6以下。损伤发生在胸6以上,就失去了对交感神经元的兴奋与抑制的控制,产生一系列可能的并发症。如高血压、波动性头痛、心动过缓,损伤平面以上出汗、潮红等;膀胱和肠道的功能障碍,可引起泌尿系统感染、便秘、尿潴留、疼痛等。

4.感觉障碍

感觉和运动平面可以不一致,左右两侧也可能不一致。一般脊髓损伤平面以下出现感觉障碍(如感觉过敏、感觉改变或部分障碍等)。

5.脊髓空洞

创伤后囊性脊髓病变是SCI后严重的并发症,发病率为 $0.3\% \sim 3\%$。其发生与SCI的水平与严重程度无关,脊髓空洞会导致在恢复期和稳定期的病情恶化,影响康复目标的实现。

(三)治疗及康复要点

(1)药物止痛。曾有报道,单纯使用药物治疗的有效性只有 22%。

(2)用酒精或内毒素做神经根封闭治疗。高浓度酒精或内毒素的封闭用于完全性瘫痪的肌肉,能同时阻断增高的肌张力和随意运动;低浓度的酒精用于不完全性瘫痪,只阻断增高的肌张力,不影响随意运动。冰疗、手术治疗、直肠电刺激治疗等均有一定疗效。

(3)康复训练是提高疗效的主要手段。

二、康复评定

(一)脊髓损伤平面的评定

脊髓损伤平面指的是最后一个正常脊髓平面,即最后一个保留双侧正常感觉和运动功能的平面。神经平面的综合判断以运动平面为依据,损伤脊髓的功能预后与脊髓损伤的平面、病损的分级、年龄、合并症、认知功能状态、经济状况、家庭和社会支持、康复条件、心理因素、文化背景和个体差异性等多种因素有关。其中最重要的因素是脊髓损伤平面。

由于脊髓和脊柱生长发育的速度不同,在一定平面上,脊髓节段数与椎骨的序数不一致,了解脊髓节段数与椎骨的序数的对应关系,对确定脊髓损伤水平的判断有重要意义。

(二)脊髓损伤的程度、功能分级和预后判断

1.脊髓损伤的程度、功能分级

目前,国际上普遍采用美国脊髓损伤学会(ASIA)分级法,将脊髓损伤分为 A、B、C、D、E

五级。完全性损伤是指骶 4 至骶 5 水平无任何感觉和运动功能的保留；不完全性损伤是指骶 4 至骶 5 水平以下有感觉或运动功能的保留。检查肛门区的感觉以确定骶 4 至骶 5 的感觉保留，肛指检查肛门括约肌的主动收缩以确定神经运动功能保留。

A. 完全性损伤：骶段无任何感觉或运动功能保留。

B. 不完全性损伤：神经平面以下包括骶段（骶 4 至骶 5）存在感觉功能，无运动功能。

C. 不完全性损伤：神经平面以下存在运动功能，大部分关键肌肌力<3 级。

D. 不完全性损伤：神经平面以下存在运动功能，大部分关键肌肌力≥3 级。

E. 正常；感觉和运动功能正常，可遗留肌肉张力增高。

2. 预后判断

(1)完全性损伤（A）的患者：根据第 1 周的神经学检查，有 80%～90%的患者将终身为完全性损伤。在转为不完全损伤的患者中，有 3%～6%的患者下肢功能可得到一定的恢复。

(2)不完全性损伤（B）的患者：有 50%不完全性损伤（B）的患者能够恢复行走功能。骶尾部保留针刺觉的患者预示脊丘束功能部分保留，行走功能恢复的可能较大。而骶尾部没有针刺觉保留的患者其行走功能恢复可能只有 10%～33%。

(3)运动不全损伤（C,D）的患者：首次检查为（D）的患者，损伤的平面、程度、类型和年龄等因素均与行走的恢复有关。

三、护理问题

(1)自理缺陷与急性期进行脊髓制动和瘫痪有关。

(2)低效性呼吸形态与呼吸肌麻痹排痰不畅有关。

(3)体温调节无效与自主神经系统功能紊乱有关。

(4)腹胀、排泄困难与胸椎损伤出现腹膜后血肿等或脊髓损伤所致神经反射中断有关。

(5)潜在并发症：肺部感染、泌尿系感染。

(6)自尊紊乱与伤后致残有关。

四、护理目标

(1)运动功能得到一定程度的恢复和改善。

(2)呼吸功能障碍得以恢复。

(3)多种功能得以改善。

(4)预防并发症的发生。

(5)患者及其家属能面对现实。

五、康复护理措施

损伤水平越低，对患者康复越有利。脊髓损伤的前期康复护理作用决定最终转归。护理的原则是在病情稳定后付诸实施。

(一)急性期的护理

一般在伤后 2～12 周为卧床恢复期，应进行脊髓制动，训练及翻身时要注意损伤局部的保护，避免影响脊髓的动作。注意皮肤护理和变换体位，预防压疮；注意肢体的功能位及关节被动运动，预防挛缩发生；防止因呼吸肌麻痹、排痰不畅而导致肺部感染，注意呼吸训练和排痰训练；防止泌尿系的感染等。

（二）恢复期的护理

1.运动康复

恢复期以运动康复训练为主,多数 SCI 患者的运动功能可得到不同程度的恢复。据统计第一年的运动恢复,在不完全损伤的患者,有 1/2～2/3 在伤后 2 个月内恢复最快(有自然恢复因素)。经 3～6 个月恢复速度减慢,可以持续 2 年左右。

(1)增强肌力和维持肌力训练。1～2 级肌力可采用功能性电刺激或肌电生物反馈治疗,3 级或以上肌力仍需进行主动训练、抗阻训练。对瘫痪的肢体还需进行维持肌力的被动辅助活动。

(2)上肢功能训练。需辅助器具替代手的抓握功能或利用伸腕的被动抓握动作训练;进行相应的作业治疗以提高手的精细功能等。充分发挥上肢残存肌肉的功能。

(3)坐位平衡训练。坐位平衡是转移和站立平衡的基础,包括静态平衡和动态平衡训练。

(4)转移训练。分水平转移、向低处转移和向高处转移 3 种,具体是轮椅与椅子、床和地面等之间的转移。

(5)轮椅的使用。一般颈$_7$水平损伤或更低的完全性损伤患者可使用手动轮椅;颈$_5$颈$_6$完全性损伤的患者虽然以电动轮椅为主,也可短时间使用手动轮椅。靠背的选择也很重要,手动轮椅靠背的高度一般不超过两侧肩胛下角,使患者在推动轮椅时靠背不会碰到肩胛骨而影响上肢的活动。躯干平衡功能越差,所需要的靠背越高。

(6)步态训练。

2.肌痉挛的康复护理措施

①肌痉挛可影响其拮抗肌的功能,肌痉挛康复治疗诱发因素;②牵张运动及放松训练。

3.神经源性膀胱

上运动神经源性膀胱可建立排尿反射,在排尿时听流水声做下腹部按摩等诱发排尿反射。保留膀胱一定功能的患者可使用间歇导尿,否则可使用留置导尿,膀胱造瘘。

4.神经源性直肠

上运动神经源性直肠发生于颈胸腰髓的损伤患者,由于脊髓圆锥内的低级中枢未损伤,因此可建立排便反射。完全性损伤的患者可隔天定时排便,促进排便反射的建立,有的患者按摩诱发排便反射。运动神经源性直肠是因骶髓和马尾神经的损伤,需手工帮助清除大便。

5.疼痛的护理

(1)预防性措施。疼痛的因素很多,如感染、压疮都可诱发疼痛,避免这些因素是重要的预防性护理措施。

(2)心理疗法。有一定的精神因素参与,可选用放松技术、暗示疗法、健康教育等。

(3)运动和理疗。运动有助于提高肌力和增加关节活动范围;推拿按摩、理疗、水疗等有助于改善血液循环,减轻局部炎症。

六、护理指导与健康教育

(1)向患者及其家属解释本病的临床表现及诊治计划,取得良好配合。

(2)让患者、家属介入康复训练,训练原则从易到难、循序渐进、持之以恒。

(3)教家属一些基本康复知识、训练方法和技术、注意事项,预防并发症发生。

(4)加强营养成分的补充,注意多食纤维丰富的食物、水果,多饮水,减少便秘。

七、护理评价

(1)运动功能障碍是否得到改善。

(2)能否维持正常的呼吸形态。

(3)腹胀、排泄困难现象是否得以解除。

(4)多种功能如感觉功能、日常生活活动能力等是否逐渐恢复。

(5)是否有效防止了并发症的发生。

第十二节　儿童脑性瘫痪的康复护理

一、概述

脑性瘫痪(cerebral palsy)简称脑瘫,是指出生前到出生后 1 个月内发育时期非进行性脑损伤所致的综合征,是小儿最常见的致残原因之一,主要表现为中枢性运动障碍及姿势异常。

脑瘫的病因较为复杂,可发生在出生前,如各种原因导致的胎儿脑发育异常;在出生时,如分娩时严重缺氧、窒息、早产、产伤等;或出生后,如黄疸、脑炎、脑损伤等;也有一些病因不明。其中最常见的原因是早产,50％左右的脑瘫儿童为早产儿。脑瘫是小儿运动致残的主要疾患,严重影响儿童的身心发育。脑瘫的康复非常重要,其基本目的是帮助脑瘫患者获得或学会新的运动及生活能力。

二、临床类型

1.按异常运动的特征分类

(1)痉挛型:此型较常见。肌张力异常增高和痉挛为主要特征。患儿患侧肢体腱反射亢进,可引出阵挛和病理反射。若痉挛持续存在,则逐步发生软组织挛缩和骨关节畸形并导致相应的功能障碍,以致残废。可呈现出上肢屈曲、下肢内收或交叉成剪刀姿势等异常姿势。

(2)手足徐动型:以不随意运动和共济失调为特征。上肢、手、脚、面部经常颤抖和不自主运动,常见手足徐动、手指过伸或分开;亦可表现为共济失调,动作不稳定,走路时摇晃不定。

(3)弛缓型:又称软瘫,见于婴幼儿时期。以肌张力低下为主要特征。由于缺乏抵抗重力的能力,身体或肢体呈过分松软状态,自发运动减少,至2～3岁可转为手足徐动型或痉挛型。

(4)共济失调型:较少见。主要表现为动作不协调,走路摇晃不稳,平衡性差。

(5)混合型:以上任何两型或两型以上的症状混合出现,如痉挛型伴手足徐动型等。

2.按瘫痪部位分类

(1)单瘫:单一肢体瘫痪。

(2)截瘫:双下肢瘫痪,双上肢及躯干正常。

(3)偏瘫:一侧上下肢体瘫痪,以上肢为重。

(4)双瘫:四肢受累,双下肢瘫痪重于双上肢。

(5)双重偏瘫:四肢受累,双上肢瘫痪重于双下肢。

(6)三肢瘫：三个肢体瘫痪。

(7)四肢瘫：四肢及躯干均受累,且四肢瘫痪程度相似。

3.按瘫痪程度分类

(1)轻度：行动基本不受限,生活可自理。

(2)中度：行动部分受限,借助辅助器具可自理生活。

(3)重度：行动完全受限,不能自理生活,需终生照顾。

三、康复评估

(一)主要功能障碍

(1)运动障碍：①脑瘫儿运动发育异常,翻、坐、爬、走等运动明显落后于正常儿童。②脑瘫儿肌张力机制受到损伤,可出现肌张力增高导致肢体僵硬;肌张力降低导致肢体松软,不能维持正常体位;肌张力波动导致肢体徐动;肌张力不协调导致共济失调。③脑瘫儿神经反射异常,原始反射及病理反射不能如期消失。

(2)感觉障碍：常见有听力障碍和视力障碍。

(3)生活功能障碍：如不能完成进食、行走、排便、更衣等日常活动。

(4)癫痫：可发生在任何年龄阶段的脑瘫患儿。

(5)智力障碍：痉挛性脑瘫患儿多伴有智力低下。

(6)语言障碍：脑瘫患儿的言语障碍包括发音障碍、共鸣障碍及发音迟缓等。

(7)学习障碍：智力障碍、运动障碍、感觉障碍均可导致学习障碍。

(8)人格与行为障碍：不能与他人正常交往,使脑瘫患儿的人格发展受到影响,性格上表现为内向、畏缩、依赖、固执、孤僻等。

(二)康复评估内容

1.运动障碍评估

(1)体格发育与运动功能发育评估：正常小儿的运动和姿势发育有一定时间和顺序,脑瘫患儿达不到正常小儿表现。

(2)肌张力及异常姿势评估：脑瘫儿表现出肌张力过高或过低的状态,而肌张力的改变又影响关节的活动度。可通过抱患儿的感觉、触摸肌肉以及被动运动患儿肢体、被动活动关节等方式来进行检查。同时由于肌张力异常,患儿可出现特殊的异常姿势。

(3)协调能力与精细动作评定：如指鼻试验、对指试验、轮替动作可反映四肢的共济活动及手指基本功能状况。

2.原始反射与自动反应评估

可以此判断神经发育与动作发育的水平。原始反射包括惊吓反射、非对称性紧张性颈反射、握持反射、躯干侧弯反射、紧张性迷路反射等,自动反应包括翻正反应、平衡反应及保护性伸展反应等。

3.言语及听力障碍评估

根据小儿语言发育规律进行评估,如2周岁还不会说话应引起警惕。应通过听力检查,构音器官检查、语言发育检查来评估言语及听力情况。

4.智力障碍评估

部分脑瘫儿伴有智力障碍,运用智力量表进行智力测定是评估的重要手段,结合作业评定,现场观察,家长或老师介绍情况等来进行评估。

四、康复治疗原则

(1)抑制与易化训练相结合。

(2)促进神经反射的发育。

(3)按神经发育顺序及规律促进发育。

(4)因人而异制订治疗方案。

(5)重视家长配合。

五、康复治疗方法

(一)运动疗法

运动疗法包括粗大运动、精细运动、平衡能力和协调性的训练。国内外目前较常用的方法有 Vojta 法、Bobath 法、Peto 法和 Rood 法等。Vojta 法,应用反射性翻身与反射性腹爬训练模式抑制脑瘫患儿异常姿势,促进正常发育。Bobath 法,利用正常的自发性姿势反射、平衡反射来诱发与促进正常的动作。Peto 法,采用引导式教育方式,将运动治疗与语言训练合为一体,游戏与日常生活能力相结合,集体训练与分组训练相结合,对小儿脑瘫进行全面康复训练。Rood 法,通过特殊的感觉刺激,易化正常的感觉运动控制,达到肌张力正常化和能进行正常的肌肉活动的目的。常用的训练方法有:头部控制训练、身体旋转训练、坐位训练、坐位平衡训练、爬行动作训练、站立训练、步行训练。

(二)作业疗法

应用有目的的、有选择的作业活动进行治疗和训练,使患儿改善和增强生活、学习和劳动能力。采用功能性作业疗法,根据功能障碍的性质、范围、程度有针对性地采用适当的作业运动,以增大关节运动范围,增强肌力,改善运动协调性和灵活性,以及对运动的调节控制,达到能完成日常生活自理和劳动必需活动的目的,如能独立穿衣、梳洗、如厕等。采用儿童作业疗法,通过专门训练、游戏、文娱活动、集体活动等促进患儿感觉运动技巧的发展,掌握日常生活活动技能,提高社会生活能力。

(三)言语治疗训练

主要内容有构音功能训练、语言理解能力训练、表达能力训练。

(四)物理疗法

水疗:利用水温和水波冲撞的机械刺激使患儿全身痉挛缓解,异常肌张力得到改善,维持和扩大关节活动度,纠正挛缩;通过水的浮力减轻患儿的负重,还可使患儿克服重力影响,发展自我控制能力,产生正常运动。电疗:低电压、高频率的电刺激可增加局部血流量、改善肌力。

(五)药物治疗

药物治疗不是治疗脑瘫的主要手段,不能代替功能康复治疗,必要时可作为辅助性治疗。常用药物有脑神经营养药、肌肉松弛药、抗癫痫药、多巴胺类药、抗胆碱能药等。这些药物不能长期使用,以免造成运动能力低下及药物毒性蓄积等不良反应。

(六)矫形器、支具应用

矫形器、支具是用特殊装置或人工方法帮助改善肢体功能或替代已受损的功能,如长短下肢矫形器、拐杖、轮椅等。

(七)外科手术治疗

主要用于痉挛型脑瘫患儿。对影响站立和行走的畸形可用手术方法进行矫治,包括肌内切断、肌腱延长、神经肌支切断,选择性脊神经切断术等。

(八)其他

如文体治疗,利用小儿活泼好动的特性,以游戏、体育比赛等形式调动患儿情绪和主动性来提高身体的协调性和灵活性,以促进身心功能改善。音乐疗法,用音乐对患儿心理和生理功能的影响来训练、矫正患儿的生理缺陷,缓解调节患儿情绪,改善其精神生活,诱发躯体的运动。

六、康复护理目标

(1)早期发现脑瘫的临床表现和体征,为早期诊断提供可靠依据。

(2)纠正异常姿势,恢复正常肌张力,为 ADL 训练创造条件。

(3)进行 ADL 自理训练和护理,患儿能逐步提高 ADL 自理能力。

(4)防止发生关节挛缩、畸形或因跌伤造成二次损伤等并发症。

七、护理措施

因脑瘫的表现多种多样,康复护理人员应根据患儿的情况,在康复治疗师的指导下,采用具有针对性的护理方案。

(一)不正确姿势的纠正

1.面对面抱法

对上肢有一定肌张力的患儿,采取双手托臀法。对上肢无肌张力的患儿采取一手托头一手托臀法。

2.面对背抱姿

对手足徐动的患儿采取双手抱胸、腹法,为利于患儿头部和躯干的伸展则可采取双手抱膝法。

3.适宜的卧位

悬吊式软床上的仰卧位:能使躯干屈曲,抵抗背屈和顺位旋转的出现,有利于头部保持中立位,可与仰卧位交替采用。侧卧位:有利于对抗伸肌痉挛或颈紧张反射的作用以改善身体痉挛状态。俯卧位:有利于训练患儿的抬头功能。

4.睡姿调整

脑瘫患儿由于不对称的颈紧张反射易使头偏向一侧,不能保持头的中立位,应时常调整患儿的睡姿,最好采用仰卧位,也可采用悬吊式软床上的仰卧位与仰卧位交替。

此外,睡眠时将患儿双手合拢放于胸前,对训练双手趋近人体中心位,缩短两上肢之间的距离有利。

(二)ADL 训练的护理

1.饮食护理

首先要保持稳定的坐姿,对坐位困难的用靠垫等支撑,同时应调整头和手的位置,应抬头,并使手位于胸前处于合拢状态,为进食创造条件;对弛缓性瘫痪的患儿应抱起来喂食、喂水;进食、进水时避免精神刺激或分散注意力。

2.排泄护理

体力和年龄允许的情况下,尽量训练独立使用坐厕排便;体力和年龄不允许的情况下,由护理人员协助排便。对有尿失禁的患儿,选用适当的集尿器,做好皮肤护理及尿道口的清洁工作,保持床单位和衣物的干燥清洁,预防泌尿系统感染。

3.更衣护理

采取合适的方法便于衣物的穿脱。

4.语言交流护理

密切配合语言康复医师的训练指导,积极鼓励和引导患儿说话,耐心听患儿讲话,听不懂也不要流露出不耐烦的情绪,以免给患儿造成心理压力。

5.文化礼仪教育

脑瘫患儿康复的过程正处在他们成长和学习的时期,康复护理人员对有学习能力的患儿应给予帮助和指导。

(三)安全保障的护理

1.保持呼吸道通畅

及时清除呼吸道分泌物及残存食物,防止呼吸道阻塞,必要时给予氧气吸入。进食、进水宜慢,防止呛入气管发生窒息。

2.防止坠床和跌伤

对卧床患儿加床档以避免因痉挛发作时瞬间意识丧失而坠床。脑瘫患儿由于运动障碍易发生跌倒,应避免在坚硬或不平的地面上行走,最好在地毯上行走以减少损伤发生。

3.康复知识教育

加强对患儿家长的康复知识教育,对可能发生意外的环境及时采取安全措施以防止损伤发生。

八、健康教育

脑瘫康复所需费用高、耗时长,给家庭和社会带来极大负担,因此加强宣教,预防脑瘫的发生具有重要的意义。同时对脑瘫患儿应尽量早期发现、早期治疗。再者,在康复治疗过程中,强调对患儿家长的组织和培训,使家长能长期坚持家庭训练,并贯穿于日常生活中,对患儿康复起着至关重要的作用。

(一)预防脑瘫发生

宣传优生优育,实行婚前保健,避免近亲结婚,阻断遗传病及先天性缺陷。积极开展早期产前检查,防止感染性疾病(如风疹)的发生。避免早产、低体质量和巨大儿的出生,预防窒息、颅内出血和核黄疸。出生后防止感染性疾病的发生,预防高热惊厥。

(二)早发现、早治疗

婴儿出生后应定期到医院检查,特别是母亲怀孕过程不顺利,或有难产、早产、新生儿窒息等情况者更应接受密切的观察,能对脑瘫做出正确的早期诊断,并尽早地加以合理治疗和综合的康复措施。

对于家长而言,主要是根据小儿脑瘫的早期表现来进行判断,如孩子生理发育落后于同龄正常儿童,全身发软,无力或四肢痉挛、易惊,伴有异常动作或姿势,智力发育落后于同龄正常儿童等。

(三)指导家庭训练

家庭治疗在脑瘫患儿的康复中非常重要。治疗师的训练相对家庭训练来说在总的训练中所占的比例是比较小的,而日常生活(如洗脸、更衣、吃饭、玩耍等)动作训练占了相当大的比例,患儿每天通过自身的日常生活进行积累,从而达到训练的目的。因此应加强对患儿父母的培训和教育,使其对家庭治疗的作用和意义有充分正确的认识,树立起良好的心态和坚强的信念,并掌握正确指导和训练患儿的方法。家长不仅要训练患儿,还应帮助患儿树立自信心,最终使患儿学会生活的基本技能,学会适应环境,步入社会。

第十三节　帕金森病的康复护理

帕金森病(Parkinson disease,PD)又名震颤麻痹,是一种常见于中老年人的神经系统变性疾病,临床上以静止性震颤、运动迟缓、肌强直和姿势步态异常为主要特征。目前的治疗手段仅限于缓解症状,无法阻止疾病的进行性发展。疾病后期患者常丧失日常生活能力,因此,早期康复训练和晚期护理对改善患者生活质量十分重要。

一、概述

震颤麻痹的主要病变是黑质变性,其病因尚不明确。一般认为与脑炎、脑外伤、基底节肿瘤或钙化,一氧化碳、二硫化碳、锰、汞、氰化物,利血平、酚噻嗪类、丁酰苯类药物及单胺氧化酶抑制剂的中毒有关。遗传和环境因素与本病的发生也有一定关系。此外,多巴胺羟化酶的活性可随年龄的增长而减弱,导致抑制性递质多巴胺(DA)的生成减少,这提示年龄的增长也是患震颤麻痹的一个因素。

本病的发病机制与纹状体的抑制性递质 DA 的含量减少有关。DA 和乙酰胆碱(Ach)是纹状体中两种功能相互拮抗的神经递质。DA 为纹状体的抑制性调节递质,而 Ach 为纹状体的兴奋性调节递质,患者因黑质破坏而致神经纤维发生变性,使神经末梢囊泡内的 DA 不足而Ach 的含量不变,造成 Ach 系统功能相对亢进,使这一对神经递质的平衡遭到破坏,从而产生震颤麻痹的症状。

二、康复评估

(一)主要功能障碍

1.震颤

常为首发症状,因为肢体的原动肌与拮抗肌连续发生节律性收缩与松弛所致。多由一侧上肢远端开始,逐渐扩展到同侧下肢及对侧肢体。手指的节律性震颤形成所谓"搓丸样动作"。安静和休息时出现或明显,活动时减轻或停止,精神紧张可加剧震颤,入睡后消失。

2.肌强直

由于屈肌和伸肌的肌张力均增高,在做被动关节活动时,可感到均匀的阻力,称为"铅管样强直";如果合并有震颤,检查时可感到在均匀的阻力上出现断续的停顿,如同转动齿轮一样,称为"齿轮样强直"。若四肢、躯干、颈部及面部的肌肉均强直,则患者可出现特殊姿态。

3.运动迟缓

表现为随意动作减少,如面肌运动减少,面无表情、不眨眼、双目凝视,形成"面具脸",可有吞咽功能障碍和言语含糊不清。起床、翻身、步履蹒跚等始动困难和运动迟缓。常无法完成系鞋带、扣纽扣等精细动作。

4.姿势步态异常

患者行走时起步困难,但一旦迈步后,即以小碎步向前冲,越走越快,不能及时停止或转弯,呈"慌张步态",同时上肢摆动减少或完全消失,很容易跌倒。晚期患者可出现肌萎缩、关节挛缩畸形、骨质疏松、心肺功能下降、周围循环障碍、营养不良、压疮和位置性低血压等并发症。

(二)康复评估内容

(1)康复对象评估包括身体功能、日常生活能力、认知功能、心理状况等。

(2)社区及家庭状况评估包括家庭住房环境、家庭设施、家庭成员对疾病相关知识的了解、经济收入、社区交往及社区卫生保健设施等。

(3)心理评估:由于帕金森病病程呈进行性发展,至晚期全身僵硬不能下床,健康状况每况愈下,心理变化由紧张、焦虑到满怀康复的希望,再到烦躁、失望,最后淡漠、绝望。可根据病程不同阶段进行评估。

三、康复治疗

(一)物理治疗

1."面具脸"患者的训练

帕金森病患者表情肌动作减少,以"面具脸"为特征,针对性训练包括让患者对着镜子练习皱眉、鼓腮、露齿、吹口哨等动作。

2.维持和改善关节活动范围的训练

关节的主动或被动训练是帕金森病患者康复治疗的重要内容之一。主要是颈、肩、肘、腕、指、髋、膝关节等部位。针对功能障碍进行屈曲、伸展、内收、外展、内旋、外旋或环转的主动或被动训练,要求在无痛范围内进行全关节活动,但应避免用力过大或活动过度造成软组织损伤。

3.特殊姿势训练

对于帕金森病患者呈现的特殊姿势,可采用持棒体操来进行矫正,同时还能增加关节活动度范围。

4.步行训练

帕金森病患者的平衡能力和协调能力障碍,使之行走时双上肢不摆动,步行呈"慌张步态"。针对性的训练方法有:①上下肢反向运动;②两足交互高抬,做原地踏步训练;③摆臂步行训练等。

(二)作业治疗

帕金森病患者的作业治疗主要是训练手功能和日常生活能力,特别是洗脸、漱口、梳头、穿衣、上厕所等实用技能。同时要参照医院、社区、家庭、环境的条件,因地制宜。

1.手功能训练

①旋前、旋后训练;②抓、放训练;③手的灵活性、精细运动训练。如可让患者进行卸下、拧

上螺母的训练;要求患者每日自己穿衣、系鞋带、扣纽扣、拉拉链、系各种带子,以训练手的灵活性;还可每日进行键盘打字,训练手的灵活性和协调性;也可以让患者每日临摹练习本中的大字。

2. ADL 训练

日常生活能力是患者能否生活自理的根本,因此,此项训练对患者非常重要,主要训练包括穿脱衣服,扶凳椅起立和坐下,进出厕所、淋浴间,从地垫上站起,携物行走等。

(三)言语治疗

据统计,帕金森病患者中 50% 的患者有言语障碍,因此,要加强言语功能的训练。①帮助患者有计划地训练发音,从声、韵母开始,再到字、词发音,逐步过渡到一个短句,循序渐进;②训练发音时的音量、音调和语速,控制呼吸频率和调整发音时肌肉运动力度,使发音时用力相对均匀,逐步建立有规律的运动方式,促进发音;③鼓励患者的训练成果,增强其训练信心。通过一对一训练、自主训练,渐进式地过渡到小组训练,最终达到能进行家庭训练的水平。

(四)传统康复治疗

可采用中医中药治疗,针灸、推拿疗法治疗。气功、太极拳等传统体育运动也可以促进气血运行和化生,养心怡神定志,疏通经脉筋骨。因此,传统康复治疗有益于预防、延缓本病的发生,改善发病后患者的生活质量,值得推广。

四、康复护理

康复护理的目标是教会患者和家属掌握康复训练及护理的方法,预防和减少继发性损伤的发生,学会代偿策略,维持患者充分范围的活动能力,帮助患者和家属调整心理状态。

1. 家庭环境设施改造

帕金森病是慢性进展性疾病,患者出院回家后,应从有利于患者康复和生活活动的角度,考虑对家庭设施进行适当的改造。如地面应平整、干燥、防滑,最好安置无障碍设施;在床、沙发、桌旁及走廊上安装扶手,以利于患者转换姿势,防止跌倒;便器最好改为坐式,高度适中;电器应带有遥控装置,灯的开关应容易触及,光线应充分,沙发和座椅要避免过于柔软或低矮深凹,方便患者起立,最好配备摇椅或转椅,因为反复摇动可有效降低患者的肌张力。此外,患者使用的各种生活用品应力求简单、方便、牢固,行走困难的患者应备手杖。

2. 关节活动训练

重点是加强患者的肌力训练,伸展肌肉运动范围,牵引缩短、绷紧的屈肌,特别是挛缩的肌肉。因此,关节的主动或被动训练是每天不可缺少的,活动时应注意依患者的耐受性来确定活动的次数、时间,避免过度牵拉,骨质疏松者应注意避免活动造成骨折。

3. 步行训练

步行训练的目标是加大步伐幅度及起步速度,协调躯干运动与上肢摆动,训练平衡协调功能,纠正异常步态。在做步行训练前,应让患者保持精神愉快,以信心十足的心理状态主动锻炼。练习行走时,步幅及宽度控制可通过在地板上设标记来调整。行走的节奏可用口令、音乐或节拍来控制。注意,当患者血压波动、头痛、头晕及合并心力衰竭、肺部感染时不宜作步行训练。此外,在训练时间以外,也要求患者按正确步态来完成每一动作,以保证训练的效果。

4. 日常生活活动

日常生活活动的独立完成,对提高患者的生活质量及增强康复信心意义重大。应鼓励患者积极地反复训练和反复体验。鼓励患者多活动,可进行一些作业治疗,如捏橡皮泥、做实物模型、编织等,以训练手的功能。日常生活活动如洗脸、漱口、梳头、穿衣、上厕所等也应进行训练,家庭照顾者所起的作用是保护、协助患者,而不是成为患者生活上的依赖。

5.并发症的预防和护理

帕金森病晚期患者常合并肌萎缩、关节畸形(驼背最常见)、压疮、直立性低血压、便秘等,其预防护理见下。

(1)按摩、运动锻炼。指导肢体功能的康复,帮助并指导其学会轻揉按摩面部、四肢、腹部肌肉及足底、手掌穴位,每日 4～6 次,每次 30 min。锻炼呼吸肌;提肛法锻炼会阴部肌肉等。按摩后肌张力减低,可进行运动锻炼。如练习四肢联带运动,尽量加大步距;练习法;坚持独立完成日常生活如洗脸、刷牙、进食起等。

(2)防止压疮:保持患者皮肤清洁干燥,避免潮湿。每天给患者温水洗脸擦身等。如果患者瘫痪在床,要定时给患者翻身,并经常按摩皮肤受压部位。如骶尾部、痛部、肩胛部等,以促进血液循环,预防褥疮发生。

(3)注意监测血压。①尽量避免长时间站立,穿衣服等动作最好坐着进行;②如果不得不站立较长时间,可以原地踏步或者通过翘脚趾、屈膝盖、两腿交叉、蹲起的方式略做活动;③切勿突然改变体位;④不在太阳光下久坐或泡热水澡,屋内保持凉爽,保证足够的饮水量,避免脱水;⑤少食多餐,在征求医生和营养师意见后,可适度增加盐分摄入。

(4)预防便秘:鼓励患者增加身体活动,饮足够的水,在每天饮食中增加纤维性物质如蔬菜等,必要时或迫不得已时才用通便药物。

6.观察药物不良反应

抗震颤麻痹的药物主要有多巴胺类和抗胆碱能类,均需长期服用,存在的问题是疗效逐渐减低和不良反应逐渐增大。各种抗震颤麻痹药物的使用应从小剂量开始,缓慢递增。用药期间,应注意症状改善程度以及药物的不良反应,及时调整药物的种类和剂量。

五、健康教育

帕金森病患者的康复治疗是一个长期的过程,除了在康复治疗机构的康复训练外,帮助患者在家中进行康复治疗是必不可少的。由于本病的特点之一是呈进行性加重,随着躯体障碍和精神障碍的逐渐加重,约有 50% 的患者会有忧郁和焦虑等精神方面的困扰。因此,患者家属应当尊重其人格和生活习惯,抽时间陪伴、照顾患者,家人应最大限度地满足其心理、精神上的需求,使患者生活在祥和安宁的氛围之中,拥有良好的心境和家庭的理解与支持是延缓病程进展的重要因素。

康复治疗时应注意:①注意药物治疗与康复治疗的密切配合,只有在药物治疗的前提下,康复治疗才能取得显著的疗效;②康复治疗对帕金森病功能障碍的改善是渐进性的,需要患者在家中进行长期的、有规则的训练,因此,需要患者及其家属的主动参与和积极配合;③训练要循序渐进,持之以恒,避免疲劳,因为疲劳一旦发生,则消失很慢;④避免抗阻运动,因为抗阻运动可引起肌紧张,而帕金森病患者出现肌紧张后不但恢复慢,而且会重新出现原来所有的症状并引起不愉快的感觉;⑤帕金森病患者的心理问题会影响康复训练的效果,因此,在训练时应加强心理辅导;⑥康复治疗中要注意对患者的保护,随时观察患者反应,以及时调整治疗方案。

第十四节　周围神经病损康复护理

周围神经病损是指周围神经干或其分支因病损导致其组织的运动、感觉或自主神经的结构或功能障碍。

一、康复护理原则与目标

1. 康复护理原则

①损伤早期的康复主要是去除病因,消除炎症和水肿,减少对神经的损伤,预防挛缩、畸形的发生,为神经再生打好基础;②恢复期,重点在于促进神经再生、保持肌肉质量、增强肌力、促进感觉功能恢复。

2. 康复护理目标

在康复护理原则的基础上,针对不同患者及不同损伤程度制订的个体化可实现的目标。

(1)短期目标:主要是及早消除炎症、水肿,促进神经再生,防止肢体发生挛缩、畸形。

(2)长期目标:使患者最大限度地恢复原有的功能,恢复正常的日常生活和社会活动,重返工作岗位或从事力所能及的工作,提高患者的生活质量。

二、康复护理措施

1. 早期康复护理措施

(1)保持良肢位。应用矫形器、石膏托等,将受损肢体的关节保持功能位。如垂腕时,将腕关节固定于背伸 20°～30°,垂足时将踝关节固定于 90°。

(2)受损肢体早期被动运动,每天 2 次,每次各方向 3～5 次。

(3)受损肢体肿痛护理。抬高患肢,弹力绷带压迫,患肢做轻柔的向心按摩与被动运动,热敷、温水浴、红外线等方法也可改善局部血液循环,减轻组织水肿和疼痛。

(4)受损部位保护。受损部位感觉丧失,易继发外伤,应采取戴手套、穿袜子等方法加强保护,避免烫伤、冻伤。

2. 恢复期康复护理措施

急性期为 5～10 d,炎症水肿消退后,进入恢复期。早期的治疗护理措施仍可选择使用,该期的重点是促进神经再生,保持肌肉质量,增强肌力,促进运动、感觉功能恢复。配合治疗师进行神经肌肉电刺激疗法(NES)、肌力训练、作业疗法、ADL 训练、感觉功能训练等,同时做好心理护理。

三、常见周围神经病损康复护理

1. 急性炎症性脱髓鞘性多发性神经病(AIDP,又称 GBS)

(1)运动功能康复护理。GBS 患者可出现四肢完全性麻痹,根据患者麻痹程度进行全身各关节的被动运动。

(2)呼吸道康复护理。急性期内,严重的患者可出现呼吸肌麻痹,患者通常住监护病房行气管切开、呼吸机辅助呼吸,应及时做好呼吸道的管理。病情稳定脱离呼吸机时要教会患者做深呼吸和咳嗽运动。

(3)并发症有疼痛、感觉障碍、呼吸衰竭、失用综合征等。

2.腕管综合征

康复措施适用于拒绝手术或病程慢而重的病例,目标在于克服拇指外展无力、疼痛和感觉丧失。①肌无力的代偿。严重无力需配用对掌支具,将拇指置于外展位。②感觉丧失与疼痛。可使用经皮神经电刺激(TENS)表面电极于疼痛区域,使疼痛缓解;如患者已产生反射性交感神经营养不良,可手部按摩,冷热水交替浴及腕、指关节助力与主动关节活动范围练习。

3.糖尿病性周围神经病变

(1)无力症护理。糖尿病性单神经炎,可与其他任一神经外伤相同处理。

(2)感觉缺失护理。多数无须特殊治疗。护士应指导患者自我护理,如剪趾甲、保持足底潮湿,避免外伤。不要穿过紧的鞋子,每天观察足部皮肤的颜色、温度等情况。

(3)自主神经功能障碍护理。如产生神经性大小便障碍,可采用截瘫患者常用的方法进行训练。

4.臂丛神经损伤

(1)上臂型损伤。采用外展支架保护患肢,同时按摩患肢各肌群、被动活动患肢各关节,也可选用温热疗法、电疗法。在受累肌肉出现主动收缩时,应根据肌力选用助力运动、主动运动及抗阻运动,必要时可手术治疗。

(2)前臂型损伤。使用支具使腕关节保持在功能位,协助患侧腕关节及掌指、指间关节做被动运动。

(3)全臂型损伤。协助做患肢各关节的被动运动,如患肢功能不能恢复,应训练健肢的代偿功能。

5.桡神经损伤

桡神经损伤后,因伸腕、伸指肌瘫痪而出现"垂腕",指关节屈曲及拇指不能外展,可使用支具使腕背伸 $30°$、指关节伸展、拇外展,以避免肌腱挛缩,并进行受累关节的被动运动,避免关节强直。

6.正中神经损伤

康复治疗时,视病情不同选择被动运动、主动运动及其他理疗方法。为矫正"猿手"畸形,防治肌腱挛缩,可运用支具使受累关节处于功能位。

7.尺神经损伤

为防止小指、无名指和掌指关节过伸畸形,可使用关节折曲板,使掌指关节屈曲至 $45°$,也可配带弹簧手夹板,使蚓状肌处于良好位置,屈曲的手指处于伸展状态。

8.坐骨神经损伤

康复护理时,可配用支具(如足托)或矫形鞋,以防治膝、踝关节挛缩及足内、外翻畸形。

9.腓神经损伤

可用足托或穿矫形鞋使踝保持 $90°$位。如为神经断裂,应尽早手术缝合。对不能恢复者,可行足三关节融合术及肌腱移植术。

四、康复护理指导

1.患者的再教育

(1)首先必须让患者认识到靠医生和治疗师,不能使受伤的肢体功能完全恢复,患者应积极主动地参与治疗。

（2）早期在病情允许下进行肢体活动,以预防水肿、挛缩等并发症。

（3）周围神经病损患者常有感觉丧失,因此失去了对疼痛的保护机制,无感觉区容易被灼伤或撞伤,导致伤口愈合困难。

（4）必须教育患者不要用无感觉的部位去接触危险的物体,如运转中的机器、搬运重物。

（5）烧饭、吸烟时谨防被烫伤。

（6）有感觉缺失的手要戴手套保护。

（7）若坐骨神经或腓总神经损伤,应保护足底,特别是穿鞋时,防止足的磨损。

（8）无感觉区易发生压迫溃疡,夹板或石膏固定时应注意皮肤是否发红或破损,若出现石膏、夹板的松脱、碎裂,应立即去就诊。

2.恢复期训练指导原则

（1）在运动功能恢复期,不使用代偿性训练;运动功能无法恢复时,再应用代偿功能,注意不能造成肢体畸形。

（2）伴有感觉障碍时要防止皮肤损害,禁忌做过伸性运动。

（3）如果挛缩的肌肉和短缩的韧带有固定关节的作用时,以保持原状。

（4）作业训练应适度,不可过分疲劳。

3.日常生活康复指导内容

（1）指导患者学会日常生活活动自理,肢体功能障碍较重者,应指导患者改变生活方式,如单手穿衣、进食等。

（2）注意保护患肢,接触热水壶、热锅时,应戴手套,防止烫伤。

（3）外出或日常活动时,应避免与他人碰撞肢体,必要时配带支具保持患肢功能位。

（4）指导并鼓励患者在工作、生活中尽可能多用患肢,将康复训练贯穿于日常生活中,促进功能早日恢复。

五、护理质量评价标准

（1）损伤早期康复护理能够消除炎症和水肿。

（2）护士能够针对不同患者及不同损伤程度制订个体化标准。

（3）基础护理落实,无护理并发症。

（4）患者及其家属掌握康复要点,康复锻炼延续、有效。

第十五节　强迫症患者的护理

强迫症（OCD）属于焦虑障碍的一种类型,是一组以强迫思维和强迫行为为主要临床表现的神经精神疾病,其特点为有意识的强迫和反强迫并存,一些毫无意义、甚至违背自己意愿的想法或冲动反反复复侵入患者的日常生活。患者虽体验到这些想法或冲动是来源于自身,极力抵抗,但始终无法控制,二者强烈的冲突使其感到巨大的焦虑和痛苦,影响学习工作、人际交往甚至生活起居。

近年来统计数据提示强迫症的发病率正在不断攀升,有研究显示普通人群中强迫症的终身患病率为 1%～2%,约有 2/3 的患者在 25 岁前发病。强迫症因其起病早、病程迁延等特点,常对患者社会功能和生活质量造成极大影响,世界卫生组织(WHO)所做的全球疾病调查中发现,强迫症已成为 15～44 岁中青年人群中造成疾病病负担最重的 20 种疾病之一。另外,患者常出于种种考虑在起病之初未及时就医,一些怕脏、反复洗手的患者可能要在症状严重到无法正常生活后才来就诊,起病与初次就诊间可能相隔十年之久,无形中增加了治疗的难度,因此我们应当提高对强迫症的重视,早发现早治疗。

一、诊断

(一)病因

强迫症的病因复杂、尚无定论,目前认为主要与心理－社会、个性、遗传及神经－内分泌等因素有关。

许多研究表明,患者在首次发病时常遭受过一些不良生活事件,如人际关系紧张、婚姻遇到考验、学习工作受挫等等。强迫症患者个性中或多或少存在追求完美、对自己和他人高标准严要求的倾向,有一部分患者病前即有强迫型人格,表现为过分的谨小慎微、责任感过强、希望凡事都能尽善尽美,因而在处理不良生活事件时缺乏弹性,表现得难以适应。患者内心所经历的矛盾、焦虑最后只能通过强迫性的症状表达出来。

另外,近年来大量研究发现强迫症的发病可能存在一定遗传倾向,在神经－内分泌方面也存在功能紊乱,造成诸如 5-羟色胺、多巴胺等神经递质失衡,无法正常发挥其生理功能。

(二)临床表现

强迫症的症状主要可归纳为强迫思维和强迫行为。

强迫思维又可以分为强迫观念、强迫情绪及强迫意向。内容多种多样,如反复怀疑门窗是否关紧,碰到脏的东西会不会得病,太阳为什么从东边升起西边落下,站在阳台上就有往下跳的冲动等。强迫行为往往是为了减轻强迫思维产生的焦虑而不得不采取的行动,患者明知是不合理的,但不得不做,比如患者有怀疑门窗是否关紧的想法,相应地就会去反复检查门窗确保安全;碰到脏东西怕得病的患者就会反复洗手以保持干净。一些病程迁延的患者由于经常重复某些动作,久而久之形成了某种程序,比如洗手时一定要从指尖开始洗,连续不断洗到手腕,如果顺序反了或是中间被打断了就要重新开始洗,为此常耗费大量时间,痛苦不堪。

强迫症状具有以下特点。

(1)是患者自己的思维或冲动,而不是外界强加的。

(2)必须至少有一种思想或动作仍在被患者徒劳地加以抵制,即使患者已不再对其他症状加以抵制。

(3)实施动作的想法本身会令患者感到不快(单纯为缓解紧张或焦虑不视为真正意义上的愉快),但如果不实施就会产生极大的焦虑。

(4)想法或冲动总是令人不快地反复出现。

(三)检查

完成相关体格、精神及辅助检查以排除器质性疾病。

(四)诊断标准

诊断应根据病史、精神检查、体格检查及必要的辅助检查排除由于器质性疾病及其他精神疾病而引发的强迫症状,依据世界卫生组织发布的《国际疾病分类》第10版中强迫症的诊断标准,要做出肯定诊断,患者必须在连续两周中的大多数日子里存在强迫思维或强迫行为,或两者并存。这些症状引起痛苦或妨碍活动。强迫症状需要符合上述临床表现中的四个特点。

(五)鉴别诊断

首先需要鉴别正常的重复行为,以免草木皆兵、诊断扩大化。几乎每个人都会有些重复行为或有既定顺序的动作,比如离开家前会反复拉两三次门以确保门关上了;刷牙总是会按照先用左手拿杯子装水,再用右手取牙刷,接着用左手挤牙膏的顺序进行。一般这种习惯行为是为了提高效率,并不让人感到痛苦,也不影响正常生活。而明确有强迫症状的患者则需要与以下疾病相鉴别。

1. 精神分裂症

该病患者也可产生强迫症状,但往往不以强迫为苦恼,更不会主动寻求治疗,强迫思维的内容多怪诞离奇且有幻觉、妄想等精神病性症状,一般容易鉴别,但严重的强迫症患者有时也可伴有短暂的精神病性症状,应注意辨别。

2. 抑郁症

该病患者可出现强迫症状,而强迫症患者也可产生抑郁情绪,鉴别主要是识别哪些是原发性的症状。

3. 焦虑症

两者都可有焦虑表现,强迫症的焦虑多因强迫思维的反复出现或强迫行为无法实施而出现,相比之下,焦虑症的焦虑可以是无缘无故、缺乏特定对象的。

4. 药物引起的强迫症状

一些药物,如氯氮平在治疗精神分裂症过程中可引起强迫症状,但患者并不感到苦恼,停药后症状逐渐缓解消失。

5. 器质性精神障碍

大脑某些部位的器质性病变,如出血或梗死可出现强迫症状,所以在诊断时询问相关脑血管病史,完成头颅磁共振等相关辅助检查是相当必要的。

二、治疗

虽然强迫症的病因至今未阐明,但依据现有的研究我们不难发现其发病不仅与人的个性心理因素有关,同时也与脑内神经递质分泌失衡有着莫大的联系。因而不论是心理治疗还是药物治疗,对缓解患者病情都起着举足轻重的作用。

1. 心理治疗

强迫症作为一种心理疾病,其发生机制非常复杂,具有相似症状的患者其心理机制可能千差万别。在心理治疗中,治疗师通过和患者建立良好的医患关系,倾听患者,帮助其发现并分析内心的矛盾冲突,推动患者解决问题,增加其适应环境的能力,重塑健全人格。

临床上常用的方法包括精神动力学治疗、认知行为治疗、支持性心理治疗及森田疗法等。其中,认知行为治疗被认为是治疗强迫症最有效的心理治疗方法,主要包括思维阻断法及暴露反应预防。思维阻断法是在患者反复出现强迫思维时通过转移注意力或施加外部控制,比如利用设置闹钟铃声,来阻断强迫思维,必要时配合放松训练缓解焦虑。暴露反应预防是在治疗师的指导下,鼓励患者逐步面对可引起强迫思维的各个情境而不产生强迫行为,比如患者很怕脏必须反复洗手以确保自己不会得病,在暴露反应预防中就需要其在几次治疗中逐步接触自己的汗水、鞋底、公共厕所的门把手及马桶坐垫而不洗手。因患者所担心的事情实际上并不会发生,强迫症状伴随的焦虑将在多次治疗后缓解直至消退,从而达到控制强迫症状的作用。

2.药物治疗

强迫症的发病与脑内多种神经递质失衡有关,主要表现为5-羟色胺系统功能的紊乱。目前使用的抗强迫药物都是抗抑郁药,其特点就在于能够调节脑内5-羟色胺等神经递质的功能,从而达到改善强迫症状的作用。使用比较多的主要为选择性5-羟色胺再摄取抑制剂(SSRIs),包括氟伏沙明、帕罗西汀、舍曲林、氟西汀、西酞普兰等,及三环类抗抑郁药氯米帕明,必要时临床上也使用普萘洛尔及苯二氮䓬类药物辅助缓解患者焦虑情绪,改善失眠。对于难治性强迫症常联合应用利培酮、喹硫平、奥氮平、阿立哌唑等作为增效剂提高疗效。同心理治疗一样,药物治疗的疗效也不是立竿见影的,一般的SSRIs类药物需要10～12周才能达到充分的抗强迫作用,且如果治疗有效仍需维持用药1～2年以巩固疗效。

3.物理治疗

对于难治性的强迫症患者可根据具体情况选择性采用改良电休克及经颅磁刺激。神经外科手术被视为治疗强迫症的最后一个选择,因其存在痉挛发作、感觉丧失等不良反应,必须严格掌握手术指征,患者应在经过三位精神科主任医师会诊后再考虑是否手术。

三、护理

1.睡眠形态紊乱

表现入睡困难,与强迫思维有关,顽固的强迫观念,使患者上床后不能很快入睡,在床上辗转反侧或下床来回走动。表现焦躁不安,要求服药入睡。晨起可有精神萎靡、倦怠、面色不佳、反应迟缓、打哈欠、注意力不集中等睡眠不足的表现。

护理措施如下。

(1)评估患者的睡眠情况。包括睡眠时间、睡眠质量、入睡时间、醒来的时间,使用镇静药物的情况。要准确记录睡眠时间,做好交班,并制订出可行的护理措施。

(2)白天督促患者多参加活动。使患者产生疲乏感、劳累感,晚间有助于改善睡眠。

(3)指导患者养成良好的睡眠习惯,如睡前用热水泡脚、饮热牛奶、按摩涌泉穴等方法。另外,说服患者不可因惧怕入睡困难而早早上床,这种做法只会加重强迫症状。

(4)为患者创造良好的睡眠环境,如拉好窗帘、关灯,维持病室的安静,制止其他患者聊天干扰患者睡眠。

(5)重者,必要时请示医生请患者服用适量的镇静剂以利入睡。

2.有自杀观念和行为出现

多见于疾病久治不愈、反复发作的情况下。由于症状的反复发作,使患者不能像常人一样生活。这种无用感会使患者产生悲观厌世的情绪,严重者可出现自杀观念和行为,有时患者的言语中会流露出来,有时出现一些迹象:如藏药、藏危险物品等反常的行为。另外,若工作人员对患者使用粗暴的语言和行为去干扰,制止患者强迫行为,有时会严重地伤害患者的自尊心,打破患者的"平衡",而更加重自卑和无用感,出现强烈的情绪反应和过激行为。这是护理技巧的不良使用给患者造成的负性心理反应。

护理措施如下。

（1）做好患者的心理护理，以支持心理治疗为主要内容，坚定患者的治疗信心。在患者的病情有所改善时，及时予以肯定，鼓励患者，让患者看到希望和光明，对疾病的康复抱乐观的态度而不是绝望。

（2）与患者建立有效的沟通，了解患者的内心体验、感受，了解患者的情绪反应类型，有助于及时、准确地掌握患者的情绪变化，并采取必要的防范措施，预防问题的发生。

（3）注意沟通技巧，讲究语言的使用。避免使用中伤性的语言和使用粗暴的行为去制止患者的强迫动作和行为。如强迫将患者保护起来而不做任何的解释，或斥责患者："烦死了""假干净"等。要防止伤害患者的自尊心，考虑患者的心理承受能力。

（4）对有强烈自杀企图和行为的患者进行保护性约束时，要向患者讲清保护的目的。否则，患者会误解为保护是对他的惩罚而加重与医护的对立情绪并出现极端的行为反应。

（5）按"防自杀护理常规"护理。

3.皮肤完整性受损

频繁、长期的强迫洗涤，损伤了皮肤天然保护层，使被洗涤处的皮肤——手、脸等部位皮肤干燥、红肿、失去弹性，皮肤的营养度降低及发生感染等。

护理措施：

（1）每日对患者洗涤处皮肤的健康情况做详细、认真的评估。了解其损伤的程度，并做交班记录。

（2）让患者使用性质温和、刺激性小的肥皂。临睡前，在皮肤上涂以护肤的营养霜或药膏。对水的温度进行控制——不能过热，以防烫伤；也不能过冷，以防冻伤。

（3）为患者制订每日的活动计划。尽可能避免让患者在有水的地方停留过长的时间，以减少患者洗涤的次数和时间。

（4）营养丰富的食物有助于提高机体和皮肤的抵抗力。可以预防皮肤的损伤。

（5）对症状顽固者应适当地限定其活动范围和施行必要的保护。

第二章 循环系统疾病护理

第一节 原发性高血压患者的护理

一、概述

原发性高血压(primary hypertension)是以血压升高为主要临床表现伴或不伴有多种心血管危险因素的综合征,通常简称高血压。高血压是多种心、脑血管疾病的重要病因和危险因素,影响心、脑、肾等重要脏器的结构和功能,最终导致这些器官功能衰竭,是心血管疾病致死的主要原因之一,并且呈逐年上升趋势。流行病学调查显示,我国高血压患病率和流行有地域、城乡、民族和性别差异。总体表现为:北方高于南方,沿海高于内地,城市高于农村;青年期男性高于女性,中年后女性略高于男性。然而,我国人群对高血压的知晓率、治疗率、控制率依然很低,分别为 30.2%、24.7%、6.1%。

二、病因及发病机制

(一)病因

原发性高血压的病因为多因素,是遗传易感性、环境及其他因素相互作用的结果。一般认为遗传因素约占 40%,环境因素约占 60%。

1.遗传因素

高血压具有明显的家族聚集性。父母均有高血压,子女的发病概率高达 46%。而且在血压高度、并发症发生及其他相关因素方面也有遗传性。

2.环境因素

(1)饮食:钠盐摄入量与高血压的发生密切相关。钠盐摄入越多,血压水平和患病率越高。饮酒、低钾、低钙、高蛋白、饱和脂肪酸的饮食摄入都可能与血压升高有关。饮酒量与血压水平线性相关,每天饮酒量超过 50 g 乙醇者高血压发病率明显增高。

(2)精神应激:脑力劳动者和高度精神紧张的职业者发生高血压的可能性大,长期视觉刺激和噪音环境下也可引起高血压。

(3)其他因素:如肥胖、服避孕药、阻塞性睡眠呼吸暂停综合征等。

(二)发病机制

本病的发病机制尚未完全阐明。从血流动力学角度来看,高血压的血流动力学特征主要是总外周血管阻力相对或绝对增高。

目前认为高血压的发病机制包括以下几个方面。

1.交感神经系统活性亢进

长期过度紧张和反复的精神刺激,使大脑皮质兴奋与抑制过程失调,导致各种神经递质浓度与活性异常,交感神经系统活性亢进,血浆儿茶酚胺浓度升高,阻力小动脉收缩增强。

2.肾性水钠潴留

机体为避免心排出量增高使组织过度灌注,全身阻力小动脉收缩增强,导致外周血管阻力增高。

3.肾素－血管紧张素－醛固酮系统(RAS)激活

肾小球入球动脉的球旁细胞分泌的肾素,激活血管紧张素原,生成血管紧张素Ⅰ,再生成血管紧张素Ⅱ,作用于受体,使小动脉平滑肌收缩,致外周阻力增加;并可刺激肾上腺皮质分泌醛固酮,通过交感神经使去甲肾上腺素分泌增加,这些作用均可使血压升高。

4.胰岛素抵抗(IR)

IR造成继发性高胰岛素血症,使肾水钠重吸收增加,交感神经系统活动亢进,动脉管壁增生肥厚、弹性减退,从而使血压升高。近年来认为胰岛素抵抗是2型糖尿病和高血压发生的共同病理生理基础。

5.其他

如细胞膜离子转运异常、代谢异常等。

三、临床表现

(一)一般表现

1.症状

大多数起病缓慢、渐进,早期多无症状,仅在测量血压时或发生心、脑、肾等并发症时才被发现。常见症状有头痛、头晕、眼花、疲劳、心悸等,多数可自行缓解,在紧张或劳累后加重。症状与血压有一定关联,但不一定与血压水平呈正相关。

2.体征

血压随季节、昼夜、情绪等因素波动较大。一般冬季较高,夏季较低;夜间较低、清晨起床活动后血压迅速升高,形成清晨血压峰值。

高血压体征一般较少。常见的有血管搏动征、血管杂音、心脏杂音等。体格检查听诊时可有主动脉瓣区第二心音亢进和收缩期杂音。长期持续高血压可有左心室肥厚并可闻及第四心音。

(二)高血压急症

高血压急症是指短时期内(数小时或数天)血压显著升高,舒张压≥130 mmHg和(或)收缩压≥200 mmHg,伴有重要器官组织如心、脑、肾、眼底、大动脉的严重功能障碍或不可逆损害。常见的有以下几种。

1.急进型或恶性高血压

少数患者病情急骤发展,舒张压持续≥130 mmHg,并有头痛,视物模糊,眼底出血、渗出和乳头水肿,肾损害突出,持续蛋白尿、血尿与管型尿。

病情进展迅速,如不及时有效降压治疗,预后很差,患者常死于肾衰竭、脑卒中或心力衰竭。多见于青壮年。

2.高血压危象

因紧张、疲劳、寒冷、突然停服降压药物等诱因,导致小动脉发生强烈痉挛,血压剧烈上升,影响重要脏器血液供应而产生的危急症状。临床表现为头痛、烦躁、眩晕、恶心、呕吐、心悸、气急及视物模糊等。

3.高血压脑病

高血压脑病多见于重症高血压患者。由于过高的血压突破了脑血流自动调节范围,脑组织血流灌注过多引起脑水肿。表现为弥散性严重头痛、呕吐、意识障碍、精神错乱,甚至昏迷、抽搐。

四、常用护理诊断/问题

1.头痛

头痛与血压升高有关。

2.有受伤的危险

有受伤的危险与血压增高致头晕和视物模糊、降压药致低血压有关。

3.潜在并发症

高血压急症。

4.焦虑

焦虑与血压控制不满意、发生并发症有关。

5.知识缺乏

缺乏疾病预防、治疗、保健等相关知识。

五、护理措施

(一)一般护理

1.环境

保持病室整洁、安静、舒适,光线柔和。高血压急症者尽量减少探视。

2.休息与活动

(1)合理运动。适当活动,可提高机体活动耐力。提倡有氧运动,可根据年龄及身体状况选择慢跑或步行,一般每周 3~5 次,每次 30~60 min,也可散步、打太极拳等。常用运动强度指标为活动时最大心率不超过 170 减去年龄。活动中注意监测病情变化,若出现明显症状,立即停止活动,原地休息,必要时及时就诊。对于伴有明显症状或并发症者需卧床休息。

(2)合理工作与休息。高血压初期日常生活完全自理,从事适当工作,放慢生活节奏,避免大脑过度兴奋,学会自我心理平衡调整,保持乐观情绪。对住院患者,可组织其听音乐/看画报、下棋、做体操等调节情绪,保证足够睡眠。鼓励家属对患者情感支持。

3.饮食护理

(1)控制体质量指数(BMI)在 25 以下。

(2)限制钠盐摄入(每天低于 6 g)。

(3)补充钙和钾盐:每人每日吃新鲜蔬菜 400~500 g,喝牛奶 500 mL,能补充钾 1 000 mg 和钙 400 mg。

(4)膳食中脂肪量控制在总热量的 25% 以下。

(5)饮酒每日不超过相当于 50 g 乙醇的量。

(6)增加粗纤维的摄入,预防便秘,因用力排便可使收缩压上升,甚至造成血管破裂。

(二)病情观察

定期监测血压,严密观察病情变化,如发现血压急剧升高、剧烈头痛、呕吐、大汗、视物模糊、面色及神志改变、肢体运动障碍等,应立即通知医生,给予及时处理。

(三)用药护理

(1)严格遵医嘱用药,观察药物疗效。

(2)了解药物特性,观察药物不良反应:①硝普钠降压迅猛,但药物性质不稳定,放置后或遇光时易分解,需现用现配、避光输注,并每 5～10 min 监测血压一次;②脱水剂必须快速滴入;③噻嗪类和襻利尿剂可致低钾血症;④β受体阻滞剂可致心率减慢、支气管痉挛;⑤钙通道阻滞剂常有头痛、面部潮红、下肢水肿、心动过缓等;⑥血管紧张素转换酶抑制剂可致刺激性干咳和血管性水肿等。一旦发现问题,及时反馈给医生,以及时调整用药并处理相关不良反应。

(四)症状体征的护理

1.安全护理

患者有头晕、眼花、耳鸣等症状时应卧床休息,上厕所或外出活动应有人陪伴,厕所加扶手。若头晕严重,应协助患者生活护理。保持环境光线充足且无障碍物,避免地面湿滑,必要时加用床档保护。

2.防止低血压反应

指导患者服用降压药后避免长时间站立或猛然改变体位;告知过热的水沐浴或蒸气浴可引起周围血管扩张而易发生低血压。如患者出现乏力、头晕、心悸、出冷汗,立即平卧,抬高下肢。

3.高血压急症的护理

(1)避免情绪激动、过度劳累和寒冷刺激,不可擅自增减药量,更不可突然停药。

(2)定期监测血压,一旦发现血压急剧升高、剧烈头痛、呕吐、大汗、视物模糊、面色及神志改变、肢体运动障碍等,立即通知医生。

(3)一旦患者发生高血压急症,立即卧床休息,抬高床头 20°～30°;保持呼吸道通畅,吸氧;持续心电监护;建立静脉通路,遵医嘱迅速准确给予降压、脱水;避免一切不良刺激,协助生活护理;安抚患者情绪,必要时遵医嘱使用镇静剂。

(五)心理护理

向患者解释饮食行为习惯及性格情绪对高血压的影响,保持积极乐观的心态可叠加药物疗效。指导患者使用放松技术,如心理训练、音乐疗法和缓慢呼吸等。

(六)健康指导

1.生活方式指导

指导患者劳逸结合。血压控制后可从事日常生活工作,提倡有氧锻炼,避免劳累、情绪激动、精神紧张等。

2.饮食指导

指导患者饮食均衡,限制钠盐,保证钾、钙摄入,多食蔬菜水果,保持大便通畅,戒烟限酒。

3.疾病知识指导

向患者及其家属解释引起原发性高血压的生理、心理、社会因素及高血压对机体的危害,了解控制血压的重要性和终身治疗的必要性。

教会患者及其家属正确测量血压的方法,每次就诊携带记录,作为医生调整药量或选择用药的依据。

4.用药指导

强调长期药物治疗的重要性；告知有关降压药物的名称、剂量、用法、作用及不良反应，并提供书面材料；嘱患者必须遵医嘱服药，不可随意增减药量或擅自停药。服药期间注意药物的不良反应，学会自我观察及护理；同时指导患者和家属正确保管药物的方法。

5.病情监测

教会患者及其家属自测血压的方法，并定期门诊复查。低危或中危者，每1～3个月随诊1次；高危者，至少每1个月随诊1次。

第二节　心律失常患者的护理

一、概述

心律失常(cardiac arrhythmia)是指心脏冲动的频率、节律、起源部位、传导速度、传导途径或激动次序的异常。

二、病因及发病机制

(一)病因

引起心律失常的原因很多，可以是生理性的，但更多是病理性的。正常人在吸烟、饮酒(茶、咖啡)、饱餐、劳累、紧张、情绪激动等情况下可出现心律失常。病理状态包括各种器质性心脏病、自主神经功能紊乱、药物中毒、内分泌代谢异常、酸碱平衡失调、电解质紊乱、急性感染、手术和心导管刺激等。

(二)发病机制

发病机制包括冲动形成异常和(或)冲动传导异常。

1.冲动形成异常

(1)自律性异常。窦房结、结间束、冠状窦口附近、房室结的远端和希氏束—浦肯野纤维等处的心肌细胞均有自律性。自主神经系统兴奋性改变或其内在病变，均可导致不适当的冲动发放。此外，心肌缺血、药物、电解质紊乱、儿茶酚胺增多等因素均可使无自律性的心肌细胞(如心房、心室肌细胞)在病理状态下出现自律性异常增高而形成各种快速性心律失常。

(2)触发活动。指心房、心室与希氏束—浦肯野纤维在动作电位后产生除极活动，称为后除极，多发生于局部儿茶酚胺浓度增高、心肌缺血—再灌注、低血钾、高血钙、洋地黄中毒时。若后除极的振幅增高并抵达阈值，则可引起反复激动，持续的反复激动构成持续性快速性心律失常。

2.冲动传导异常

折返是所有快速心律失常中最常见的发生机制。产生折返需具备以下基本条件。

(1)心脏两个或多个部位的传导性与不应期各不相同，相互连接形成一个闭合环。

(2)其中一条通道发生单向传导阻滞。

（3）另一通道传导缓慢，使原先发生阻滞的通道有足够时间恢复兴奋性。

（4）原先阻滞的通道再次激动，从而完成一次折返激动。冲动在环内反复循环，从而产生持续而快速的心律失常。

三、常用护理诊断/问题

1.活动无耐力

活动无耐力与心律失常致心排出量减少有关。

2.有受伤的危险

有受伤的危险与心律失常引起的头晕、晕厥有关。

3.潜在并发症

猝死、脑栓塞、心力衰竭。

四、护理措施

（一）一般护理

1.休息与活动

无器质性心脏病的心律失常患者，鼓励其正常工作和生活，建立健康的生活方式，保证充足的休息和睡眠，避免剧烈活动、情绪激动、过度劳累。窦性停搏、二度Ⅱ型或三度房室传导阻滞、持续性室性心动过速等严重心律失常导致胸闷、心悸、头晕、晕厥发作或曾有跌倒史者应卧床休息，采取高枕卧位、半卧位或其他舒适卧位，避免左侧卧位，因左侧卧位时患者易感觉到心脏搏动而加重不适；避免单独外出，防止发生意外。

2.饮食护理

戒烟，避免饱餐及摄入刺激性食物，如酒、咖啡、浓茶等。多食富含纤维素的食物，保持大便通畅，避免诱发心律失常。

3.环境

保持病室安静舒适，避免噪音干扰。

（二）病情观察

严密观察患者的生命体征和心电图变化，防止恶性心律失常发生。

1.心电监护

严重心律失常者，持续心电监护，严密监测心率、心律和血氧饱和度变化。发现频发、多源、成对或 RonT 现象的室性期前收缩，阵发性室性心动过速，窦性停搏，二度Ⅱ型或三度房室传导阻滞，须立即通知医生。

安放监护电极前注意清洁皮肤，电极放置部位应避开胸骨右缘及心前区，以免影响心电图检查和紧急电复律；1～2 d 更换电极片一次（电极片松动时及时更换），观察有无皮肤发红、瘙痒等过敏反应发生。

2.抢救配合

迅速建立静脉通道，备好抢救仪器（如除颤器、心电图机、心电监护仪、临时心脏起搏器等）及各种抗心律失常药物和其他抢救药品，做好抢救准备。及时遵医嘱给予药物治疗，必要时积极配合临时起搏器或电复律治疗。一旦发生猝死的表现，如意识突然丧失、抽搐、大动脉搏动消失，呼吸停止，立即进行心肺复苏。

（三）用药护理

遵医嘱及时、准确应用抗心律失常药物，注意给药途径、剂量、速度等，静脉注射时在心电监护下缓慢给药（腺苷除外），一般 5～15 min 内注射完毕，尽量使用微量泵调节速度，注意观察用药前、中、后患者的意识、心率、心律、血压、PR 间期、QT 间期等变化，以判断疗效和有无不良反应。胺碘酮静脉用药易引起静脉炎，使用期间应严密观察穿刺部位情况，防止药液外渗。

（四）心理护理

加强心理疏导，关心、安慰患者，保持情绪稳定，必要时遵医嘱给予镇静剂。

（五）健康指导

1. 疾病相关知识指导

向患者及其家属讲解心律失常的常见病因、诱因及防治知识。说明继续按医嘱服用抗心律失常药物的重要性，不可自行减量、停药或擅自改用其他药物。告知患者药物可能出现的不良反应，嘱其出现异常及时就医。

2. 生活指导

指导患者建立健康的生活方式，注意劳逸结合，保证充足的休息和睡眠；保持乐观、稳定的情绪；避免劳累、感染，防止诱发心律失常。戒烟酒，避免摄入刺激性食物，如咖啡、浓茶等，避免饱食；多食粗纤维食物，保持大便通畅，心动过缓患者避免排便时过度屏气，以免兴奋迷走神经而加重心动过缓。

3. 病情自我监测指导

教会患者自测脉搏的方法以利于自我监测病情。对反复发生严重心律失常、危及生命者，教会家属心肺复苏术以备应急。

第三节 心肌梗死患者的护理

一、概述

心肌梗死（myocardial infarction，MI）是指在冠状动脉病变的基础上，发生冠状动脉供血急剧减少或中断，使相应的心肌严重而持久地缺血导致心肌坏死。临床上表现为持久的胸骨后剧烈疼痛、血清心肌坏死标志物水平增高、心电图进行性改变。可发生心律失常、休克或心力衰竭，属冠心病的严重类型。

本病男性多于女性，男女之比为（2～5）：1。40 岁以上患者占绝大多数。冬春两季发病率较高，北方地区较南方地区为多。

二、病因及发病机制

心肌梗死的基本病因是冠状动脉粥样硬化，造成管腔严重狭窄和心肌血供不足，而侧支循环尚未完全建立，在此基础上，一旦血供进一步急剧减少或中断，使心肌严重而持久地急性缺血达 20~30 min,即可导致心肌坏死。大量研究证明,绝大多数的急性心肌梗死是由于不稳定的冠状动脉粥样硬化斑块破溃,继而出血或管腔内血栓形成,而使血管腔完全闭塞,少数情况是粥样斑块内出血或血管持续痉挛。

心肌梗死的诱因以重体力活动、情绪过分激动、血压急剧升高或用力排便最为多见,其次为饱餐、严重心律失常、上呼吸道或其他部位感染,少数为手术大出血或其他原因的低血压、休克等。气候寒冷、气温变化大亦可诱发本病。

三、临床表现

与心肌梗死面积的大小、部位、侧支循环情况密切相关。

(一)先兆

约半数以上患者在起病前数日至数周有乏力、胸部不适、活动时心悸、气急、烦躁等前驱症状,其中以初发型心绞痛或恶化型心绞痛最为突出。如及时发现并处理先兆,可使部分患者避免发生心肌梗死。

(二)症状

1.疼痛

疼痛为最早出现、最突出的症状。心肌梗死疼痛的性质和部位与心绞痛相似,但多无明显诱因,且常发生于清晨、安静时,程度较重,持续时间较长,可达数小时或更长,休息和含服硝酸甘油多不能缓解。部分患者疼痛位于上腹部,或疼痛放射至下颌、颈部,常被误诊为急腹症或骨关节炎。少数急性心肌梗死患者可无疼痛,一开始即表现为休克或急性心力衰竭。

2.心律失常

心律失常见于 75%~95% 的患者,多发生在起病 1~2 d,以 24 h 内最多见,可伴有乏力、头晕、晕厥等症状。前壁 MI 易发生室性心律失常,如发生房室传导阻滞表明梗死范围广泛,情况严重。下壁 MI 易发生房室传导阻滞及窦性心动过缓。

3.胃肠道症状

疼痛剧烈时常伴有恶心、呕吐、上腹胀痛。肠胀气亦多见,重者可发生呃逆。

4.全身症状

全身症状表现为发热、心动过速、白细胞增高和红细胞沉降率增快等。体温可升高至 38 ℃左右,很少达到 39 ℃,持续约 1 周。

5.低血压和休克

疼痛发作期间多有血压下降,但不一定发生休克,如疼痛缓解而收缩压仍低于 80 mmHg,患者出现休克的全身表现,则警惕休克发生。休克多发生在起病后数小时至数日内,约 20% 的患者出现,主要是心源性休克。

6.心力衰竭

主要为急性左心衰竭,可在起病最初几天内发生。右心室心肌梗死开始即出现右心衰竭表现,伴血压下降。

四、常用护理诊断/问题

1.疼痛

胸痛与心肌缺血坏死有关。

2.活动无耐力

活动无耐力与心肌氧的供需失调有关。

3.恐惧

恐惧与剧烈疼痛产生濒死感、处于监护病室的陌生环境有关。

4.有便秘的危险

有便秘的危险与进食少、活动少、不习惯床上排便有关。

5.潜在并发症

心律失常、心力衰竭。

6.生活自理缺陷

生活自理缺陷与治疗需要绝对卧床有关。

五、护理措施

(一)一般护理

1.休息与活动

(1)发病 24 h 内绝对卧床休息,限制探视,减少干扰,安慰患者,稳定患者情绪,合理解释,取得合作。

(2)绝对卧床期间,做好生活护理,进食、排便、翻身、洗漱等活动由护士协助完成。

(3)若病情平稳无并发症,24 h 后指导并协助患者床上做关节被动与主动运动、进行腹式呼吸等,并根据情况制订活动计划,向患者及其家属解释合理运动的重要性。3～5 d 后可以床上坐起及进行床边活动,1 周后开始室内活动,逐步过渡到室外活动(活动方式可选择散步、医疗体操、试着上下一层楼梯等有氧运动)。开始坐起时动作要缓慢,防止直立性低血压,有并发症者酌情延长卧床时间。

(4)开始活动时必须在医护人员监测下进行,以不引起任何不适为度。活动时心率增加小于 10 次/分钟可加大运动量,进入高一阶段的训练。若运动时心率增加超过 20 次/分钟,收缩压降低超过 15 mmHg,出现心律失常或心电图 ST 段缺血型下移 ≥0.1 mV 或上升 ≥0.2 mV,则应退回到前一个运动水平。出现胸痛、胸闷、心悸、气促、头晕、恶心、呕吐,心率变化超过 20 次/分钟或血压变化超过 20 mmHg(3 周内活动)或心率变化超过 30 次/分钟或血压变化超过 30 mmHg(6 周内活动)时,应减缓运动进程或停止运动。

2.饮食护理

发病 4～12 h 给予流食,以减轻胃扩张,逐步过渡到低脂、低胆固醇的清淡、易消化饮食,提倡少量多餐,忌过饱。增加富含纤维素食物(如水果、蔬菜等)的摄入,保持大便通畅。一般在患者无腹泻的情况下常规应用缓泻剂,以防止便秘时用力排便导致病情加重。告知患者一旦出现排便困难,应立即向医护人员反映,可使用开塞露或低压盐水灌肠,或在患者有便意时嘱其含服硝酸甘油 0.5 mg,排便时医务人员做好严密观察。

(二)病情观察

1.症状体征的观察

严密观察疼痛的部位、性质、持续时间及缓解情况,遵医嘱应用镇痛剂及硝酸酯类药物等。观察患者有无咳嗽、咳痰、气急、夜尿增多等心力衰竭表现,听诊肺部有无湿啰音,发现异常及时报告医生。

2.心电监护

急性期严密心电监测，及时发现心率及心律变化。溶栓治疗后 24 h 内易发生再灌注性心律失常，特别是在开始溶栓治疗至溶栓结束后 2 h 内应设专人床旁心电监测，发现频发室性期前收缩（>5 次/分钟）或呈二联律，成对出现或呈非持续性室速，多源性或 Ron T 现象的室性期前收缩及严重房室传导阻滞时，应立即通知医生，遵医嘱使用利多卡因等药物，警惕室颤或心脏骤停、心脏性猝死的发生。

3.电解质和酸碱平衡的监测

电解质紊乱或酸碱平衡失调时更容易并发心律失常，发现异常应及时通知医生。

4.抢救设备和药物准备

备好除颤仪、起搏器和急救药物等，随时备用。发现心室颤动时立即采用非同步直流电除颤同时通知医生，并协助做好相应处理。

5.控制出入量

控制输液速度和液体入量，一旦患者发生急性肺水肿则按急性肺水肿处理。

6.溶栓治疗的观察

准确、迅速配制并静脉输注溶栓药物，观察患者用药后反应。溶栓再通的间接判断标准：①60～90 min 内心电图抬高的 ST 段至少回落 50%；②cTnI、cTnT 峰值提前至发病 12 h 内，CK-MB 酶峰提前至 14 h 内；③2 h 内胸痛症状明显缓解；④2～3 h 内出现再灌注心律失常。

（三）用药护理

医嘱给予吗啡或哌替啶镇痛，注意有无呼吸抑制、脉搏加快等不良反应。给予硝酸甘油或硝酸异山梨酯时应随时监测血压变化，维持收缩压在 100 mmHg 以上。观察患者使用溶栓药物后有无不良反应：①过敏反应，表现为寒战、发热、皮疹等；②低血压（收缩压<90 mmHg）；③出血，包括皮肤黏膜出血、血尿、便血、咯血、颅内出血等。一旦出血，应紧急处理。

（四）心理护理

疼痛发作时有专人陪伴，允许患者表达内心感受，给予心理支持，鼓励患者树立战胜疾病的信心。嘱患者保持情绪稳定，向患者讲明入住 CCU 后病情的任何变化都会在医护人员的严密监护下，并能得到及时治疗，能很大程度地降低急性期的危险性，以减轻或消除其恐惧心理。烦躁不安者可肌内注射地西泮。

（五）健康指导

除参见心绞痛患者的健康指导外，还应注意如下。

1.疾病相关知识指导

指导患者戒烟，积极控制血脂、高血压、糖尿病等危险因素，预防再次梗死和其他心血管事件发生。

2.饮食指导

急性心肌梗死恢复后的患者均应合理膳食，选择低饱和脂肪酸和低胆固醇饮食，要求饱和脂肪酸占总热量的 7% 以下，胆固醇<200 mg/d。

3.心理指导

指导患者保持乐观、平和的心态，正视自己的病情。充分发动患者的社会支持系统，为其创造良好的身心休养环境，生活中避免对其施加压力，当患者出现紧张、焦虑或烦躁等不良情绪时，应予以理解并设法进行疏导，引导其积极应对疾病。

4.康复指导

指导患者合理安排休息与活动,保证睡眠充足,适当参加力所能及的体力活动。与患者及其家属共同制订个体化运动处方,为患者出院后的运动康复训练做好准备工作。训练原则:循序渐进、持之以恒;运动项目:有氧步行、太极拳等,个人卫生活动、家务劳动、娱乐活动等也对康复有益。若病情稳定无并发症,急性心肌梗死第 6 周后要每天步行、打太极拳等;第 8～12 周后可开始较大活动量的锻炼,如洗衣、骑车等;3～6 个月后可部分或完全恢复工作。运动强度:根据个体心肺功能,选择最大心率的 40%～80% 来控制;持续时间:根据患者对运动的适应和心功能情况,训练时间由每次 6～10 min 逐渐延长至 30～60 min;运动频率:5～7 天/周,1～2 次/天。经数月的体力活动锻炼后,酌情恢复部分或较轻工作,但对重体力劳动及易导致精神紧张的工种应更换。

5.用药指导

指导患者遵医嘱服用抗血小板药物、降血脂药、β 受体阻滞剂、血管扩张剂、钙通道阻滞剂等,让患者认识到遵医嘱用药的重要性,告知药物的用法、作用及不良反应,并教会患者定时测量脉搏、血压,发放个人用药手册,定期电话随访,提高患者的用药依从性。若胸痛发作频繁、程度较重、时间较长,服用硝酸酯制剂疗效较差时,提示发生急性心血管事件,应及时就医。

6.照顾者指导

心肌梗死是心脏性猝死的高危因素,应教会家属心肺复苏基本技术,以备急用。

第四节　老年扩张型心肌病患者的护理

扩张型心肌病(dilated cardiomyopathy,DCM)是一类以左心室(多数)或双室扩大伴收缩功能障碍为特征的心肌病。病因多样,约半数病因不详。临床以心脏扩大、心力衰竭、心律失常和栓塞为基本特征。本病病死率较高,预后差。25%～50% 的 DCM 患者有家族遗传史。

一、护理评估

(一)病史评估

1.发病情况

发病早期有无症状,如呼吸困难等心功能不全症状;有无诱发因素,如饮酒、感染等。

2.病因和危险因素

研究表明,引起本病的原因是多方面的。主要的病因和危险因素为感染(以病毒最常见,如柯萨奇病毒、小儿麻痹症病毒等。部分细菌、寄生虫等也可引起心肌炎并发展为 DCM)、非感染的炎症、内分泌和代谢紊乱(如甲状腺疾病、嗜铬细胞瘤)、遗传、嗜酒。

(二)身体状况评估

1.体格检查

心前区有无隆起或凹陷、心尖搏动有无移位、强弱有无改变、心脏有无杂音、心界大小,肺部有无湿啰音,有无颈静脉怒张、肝大等体征。

2. 生命体征监测

体温(T)、脉搏(P)、呼吸(R)、血压(BP)。

3. 临床表现

本病起病隐匿,早期可无症状。临床表现以活动时呼吸困难和活动耐量下降为主。伴有其他并发症时可有不同的表现。

(三)实验室及其他检查

1. 胸部 X 线检查

心影通常增大,心胸比>50%。可出现肺淤血、肺水肿及肺动脉压力增高的 X 线表现,有时可见胸腔积液。

2. 心电图

不同程度的房室传导阻滞,右束支传导阻滞常见。广泛 ST-T 改变,左心室高电压,左房肥大,由于心肌纤维化可出现病理性 Q 波,各导联低电压。

3. 超声心动图

左心室明显扩大,左心室流出道扩张,室间隔及左室后壁搏动幅度减弱。

4. 同位素检查

同位素心肌灌注显影,主要表现有心腔扩大,尤其两侧心室扩大,心肌显影呈弥散性稀疏。

5. 心内膜心肌活检

扩张型心肌病临床表现及辅助检查,均缺乏特异性,近年来国内外开展了心内膜心肌活检,诊断本病敏感性较高,特异性较低。

6. 心脏磁共振(CMR)

CMR 对于心肌病诊断、鉴别诊断及预后评估均有很高价值。有助于鉴别浸润性心肌病、心律失常型右心室心肌病、心肌炎等疾病。CMR 显示心肌纤维化提示心电不稳定。

(四)心理-社会状况

患者是否有焦虑、恐惧情绪,是否担心今后工作能力和生活质量,能否保持乐观、平和的心情,正确对待自己的病情。家属能否支持、鼓励患者,及时对患者进行疏导,避免刺激性的语言、不当的说话方式,对患者给予高度的重视度。

二、护理目标与评价

(1)老年患者在接受治疗后,呼吸困难症状减轻或消失。

(2)老年患者在家属的协助下能主动参与制订活动计划并按要求进行活动,活动以不出现疲劳、呼吸困难或胸闷等为限度。

(3)老年患者能注意保暖、养成良好的起居习惯,防止呼吸道和肠道感染。

(4)老年患者的致命性心律失常能被及时发现和处理,减少猝死发生率。

(5)老年患者能做好病情的自我监测,如出现心慌、咳嗽、气喘、双下肢水肿、夜间不能平卧或连续几天尿量少于入量时及时就医。

三、护理措施

(一)病情观察

(1)一般状态:观察患者的精神意识状态,观察患者心悸、呼吸困难、水肿的程度。部分患者有胸痛的症状时,注意观察部位、性质、程度及持续时间。

(2)生命体征变化:注意监测体温、脉搏、呼吸、血压、心律、心率的变化。

(3)注意监测周围血管灌注情况,如皮肤温度、皮肤颜色、毛细血管充盈情况。

(4)体质量变化及营养情况,观察患者有无全身及双下肢水肿。

(二)用药护理

(1)心肌病变时对洋地黄类药物敏感,应用剂量宜较小,并注意毒性反应,密切监测患者心率或使用非强心苷正性肌力药物。

(2)应用利尿剂期间必须注意电解质平衡,注意血压的监测。

(3)使用抑制心率的药物,如β受体拮抗剂或电转复快速型心律失常,β受体拮抗剂具有减慢患者心率,降低心肌收缩力,减少排出量及心肌耗氧量的作用,起到改善扩张型心肌病心力衰竭症状的作用。

(4)胸痛患者遵医嘱给予舌下含服硝酸甘油,持续吸氧。注意评估用药后效果,有无不良反应。准备好抢救用物和药品,电复律仪器等急救设施。

(5)在应用抗心律失常药物期间,应定期复查心电图,观察用药效果。

(6)使用抗凝药期间,应注意出血表现,如有无牙龈出血、黑便等,定期复查出凝血时间、凝血酶原时间及 INR。

(三)基础与生活护理

1.休息

心力衰竭或严重的心律失常者,绝对卧床休息,减少心肌耗氧量。如有心脏扩大,更应注意,宜长期休息,以免病情恶化。未发生心衰时,避免劳累,预防感染。

2.饮食

(1)限制进食。不宜吃得过饱,进食时需要注意饮食的量,少食多餐。饮料也不可过度饮用。

(2)限制脂肪。尽量少食用高脂肪和高胆固醇的食物,如肥肉、动物内脏等。

(3)增加维生素、纤维素。多食用富含维生素的水果如猕猴桃、苹果等,纤维类食物如芹菜、竹笋、韭菜等。

(4)避免高热量和刺激性食物。禁浓茶、咖啡、辛辣以及奶油等刺激性高热量食物。

3.生活护理

(1)协助和指导患者完成日常生活,如洗漱、进食、如厕、穿脱衣服等。

(2)保持床单位整洁干燥,对伴有心力衰竭症状(呼吸困难、憋闷等)患者,可适当摇高床头,利于呼吸。

(3)评估排便情况:保持二便通常,避免用力排便时诱发或加重心力衰竭。

四、出院指导

(1)生活规律,避免过度劳累,保证充足睡眠,避免精神紧张及情绪激动。避免寒冷刺激,避免大便干燥。轻度心力衰竭患者,限制体力活动。较重心力衰竭患者以卧床休息为主,心功能改善后,应适当下床活动。

(2)减轻胃肠负担,宜少量多餐,适当控制每日进食总量。进食不宜过饱,以免造成胃肠负担过重,诱发心脏病发作。此外,还应避免辛辣刺激性食物及过凉过热的食物,以减轻胃肠刺激。

（3）对心肌病患者，应密切观察有无脑、肺和肾等内脏及周围动脉栓塞，必要时给予长期抗凝治疗。

（4）预防感冒，防治肺部感染。护理中应注意预防呼吸道感染，尤其是季节更换和气温骤变时。对长期卧床者应定时翻身、拍背，促进排痰。

（5）严格按医嘱服药，不得随便改变药物的用法和用量，特别在服用利尿剂和地高辛时，以免发生不良后果。

（6）定期随访，复查心电图、超声心动图等。

第五节　老年慢性肺源性心脏病患者的护理

慢性肺源性心脏病简称慢性肺心病，是指由于肺组织、肺血管或胸廓的慢性病变引起的肺组织结构和（或）功能异常，导致肺血管阻力增加，肺动脉压力增高，从而使右心室扩张和（或）肥厚，伴或不伴右心功能衰竭的心脏病，并排除先天性心脏病和左心病变引起者。它是老年人呼吸系统的常见病，多因呼吸道感染后，机体免疫功能差，无法借助自身免疫系统抗感染而发病。该疾病是在多种因素影响下造成的，如患者自身身体状况、血容量增加等。近年来随着我国人口老龄化的日趋加重，其发病率逐年上升。

随病情加剧，出现肺动脉高压与右心室肥大，有着较高病死率。老年慢性肺心病患者病程长，年龄大，全身状况及营养状态差，且常常并发多种慢性疾病，预后差。

一、护理评估

（一）病史评估

病因①支气管、肺疾病：慢性阻塞性肺疾病、支气管哮喘、支气管扩张症、重症肺结核、间质性肺炎等；②胸廓运动障碍性疾病：较少见，严重脊柱侧后凸、脊柱结核、类风湿关节炎、胸膜广泛粘连、胸廓成形术后造成的严重胸廓或脊柱畸形，以及神经肌肉疾患如脊髓灰质炎等，均可引起胸廓活动受限、肺受压、支气管扭曲或变形，导致肺功能受损；③肺血管疾病：慢性血栓栓塞性肺动脉高压、肺小动脉炎、原发性肺动脉高压等；④其他：原发性肺通气不足及先天性口咽畸形、睡眠呼吸暂停综合征等均可引起低氧血症，引起肺血管收缩，导致肺动脉高压，发展成慢性肺心病。上述病因中最常见的病因为慢性阻塞性肺疾病，占80%～90%。

（二）身体状况评估

1. 生命体征与意识状况评估

评估体温（T）、血压（BP）、脉搏（P）、呼吸（R）、脉搏血氧饱和度（SpO_2）、疼痛（P）。由于慢性肺心病患者易出现呼吸衰竭及心功能衰竭，监测生命体征尤为重要。评估患者有无缺氧及二氧化碳潴留的相关症状和体征：血氧饱和度的变化；有无气短、气喘及呼吸费力；有无烦躁不安、神情恍惚、谵妄或昏迷等意识状态的改变以及咳嗽、咳痰情况，痰液的性质及量。多数患者出现心动过速，严重缺氧和酸中毒时，可引起周围循环衰竭、血压下降、心肌损伤、心律失常甚至心搏骤停,因而需监测心率、心律的变化。

2.体格检查

(1)代偿期。可有不同程度的发绀和肺气肿体征,偶有干、湿性啰音,心音遥远,有右心室肥厚的体征,部分患者可有颈静脉充盈。

(2)失代偿期。①呼吸衰竭:明显发绀、球结膜充血、水肿,严重时出现颅内压升高的表现,腱反射减弱或消失,出现病理反射,可出现皮肤潮红、多汗;②右心衰竭:发绀更明显,颈静脉怒张,心率增快,可出现心律失常,剑突下可闻及收缩期杂音,甚至出现舒张期杂音,肝大并有压痛,肝颈静脉回流征阳性,下肢水肿,重者可有腹腔积液,少数患者可出现肺水肿及全心衰竭的体征。

3.临床表现

(1)肺、心功能代偿期。咳嗽、咳痰、气促,活动后胸闷、心悸、气急、呼吸困难,乏力,活动耐力下降,急性感染时上述症状可加重。

(2)肺、心功能失代偿期。①呼吸衰竭:呼吸困难加重,夜间为甚,常有头痛、失眠、食欲下降、白天嗜睡,甚至出现表情淡漠、神志恍惚、谵妄等肺性脑病的表现;②右心衰竭:明显气促、心悸、食欲缺乏、腹胀、恶心等。

(3)并发症:肺性脑病、电解质及酸碱平衡紊乱、心律失常、休克、消化道出血和弥散性血管内凝血等。

4.呼吸困难程度评估

采用改良版英国医学研究委员会呼吸问卷(MRC),对呼吸困难严重程度进行评估。

5.心功能评估

心功能分级采用由美国纽约心脏病协会(NYHA)提出的心功能分级量表。这种评估方法的特点是以患者的主观感觉为依据。

(三)实验室及其他检查

1.X线检查

除原有肺、胸基础疾病及急性肺部感染的特征外,尚有肺动脉高压,如右下肺动脉干扩张,其横径≥15 mm,其横径与气管横径比值≥1.07;肺动脉段明显突出或其高度≥3 mm;中央动脉扩张,外周血管纤细,形成"残根"征;右心室增大征,皆为诊断慢性肺心病的主要依据。

2.心电图检查

主要表现有电轴右偏、肺性 p 波,也可见右束支传导阻滞及低电压图形,可做为慢性肺心病的参考条件。

3.超声心电图检查

测定右心室流出道内径(≥30 mm),右心室内径(≥20 mm),右心室前壁的厚度(≥5 mm),左、右心室内径的比值<2.0,右肺动脉内径或肺动脉干及右心房肥大等指标,以诊断肺心病。

4.血气分析

慢性肺心病失代偿期可出现低氧血症或合并高碳酸血症。$PaO_2 < 60$ mmHg、$PaCO_2 > 50$ mmHg 时,提示呼吸衰竭。

5.血液检查

红细胞和血红蛋白可升高,全血及血浆黏滞度增加;合并感染时白细胞总数增高,中性粒细胞增加。

6.其他

肺功能检查及痰细菌培养对慢性肺心病患者的治疗有意义。

(四)心理—社会状况

慢性肺心病患者因长时间病情反复发作,患病时间长,舒适度低易产生紧张、焦虑及恐惧等负面情绪,需及时评估患者的心理状况,如患者对治疗的信心,是否存在焦虑、恐惧等。了解家属对患者病情和预后的态度,以及家庭的照顾和支持能力。

二、护理目标与评价

(一)护理目标

(1)患者咳嗽、咳痰、胸闷、呼吸困难、心悸、腹胀等不适症状好转。

(2)及时预防或发现相关并发症,无不良事件发生。

(3)患者能够掌握疾病预防及治疗的相关知识。

(4)患者能够掌握自我观察和评估的方法。

(二)护理评价

(1)患者是否能够正确认识、掌握慢性肺源性心脏病的病因、症状及预防要点,认识到它给机体带来的不良影响。

(2)患者是否了解慢性肺心病的治疗方法及康复要点,并能够积极配合医护人员完成疾病的治疗与康复锻炼。

(3)患者经过治疗护理后,是否能够达到生理、心理、社会的全面健康状态。

三、护理措施

(一)一般护理

1.活动与休息

保持室内空气新鲜,温度控制在 18 ℃～25 ℃为宜。在心肺功能失代偿期,应绝对卧床休息,协助采取舒适体位如半卧位或坐位,以减少机体耗氧量,促进心肺功能恢复,减慢心率和减轻呼吸困难。代偿期活动以量力而行、循序渐进为原则。

适量活动,以不引起疲劳、不加重症状为度。对于卧床的患者,可以卧气垫床,协助定时翻身,以预防压力性损伤的发生。依据患者的耐受能力指导患者在床上进行缓慢的肌肉松弛活动,如上肢交替前伸、握拳,下肢交替抬离床面,使肌肉保持紧张 5 s 后,松弛平放在床上。鼓励患者进行呼吸功能锻炼,提高活动耐力。

2.饮食护理

提供足够热量、高纤维素、易消化清淡饮食,防止便秘、腹胀而加重呼吸困难。鼓励患者多饮水,每日 1 500～2 000 mL,以保证足够的摄入量并利于稀释痰液。避免含糖高的食物,以免引起痰液黏稠。

忌烟酒,少食辛辣刺激性食物,以免产生过度咳嗽。可多食雪梨、百合、银耳等润肺食物。如患者出现水肿、腹腔积液或尿少时,应限制水钠的摄入。糖类可增加二氧化碳生成,增加呼吸负担,因此要控制糖类的摄入。少食多餐,保持口腔清洁,促进食欲。必要时遵医嘱行鼻饲或静脉补充营养。

（二）病情观察

1.意识与生命体征观察

观察患者的精神和意识状态,有无精神萎靡、表情淡漠、烦躁不安、神志模糊等。密切观察患者的呼吸、血压、心率及心律等变化,有无胸闷、气急、呼吸困难、发绀的加重及心律失常的出现。

2.血氧饱和度与血气分析观察

观察有无血氧饱和度的下降、血气分析有无 PaO_2 减低和（或）$PaCO_2$ 升高,及时判断有无呼吸衰竭的发生及症状的加重。

3.水电解质及出入量的观察

观察有无水电解质紊乱、酸碱失衡及出入量不平衡以及少尿、无尿的发生。

4.痰液的观察

观察痰液的色、质、量。有无黄脓痰、痰液异味及痰液黏稠不易咳出的现象。

（三）用药护理

肺心病患者通常在积极控制感染、改善呼吸功能后心力衰竭便能得到改善。但对治疗后无效或较重患者,可适当选用利尿、正性肌力药或血管扩张药。

1.利尿药

具有消除水肿、减少血容量和减轻右心负荷的作用。原则上选用作用轻的利尿药,宜短期、小剂量使用。常用药有氢氯噻嗪、呋塞米等。要注意观察有无低血钾、低氯性碱中毒,避免加重缺氧,过度脱水引起血液浓缩、痰液黏稠不易排出等不良反应。

2.正性肌力药

用药前纠正缺氧,防治低血钾,以免发生洋地黄药物毒性反应。应用指征是:①感染得到控制,低氧血症已纠正,使用利尿药不能得到良好的疗效而发生反复水肿的心力衰竭者;②无明显感染症状而以右心衰竭为主要表现的患者;③出现急性左心衰竭者;④合并室上性快速性心律失常,如室上性心动过速、心房颤动伴快速心室率者。使用洋地黄类药物时,应询问有无洋地黄用药史,遵医嘱准确用药,注意观察有无药物毒性反应发生。

3.血管扩张药

可使肺动脉扩张,减低肺动脉高压,减轻右心负荷,但效果欠佳。钙拮抗剂和前列环素等有降低肺动脉压作用,用药期间注意观察患者心率及血压情况。

4.抗生素

参考痰细菌培养及药敏试验选择抗生素。如没有培养结果,可根据感染的环境及痰涂片结果经验性选择抗生素治疗。常用抗生素有青霉素类、氨基糖苷类、喹诺酮类及头孢菌素类,注意询问过敏史,观察有无相关不良反应发生。

（四）基础与生活护理

（1）评估患者的自理能力,指导或协助患者完成日常生活,如洗漱、进食等。

（2）鼓励患者经常漱口,口唇疱疹者局部涂抗病毒软膏,防止继发感染。生活不能自理者做好口腔护理。留置导尿者加强会阴护理,及时留取中段尿培养。

（3）保持呼吸道通畅,床头抬高,取半卧位或坐位,减轻呼吸困难。鼓励患者自主咳嗽,咳出痰液,并给予祛痰药。经常改变体位、拍背排痰,必要时雾化吸入稀释痰液以利排痰。

（4）加强皮肤护理:保持床单位清洁整齐,观察皮肤情况,及时评估,督促协助翻身,骨隆突处予以保护。

(五)专科护理

1.氧疗护理

持续低流量、低浓度吸氧,根据患者病情及血气分析结果,选择合适的吸氧方式,一般选择有鼻导管和文丘里面罩,严重者行机械通气,鼻导管吸氧最常用,氧流量 $1\sim2$ L/min,浓度在 $25\%\sim29\%$。防止高浓度吸氧抑制呼吸,加重缺氧和二氧化碳潴留。注意告知家属及其患者在吸氧过程中不要吸烟或者使用打火机,不要随意取下导管及调节吸氧流量。注意及时添加湿化水并做好吸氧装置的消毒。

2.气道护理

指导患者进行有效咳嗽、协助叩背以促进痰液排出。无效者可以采用负压吸引器吸痰。痰液黏稠者予以雾化吸入稀释痰液。

3.功能训练护理

根据患者的情况,鼓励患者进行腹式呼吸和缩唇呼气,即做缓慢的深吸气动作,胸腹动作要协调,深呼气时要缩唇,以提高呼气相支气管内压,防止小气道过早陷闭,利于肺内气体排出。

(六)心理护理

尽快让患者熟悉医院环境,最大程度消除陌生感、恐惧心理。向患者讲解慢性肺源性心脏病相关知识,帮助患者正确认知慢性肺源性心脏病的危害及治疗方法。同时,要合理利用诱导、说服等方式,帮助其有效转移注意力,提升康复的信心。与家属沟通,指导家属共同参与患者的心理护理,给予患者家庭社会支持。

四、出院指导

(一)疾病指导

积极治疗原发病,避免及防治各种可能导致病情急性加重的诱因,坚持家庭氧疗。长期卧床者应注意经常改变体位、翻身拍背,指导有效翻身和叩背的方法。告知患者及其家属病情变化的征象,如体温升高、呼吸困难加重、咳嗽剧烈、咳痰无效、尿量较少、水肿明显或发现患者神志淡漠、嗜睡、躁动、口唇发绀加重等,均提示病情变化及加重,需及时就诊。

(二)用药指导

指导患者遵医嘱、按疗程用药,出院后定期随访。出现异常不适及时就诊。

(三)饮食指导

饮食宜清淡、易消化,含高热量、高纤维素饮食,避免高糖饮食,注意少量多餐,补充足够的水分。

(四)运动训练指导

指导老人坚持缩唇呼吸、腹式呼吸、有氧运动、配合步行、登楼梯、太极拳、体操等全身运动,以提高通气功能。

(五)健康行为指导

饮食营养均衡,戒烟忌酒,加强体育锻炼,增强体质,提高机体抵抗力。

第三章 呼吸系统疾病护理

第一节 支气管扩张患者的护理

一、常用护理诊断/问题

1.清理呼吸道无效

清理呼吸道无效与痰多黏稠和无效咳嗽有关。

2.潜在并发症

大咯血、窒息。

3.营养失调:低于机体需要量

低于机体需要量与慢性感染导致机体消耗有关。

4.焦虑

焦虑与疾病迁延、个体受到威胁有关。

二、护理措施

(一)一般护理

1.休息与活动

急性感染或病情严重者应卧床休息。小量咯血者以静卧休息为主,大量咯血患者绝对卧床休息,取患侧卧位,头偏一侧。尽量避免搬动患者,减少肺活动度。

2.饮食护理

提供高热量、高蛋白、高维生素饮食,少量多餐,避免冰冷食物。保持口腔卫生,鼓励多饮水,每日饮水量在1 500 mL以上,以保证呼吸道黏膜的湿润与黏膜病变的修复,有利于痰液的排出。

大量咯血者应禁食;小量咯血者宜进少量温、凉流食,过冷或过热食物均易诱发或加重咯血;多饮水,多吃富含纤维素的食物,以保持大便通畅,避免排便腹压增加而引起再度咯血。

3.环境

室温保持18 ℃～20 ℃,相对湿度55%～60%为宜。室内每日通风2次,每次15～30 min,但避免患者直接吹风,以免受凉。

保持温、湿度可避免因空气干燥降低气管纤毛运动的功能,使痰液易于咳出。及时清理痰杯、痰液,保持环境清洁、整齐。

(二)病情观察

(1)仔细观察咳嗽和咳痰、咯血的情况,准确记录痰的颜色、性质和量,痰液静置后是否有分层现象。注意观察患者有无呼吸困难、窒息征象。

(2)按医嘱使用抗生素、祛痰药和支气管舒张剂,注意观察药物的疗效和不良反应。

（三）症状、体征的护理

1.咳嗽、咳痰护理

指导患者进行有效咳嗽、更换卧位、叩背、体位引流,痰液黏稠无力咳出者,可行吸痰,重症患者在吸痰前后应适当提高吸氧浓度,以防吸痰引起低氧血症。体位引流的原则是抬高病灶部位的位置,使支气管开口端向下,引流部位在上,利用重力的作用促使呼吸道分泌物排出体外,体位引流的方法如下。

（1）引流前准备:向患者解释体位引流的目的、过程和注意事项,监测生命体征,肺部听诊明确病变部位。引流前 15 min 遵医嘱给予支气管舒张剂或进行雾化吸入以稀释痰液。备好排痰用的纸巾或一次性容器。

（2）引流体位:引流体位的选择取决于分泌物潴留的部位和患者的耐受程度。按照体位引流的原则,先引流上叶,然后引流下叶后基底段,因为自上到下的顺序有利于痰液完全排出。如果有两个以上需引流的部位,应引流痰液较多的部位。如果患者不能耐受,应及时调整姿势。头外伤、胸部创伤、咯血、严重心血管疾病和病情不稳定者,不宜采取头低位进行体位引流。

（3）引流时间:根据病变部位、病情和患者状况,每天 1～3 次,每次 15～20 min。一般于饭前 1～2 h,饭后 2 h 进行,晨起进行效果最好。

（4）引流中护理:注意观察患者有无出汗、脉搏细弱、头晕、疲劳、面色苍白等。评估患者对体位引流的耐受程度,若患者出现心率超过 120 次/分钟、心律失常、高血压或低血压、眩晕或发绀等,应立即停止引流。在体位引流过程中,协助患者在保持引流体位时进行有效咳嗽,鼓励并指导患者做腹式深呼吸,辅以胸部叩击或震荡等措施,也可取坐位以产生足够的气流促进排痰,提高引流效果。

（5）引流后护理:引流结束后,帮助患者采取舒适体位,处理污物。给予清水或漱口液漱口,保持口腔清洁。观察患者咳痰的情况,如性质、量及颜色,并记录。听诊肺部呼吸音的改变,评价体位引流的效果并记录。

2.咯血的护理

（1）对症护理:安排专人护理患者,保持口腔清洁、舒适,咯血后协助患者漱口,擦净血迹,防止因口咽部异味刺激引起剧烈咳嗽而诱发再度咯血。及时清理咯出的血块及污染的衣物、被褥,有助于稳定情绪,增加安全感,避免因精神过度紧张而加重病情。对精神极度紧张的患者建议给予小剂量镇静剂,咳嗽剧烈的患者可给予镇咳剂。

（2）保持呼吸道通畅:鼓励患者将气管内痰液和积血轻轻咳出,保持呼吸道通畅。咯血时协助轻轻拍击健侧背部,嘱患者不要屏气,以免诱发喉头痉挛,使血液引流不畅形成血块,导致窒息。

（3）病情观察:观察患者有无胸闷、气促、呼吸困难、发绀、面色苍白、出冷汗、烦躁不安等窒息征象;观察咯血频次、量、性质及出血的速度,生命体征及意识状态的变化;有无阻塞性肺不张、肺部感染及其他合并症表现。记录 24 h 咯血量。

（4）窒息的抢救:对大咯血及意识不清的患者,必须在病床边备好急救的物品,一旦患者出现窒息的征象,立即取头低足高位,头偏向一侧,轻叩背部,迅速清除口咽部的血块,或直接刺激咽部促使血块咳出。必要时用吸痰管进行机械吸引,并给予高流量吸氧。做好气管插管或气管切开的准备和配合工作,以解除呼吸道阻塞。

(四)用药护理

(1)遵医嘱使用抗生素、支气管舒张剂和祛痰剂等,指导患者掌握药物的疗效、剂量、用法和不良反应。

(2)止血药护理。①垂体后叶素可收缩小动脉,减少肺血流量,从而减轻咯血。但也能引起子宫、肠道平滑肌收缩和冠状动脉收缩,故冠心病、高血压患者及孕妇忌用。静脉输液速度勿过快,以免引起心悸、恶心、面色苍白等不良反应。②年老体弱、肺功能不全者在应用镇静剂和镇咳药后,应注意观察呼吸中枢和咳嗽反射受抑制情况,以早期发现因呼吸抑制导致的呼吸衰竭和不能咯出血块发生的窒息。

(五)心理护理

支气管扩张病程多呈慢性过程,疾病迁延不愈,患者容易产生焦虑。当出现咯血尤其是大量咯血时,患者会感觉到生命受到威胁。要关注患者的心理状态,有无焦虑、忧郁等不良情绪,做好心理疏导。

(六)健康指导

1.疾病预防指导

支气管扩张是可以预防的,如积极治疗婴幼儿的呼吸道感染和肺不张,早期通过支气管镜或支气管切除术去除异物或腺瘤,早期积极治疗支气管结核和淋巴结结核等。只要支气管壁各层的组织尚未受到严重破坏,扩张的支气管有可能恢复正常。支气管扩张病情演变与感染密切相关,要积极预防呼吸道感染,增加营养的摄入,注意锻炼身体,天气变化随时增减衣物,避免受凉、酗酒及吸烟,预防感冒,减少刺激性气体吸入等对预防支气管扩张症有重要意义。

2.疾病知识宣教

向患者及其家属讲解有关支气管扩张的发生、发展与治疗、护理过程,与患者及其家属共同制订长期防治计划。指导患者学会清除痰液的方法,学会自我监测病情,劳逸结合,维护心、肺功能,病情变化及时就诊。

第二节 肺脓肿患者的护理

一、概述

肺脓肿(lung abscess)是肺组织化脓性病变,早期为化脓性肺炎,继而坏死、液化、脓肿形成。临床上以高热、咳嗽、咳大量脓臭痰,X线显示一个或数个含气液平的空洞为特征。

二、病因与发病机制

肺脓肿绝大多数是内源性感染,主要由于吸入口咽部菌群所致。常见病原体与上呼吸道、口腔的寄居菌一致。厌氧菌是肺脓肿最常见的病原体,肺脓肿病原谱中需氧菌和兼性厌氧菌也占一定比例,主要包括金黄色葡萄球菌、肺炎链球菌、溶血性链球菌和肺炎克雷伯杆菌、大肠埃希菌、变形杆菌、铜绿假单胞菌等。根据不同病因和感染途径,肺脓肿可分为以下三种类型。

（一）吸入性肺脓肿

口鼻咽腔寄居菌经口咽吸入，是急性肺脓肿的最主要原因。正常情况下，吸入物经气道黏液—纤毛运载系统、咳嗽反射和肺巨噬细胞可迅速清除，但在意识障碍、全身免疫力低下或气道防御功能减弱时吸入病原菌可致病。

还可因吸入鼻部和口腔内的脓性分泌物致病。吸入性肺脓肿常为单发性，其发病部位与支气管解剖和体位有关。因右主支气管较左侧粗且陡直，吸入物易进入右肺。在仰卧时，好发于肺上叶后段或下叶背段；坐位时，好发于下叶后基底段；右侧位时，好发于右上叶前段或后段。病原体多为厌氧菌。

（二）继发性肺脓肿

继发性肺脓肿多继发于其他肺部疾病。空洞型肺结核、支气管扩张、支气管囊肿和支气管肺癌等继发感染，可引起肺脓肿。

肺部邻近器官化脓性病变或外伤感染、膈下脓肿、肾周围脓肿、脊柱旁脓肿、食管穿孔等，穿破至肺亦可形成脓肿。阿米巴肺脓肿多继发于阿米巴肝脓肿。

（三）血源性肺脓肿

因皮肤外伤感染、疖、痈、中耳炎或骨髓炎等所致的菌血症，细菌栓子随血行播散到肺，引起小血管栓塞、炎症和坏死而形成脓肿。常为两肺外野的多发性脓肿。如急性肺脓肿治疗不彻底，或支气管引流不畅，导致大量坏死组织残留脓腔，炎症迁延 3 个月以上则称为慢性肺脓肿。

三、临床表现

（一）症状

急性吸入性肺脓肿急性起病，畏寒、高热，体温达 39 ℃～40 ℃，伴有咳嗽、咳少量黏液痰或黏液脓性痰，病变范围大时，可有气促伴精神不振、全身乏力和食欲减退。如感染不能及时控制，于发病的 10～14 d，突然咳出大量脓臭痰及坏死组织，每天痰液量可达 300～500 mL，静置后可分为 3 层。之后，体温开始下降，全身症状随之减轻，数周内一般情况逐渐恢复正常。若肺脓肿破溃到胸膜腔，则有突发性胸痛、气急，出现脓气胸。

（二）体征

肺部体征与肺脓肿的大小和部位有关。初起时肺部可无阳性体征，或患侧可闻及湿啰音；病变继续发展，可出现肺实变体征，可闻及支气管呼吸音；肺脓腔增大时，可出现空瓮音；病变累及胸膜，有胸膜摩擦音或胸腔积液体征。慢性肺脓肿常有杵状指（趾）、贫血和消瘦。

四、常用护理诊断/问题

1.体温过高

体温过高与肺组织感染、坏死有关。

2.清理呼吸道无效

清理呼吸道无效与痰液黏稠、脓痰聚积且位置较深有关。

3.营养失调：低于机体需要量

低于机体需要量与肺部感染导致机体消耗增加有关。

五、护理措施

(一)一般护理

1.休息与活动

高热及全身症状重者应卧床休息,定时开窗通风,保持室内空气流通。

2.饮食护理

给予清淡、易消化、富含维生素及足够热量的饮食。对不能进食者,必要时用鼻饲补充营养,以弥补代谢的消耗。需静脉补液者,滴速不宜过快,以免引起肺水肿。高热可使机体丧失大量水分,因此应鼓励患者多饮水或选择喜欢的饮料,以稀释痰液,每日摄入量在3 000 mL以上为宜。

(二)病情观察

(1)密切监测生命体征,观察并记录痰量、颜色、性质、气味;如发生咯血且咯血量较大时,嘱患者患侧卧位,床边备好抢救用物,加强巡视,警惕大咯血或窒息的发生。

(2)观察用药效果及药物的不良反应:大量抗生素的应用,可能诱发真菌感染及维生素缺乏,因此必须检查口腔中有无鹅口疮,痰中找真菌,并及时采取相应措施,如制霉菌素500万单位加入0.9%生理盐水500 mL中予患者漱口,每4~6 h一次;补充B族维生素与维生素K;鼓励患者从口中进食,以调整菌群,抑制真菌生长。

(三)症状、体征的护理

1.高热护理

密切监测体温变化,高热时予以物理降温或药物降温。患者寒战时注意保暖,协助饮温开水,适当增加盖被,大量出汗者应及时更换衣服和盖被,并注意保持皮肤清洁干燥。

2.口腔护理

肺脓肿患者高热时间较长,口腔唾液分泌减少,黏膜干燥;又因咳大量脓臭痰,利于细菌繁殖,易引起口腔炎及黏膜溃疡;大量抗生素的应用,易因菌群失调诱发真菌感染;同时机体抵抗力下降及维生素缺乏,易引起口唇干裂、口唇疱疹、口腔炎症、溃疡,因此在晨起、饭后、体位引流后、临睡前做好口腔护理。

3.咳嗽、咳痰的护理

鼓励患者进行有效的咳嗽,经常活动和变化体位,以利于痰液排出。体位引流有利于大量脓痰排出体外。

(四)用药护理

肺脓肿患者应用抗生素治疗时间较长,应向患者强调坚持治疗的重要性、疗程及可能出现的不良反应,使患者坚持治疗。用药期间要密切观察药物疗效及不良反应。

(五)心理护理

肺脓肿高热、咳嗽、咳大量脓痰等症状,尤其是呼吸困难、咯血等会给患者带来很大的精神压力,病情较长,患者对治疗容易失去信心,担心生命受到威胁。因此,要重点对患者进行知识宣教,告知治疗方案,减轻思想负担。

(六)健康指导

1.疾病知识指导

(1)教会患者有效咳嗽、体位引流的方法,及时排出呼吸道分泌物,必要时采取胸部物理治疗协助排痰,以保持呼吸道通畅,患有基础疾病、年老体弱者,指导家属为其翻身、叩背,促进排痰。

(2)指导患者遵守治疗方案,防止病情反复,如出现高热、咯血、呼吸困难应立即就诊。

(3)保证充足的休息时间,避免过度劳累,开展力所能及的体育锻炼;增加营养摄入,以增强机体对感染的抵抗能力。

2.疾病预防知识指导

(1)指导患者要重视口腔、上呼吸道慢性感染病灶如龋齿、化脓性扁桃体炎、鼻窦炎、牙龈脓肿等疾病的治疗。重视口腔清洁,经常漱口,多饮水,预防口腔炎的发生。积极治疗皮肤感染、痈、疖等化脓性病灶,不挤压痈、疖,防止血源性肺脓肿的发生。疑有异物吸入时要及时清除。

(2)昏迷患者更要注意口腔清洁,合并肺炎应及时使用抗菌药物治疗。指导患者咳嗽时要轻捂嘴,不随地吐痰,将痰吐在纸上或痰杯中,及时清理痰杯、痰液,防止病菌污染空气而传染给他人。

第三节　慢性阻塞性肺疾病患者的护理

一、概述

慢性阻塞性肺疾病(chronic obstructive pulmonary disease,COPD),简称慢阻肺,是一种以持续气流受限为特征的可以预防和治疗的疾病,其气流受限多呈进行性发展,与气道和肺组织对烟草烟雾等有害气体或有害颗粒的慢性炎症反应增强有关。COPD主要累及肺脏,但也可引起全身(或称肺外)的不良效应。COPD可存在多种合并症。急性加重和合并症影响患者整体疾病的严重程度。COPD是呼吸系统疾病中的常见病和多发病,其患病率和病死率高,并给患者、其家庭及社会带来沉重的经济负担。我国对7个地区20 245名成年人进行调查,结果显示40岁以上人群中COPD的患病率高达8.2%。据全球疾病负担研究项目(The Global Burden of Disease Study)估计,2020年COPD将位居全球死亡原因的第3位。世界银行和世界卫生组织的资料表明,至2020年,COPD将位居世界疾病经济负担的第5位。

COPD与慢性支气管炎及肺气肿密切相关。如患者每年咳嗽、咳痰达3个月以上,连续2年或更长,并排除其他已知原因的慢性咳嗽,即可诊断为慢性支气管炎。肺气肿是指肺部终末细支气管远端气腔出现异常持久的扩张,并伴有肺泡壁和细支气管的破坏而无明显肺纤维化。当慢性支气管炎和(或)肺气肿患者肺功能检查出现气流受限并且不能完全可逆时,则诊断为COPD。如患者只有慢性支气管炎和(或)肺气肿,而无气流受限,则不能诊断为COPD。支气管哮喘也具有气流受限,但支气管哮喘是一种特殊的气道炎症性疾病,其气流受限具有可逆性,故不属于COPD。

二、病因与发病机制

确切的发病机制尚不清楚,吸入有害颗粒或气体可引起肺内氧化应激、蛋白酶和抗蛋白酶失衡及肺部炎症反应。自主神经系统功能紊乱（如胆碱能神经受体分布异常）等也在 COPD 的发病中起重要作用。下列是引起 COPD 的危险因素：包括个体易感因素和环境因素，两者相互影响。

（一）个体因素

COPD 有遗传易感性。已知的遗传因素为 α_1-抗胰蛋白酶缺乏；哮喘和气道高反应性是 COPD 的危险因素，气道高反应性可能与机体某些基因和环境因素有关。

（二）环境因素

1.吸烟

吸烟为重要的发病因素。吸烟者慢性支气管炎的患病率比不吸烟者高 2～8 倍，吸烟时间越长，吸烟量越大，COPD 患病率越高。

2.职业性粉尘和化学物质

烟雾、过敏原、工业废气及室内空气污染等，浓度过大或接触时间过长，均可导致与吸烟无关的 COPD。

3.空气污染

大气中的二氧化硫、二氧化氮、氯气等有害气体可损伤气道黏膜和其细胞毒作用，使纤毛清除功能下降，黏液分泌增多，为细菌感染增加条件。

4.感染

病毒、细菌和支原体等感染是 COPD 发生发展的重要因素之一。

5.生物燃料烟雾

柴草、木头、木炭、庄稼秆和动物粪便等生物燃料，其烟雾的主要有害成分包括碳氧化物、氮氧化物、硫氧化物和未燃烧完全的碳氢化合物颗粒与多环有机化合物等。使用生物燃料烹饪时产生的大量烟雾可能是不吸烟妇女发生 COPD 的重要原因。

6.社会经济地位

室内外空气污染程度不同、营养状况等与社会经济地位的差异也许有一定内在联系；低体质量指数也与 COPD 的发病有关，体质量指数越低，COPD 的患病率越高。吸烟和体质量指数对 COPD 存在交互作用。

三、临床表现

（一）症状

特征性症状是慢性和进行性加重的呼吸困难，咳嗽和咳痰。大多数患者慢性咳嗽和咳痰常先于气流受限多年而存在。主要症状如下。

1.气短或呼吸困难

气短或呼吸困难是最重要的症状，也是患者体能丧失和焦虑不安的主要原因。早期在劳力时出现，后随着病情发展逐渐加重，日常活动甚至休息时也感到气短。

2.慢性咳嗽

慢性咳嗽通常为首发症状，晨间起床时咳嗽明显，白天较轻，睡眠时有阵咳或排痰，随病程发展可终身不愈。

3.咳痰

清晨排痰较多，一般为白色黏液或浆液性泡沫痰，偶可带血丝。急性发作伴有细菌感染时,痰量增多,可有脓性痰。

4.喘息和胸闷

重度患者或急性加重时出现喘息。

5.其他

晚期患者有体质量下降、食欲减退等全身症状。

(二)体征

早期可无异常,随着疾病进展出现桶状胸,呼吸浅快,严重者可有缩唇呼吸等;触觉语颤减弱或消失;叩诊呈过清音,心浊音界缩小,肺下界和肝浊音界下降;听诊两肺呼吸音减弱,呼气延长,部分患者可闻及干性啰音和(或)湿性啰音。

(三)COPD 的严重程度分级

根据第一秒用力呼气容积占用力肺活量的百分比(FEV_1/FVC)、第一秒用力呼气容积占预计值百分比(FEV_1/预计值)对 COPD 的严重程度做出分级。除 FEV_1 外,体质量指数(BMI)、呼吸困难症状严重程度和患者活动耐力(用 6 min 行走距离来判断)等对于 COPD 患者病情严重程度的评估都具有一定实用价值。生活质量评估(常用圣·乔治呼吸问卷进行)也有一定临床应用价值。

(四)COPD 病程分期

根据患者症状和体征的变化对 COPD 病程进行分期。①急性加重期:指在短期内咳嗽、咳痰、气短和(或)喘息加重、脓痰量增多,可伴发热等症状;②稳定期:指咳嗽、咳痰、气短等症状稳定或轻微。

四、护理诊断/问题

1.气体交换受损

气体交换受损与气道阻塞、通气不足、呼吸肌疲劳、分泌物过多和肺泡呼吸面积减少有关。

2.清理呼吸道无效

清理呼吸道无效与分泌物增多而黏稠、气道湿度减低和无效咳嗽有关。

五、护理措施

(一)一般护理

1.休息与活动

患者采取舒适利于呼吸的体位,如可协助患者取半卧位或坐位;重症患者宜采取身体前倾位,使辅助呼吸肌参与呼吸。视病情进行适当的活动,以不感到疲劳、不加重症状为宜。

2.饮食指导

呼吸功的增加可使热量和蛋白质消耗增多,导致营养不良,应制订出高热量、高蛋白、高维生素的饮食计划。正餐进食量不足时,应安排少量多餐,避免在餐前和进餐时过多饮水。餐后避免平卧,有利于消化。

腹胀的患者应进软食,细嚼慢咽。避免进食产气食物,如汽水、啤酒、豆类、马铃薯和胡萝卜等;避免进食易引起便秘的食物,如油煎食物、干果、坚果等。

3.环境

室内保持适宜的温湿度,秋冬季注意保暖,避免直接吹冷风或吸入冷空气。

4.氧疗护理

呼吸困难伴低氧血症者,遵医嘱给予氧疗。一般采用鼻导管持续低流量吸氧,应避免吸入浓度过高而引起二氧化碳潴留。提倡进行长期家庭氧疗(LTOT)。长期持续低流量吸氧不但能改善缺氧症状,还有助于降低肺循环阻力,减轻肺动脉高压和右心负荷。氧疗有效的指标:患者呼吸困难减轻、呼吸频率减慢、发绀减轻、心率减慢、活动耐力增加。

(二)病情观察

观察咳嗽、咳痰的情况及呼吸困难的程度,监测动脉血气分析和水、电解质、酸碱平衡情况。

(三)症状、体征护理

1.呼吸困难的护理

COPD患者需要增加呼吸频率来代偿呼吸困难,这种代偿多数依赖于辅助呼吸肌参与呼吸。然而胸式呼吸的有效性低于腹式呼吸,患者容易疲劳。因此,护理人员应指导患者进行缩唇呼气、腹式呼吸等呼吸功能锻炼,以加强胸、膈呼吸肌肌力和耐力,改善呼吸功能。

(1)缩唇呼吸:缩唇呼吸的技巧是通过缩唇形成的微弱阻力来延长呼气时间,增加气道压力,延缓气道塌陷。患者闭嘴经鼻吸气,然后通过缩唇(吹口哨样)缓慢呼气,同时收缩腹部。吸气与呼气时间比为1∶2或1∶3。缩唇大小程度与呼气流量,以能使距口唇15~20 cm处,与口唇等高点水平的蜡烛火焰随气流倾斜又不至于熄灭为宜。

(2)膈式或腹式呼吸:患者可取立位、平卧位或半卧位,两手分别放于前胸部与上腹部。用鼻缓慢吸气时,膈肌最大程度下降,腹肌松弛,腹部凸出,手感到腹部向上抬起。呼气时用口呼出,腹肌收缩,膈肌松弛,膈肌随腹腔内压增加而上抬,推动肺部气体排出,手感到腹部下降。另外,可以在腹部放置小枕头、书等锻炼腹式呼吸。如果吸气时,物体上升,证明是腹式呼吸。缩唇呼吸和腹式呼吸每天训练3~4次,每次重复8~10次。腹式呼吸需要增加能量消耗,因此指导患者只能在疾病恢复期如出院前进行训练。

2.咳嗽、咳痰的护理

(1)有效咳嗽:适用于神志清醒,一般状况良好、能够配合的患者。有效咳嗽方法:患者尽可能采用坐位,先进行深而慢的腹式呼吸5~6次,深吸气至膈肌完全下降,屏气2~3 s,身体前倾,从胸腔进行2~3次短促有力的咳嗽,同时收缩腹肌,也可用手按压上腹部或双手环抱一个枕头于腹部,有利于膈肌上升帮助痰液咳出。也可取俯卧屈膝位,借助膈肌、腹肌收缩,增加腹压,咳出痰液。指导患者经常变换体位有利于痰液咳出。对于胸痛患者,可用双手或枕头轻压伤口两侧以减轻伤口带来的疼痛。疼痛剧烈时可遵医嘱给予镇痛剂,30 min后指导患者进行有效咳嗽。

(2)气道湿化:适用于痰液黏稠不易咳出者,包括湿化治疗和雾化治疗两种方法。湿化治疗是将水或溶液蒸发成水蒸气或小液滴,提高吸入气体的湿度。雾化治疗是将药物或水分形成气溶胶的液体微滴或固体颗粒,通过吸入的方法进入呼吸道和肺部,达到治疗和改善症状的作用。应用气道湿化的注意事项如下。①湿化后及时鼓励患者咳嗽、咳痰或协助翻身、叩背,更换体位排痰时,应注意观察患者反应,防止分泌物阻塞气道引起窒息。②密切观察湿化效果,湿化不足或过度需及时调整湿化量和湿化时间,过度湿化可引起黏膜水肿和气道狭窄,使气道阻力增加,甚至诱发支气管痉挛,还可导致体内水钠潴留而加重心脏负荷;湿化不足易致痰液黏稠,难于咳出;湿化时间不宜过长,一般以10~20 min为宜。③湿化温度宜在35 ℃~

37 ℃，温度过高易灼伤呼吸道，损害气道黏膜纤毛运动；温度过低可诱发哮喘、寒战等反应。④湿化器应按照规定消毒，专人使用，注意无菌操作，以预防呼吸道疾病的交叉感染，使用中的呼吸机湿化器内的液体应每天更换，减少细菌繁殖。⑤吸入过程中应避免降低吸入氧浓度。

（3）胸部叩击：是通过叩击产生的振动和重力作用，使气管壁上滞留的分泌物松动，并移行到中心气道易于排出的胸部物理治疗方法。适宜久病体弱、长期卧床、排痰无力者，禁用于未经引流的气胸、肋骨骨折、有病理性骨折史、咯血、低血压及肺水肿等患者。方法是患者取侧卧位或在他人协助下取坐位，叩击者两手手指弯曲并拢，掌侧呈杯状，以手腕力量，从肺底自下而上、由外向内、迅速而有节律地叩击胸壁，震动气道，每一肺叶叩击 1～3 min，每分钟120～180 次，叩击时发出一种空而深的拍击音则表明叩击手法正确。注意事项：①叩击前听诊肺部呼吸音明确痰液潴留部位；②用单层薄布保护胸廓，叩击时避开乳房、心脏、骨突部位（如脊柱、肩胛骨、胸骨）及衣物拉链、纽扣等；③叩击力量要适中，以不引起患者疼痛为宜。每次叩击 5～15 min，在餐后 2 h 或餐前 30 min 进行，以避免操作中发生呕吐，操作时应密切观察患者反应及生命体征；④操作后协助患者咳痰，做好口腔护理，监测肺部呼吸音及啰音的变化。

（四）用药护理

遵医嘱应用抗生素、支气管舒张药和祛痰药物，注意观察疗效及不良反应。可待因具有麻醉性中枢镇咳作用，不良反应包括恶心、呕吐、便秘等，有成瘾的可能，可因抑制咳嗽而加重呼吸道阻塞。喷托维林是非麻醉性中枢镇咳药，不良反应有口干、恶心、腹胀、头痛等。溴己新偶见恶心、转氨酶增高，胃溃疡者慎用。盐酸氨溴索是润滑性祛痰药，不良反应较轻。PDE-4 抑制剂最常见的不良反应有恶心、食欲下降、腹痛、腹泻、睡眠障碍和头痛，发生在治疗早期，可能具有可逆性，并随着治疗时间的延长而消失。

（五）心理护理

引导患者适应慢性病并以积极的心态对待疾病，培养生活兴趣，如听音乐、培养养花种草等爱好，以分散注意力，减少孤独感，缓解焦虑、紧张的精神状态。

第四节　肺结核患者的护理

一、概述

肺结核是由结核分支杆菌引起的肺部慢性传染性疾病，可侵袭人体的诸多脏器，但以感染肺部形成肺结核最为常见。肺结核是全球关注的公共卫生和社会问题，属于国家法定乙类传染病，是我国重点控制的主要传染病之一，排菌患者为其重要的传染源。肺结核的基本病理特征为渗出、干酪样坏死及其他增生性病变，可形成空洞，除少数患者起病急骤外，大多数患者呈慢性过程。主要表现有低热、盗汗、消瘦、乏力等全身症状及咳嗽、咯血等呼吸系统表现。若能及时诊断及合理治疗，大多数患者可获临床治愈。20 世纪 80 年代中期以来，结核病出现全球恶化趋势，WHO 陆续发布了《全球结核病紧急状态宣言》，将每年 3 月 24 日作为世界防治结核病日。随后 WHO 又制订和启动了特别项目以积极推动全球(尤其是发展中国家)实施结核病的全程督导短程化疗(DOTS)以期遏制全球结核病疫情。

在我国,结核病的疫情虽有明显下降,但流行形势仍十分严峻。中国是世界上结核病疫情负担最重、危险性最高的 22 个国家之一,疫情呈感染率高、患病率高、死亡人数多、地区患病率差异大的特点。2000 年统计结果显示,活动性肺结核患者约 500 万,中青年患病多,每年因结核病死亡的人数约 13 万,是全国十大死亡病因之一。因此,结核病的防治不容忽视。

二、病因与发病机制

(一)结核分支杆菌的特点

典型的结核分支杆菌是细长、稍弯曲、两端圆形的杆菌,分为人型、牛型、非洲型和鼠型 4 类,其中引起人类结核病的主要为人型结核分支杆菌。

结核分支杆菌的生物学特性如下。①多形性。痰标本中结核分支杆菌呈现 T、V、Y 字形,细菌数量多时也可呈束状、丛状等多种形态排列。②抗酸性。一般细菌无抗酸性,结核分支杆菌耐酸染色为红色,并可以抵抗盐酸酒精的脱色作用,故被称为抗酸杆菌。抗酸染色是鉴别分支杆菌和其他细菌的方法之一。③生长缓慢。结核分支杆菌为需氧菌,生长比较缓慢,培养时间一般需要 2~8 周,最适生长温度为37 ℃。④对干燥、酸、碱、冷的抵抗力强。在干燥的环境中可存活 6~8 个月、甚至数年;在室内阴暗潮湿处能生存数月。一般除污剂对结核分支杆菌不起作用,但对热、光照和紫外线比较敏感。阳光下暴晒 2~7 h,紫外线灯消毒 30 min 均有明显的杀菌作用;湿热对结核分支杆菌杀伤力强,煮沸 100 ℃达 5 min 即可杀死;常用杀菌剂当中,70%的酒精最佳,接触 2 min 即可杀菌;将痰吐在纸上直接焚烧是最简易的灭菌方法。⑤菌体结构复杂。主要是类脂质、蛋白质和多糖类,其成分与结核病的组织坏死、干酪液化、空洞发生及结核过敏反应有关。

(二)肺结核的传播特点

结核病的传染源主要是痰中带菌的肺结核患者,尤其是未被发现和未经治疗管理或治疗不合理的痰涂片阳性患者。主要传染途径是通过飞沫经呼吸道传播。患者通过咳嗽、打喷嚏、大声谈话等方式将含有结核分支杆菌的飞沫排到空气中传播。肺结核患者随地吐痰的痰液干燥后结核分支杆菌也会随灰尘四处飞扬,被其他人吸入呼吸道后可能引起感染。人类对结核分支杆菌普遍易感,影响人群对结核分支杆菌易感性的主要因素是机体的自然抵抗力及获得性特异性抵抗力两个方面。婴幼儿细胞免疫功能不完善,老年人免疫功能减退,HIV 感染者,免疫抑制药物长期使用者,慢性疾病等引起机体的免疫功能低下,这些原因使患者成为结核病的易感人群。生活贫困、居住条件拥挤和营养不良的人群很可能成为结核病的易感人群。

(三)结核的基本病理改变

结核病的基本病理变化是炎症渗出、增生和干酪样坏死,以破坏与修复同时进行为特点,故上述三种病理变化多同时存在,或以某种变化为主,且可相互转化。基本病变的转归有吸收、纤维化、钙化、恶化等。

三、常见护理诊断/问题

1.知识缺乏

缺乏有关结核病防治的知识。

2.营养失调:低于机体需要量

低于机体需要量与机体消耗增加、食欲减退有关。

3.潜在并发症

大咯血、窒息。

4.疲乏

疲乏与结核毒性症状有关。

5.有孤独的危险

孤独与隔离性治疗有关。

四、护理措施

(一)一般护理

1.休息与活动

合理休息可以调整新陈代谢,使机体耗氧量降低,呼吸次数和深度亦降低,使肺脏获得相对休息,有利于病灶愈合。休息的程度与期限决定于病灶性质与病变趋势。肺结核患者症状明显,有咯血、高热等严重症状,或结核性胸膜炎伴大量胸腔积液者,应卧床休息。恢复期可适当增加活动,适当体育锻炼,提高机体抗病能力。症状较轻的患者应避免劳累和重体力劳动,保证充足的睡眠和休息,做到劳逸结合。痰涂片阴性和经有效抗结核治疗 4 周以上的患者,没有传染性或只有极低的传染性,应鼓励患者恢复正常的家庭和社会生活,有助于减轻肺结核患者的孤独感,降低焦虑情绪。

2.饮食与营养

(1)制订营养计划:肺结核是一种慢性消耗性疾病,宜提供高热量、高蛋白、富含维生素的饮食,忌烟酒及辛辣食物。蛋白质不仅能提供热量,还可增加机体的抗病能力及机体修复能力,患者饮食中应有鱼、肉、蛋、牛奶、豆制品等动植物蛋白,成人每天蛋白质摄入量为1.5～2.0 g/kg,其中优质蛋白应占一半以上。多进食新鲜蔬菜和水果,补充维生素。食物中的维生素 C 有减轻血管渗透性的作用,可以促进渗出病灶的吸收;B 族维生素对神经系统及胃肠神经有调节作用,可促进食欲。

(2)增进食欲:增加食物的种类,饮食中注意添加促进消化、增进食欲作用的食物,如山楂、新鲜水果等;采用合适的烹调方法;创造温馨的进餐环境。食欲减退者可少量多餐。

(3)监测体质量:每周测体质量 1 次并记录,了解患者营养状况是否改善。

3.环境

有条件的患者尽量单居一室,室内保持良好的通风,有阳光照射;痰涂片阳性的肺结核患者住院治疗时需进行呼吸道隔离,病房每天用紫外线消毒。

(二)病情观察

1.症状观察

注意观察患者全身症状及呼吸系统症状,重点观察发热、胸痛、咳痰、咯血情况,如有大咯血,严密观察患者有无窒息征象。

2.用药观察

结核化疗药联合使用,不良反应较多,注意观察患者有无肝功能损害、肾功能损害、周围神经炎、过敏反应、听力障碍、眩晕、胃肠道不适、关节痛及视神经炎等。

（三）症状、体征的护理

1. 咯血的护理

（1）对症护理：安排专人护理患者，保持口腔清洁、舒适，咯血后协助患者漱口，擦净血迹，防止因口咽部异味刺激引起剧烈咳嗽而诱发再度咯血。及时清理咯出的血块及污染的衣物、被褥，有助于稳定情绪，增加安全感，避免因精神过度紧张而加重病情。对精神极度紧张的患者建议给予小剂量镇静剂，咳嗽剧烈的患者可给予镇咳剂。

（2）保持呼吸道通畅：鼓励患者将气管内痰液和积血轻轻咳出，保持呼吸道通畅。咯血时协助轻轻拍击健侧背部，嘱患者不要屏气，以免诱发喉头痉挛，使血液引流不畅形成血块，导致窒息。

（3）病情观察：观察患者有无胸闷、气促、呼吸困难、发绀、面色苍白、出冷汗、烦躁不安等窒息征象；观察咯血频次、量、性质及出血的速度，生命体征及意识状态的变化；有无阻塞性肺不张、肺部感染及其他合并症表现。记录 24 h 咯血量。

（4）窒息的抢救：对大咯血及意识不清的患者，必须在病床边备好急救的物品，一旦患者出现窒息的征象，立即取头低足高位，头偏向一侧，轻叩背部，迅速清除口咽部的血块，或直接刺激咽部促使咳出血块。必要时用吸痰管进行机械吸引，并给予高流量吸氧。做好气管插管或气管切开的准备和配合工作，以解除呼吸道阻塞。

2. 咳嗽、咳痰的护理

（1）指导患者正确留取痰标本：肺结核患者有间断且不均匀排痰的特点，需要多次查痰，应指导患者正确留取痰标本。通常初诊患者应留即时痰、清晨痰和夜间痰 3 份痰标本，夜间无痰者，应在留取清晨痰后 2～3 h 再留 1 份。复诊患者应送检夜间痰和清晨痰 2 份痰标本。

（2）痰中带菌是重要的传染源，飞沫传播是重要的传播途径，结核患者严禁随地吐痰，不可面对他人打喷嚏或咳嗽。在咳嗽或打喷嚏时，用双层纸巾遮住口鼻，纸巾和痰按传染性废弃物处理，最好进行焚烧。

（四）用药护理

（1）介绍有关药物治疗的知识及药物不良反应，指导患者如出现巩膜黄染、肝区疼痛、胃肠不适、眩晕、耳鸣等不良反应，要及时与医生联系，不要自行停药，大部分不良反应经相应处理可以完全消失。

（2）强调早期、联合、适量、规律、全程化学治疗的重要性，督促患者严格按医嘱服药，建立按时服药的习惯，防止治疗失败而产生耐药结核分支杆菌，增加治疗的困难和经济负担。

（五）心理护理

结核病感染率高、患者病死率高，患者容易产生焦虑。肺结核具有传染性，患者担心传染给周围的人，易导致自卑自责心理。疗程长，药物毒副反应较多，患者经济负担较重。向患者及其家属介绍结核病有成熟的预防和治疗手段，只要严格执行治疗措施，本病大部分可以临床治愈或痊愈。

（六）健康指导

1. 结核病的预防指导

（1）控制传染源：早期发现并给予合理化学治疗和良好护理，是预防结核病疫情的关键。肺结核病程长、易复发和具有传染性，必须长期随访。掌握患者从发病、治疗到治愈的全过程，实行全程督导短程化学治疗(DOTS)。

(2)指导患者做好隔离防护措施:①有条件的患者应单居一室;开窗通风,保持空气新鲜。痰涂片阳性的肺结核患者住院治疗时需进行呼吸道隔离,每天用紫外线消毒。②注意个人卫生,严禁随地吐痰,在咳嗽或打喷嚏时,用双层纸巾遮住口鼻,不可面对他人打喷嚏或咳嗽,以防飞沫传播。③餐具煮沸消毒或用消毒液浸泡消毒,同桌共餐时使用公筷。④衣物、被褥、书籍在烈日下暴晒杀菌。⑤排菌患者外出时戴口罩。

(3)保护易感人群:①未受过结核分支杆菌感染的新生儿、儿童及青少年应接种卡介苗(活的无毒力牛型结核分支杆菌疫苗),使人体产生对结核分支杆菌的获得性免疫力;②密切接触者或对受结核分支杆菌感染易发病的高危人群,如 HIV 感染者、硅沉着病、糖尿病等患者,应定期到医院进行有关检查,必要时给予预防性治疗。

2.疾病知识指导

嘱患者合理安排休息,恢复期适当体育锻炼;保证营养的摄入,戒烟酒。向患者强调坚持规律、全程、合理用药,保证 DOTS 顺利完成。督促患者定期复查肝、肾功能,指导患者观察药物疗效和不良反应,若出现药物不良反应及时就诊。督促患者定期随访,不适随访。

第四章 内分泌风湿病科疾病护理

第一节 糖尿病患者的护理

糖尿病是由多种原因引起胰岛素分泌和(或)作用缺陷导致的、以血葡萄糖水平慢性增高为特征的代谢异常综合征。除碳水化合物外,尚有蛋白质、脂肪代谢紊乱和继发性水、电解质代谢紊乱。临床上以"三多一少"(多尿、多饮、多食和体质量减轻)为其特征性表现。血糖长期控制不良常可引起眼、肾、心血管和神经系统慢性进行性损害,以至于功能减退甚至衰竭。病情急性加重或应激时,代谢紊乱急剧恶化,可表现为酮症酸中毒昏迷和高渗性昏迷等,严重影响患者生活质量与寿命。

一、护理评估

(一)健康史

患病与治疗经过:详细询问有无糖尿病家族史、生产巨大胎儿史及血糖检测等;起病的时间、主要症状的特点及演变;有无糖尿病神经、血管受损的表现;起病后的血糖检测及目前用药或胰岛素使用情况等。

(二)身体状况

1.多尿、口渴、多饮

血糖升高的渗透性利尿导致多尿,继而口渴多饮。患者每日尿量可达 2～3 L 以上。

2.善饥多食

为补充损失的糖分,维持机体活动,患者常善饥多食。

3.消瘦、疲乏无力、体质量减轻

由于葡萄糖利用障碍,脂肪分解增多,蛋白质代谢呈负氮平衡。机体逐渐消瘦,体质量减轻。典型患者常被描述为"三多一少"。1 型糖尿病大多起病快、症状重。2 型糖尿病多数起病慢、病情相对轻。

患者尚可出现皮肤瘙痒,尤其是外阴瘙痒。高血糖还可使眼房水、晶体渗透压改变,引起屈光改变。

(三)辅助检查

1.尿糖测定

肾糖阈正常的情况下,当血糖达到 8～10 mmol/L 时,尿糖出现阳性。尿糖阳性是诊断糖尿病的重要线索,但尿糖阴性不能排除糖尿病的可能。每日 4 次尿糖定性(三餐前、睡前或分段检查)、24 h 尿糖定量测定,可作为判断疗效指标和调整降糖药物剂量的参考。但在并发肾小球硬化症时,肾糖阈升高可呈假阴性,反之,肾糖阈降低可呈假阳性。

2.血糖测定

血糖升高是诊断糖尿病的重要依据,也是判断病情和病情控制的主要指标。测定抽静脉血或毛细血管血,可用血浆、血清和全血。临床诊断时主张用静脉血浆测定,空腹血糖正常范围为3.9~5.6 mmol/L;5.6~6.9 mmol/L为空腹血糖调节受损(IFG)。糖尿病的诊断标准:糖尿病症状加任意时间血浆葡萄糖≥11.1 mmol/L 或空腹血糖≥7.0 mmol/L。

3.葡萄糖耐量试验

血糖高于正常范围又未达到糖尿病诊断标准值,需进行口服葡萄糖耐量试验(OGTT)。OGTT 应在清晨进行,取空腹血标本后,受试者(成年人)口服含有 75 g 无水葡萄糖的水溶液250~300 mL,5 min 内饮完,服后 30 min、60 min、120 min 和 180 min 取静脉血测血浆葡萄糖。若 2 h 时测得血糖值在 7.8~11.0 mmol/L,则为糖耐量减低。

4.糖化血红蛋白 A1(GHbA1)和糖化血浆清蛋白(FA)的测定

糖化血红蛋白 A1(GHbA1)和糖化血浆清蛋白(FA)的测定作为糖尿病控制的监测指标之一,不作为诊断依据。GHbA1 为血红蛋白中 2 条 β 链 N 端的缬氨酸与葡萄糖非酶化结合而成,为不可逆反应,且与血糖浓度正相关。由于红细胞寿命为 120 d,故 GHbA1 测定可反映抽血前 8~12 周内血糖的总水平,以弥补空腹血糖只反映瞬间血糖值的不足。血浆清蛋白也可与葡萄糖发生非酶化反应而形成果糖胺,正常值为 1.7~2.8 mmol/L,因清蛋白半衰期为19 d,故 FA 测定可反映糖尿病患者近 2~3 周的血糖总水平。

5.血浆胰岛素和 C-肽测定

血浆胰岛素和 C-肽测定有助于评价胰岛 β 细胞的储备功能,并指导治疗,但不作为诊断糖尿病的依据。

(四)心理－社会状况

评估患者及其家庭对疾病的认知,有无焦虑、恐惧等心理变化,社区医疗服务情况等。

(五)处理原则

糖尿病的治疗应坚持早期、长期、综合治疗及治疗方法个体化的原则。治疗目标是使血糖达到或接近正常水平,纠正代谢紊乱,消除糖尿病及相关症状,防止和延缓并发症,维持良好的健康和劳动能力,延长寿命并提高患者的生活质量。国际糖尿病联盟(IDF)提出了糖尿病现代治疗的 5 个要点,分别为饮食控制、运动疗法、血糖监测、药物治疗和糖尿病教育。

二、常见护理诊断/问题

1.营养失调(低于或高于机体需要量)

营养失调与胰岛素不足引起的代谢紊乱有关。

2.知识缺乏

缺乏有关糖尿病治疗、并发症预防和自我保健的知识。

3.有皮肤完整性受损的危险

营养失调与皮肤微循环障碍有关。

4.活动无耐力

活动无耐力与葡萄糖不能被利用,不能有效释放能量有关。

5.潜在并发症

潜在并发症有感染、糖尿病酮症酸中毒和高渗性非酮症昏迷等。

三、护理目标

(1)患者体质量恢复接近标准体质量,血糖正常或趋于正常。

（2）患者具备一定的疾病防治知识，如说出常见并发症及降糖药的不良反应，学会尿糖、血糖测定和胰岛素注射技术。

（3）患者皮肤黏膜无破溃及感染。

（4）在适度的范围内，患者能逐渐增加活动量，能实现生活自理。

（5）患者不发生酮症酸中毒等急性并发症或发生时能被及时发现和处理。

四、护理措施

（一）心理护理

本病是一种慢性病，并发症多且出现脏器损害，长期的饮食控制、药物治疗，患者的心理压力大，经济负担重，会失去战胜疾病和生活的信心。护士应关心理解患者，告诉患者本病的知识和预后，使患者了解虽然本病不能治愈，但通过规范的综合治疗，同样可以有较高的生活质量和较长的寿命。

（二）一般护理

1.饮食护理

作为一项重要的基础护理措施，有助于血糖、尿糖的恢复，并提供足够的热量和营养来保持机体代谢平衡，防止并发症的发生。

（1）糖尿病的饮食计划。①制订总热量：按性别、年龄、身高查表或用简易公式计算出理想体质量：[理想体质量(kg)＝身高(cm)－105]，然后根据理想体质量和工作性质，参照原来生活习惯等因素，计算出每日总热量。成年人休息状态下，每日每千克理想体质量给予热量105～125.5 kJ(25～30 kcal)，轻体力劳动 125.5～146 kJ(30～35 kcal)，中体力劳动146～167 kJ(35～40 kcal)，重体力劳动 167 kJ(40 kcal)以上。儿童、孕妇、乳母、营养不良和消瘦，伴有消耗性疾病者应酌情增加，肥胖者酌情减少，使体质量逐渐恢复至理想体质量的±5%。②将总热量换算成营养物质的供应量：确定总热量以及碳水化合物、脂肪、蛋白质组成后，把热量换算成食物重量，每克碳水化合物、蛋白质均产热 16.7 kJ(4 kcal)，每克脂肪产热37.7 kJ(9 kcal)，然后制定食谱。其中碳水化合物含量占50%～60%，蛋白质含量约占15%，成人每日每千克理想体质量所需蛋白质0.8～1.2 g，儿童、孕妇、乳母、慢性消耗性疾病者等可增至1.5～2.0 g。脂肪含量约占30%，饱和脂肪、多价不饱和脂肪和单价不饱和脂肪比例应为1:1:1，每日胆固醇摄入量小于 300 mg。③餐次分配：根据生活习惯和配合药物治疗的需要，按每日三餐各1/3 或 1/5、2/5、2/5 分配，也可按 4 餐分为 1/7、2/7、2/7、2/7。

（2）注意事项。①饮食计划中的饮食量应基本固定，避免随意增减而引起血糖波动。②应忌食葡萄糖、蔗糖、蜜糖及其制品；蛋白质中要保证1/3以上是动物蛋白；限制动物脂肪和富含胆固醇的食物，提倡使用植物油，忌食油炸、油煎食物；提倡食用富含纤维素的食物。③患者进行体育锻炼时不宜空腹，应随身携带一些方便食品如饼干、糖果，以备在偶然发生低血糖时食用。④注意按时进餐，若已服降糖药或注射胰岛素而未能及时进食，则极易发生低血糖。⑤限制饮酒，每天食盐摄入小于 6 g。⑥每周定期测量体质量 1 次，衣服重量要相同，且用同一磅秤。如果体质量改变＞2 kg，应报告医生。

2.运动指导

（1）运动锻炼的方式：患者可根据病情、体力情况、个人爱好选择不同的有氧运动，如做操、慢跑、游泳等，其中步行活动安全，可作为首选的锻炼方式。应限制运动强度，以"运动时每分钟心率＝170－年龄"为宜。每周 3 次以上，运动开始时间选在餐后 1 h 进行，持续 30～60 min，运动中要注意低血糖反应。

（2）注意事项：①运动前评估糖尿病的控制情况，患者可根据具体情况决定运动方式、时间及所采用的运动量；②运动应尽量避免恶劣天气，天气炎热应保证水的摄入，寒冷天气应注意保暖；③随身携带糖果，当出现饥饿、心慌、出冷汗、头晕及四肢无力或颤抖等低血糖症状时及时食用，以缓解症状；④对运动过程进行严密监测，如出现胸闷、胸痛、视力模糊等应立即停止运动并及时处理；⑤随身携带糖尿病卡以备急需；⑥运动后做好运动日记，以便观察疗效和不良反应。

（三）用药护理

1. 口服降糖药的护理

指导患者服药方法，如磺脲类药物宜在餐前半小时服用，双胍类可在进餐时服用，α-糖苷酶抑制剂应与第一口饭同服，胰岛素增敏剂则可空腹服用。在不良反应中，磺脲类主要是低血糖反应，也有皮疹、恶心等，双胍类主要是恶心等消化道反应，还要注意心肾功能不全时可诱发乳酸性酸中毒。

2. 胰岛素治疗的护理

指导患者正确使用胰岛素，普通胰岛素于饭前半小时皮下注射，低精蛋白锌胰岛素在早餐前 1 h 皮下注射。应教会患者注射技术，并注意：①胰岛素宜保存在冰箱的冷藏室内，温度不宜高于 30 ℃或低于 2 ℃；②如需人工混合胰岛素，应先抽取短效胰岛素，再抽取中、长效胰岛素，然后混匀；③采用皮下注射法，注射部位多选择在腹部、上臂外侧、大腿内侧，应交替更换以免形成硬结；④注射时间一定要定时，一般在餐前半小时或 1 h，注射胰岛素后应在规定时间内进餐，以免发生低血糖反应；⑤应用胰岛素过程中，随时监测血糖变化，如确实发生低血糖可进食含糖饮料或静脉注射 50％葡萄糖；⑥注射胰岛素还可能发生胰岛素过敏和注射部位皮下脂肪萎缩或增生，应注意观察及处理。

（四）并发症的护理

1. 预防感染护理

①保持环境卫生，应用空调时要注意通风；②积极防治上呼吸道感染和泌尿生殖道感染；③保持皮肤清洁，防止疖痈感染和皮肤真菌感染。

2. 糖尿病足护理

①足部观察与检查：经常做光脚检查，皮肤、趾甲有无感染，有无感觉减退、麻木、刺痛、皮肤温度、足背动脉搏动和踝反射等。②促进肢体的血液循环：冬天足的保暖要适度，了解痛觉减退程度，正确掌握沐浴的适宜水温，避免烫伤。经常按摩足部，每天进行适度的运动。积极戒烟。③选择合适的鞋袜，避免足部受伤：选择宽松柔软的布鞋和袜子。④保持足部清洁，避免感染：勤换鞋袜，每天用温水清洁足部，并及时擦干。及时治疗足部霉菌和小伤口。

3. 糖尿病酮症酸中毒和高渗性非酮症昏迷护理

①将患者安置在重症监护病房，专人护理，给予吸氧，注意保暖，严密观察生命体征，记录24 h 出入量，按昏迷常规护理；②按医嘱执行治疗方案，迅速建立静脉通道，心功能良好者，补液速度先快后慢；③执行胰岛素治疗时，密切监测血糖变化；④注意脱水、电解质紊乱和酸碱平衡失调的监测和纠正；⑤出现感染、心功能不全、心律失常、肾功能不全时给予相应的护理。

五、健康指导

(1)糖尿病健康教育,包括行为、心理素质教育。倡导健康的饮食、运动等生活方式,改变某些不良的生活习惯,不吸烟、少饮酒、合理膳食、经常运动、防止肥胖。

(2)及早检出糖尿病,让患者了解糖尿病防治基本知识,学会尿糖测定、便携式血糖计的使用和胰岛素注射技术,学会糖尿病饮食配制及自我保健。

(3)告诉患者积极配合治疗,长期良好的病情控制可以一定程度地预防和延缓并发症的发生,而感染、应激、妊娠和治疗不当等会加重病情。

(4)教育患者及其家属识别低血糖反应,掌握其正确的处理方法。不可随意减药和停药。

(5)指导患者定期复查,如有症状加重等情况应立即就诊。

六、护理评价

(1)患者体质量是否恢复接近标准体质量,血糖是否控制在正常范围内。

(2)患者是否具备一定的疾病防治知识,能否说出常见并发症及降糖药的不良反应,有无学会尿糖、血糖测定和胰岛素注射技术。

(3)患者皮肤黏膜有无破溃及感染。

(4)在适度的范围内,患者是否能逐渐增加活动量,是否能实现生活自理。

(5)患者有无发生酮症酸中毒等急性并发症或发生时是否能被及时发现并处理。

第二节　类风湿关节炎患者的护理

类风湿关节炎(rheumatoid arthritis,RA)是以侵蚀性、对称性多关节炎为主要临床表现的慢性、全身性自身免疫病。发病机制不甚明确。本病基本病理改变为滑膜炎、血管翳形成进而出现软骨和骨破坏,最终可能导致关节畸形和功能丧失。早期诊断和治疗可能减少致残,改善预后。

本病80%发生于35～50岁,女性患者约是男性患者的3倍。我国的RA患病率为0.32%～0.36%。

一、护理评估

(一)前驱症状

起病缓慢,大多先有几周到几个月的疲倦无力、体质量减轻、胃纳不佳、低热和手足麻木刺痛等前驱症状。

(二)关节症状

1.晨僵(morning stiffness)

病变的关节在夜间或日间静止不动后出现较长时间(至少1 h)的僵硬,如胶黏着样的感觉。95%以上的患者出现晨僵,其持续时间和关节炎症的程度成正比,常被作为病变活动观察的指标之一。

2.关节肿痛

关节痛常是最早的表现,多呈对称性,常侵及掌指关节、腕关节、肩关节、趾间关节、踝关节及膝关节等,伴有压痛,受累关节均可出现肿胀,可因关节腔内积液或关节周围组织炎症所致,关节肿痛呈对称性、持续性和多发性。

3.关节畸形

关节畸形多见于晚期患者,关节呈纤维性强直或骨性强直,出现手指关节的半脱位,如尺侧偏斜、天鹅颈样畸形。

4.关节功能障碍

关节肿痛和结构破坏都会引起功能障碍,从而影响日常工作和生活。

(三)关节外表现

关节外表现是类风湿关节炎全身表现的一部分或是其并发症,如类风湿结节、类风湿性血管炎、类风湿性心脏病、类风湿性肺病、肾脏损害、干燥综合征等。

(四)实验室及其他检查

1.血常规

血常规有轻至中度贫血,多为正常细胞正常色素性贫血。

2.红细胞沉降率(血沉)

红细胞沉降率增快是本病活动性、严重性和疗效判断指标,但缺乏特异性。

3.C 反应蛋白

炎症过程中出现的急性期蛋白质之一,增高说明疾病活动。

4.自身抗体

(1)类风湿因子(RF):IgM、IgG 和 IgA 型类风湿因子,其中以 IgM 类风湿因子含量较多,故目前大多测定 IgM 类风湿因子。其数量与本病活动性、严重性成正比,但其特异性不强。

(2)抗角蛋白抗体谱:抗核周因子(APF)抗体、抗角蛋白抗体(AKA)、抗环瓜氨酸肽抗体(抗 CCP)等,有助于本病早期诊断。灵敏度虽不如 RF 高,但特异性较强。

5.免疫复合物和补体

70%的患者血清中出现各种免疫复合物,尤其是活动期,且伴有补体增高。

6.X 线检查

X 线检查对本病诊断、关节病变分期、病变监测都很重要,最常摄手、腕关节 X 线片。X线片可见到:早期关节周围软组织肿胀阴影,关节端骨质疏松(Ⅰ期);关节间隙因软骨破坏变窄(Ⅱ期);关节面出现虫蚀样破坏性病变(Ⅲ期);晚期关节半脱位和关节破坏后的纤维性和骨性强直(Ⅳ期)。

诊断要有骨侵蚀或肯定的局限性,或受累关节近旁明显脱钙。其他影像学检查,如 CT、MRI 等对本病的早期诊断有帮助。

(五)心理—社会状况

精神创伤或长期压力可促发本病。本病反复发作、迁延不愈,并因关节疼痛、活动受限和功能障碍或畸形,加上患者正常自理能力下降、疗效不佳等,可致各种心理问题。应注意评估患者的心理状态,有无紧张、焦虑、抑郁,甚至恐惧等。同时应了解患者及其家属对疾病的认识程度、关怀程度以及家庭经济状况、医疗保险情况等。

(六)处理原则

由于病因不明,目前尚无根治及预防本病的有效措施。治疗原则:解除关节疼痛和关节外症状;控制关节炎进展,防止和减少关节破坏,保留和改善关节功能;促进已破坏关节骨的修复。在疾病的不同阶段采取不同的治疗方法,具体方法如下。

1.一般治疗

休息、急性期关节制动,恢复期关节功能锻炼,物理疗法等。

2.药物治疗

①非甾体类抗炎药(NSAIDs):如阿司匹林、布洛芬等,仍为治疗类风湿关节炎的药物,具有退热、镇痛和抗炎作用;②改变病情的慢作用抗风湿药:如甲氨蝶呤(MTX)、来氟米特、柳氮磺吡啶、羟氯喹、雷公藤、青霉胺、金制剂等;③糖皮质激素:对急性炎症有显著疗效,长期应用不良反应较多,停药后极易复发,常用泼尼松,可先给药 $30 \sim 40$ mg/d,症状控制后逐渐减量,注意本药的不良反应;④生物制剂靶向治疗:是目前快速发展的治疗方法,最普遍使用的是 TNF-α 拮抗剂和 IL-6 拮抗剂。

3.手术治疗

对后期关节畸形及严重障碍者也可行关节置换术;对持续性滑膜炎可考虑行滑膜切除术,同时加用药物治疗。

二、常见护理诊断/问题

1.疼痛

关节疼痛与炎症反应有关。

2.自理缺陷

自理缺陷与关节疼痛、僵直和功能障碍有关。

3.预感性悲哀

预感性悲哀与疾病久治不愈、关节可能致残和影响生活质量有关。

4.有发生废用综合征的危险

废用综合征与关节炎反复发作、疼痛和关节骨质破坏有关。

5.个人应对无效

个人应对无效与自理能力缺陷、慢性过程和角色改变有关。

三、护理目标

(1)患者关节僵硬和活动受限程度减轻。

(2)患者能进行基本的日常生活活动和工作。

四、护理措施

1.一般护理

病情活动期患者应卧床休息,保护关节功能,保持关节功能位置。为了预防关节僵硬和失用,患者一般不必绝对卧床休息。维持饮食平衡,给予足量蛋白、高热量、高维生素的营养丰富的食物。

2.病情观察

观察关节症状的变化,如疼痛、肿胀、晨僵持续、畸形和功能障碍的程度、发作时间等。同时,注意有无关节外症状,如胸闷、胸痛、腹痛、上消化道出血、头痛、发热等。

3.晨僵的护理

鼓励患者晨起行温水浴,或用温水泡僵硬的关节后活动关节;夜间使用压力手套保暖,可减轻晨僵的程度。

4.预防关节失用

为保持关节功能,防止关节畸形和肌肉萎缩,指导患者锻炼,在症状基本控制后,鼓励患者尽早下床活动。肢体锻炼由被动向主动渐进,以患者能承受为限。

5.心理护理

鼓励患者自我护理,说出自身感受,采取心理疏导、解释、安慰、鼓励等方法做好心理护理。也可采用心理护理相关技术,如音乐疗法、放松训练等。

6.健康宣教

向家属和患者介绍本病的基本知识和自我护理方法,使患者和家属了解本病。强调休息和功能锻炼的重要性,使患者养成良好的生活方式和习惯,在缓解期有序锻炼。指导患者用药方法和注意事项,使其坚持遵医嘱治疗、不擅自改变治疗方案、不随意停药或换药。使患者熟悉所使用药物的不良反应,一旦发生严重不良反应则及时停药就医。使患者养成良好的定期随访习惯。

五、健康指导

(1)向家属和患者介绍本病的性质、病程和自我护理方法。

(2)向家属和患者介绍本病关节病变活动的表现,避开寒冷、感染、过劳等诱因。

(3)进行防止关节失用指导,解释合理休息和治疗性锻炼的重要性,教会家属和患者进行晨僵护理及关节失用护理。活动期让患者适当休息,限制其关节活动并保持关节功能位;症状控制后,鼓励患者及早下床活动,循序渐进、有计划地进行锻炼,防止关节失用。

六、护理评价

(1)患者能说出功能锻炼的方法。

(2)患者晨僵和关节疼痛程度减轻或消失。

(3)患者能接受关节病变的事实,情绪稳定,坚持治疗。

第五章　产科疾病护理

第一节　产力异常患者的护理

一、子宫收缩乏力

子宫收缩乏力分为协调性和不协调性两类。协调性子宫收缩乏力(低张性宫缩乏力)特点是子宫收缩虽有节律性、对称性和极性,但收缩力弱,持续时间短而间歇时间长;不协调性子宫收缩乏力(高张性宫缩乏力)是子宫收缩的极性倒置,宫缩的兴奋点不是起自两侧宫角部,而是来自子宫下段的一处或多处,子宫收缩波由下而上扩散,节律不协调。

(一)护理评估

1.临床表现

(1)协调性子宫收缩乏力:主要表现为子宫收缩力弱,持续时间短,间歇期长而不规则,宫缩小于 2 次/10 分钟,在子宫收缩高峰期,用手指压宫底部肌壁仍有凹陷,使产程延长或停滞。如产程开始即出现子宫收缩乏力,为原发性子宫收缩乏力;而产程开始子宫收缩正常,只是在产程活跃期后期或第二产程出现子宫收缩减弱、产程进展缓慢、甚至停滞,则为继发性子宫收缩乏力。

(2)不协调性子宫收缩乏力:主要表现为子宫收缩不协调,这种宫缩不能使宫口扩张、先露下降,属无效宫缩。

(3)产程曲线异常:可以单独存在,也可以并存。产程曲线异常包括以下方面。

1)潜伏期延长:为潜伏期超过 16 h。

2)活跃期延长:为活跃期超过 8 h。

3)活跃期停滞:为活跃期宫口扩张停止>4 h。

4)第二产程延长:初产妇第二产程>2 h(硬膜外麻醉无痛分娩时以超过 3 h 为标准),经产妇第二产程>1 h,称为第二产程延长。

5)胎头下降延缓:活跃期晚期及第二产程,胎头下降速度初产妇<1.0 cm/h,经产妇<2.0 cm/h,称为胎头下降延缓。

6)胎头下降停滞:活跃期晚期胎头下降停止>1 h,称为胎头下降停滞。

7)滞产:总产程超过 24 h。

2.辅助检查

(1)胎儿电子监护仪:连续监测宫缩的节律性、强度和频率的改变,也可连续观察胎心变化。

(2)多普勒胎心监测仪:听诊胎心音。

(3)血液、尿液生化检查:尿常规检测尿酮体,如阳性提示存在热量供应不足,产妇体力过度消耗;血液生化检查可发现有无出现电解质改变及二氧化碳结合力改变等。

(4)阴道检查:了解宫颈软硬度、宫颈扩张情况,确定胎方位及胎头下降程度。

3.与疾病相关的健康史

(1)病因:详细阅读产前检查记录,如产妇身高、骨盆测量值、胎儿大小、有无妊娠合并症、有无感染史、有无用药史等;经产妇须了解前次分娩史。

(2)诱因:检测产妇的血压、脉搏、呼吸和心率;注意评估临产后产妇的精神状态、休息、进食及排泄情况等,能否自主更换体位、有无脱水及电解质紊乱、有无肠胀气、尿潴留现象等。

(3)了解对疼痛耐受情况:评估产妇疼痛程度与耐受能力。随着产程延长、分娩时间的不确定性,产妇及家属容易对阴道分娩失去信心而要求剖宫产分娩。不协调性宫缩乏力时产妇常因疼痛和宫缩无效而恐惧,拒绝配合治疗和护理,甚至大喊大叫要求立即剖宫产分娩。

(4)重点评估宫缩情况,从而了解产程的进展。

4.心理—社会状况

产程延长时,产妇不知是否能够顺利分娩,担心胎儿安危,常表现为焦虑、紧张,由于疼痛引起睡眠不安、食欲缺乏,导致精力、体力下降。评估产妇及其家属的精神状况,是否能够理解自身产程进展及所给予的护理措施。

(二)护理诊断/问题

1.疲乏

疲乏与产妇产程延长和体力消耗有关。

2.焦虑

焦虑与产程进展缓慢,担心自身与胎儿安危有关。

3.有体液不足的危险

体液不足与产程延长和过度疲乏有关。

4.有胎儿受伤的危险

胎儿受伤与产程延长、胎儿宫内缺氧、手术产有关。

5.潜在并发症

产后出血。

(三)预期目标

(1)产妇在产程中保持良好的体力。

(2)产妇能描述自己的焦虑和应对方法。

(3)产妇体液问题得到纠正,水、电解质达到平衡。

(4)新生儿健康,无产伤、无窒息。

(5)产妇产后出血等并发症能被及时发现与处理。

(四)护理措施

1.一般护理

(1)提供减轻疼痛的支持性措施,如呼吸方法指导,背部按摩、腹部画线式按摩等。

(2)指导产妇休息,合理进食,保持体力,及时排空膀胱,排尿困难时应给予导尿。

(3)遵照医嘱给予静脉输液和镇静药物。

(4)加强产时监护,观察宫缩、胎心率及母体的生命体征变化,持续评估宫颈扩张和胎先露下降的情况,了解产程进展。及早发现异常情况,减少母体衰竭及胎儿窘迫的发生,尤其是对使用缩宫素或前列腺素制剂的产妇,应严密观察用药效果。

2.协调性子宫收缩乏力妇女的护理

(1)对无头盆不称、胎头已衔接、宫口开大 3 cm 以上的产妇,可以行人工破膜,加速产程进展。同时要观察羊水量、性状和胎心变化。

(2)缩宫素应用

1)方法:将 2.5 U 的缩宫素加于 0.9% 生理盐水 500 mL 内,从(4~5)滴/分钟开始静脉滴注,根据宫缩的强弱调节缩宫素滴数与浓度,每分钟不超过 60 滴。

2)观察:缩宫素静脉滴注过程中,必须专人守护,密切观察胎心音、血压、宫缩、宫口扩张及先露下降情况,宫缩最好保持(40~60)秒/(2~3)分钟。如出现过频或胎心率有变化,应立即停止滴注。

3)第二产程:若头盆相称出现子宫收缩乏力,可静脉滴注缩宫素加强产力,同时指导产妇配合宫缩屏气用力,争取经阴道自然分娩,必要时可行产钳或胎头吸引术助产。

(4)第三产程:胎肩娩出后静脉推注缩宫素 10 U,并同时给予缩宫素 10~20 U 静脉滴注,预防产后出血。对产程长、胎膜早破及手术产者应给予抗生素预防感染。

(5)对于剖宫产及手术助产的产妇,应积极做好术前准备;对胎儿窘迫者,做好新生儿抢救准备。

3.不协调性子宫收缩乏力妇女的护理

(1)对于不协调性子宫收缩乏力者,首先应加强对产妇的心理护理,缓解其紧张情绪,遵医嘱给予镇静剂,产妇充分休息后多能恢复为协调性子宫收缩。

(2)不协调性子宫收缩乏力伴有胎儿窘迫及头盆不称者,应尽早行剖宫产手术。

(3)子宫收缩恢复为协调性之前,严禁应用缩宫素。

4.心理护理

鼓励产妇及家属表达出内心感受。护理人员应保持亲切、关怀及理解的态度,解释有关异常分娩的原因和对胎儿及母亲的影响,让产妇了解目前产程进展及其治疗护理程序,以减轻焦虑,促进难产转为顺产。

5.健康教育

加强孕妇临产期健康教育,孕晚期重点进行先兆临产、临产等相关知识的健康教育,使孕妇能基本掌握住院待产的时机,避免过长院内等待时间;进入产程后,重视解除产妇不必要的思想顾虑和恐惧心理,倡导陪伴分娩;向其讲解产程中休息、营养、及时排空直肠和膀胱的重要性,鼓励无并发症的产妇自由活动,使其了解分娩是生理过程,增加自然分娩的信心。

二、子宫收缩过强

子宫收缩过强分为协调性和不协调性子宫收缩过强两种类型,主要由外界因素所致,如产程中应用缩宫素不适当、胎盘早剥时血液浸润肌层刺激等。

子宫收缩过强可导致急产造成软产道裂伤,或形成子宫痉挛性狭窄环使产程停滞、胎盘嵌顿,增加产后出血、产褥感染和手术产的机会;易发生胎儿窘迫和新生儿窒息,严重者可导致死胎或死产。

(一)护理评估

1.临床表现

(1)协调性子宫收缩过强:子宫收缩的节律性、对称性和极性均正常,仅子宫收缩力过强、过频,10 min 内宫缩≥5 次。若产道无阻力,宫颈口可迅速开全,分娩在短时间内即结束,总产程不足 3 h,称急产,多见于经产妇。若存在产道梗阻或瘢痕子宫,可发生病理性缩复环或子宫破裂。

(2)不协调性子宫收缩过强:表现为强直性子宫收缩,宫缩间歇不明显,失去节律性;产妇烦躁不安,持续性腹痛,腹部拒按;胎位触不清,胎心听不清。同时在子宫上下段交界处,也可在胎颈、胎腰处子宫壁肌肉呈痉挛性不协调收缩,形成环状狭窄,称子宫痉挛性狭窄环。

2.辅助检查

(1)胎儿电子监护仪:观察胎心有无异常。

(2)化验检查:检查出、凝血时间,交叉配血等。

3.与疾病相关的健康史

(1)病因:了解骨盆是否正常,评估宫缩频率、强度,胎儿体质量、胎位情况,评估有无头盆不称。

(2)诱因:了解既往有无急产史、是否应用缩宫素等药物。

(3)观察产妇生命体征,评估有无血压降低、脉搏加快、血尿、内出血及子宫破裂征象;严密观察胎心音,评估有无胎儿窘迫征象。

4.心理—社会状况

因子宫收缩过强、过频,产妇突感腹部阵痛难忍,无喘息之机,因产程进展很快,产妇及家属无思想准备,常表现出恐惧和极度的无助感,担心胎儿与自身安危。

(二)护理诊断/问题

1.疼痛

疼痛与子宫收缩过频、过强的有关。

2.焦虑

焦虑与担心自身及胎儿安危有关。

3.有母儿受伤的危险

母儿受伤与急产、手术产有关。

(三)预期目标

(1)产妇疼痛减轻。

(2)产妇能描述自己的焦虑和应对方法。

(3)产妇能陈述子宫收缩过强对母儿的危害并能配合处理。

(四)护理措施

1.协调性子宫收缩过强的护理

(1)有急产史的孕妇,应在预产期前1~2 周住院待产。一旦出现产兆,应卧床休息,并做好接产和抢救新生儿的准备。

(2)分娩过程中嘱产妇勿向下屏气用力,要张口呼气,以减缓分娩速度,防止会阴撕裂。

(3)产后应仔细检查软产道,有裂伤者及时缝合;新生儿遵医嘱给予肌内注射维生素 K_1 10 mg 预防颅内出血,必要时注射精制破伤风抗毒素 1 500 U 和抗生素,预防感染。

2.不协调性子宫收缩过强的护理

(1)认真寻找导致子宫痉挛性狭窄环的原因,及时纠正。

(2)若无胎儿窘迫征象,遵医嘱给予镇静剂如哌替啶 100 mg 或吗啡 10 mg 肌内注射,也可给予宫缩抑制剂等待异常宫缩自然消失。宫缩恢复正常后,可行阴道助产或等待自然分娩。

(3)经上述处理子宫痉挛性狭窄环不能缓解,宫口未开全,胎先露部高,或伴有胎儿窘迫征象者,均应尽早行剖宫产术。

(4)若胎死宫内,应先缓解宫缩,随后阴道助产处理死胎,以不损害母体为原则。

第二节 产道异常患者的护理

一、概述

产道异常包括骨产道异常及软产道异常,临床上以骨产道异常为多见。因产妇骨盆径线过短或形态异常,致使骨盆腔容积小于胎先露能够通过的限度,阻碍胎先露下降,影响产程顺利进展,称为骨产道异常,又称狭窄骨盆(contracted pelvis)。

软产道包括阴道、宫颈、子宫及骨盆底软组织。软产道异常所致的异常分娩相对少见,可由先天发育异常或后天疾病引起,易被忽视。

二、分类

(一)骨产道异常

1.骨盆入口平面狭窄

骨盆入口呈横扁圆形,骶耻外径<18 cm,称扁平骨盆,常见单纯扁平骨盆和佝偻病性扁平骨盆。

2.中骨盆及骨盆出口平面狭窄

坐骨棘间径<10 cm,两侧骨盆壁向内倾斜,形状似漏斗,称漏斗骨盆。

3.骨盆三个平面均狭窄

每个平面径线均小于正常值2 cm或更多,称为均小骨盆。多见于身材矮小、体形匀称的妇女。

4.畸形骨盆

骨盆失去正常形态称为畸形骨盆,常见的有骨软化症骨盆、偏斜骨盆。

(二)软产道异常

1.阴道异常

阴道横膈、纵隔,阴道瘢痕、阴道囊肿、阴道肿瘤和尖锐湿疣等。

2.宫颈异常

宫颈粘连和瘢痕、宫颈水肿、宫颈坚韧、宫颈癌等。

3.子宫异常

子宫畸形(如纵隔子宫、双角子宫、双子宫),瘢痕子宫等。

4.盆腔肿瘤

子宫肌瘤、卵巢肿瘤等。

三、对母儿的影响

(一)对产妇的影响

(1)骨盆入口平面狭窄,影响先露部衔接而导致胎位异常,出现臀先露或肩先露,常引起继发性子宫收缩乏力,导致产程延长或停滞。

(2)中骨盆狭窄影响已经入盆的胎头完成内旋转,导致持续性枕后位、枕横位。胎头长时间嵌顿于产道内,压迫软组织引起局部缺血、水肿、坏死可形成生殖道瘘。

(3)严重的梗阻性难产若不及时处理,可导致先兆子宫破裂,甚至子宫破裂危及产妇生命。因胎膜早破、手术助产增加以及产程异常行阴道检查次数过多,产褥感染机会亦增加。

(二)对胎儿及新生儿的影响

(1)头盆不称容易发生胎膜早破、脐带脱垂、胎儿窘迫,甚至胎儿死亡。

(2)产程延长,胎头受压,胎儿缺血缺氧容易发生颅内出血。

(3)由于产道狭窄,手术助产机会增多,易发生新生儿产伤及感染。

四、护理评估

(一)临床表现

1.骨盆入口平面狭窄

骨盆入口狭窄时,可出现已临产胎头仍未入盆的现象。腹型常为尖腹或悬垂腹,腹部检查胎头跨耻征呈阳性。胎儿臀先露、肩先露、面先露发生率为正常骨盆者3倍。

2.中骨盆平面狭窄

胎头能正常衔接,但胎头下降达中骨盆时,内旋转受阻,常形成持续性枕后位或枕横位。同时表现为产程延长出现继发性宫缩乏力,活跃期晚期及第二产程延长甚至停滞。若中骨盆严重狭窄,宫缩过强时,可发生先兆子宫破裂或子宫破裂。

3.骨盆出口平面狭窄

骨盆出口狭窄与中骨盆狭窄多并存。

单纯骨盆出口狭窄多表现为第一产程进展顺利,胎头到达盆底后受阻,引起继发性子宫收缩乏力和第二产程停滞。

(二)辅助检查

1.腹部检查

测量子宫底高度及腹围,估计胎儿大小。腹部触诊判断胎位是否正常,胎头是否入盆,有无胎头跨耻征阳性。具体方法:孕妇排空膀胱,仰卧,两腿伸直。检查者将手放在耻骨联合上方,将浮动的胎头向骨盆腔方向推压。

如胎头低于耻骨联合平面,表示胎头可以入盆,头盆相称,称为跨耻征阴性;若胎头与耻骨联合在同一平面,表示可疑头盆不称,称为跨耻征可疑阳性;若胎头高于耻骨联合平面,表示头盆明显不称,称为跨耻征阳性。

2.骨盆测量

通过骨盆测量了解其有无狭窄。

3.软产道检查

检查有无阴道异常和宫颈异常。

4.B超检查

判断胎先露、胎方位、胎先露与骨盆的关系,还可通过测量胎儿身体径线评估胎儿体质量,判断是否能阴道试产。

(三)与疾病相关的健康史

1.病因

评估孕妇的身高、体型、步态,有无跛足、有无脊柱及髋关节畸形、米氏菱形窝是否对称,以及腹形等。

2.诱因

询问产妇有无佝偻病史、脊髓灰质炎、脊柱和髋关节结核以及外伤史。若为经产妇,重点了解既往有无难产史及其原因,新生儿有无产伤等。

(四)心理—社会状况

产妇及其家属担心母儿安危,高度紧张、焦虑,对手术存在恐惧、担忧等。

五、护理诊断/问题

1.有新生儿窒息的危险

新生儿窒息与产道异常、产程延长有关。

2.有感染的危险

感染与胎膜早破、产程延长、手术操作有关。

3.潜在并发症

子宫破裂、胎儿窘迫。

六、预期目标

(1)新生儿出生状况良好,Apgar 评分>7 分。

(2)产妇无感染发生。

(3)母儿平安度过分娩期,无并发症发生。

七、护理措施

(一)严密观察产程进展,配合医师积极处理

(1)对于可以阴道试产者,应密切观察子宫收缩、胎心音、宫颈口扩张及胎先露下降情况。指导其休息,保证营养及水分的摄入,必要时遵医嘱给予静脉补液等治疗。

(2)不宜从阴道分娩者,应做好剖宫产术前准备工作。

(二)预防产后出血和感染

胎儿娩出后,及时注射宫缩剂;按医嘱积极使用抗生素,以预防产后出血和感染。

(三)新生儿护理

胎头在产道压迫时间过长或经手术助产的新生儿,应按产伤处理,严密观察颅内出血或其他损伤的症状。

(四)心理护理

提供心理支持,认真解答家属及产妇提出的疑问;鼓励、安慰产妇,消除焦虑、恐惧心理,增强其对分娩的信心,尽可能以最佳的身心状态度过分娩期。

（五）健康教育

向产妇及其家属讲解异常骨盆的类型及选择分娩方式的原因和依据。告知产后保持会阴部清洁的重要性，指导其自护方法。

第三节　胎儿异常患者的护理

一、概述

胎儿异常（abnormal fetal position）包括胎位异常和胎儿发育异常。胎位异常包括胎头位置异常、臀先露和肩先露等。胎位异常可导致头盆不称，产程进展受阻，是造成难产的常见因素之一。

二、分类

（一）胎位异常

1.持续性枕后位、枕横位

在分娩过程中，胎头以枕后位或枕横位衔接。下降时绝大多数能向前转 135°或 90°，转成枕前位而自然分娩。如胎头枕骨直至分娩后期仍然位于母体骨盆的后方或侧方，致使分娩发生困难者，称为持续性枕后位或持续性枕横位。

2.臀先露

臀先露是最常见的异常胎位，因胎头比胎臀大，分娩时后出胎头，胎头无明显变形，往往娩出困难，加之脐带脱垂较多见，使围产儿病死率增加。分为单臀先露或腿直臀先露，即胎儿双髋关节屈曲，双膝关节直伸，以臀部为先露，最为多见；完全臀先露或混合臀先露，即胎儿双髋关节及双膝关节均屈曲，有如盘膝坐，以臀部和双足为先露；不完全臀先露，以单足或双足、单膝或双膝，或单足加单膝为先露。

3.肩先露（横位）

肩先露（横位）为横产式，胎儿纵轴与母亲纵轴垂直，以胎肩（手）为先露，称为横位，是对母儿最危险的胎位。横位时足月活胎不能经阴道分娩，需要及时剖宫产手术。

4.其他

其他包括面先露、额先露、复合先露等。

（二）胎儿发育异常

1.巨大儿

胎儿出生体质量达到或超过 4 000 g 者为巨大儿，常引起头盆不称、肩难产、软产道裂伤及新生儿产伤等。

2.脑积水

脑积水表现为头颅体积增大，头周径大于 50 cm，颅缝明显增宽，囟门增大，颅压增高。易引起分娩困难。

3.其他

如联体双胎,胎儿颈部、胸部、腹部等发育异常或形成肿瘤等。

三、对母儿影响

(一)对产妇的影响

胎头长时间压迫软产道,可发生缺血坏死脱落,形成生殖道瘘。胎位异常可导致继发性宫缩乏力,使产程延长,增加手术助产、产后出血及感染的机会。

(二)对胎儿的影响

因第二产程延长和手术助产机会增多,出现胎儿窘迫和新生儿窒息,围产儿病死率增加。

四、护理评估

(一)临床表现

1.胎位异常

(1)持续性枕后位、枕横位:表现为产程延长。枕后位时胎儿枕骨持续位于母体骨盆后方,直接压迫直肠,孕妇自觉肛门坠胀及排便感,在宫颈口尚未开全时,过早屏气用力使用腹压,导致孕妇疲劳及宫颈水肿,影响产程进展。常致第二产程延长,甚至滞产。如阴道口虽已见到胎头,但历经多次宫缩屏气却不见胎头继续下降时应考虑持续性枕后位。

(2)臀先露:妊娠晚期,胎动时孕妇常感肋下或上腹部有顶胀感及痛感。临产后,因胎臀不能紧贴子宫下段及子宫颈部,常导致子宫收缩乏力,产程延长。

(3)肩先露(横位):肩先露时,因先露部不能紧贴子宫下段及子宫颈部,常出现宫缩乏力和胎膜早破,破膜后可发生脐带脱垂和上肢脱垂等情况。

2.胎儿发育异常

(1)巨大儿:妊娠期子宫增大较快,妊娠后期孕妇可出现呼吸困难,自觉腹部及肋两侧胀痛等症状。

(2)脑积水:表现为明显的头盆不称,跨耻征阳性,如处理不及时可致子宫破裂。

(二)辅助检查

1.腹部检查

(1)持续性枕后位:在耻骨联合上方可触及胎头,在腹部前方扪及胎儿肢体,胎背在腹部一侧,位置较靠后,胎心音在腹部侧外方听诊较清楚,感觉略遥远。

(2)臀先露:可在宫底部触及圆而硬的胎头,而耻骨联合上则为较软的胎臀或肢体,胎心在脐上侧方听诊最清楚。

(3)肩先露(横位):可在腹部侧方触及胎头。

2.阴道检查

当宫口部分扩张或开全时,行阴道检查如果感到盆腔后部空虚,胎头的矢状缝和母亲骨盆的斜径相一致,前囟在骨盆的右(左)前方,后囟在骨盆的左(右)后方,提示持续性枕后位。臀先露可触及胎足;胎儿横位时可触及胎肩或胎手,根据同名手相握原理可判断脱出是左手还是右手。如胎头较大、颅缝很宽、软,应怀疑有脑积水;触及怀疑为面部时需要与胎臀相区别。

3.B超检查

B超检查可探及胎先露、胎方位,检查是否存在胎儿畸形,估计胎儿体质量,进行羊水量测量等。

4.实验室检查

胎儿发育过大或过快等，应行妊娠糖尿病筛查。疑为脑积水合并脊柱裂者，可检测孕妇血清或羊水甲胎蛋白水平。

（三）与疾病相关的健康史

(1)病因：评估孕妇身高、骨盆测量值，评估胎儿体质量等。

(2)诱因：评估孕妇既往妊娠分娩史，有无巨大儿、畸形儿、难产史；评估本次妊娠有无合并症、并发症等。

(3)评估本次产程进展情况，了解临产时间、宫口开大、胎先露下降及胎心情况。

（四）心理—社会状况

胎位异常试产过程中，孕妇往往会担心试产的成败及胎儿是否安全；因产程延长、过度疲劳、胎心不规则等，容易丧失分娩信心，产生急躁情绪。

五、护理诊断/问题

1.有新生儿窒息的危险

新生儿窒息与分娩因素异常有关。

2.恐惧

恐惧与担心难产及胎儿发育异常有关。

六、预期目标

(1)产妇能理解自身分娩障碍，接受并配合分娩处理方案。

(2)顺利度过分娩期，母儿健康，无并发症。

七、护理措施

（一）加强孕期保健

通过产前检查及时发现并处理异常情况。妊娠 30 周以前臀先露多能自行转成头先露。若 30 周以后仍为臀先露应设法纠正，可采用胸膝卧位。方法：指导孕妇排空膀胱，松解腰带，然后胸膝卧位，每日 2～3 次，每次 15 min，连做一周后复查。此姿势，可利用重力作用使胎先露移出盆腔而发生转位。

（二）治疗配合

因胎位或胎儿异常，不能经阴道分娩者，遵医嘱做好剖宫产术前准备工作。

（三）阴道试产者的护理

1.一般护理

鼓励产妇进食，增加营养，保持体力，必要时遵医嘱静脉补液，维持水、电解质平衡；指导产妇合理用力，避免体力消耗；枕后位者，嘱其不要过早屏气用力，以防宫颈水肿与疲劳。

2.产程观察

密切观察宫缩、宫口扩张和胎先露下降情况，注意胎位和胎心音变化。

3.预防胎膜早破

指导胎位异常的产妇在待产过程中尽量少活动，勿下蹲；尽量少做阴道检查，以预防胎膜早破。一旦破膜,应立即听取胎心,如胎心有变化,立即报告医师,防止脐带脱垂。

4.防治母儿并发症

协助医师做好阴道助产及新生儿抢救准备,为缩短第二产程必要时可行阴道助产,新生儿出生后应仔细检查有无产伤。产后仔细检查胎盘、胎膜的完整性及母体软产道损伤情况。遵医嘱及时应用宫缩剂与抗生素,预防产后出血与感染。

(四)心理护理

针对产妇及家属的疑问、焦虑与恐惧,护士应及时解答提问,耐心解释,减轻其焦虑情绪。待产过程中指导产妇呼吸与放松技巧,增加舒适度。鼓励产妇更好地与医护配合,增强其对分娩的信心,安全度过分娩。

(五)健康教育

指导孕妇定期进行产前检查,及时发现胎位及胎儿异常,以便及时处理;对妊娠合并糖尿病者,应控制好血糖,预防巨大儿。

第四节 羊水栓塞患者的护理

一、概述

羊水栓塞(amniotic fluid embolism,AFE)是指在分娩过程中羊水突然进入母体血循环,引起急性肺栓塞、过敏性休克、弥散性血管内凝血(DIC)、肾衰竭或突发死亡的分娩严重并发症。其发病急、病情凶险,是造成孕产妇死亡的重要原因之一。

发生于足月妊娠时产妇病死率高达70%~80%;妊娠早、中期的流产、引产或钳刮术中亦可发生,但病情较轻。

二、护理评估

(一)临床表现

羊水栓塞起病急骤、来势凶猛,多发生于分娩过程中,尤其是胎儿娩出前后短时间内,但也有极少数发生于羊膜腔穿刺术中、外伤时或羊膜腔灌注等情况下。典型临床经过可分为以下三个阶段。

1.心肺功能衰竭和休克

在分娩过程中,尤其是刚破膜不久,产妇突然寒战,出现烦躁不安、恶心、呕吐、呛咳、气急等前驱症状;继而出现呼吸困难、发绀、抽搐、昏迷,面色苍白、四肢厥冷、心率加快、血压下降,肺底部出现湿啰音等。病情严重者发病急骤,产妇仅尖叫一声或打一个哈欠或抽搐一下后,血压迅速下降,呼吸心搏骤停,于数分钟内死亡。

2.出血

患者度过第一阶段后,进入凝血功能障碍阶段,表现为全身广泛性出血,如难以控制的阴道大量出血、切口渗血、全身皮肤黏膜出血、针眼渗血、血尿甚至发生消化道大出血等。

3.急性肾衰竭

羊水栓塞后期出现少尿或无尿和尿毒症的表现。主要由于循环功能衰竭引起的肾缺血及DIC 前期形成的血栓堵塞肾内小血管,引起缺血、缺氧,导致肾脏器质性损害。

以上三个阶段通常按顺序出现,有时也可不完全出现或出现不典型。

(二)辅助检查

1.血涂片查找羊水有形物质

取下腔静脉血镜检,有羊水成分可作为羊水栓塞确诊的依据。

2.床旁胸部 X 线片

床旁胸部 X 线片可见双肺有弥散性点片状浸润影,沿肺门分布,伴有右心扩大。

3.床旁心电图或心脏彩色多普勒超声检查

床旁心电图或心脏彩色多普勒超声检查提示右心房、右心室扩大,ST 段下降。

4.与 DIC 有关的实验室检查

纤溶活性增高及凝血功能障碍检查。

(三)与疾病相关的健康史

1.病因

护士在孕妇就诊时,应详细了解产科病史和既往病史。

2.诱因

评估发生羊水栓塞的各种诱因,如有无前置胎盘、胎盘早剥、胎膜早破或人工破膜;有无宫缩过强或强直性宫缩;有无中期引产或钳刮术,羊膜腔穿刺术;急产、宫颈裂伤、子宫破裂及手术产史等。

(四)心理—社会状况

羊水栓塞发病急骤,病情凶险,产妇会感到痛苦和恐惧。家属毫无精神准备,因产妇和胎儿的生命受到威胁而感到惊恐,在情绪上会比较激动,一旦抢救无效会对医务人员产生抱怨和不满,甚至愤怒、否认。

三、护理诊断/问题

1.气体交换受损

气体交换受损与肺血管阻力增加导致肺动脉高压及肺水肿有关。

2.组织灌注量不足

组织灌注量不足与失血及弥散性血管内凝血有关。

3.有胎儿窘迫的危险

胎儿窘迫与羊水栓塞、母体呼吸循环功能衰竭有关。

4.潜在并发症

休克、肾衰竭、DIC。

四、预期目标

(1)产妇胸闷、呼吸困难症状经及时处理后有所改善。

(2)产妇能维持体液平衡,生命体征平稳。

(3)胎儿、新生儿安全。

(4)休克、肾衰竭情况缓解。

五、护理措施

(一)羊水栓塞患者的急救与配合

一旦出现羊水栓塞的临床表现,应及时识别并立即配合医师给予紧急处理。严密监测病情变化,做好各项记录。

1. 纠正缺氧,解除肺动脉高压,抗过敏,抗休克,防止心力衰竭

(1)吸氧:取半卧位,面罩给氧,必要时行气管插管或气管切开,保证供氧。

(2)抗过敏:遵医嘱地塞米松或氢化可的松静脉推注或滴注。

(3)解除肺动脉高压:遵医嘱使用阿托品、氨茶碱、盐酸罂粟碱以解除平滑肌张力。

(4)抗休克纠正酸中毒。①尽快输注新鲜血和血浆补充血容量,补足血容量后血压仍不回升,可用多巴胺加于葡萄糖液静脉滴注;②5%碳酸氢钠 250 mL 静脉滴注,并及时纠正电解质紊乱。

(5)纠正心力衰竭消除肺水肿:遵医嘱毛花苷 C 静脉推注,必要时 1~2 h 后可重复使用,一般于 6 h 后重复 1 次以达到饱和量。

2. DIC 阶段

早期应抗凝,补充凝血因子,应用肝素;晚期抗纤溶同时也补充凝血因子,防止大出血。

3. 少尿或无尿阶段

要及时应用利尿剂,预防与治疗肾衰竭。

(二)产科护理

严密监测产妇的产程进展及胎儿情况。待病情好转后迅速结束分娩,如在第一产程发病者应立即配合医师做好术前准备,行剖宫产术结束分娩;在第二产程发病者可根据情况做好阴道助产的准备;若发生产后子宫大量出血,经积极处理后仍出血不止者,应做好子宫切除术的术前准备。

(三)羊水栓塞的预防

加强产前检查,注意诱发因素,及时发现前置胎盘、胎盘早剥等并发症并及时处理;严格掌握破膜时机,人工破膜宜在宫缩间歇期进行,破口要小并控制羊水流出的速度;正确处理产程,严格掌握缩宫素使用指征,专人守候,随时调整缩宫素滴数与浓度,避免宫缩过强;中期妊娠引产者,羊膜腔穿刺次数不应超过 3 次,钳刮术时应先刺破胎膜,待羊水流出后再钳夹胎块。

(四)心理护理

对于神志清醒的患者,应给予鼓励,使其增强信心,相信病情会得到控制。接受家属激动、否认、甚至愤怒的情绪反应,尽量表示理解与安慰,适当的时候允许家属陪伴患者。待病情稳定后共同制订康复计划,提供个体化的健康教育与出院指导。

(五)健康教育

(1)孕期加强产前检查,有羊水栓塞诱发因素者更应注意。

(2)指导产褥期保健知识,胎儿存活者,进行新生儿护理相关指导。

(3)出院前告知产后复查时间、目的及其重要性。

第五节 产后出血患者的护理

一、概述

产后出血(postpartum hemorrhage)是指胎儿娩出后 24 h 内阴道出血量超过 500 mL 者,剖宫产时超过 1 000 mL 者。其发病率占分娩总数的 2%～3%,80% 发生于产后 2 h 内,是分娩期严重的并发症,在我国居产妇死亡原因首位。产后出血的预后与失血量的多少、失血速度及产妇体质密切相关。短时间内大量失血可迅速发生失血性休克、死亡,存活者可因休克时间过长引起垂体缺血坏死,继发严重的腺垂体功能减退——希恩综合征(Sheehan syndrome)。重视产后出血的预防、治疗和护理,是降低产后出血的发生率及产妇病死率的关键。

二、护理评估

(一)临床表现

产后出血主要的临床表现为胎儿娩出后阴道流血及出现失血性休克、严重贫血等。

(1)全身表现:出血开始阶段产妇有代偿功能,失血体征表现不明显,随失血量增多,出现失代偿则很快进入休克状态,表现为眩晕、口渴、打哈欠、懒言或表情淡漠、呼吸急促甚至烦躁不安等,随之有面色苍白、冷汗、脉搏快而弱、血压下降、尿量减少等表现。

(2)根据出血发生的时间、量、色、性状,以及与胎儿、胎盘娩出的关系可判断产后出血的原因。原因不同,临床表现亦有差异。

1)子宫收缩乏力:常发生于胎盘娩出后,阴道流血多为阵发性,色暗红伴有血块。正常情况下胎盘娩出后,宫底平脐或脐下一指,子宫收缩呈球形、质硬。子宫收缩乏力时,宫底升高,子宫体软、袋状,按压宫底有较多血液和血块流出,按摩子宫及使用宫缩剂后子宫变硬,阴道流血停止或减少。

2)胎盘因素:胎儿娩出后 10 min 内胎盘未娩出,阴道出血不止,子宫轮廓清楚,可能是由于胎盘部分粘连或植入、胎盘嵌顿所引起;如出血发生在胎盘娩出后,多为胎盘、胎膜残留。胎盘娩出后应常规检查胎盘及胎膜是否完整,确定有无残留。注意胎盘胎儿面是否有断裂的血管,以发现副胎盘残留。徒手剥离胎盘时如发现胎盘与宫壁关系紧密、难以剥离,牵拉脐带时子宫壁与胎盘一起内陷,可能为胎盘植入,应立即停止剥离。

3)软产道损伤:胎儿娩出后,立即发生阴道流血,新鲜且很快自凝,子宫收缩良好,应考虑软产道损伤出血。应立即仔细检查软产道,注意有无宫颈、阴道、会阴撕裂伤。宫颈裂伤常发生在宫颈 3 点与 9 点处,有时可延裂至子宫下段、阴道穹窿。阴道裂伤多发生在阴道侧壁、后壁和会阴部,呈不规则裂伤。软产道损伤造成阴道壁血肿的产妇会有肛门坠胀感,且有排尿疼痛。软产道损伤按撕裂程度分为以下 4 度。

Ⅰ度裂伤:会阴部皮肤及阴道入口黏膜撕裂,出血不多。

Ⅱ度裂伤:撕伤已达会阴体筋膜及肌层,累及阴道后壁黏膜,可沿后壁两侧沟延伸并向上撕裂,解剖结构不易辨清,出血较多。

Ⅲ度裂伤:撕伤向会阴深部扩展,肛门括约肌已撕裂,直肠黏膜尚完整。

Ⅳ度裂伤:撕伤累及直肠阴道隔、直肠壁及黏膜,直肠肠腔暴露,肛门、直肠和阴道完全贯通,属于最严重的撕伤,但出血量不一定很多。

4)凝血功能障碍:持续阴道流血,血液不凝,全身多部位出血、身体淤斑。根据血小板计数、纤维蛋白原、凝血酶原时间等凝血功能检测可帮助诊断。

(3)失血量的测定及估计:正确评估产后出血量至关重要,但需要注意的是估测的出血量往往低于实际出血量。目前临床常用的方法有容积法、称重法、面积法、休克指数法。

1)容积法:使用有刻度的器皿收集阴道出血,是比较可靠、准确的方法。

2)称重法:失血量(mL)=[胎儿娩出后接血敷料湿重(g)-接血前敷料干重(g)]/1.05(血液比重 g/mL)。

3)面积法:按照接血敷料的面积来粗略估计出血量,按 10 cm×10 cm 为 10 mL 计算,因敷料吸水度不同,只能作为大概估计。

4)休克指数法(shock index,SI):休克指数=脉率/收缩压(mmHg),可以帮助判定有无休克及其程度,正常值为 0.5,一般表示无休克。休克指数为 1.0 时则为轻度休克;1.0～1.5,表示失血量为全身血容量的 20%～30%,表现为轻度血压下降,心率增快;1.5～2.0 时,表示失血量为全身血容量的 30%～50%;若休克指数>2.0 时则为重度休克,表示失血量约为全身血容量的 50% 以上。

(二)辅助检查

(1)检查血型、交叉配血试验,做好输血准备。

(2)检查血常规,了解贫血程度及有无感染。

(3)测定血小板计数、出凝血时间、凝血酶原时间及纤维蛋白原等,了解有无凝血功能障碍。

(三)与疾病相关的健康史

1.病因

护士在孕妇就诊时,应详细了解产科病史和既往病史。包括产妇年龄、孕次、产次、胎儿大小,是否有流产、早产、难产、死产等不良孕产史等。

2.诱因

了解孕妇本次妊娠是否合并有出血性疾病、先兆子痫、胎盘早剥、多胎妊娠、羊水过多等;分娩时产妇有无精神过度紧张,过多使用镇静剂、麻醉剂;有无产程延长、急产、助产操作不当、软产道损伤等情况。

(四)心理—社会状况

发生产后出血时,产妇表现出情绪高度紧张、焦虑、恐惧、有濒死感,担心自己的生命安全,家属会有异常惊慌、手足无措等反应,把全部希望寄托于医护人员。

三、护理诊断/问题

1.组织灌注量改变

组织灌注量改变与阴道大量流血、血容量减少有关。

2.有感染的危险

感染与失血过多、抵抗力下降有关。

3.恐惧

恐惧与阴道大出血、担忧生命安危有关。

4.潜在并发症

失血性休克。

5.失血性休克

失血性休克与大量失血有关。

四、预期目标

(1)产妇阴道流血明显减少,口渴、头晕、烦躁不安等症状明显减轻及消失。

(2)产妇血容量及时得到补充,血压、脉搏、尿量正常。

(3)产妇无感染征象,体温保持正常。

(4)产妇情绪稳定,心理舒适感增加,积极配合治疗与护理。

五、护理措施

(一)急救护理

(1)提供安静的环境,产妇平卧,给予吸氧,注意保暖。

(2)立即建立 2 条及以上有效的静脉通道,及时输血、输液补充血容量,遵医嘱应用宫缩剂、升压药物等,给予抗生素防治感染。

(3)严密观察并详细记录患者的意识变化、血压、脉搏、呼吸、体温、皮肤颜色、四肢温度、尿量等,准确测定阴道出血量,发现病情变化及时报告医师。

(4)观察子宫收缩情况,按摩子宫时注意有无阴道大量流血。及时排空膀胱,必要时给予导尿。

(二)针对出血原因迅速止血

1.子宫收缩乏力

导尿排空膀胱后,加强子宫收缩。可以通过使用宫缩剂、按摩子宫加强子宫收缩,必要时用手术等方法进行迅速有效止血。止血方法如下。

(1)按摩子宫:有以下两种手法。

1)腹壁按摩宫底:术者一手的拇指在前、其余四指在后,在下腹部按摩并压迫宫底,挤出宫腔内积血,按摩子宫应均匀而有节律。若效果不佳,可选用腹部—阴道双手压迫宫法。

2)腹部—阴道双手压迫子宫法:术者一手在子宫体部按压子宫体后壁,使宫体前倾,另一手戴无菌手套握拳置于阴道前穹隆顶住子宫前壁,两手相对紧压并均匀有节律地按摩子宫,可压迫子宫腔内血窦减少出血及刺激子宫收缩。按摩时间以子宫恢复正常收缩并能保持收缩状态为止,按摩时配合使用宫缩剂。

(2)应用子宫收缩药物:根据产妇情况,可采用肌内注射、静脉滴注、阴道上药、舌下含服等方式给药,达到促进子宫收缩而止血的目的。

1)缩宫素:缩宫素 10 U 加入 0.9％氯化钠注射液 500 mL 中静脉滴注。必要时缩宫素 10 U 直接注射宫体。

2)麦角新碱:遵医嘱 0.2～0.4 mg 肌内注射或直接注射于宫体,或经静脉快速滴注,但心脏病、高血压、妊高征者慎用。

3)前列腺素类药物:遵医嘱予米索前列醇 200 μg 舌下含化,或卡前列甲酯栓 1 mg 置于阴道后穹隆,或地诺前列酮 0.5～1 mg 子宫体注射等,致子宫强烈收缩而止血。

（3）子宫腔内填塞纱条：经按摩、缩宫剂等处理无效或情况紧急者，采用特制无菌纱布条填塞宫腔。助手在腹部固定子宫，术者用卵圆钳持纱布条由宫底自内向外将纱布条紧填于宫腔，压迫止血。如果留有空隙或填塞不紧将造成隐性出血。宫腔填塞纱条后应密切观察生命体征及宫底高度和大小，警惕宫腔内继续出血、积血而阴道不出血的假象。24 h 后取出纱条，取出前应使用宫缩剂，并给予抗生素预防感染。也可采用宫腔放置球囊代替宫腔填塞纱条压迫止血。

（4）结扎盆腔血管或切除子宫：经上述处理止血无效，出血不止者，可经阴道结扎子宫动脉上行支，若无效可经腹结扎子宫动脉或髂内动脉。抢救无效病情危急者，为挽救产妇生命，可考虑子宫次全切除术或子宫全切除，配合医师做好术前准备工作。

（5）子宫动脉或髂内动脉栓塞：行股动脉穿刺插入导管至子宫动脉或髂内动脉，注入明胶海绵颗粒栓塞动脉。栓塞剂可于 2～3 周后吸收，血管复通。适于产妇生命体征稳定时进行。

第六章 儿科疾病护理

第一节 婴儿腹泻的护理

一、概述

　　腹泻,是一组多病原、多因素引起的消化道疾病,以大便次数增多和大便性状改变为特点的一组临床综合征,严重者可引起脱水和电解质紊乱。发病年龄多在 2 岁以下,1 岁以内者占半数,故此时期的腹泻称为婴儿腹泻。

　　腹泻的发病率以夏、秋季为最高。按致病原因可分为感染性腹泻与非感染性腹泻。前者主要分为由病毒感染引起的病毒性肠炎和由细菌感染引起的细菌性肠炎;后者主要是由饮食不当引起。

　　轻型腹泻多由饮食因素或肠道外感染引起,以胃肠道症状为主,主要表现为大便次数增多,一般每日在 10 次以内,每次大便量不多,稀薄或水样,呈黄色或黄绿色,有酸味,无脱水,多在几日内痊愈;重型腹泻多由肠道内感染引起,除有较重的胃肠道症状外,还有明显的脱水,水、电解质和酸碱平衡紊乱,以及全身中毒症状。可选用米汤、口服补液盐等来预防脱水,并对症治疗。

二、病情观察

　　(1)监测生命体征,如神志、体温、脉搏、呼吸、血压等。

　　(2)观察并记录呕吐及大便的次数、量、性状、气味和颜色。

　　(3)观察有无脱水症状及脱水程度的评估,观察水、电解质和酸碱平衡紊乱症状,如代谢性酸中毒、低血钾表现等。

　　(4)观察全身中毒症状,如发热、烦躁、嗜睡、倦怠等。

　　(5)观察饮食情况及体质量监测。

　　(6)观察药物疗效及不良反应。

三、护理措施

　　(1)护理患儿前、后均需洗手。

　　(2)保持室内空气流通,定时开窗通风。

　　(3)做好皮肤护理,勤换尿布,每次大便后用温水及柔软的毛巾清洗臀部和会阴部,预防红臀和防止泌尿道感染,有红臀者局部可用鞣酸软膏。

　　(4)调整饮食。母乳喂养者可限制哺乳次数,缩短每次哺乳时间,暂停辅食;混合喂养者给予流质或半流质饮食,不吃高纤维素的食物;呕吐严重者,可暂时禁食 4～6 h(不禁水),腹泻停止后逐渐恢复原饮食。

　　(5)遵医嘱给予液体疗法。保证静脉通路的通畅,保证输液量的准确,严格掌握输液速度和补液原则:先快后慢、先盐后糖、见尿补钾、抽搐补钙。对伴有营养不良或肺炎的患儿速度宜慢。观察静脉有无堵塞、肿胀及渗出等情况发生。

(6)对症护理。做好发热时的护理,密切观察体温变化,遵医嘱给予药物或物理降温,体温过高时应给患儿多饮水,擦干汗液,及时更换汗湿的衣服和床单位;体温不升者给予保暖;呕吐患儿给予侧卧位防止其误吸而引起窒息,并及时更换吐湿的衣服和床单位。

(7)记录 24 h 出入量。液体入量包括口服液体量、静脉输液量和食物中含水量。液体出量包括尿量、呕吐量和大便丢失的水量、不显性失水量。

(8)生活护理。注意保暖,防止着凉或过热。小儿腹部容易受寒,而患有腹泻的儿童,肠蠕动已增快,如腹部再受凉则肠蠕动更快,从而加重病情。禁食的患儿做好口腔护理,呕吐后及时用生理盐水漱口,保持口腔清洁。

(9)做好患儿和家属的心理护理,给予精神安慰,消除紧张、恐惧情绪,保持患儿和家属情绪稳定。

四、健康指导

(1)指导家属调整好患儿的饮食,以减轻胃肠道的负担。宜进食易消化的食物,如米汤、糖盐开水,使胃肠功能得以恢复,加快疾病的痊愈。

(2)指导合理喂养。宣传母乳喂养的优点,避免在夏季断奶。按时逐步添加辅食,切忌几种辅食同时添加,防止过食、偏食及饮食结构突然变动。喂奶的母亲应保持乳房清洁,勤换内衣,尽量减少感染的机会。

(3)指导父母注意饮食卫生,把好"病从口入"关。注意食物的新鲜、清洁和食具的消毒,避免肠道内感染。

(4)指导家属培养小儿良好的生活习惯,教育孩子养成饭前便后洗手的习惯,不要喝生水,不乱吃小摊上出售的不洁食品,平时多带孩子到户外活动,以增强对气候变化的适应能力,并可增强对病菌的抵抗力。

(5)注意气候变化,防止受凉或过热。特别是要做好腹部保暖。

(6)避免交叉感染,避免长期滥用广谱抗生素。

(7)孩子的生活用品如衣物、床单、便具、玩具都要定时清洁,以免增加感染机会。

第二节　支气管哮喘的护理

一、概述

支气管哮喘(bronchial asthma),简称哮喘,是一种以嗜酸性粒细胞、肥大细胞为主的气道变应原性慢性炎症性疾病,对易感者此类炎症可引起广泛而可逆的不同程度气道阻塞症状。临床上以反复发作的喘息、气促、胸闷或咳嗽为特点,多在夜间或凌晨发生,症状可自然缓解或经治疗后缓解。因患者气道具有对变应原刺激的高反应性,故多在春秋季或遇寒时发作,哮喘停止后如同正常人一样。如反复发作,不能缓解,可发展为肺气肿、肺心病。儿童哮喘 70%～

80％发病于 5 岁前；3 岁前发病者占儿童哮喘的 50％。哮喘的发病机制极为复杂，与免疫、神经、精神、环境、内分泌因素和遗传学背景密切有关。呼吸道感染、非特异性刺激物（如灰尘、烟、化学气体、油漆、冷空气）、气候变化、剧烈运动、食物（如鸡蛋、花生和鱼虾等）和药物（如阿司匹林等）均可成为哮喘急性发作的诱发因素。由于儿童哮喘是多种因素共同参与的气道慢性炎症，因此对小儿哮喘的控制也是一个综合的系统治疗过程。其治疗原则主要是去除发病诱因、控制急性发作、预防哮喘复发。儿童哮喘的转归一般较好，病死率为 $(2\sim4)/10$ 万，其预后往往与起病年龄、病情轻重、病程长短以及是否有家族遗传史有关。

二、病情观察

（1）密切观察患儿咳嗽及喘息的频度、强度及持续时间，有无呼气性呼吸困难及发热。

（2）注意观察患儿哮喘发作时肺部有无哮鸣音。

（3）观察患儿是否存在哮喘持续状态。

（4）了解患儿哮喘发作的诱因、过敏史及反复发作史。

三、护理措施

（一）解除呼吸困难

（1）遵医嘱给予支气管扩张剂、肾上腺皮质激素及抗生素，观察药物疗效和不良反应。

（2）患儿可取座位或半座位以利呼吸；给予持续低流量吸氧，氧流量为 $0.5\sim1$ L/min。

（3）监测并评价患儿的呼吸、面色、心率、血压和血气分析情况，及时汇报并记录。出现呼吸衰竭时协助给予机械通气。

（4）鼓励患儿行深慢呼吸。

（二）保持呼吸道通畅，避免过敏原

（1）保持室内温、湿度适宜，温度为 $18\sim20$ ℃，湿度为 $50％\sim60％$。

（2）遵医嘱给予雾化吸入每日 $3\sim4$ 次，每次 $15\sim20$ min。指导患儿有效咳嗽，掌握有效咳嗽、咳痰的技巧，如翻身、拍背，行深呼吸后咳嗽、咳痰。必要时给予吸痰。

（3）遵医嘱补液并鼓励患儿多饮水，以保证摄入足够水分，降低呼吸道分泌物的黏稠度。

（4）合并细菌感染时遵医嘱给有效抗生素治疗。

（5）了解每次发病的细节，找出引起哮喘的原因和过敏原，如尘螨、花粉、羽毛、真菌等。一旦明确过敏原，应尽量避免接触，对找不到过敏原而反复发作的患儿，应予患儿改变生活环境，并寻找过敏原。

（三）密切监测病情

若患儿出现口唇发绀、大汗淋漓、心率增快、血压下降、呼吸音减弱等呼吸衰竭的表现，应及时报告医生并共同抢救。

（四）心理护理

（1）保持病室安静，避免有害气体及强光的刺激，保证患儿休息；必要时遵医嘱给予镇静剂。

（2）哮喘发作时，守护并安慰患儿，鼓励患儿将不适及时告诉医护人员，尽量满足其合理的要求。

（3）向患儿家属解释哮喘诱因、治疗过程及预后，指导他们以正确的态度对待患儿，并发挥

患儿的主观能动性,使其学会自我护理、预防复发。

(五)饮食护理

(1)供给充足的蛋白质和铁,多吃瘦肉、动物肝脏、豆腐、豆浆等。

(2)宜多吃新鲜菜和水果,饮食宜清淡,忌食刺激性食物。

(3)忌食海鲜、肥腻及易产气食物,因鱼虾、肥肉易助湿生痰;产气食物如韭菜、地瓜等,对肺气宣降不利,故均应少食或不食。

四、健康指导

(1)指导患儿学会腹式呼吸,以锻炼膈肌功能。

(2)对家属和患儿做好卫生宣教工作,加强体格锻炼,增强体质,预防呼吸道感染,防止复发。

(3)指导患儿和家长积极寻找哮喘发作的诱因,避免接触可能的过敏原,去除各种诱因。

(4)教会患儿及家长根据患儿自身表现进行病情监测,辨认哮喘发作的早期征象、发作表现及适当的处理方法。

(5)指导家长及患儿备好缓解支气管痉挛的急救药物,并在有效期内保存。不得随意增减吸入药量,并应按时随访。指导患儿及家属学会以下正确的气雾疗法。

①嘱患儿把气吐出;②在开始深吸气的同时把药物吸入;③吸气后屏气数分钟;④再把气慢慢地呼出。

(6)建立医患联系卡,制订随访计划,随时欢迎患儿及家长咨询或复诊,达到建立一个良好的、长期的护患合作伙伴关系的目的。

第三节 肺炎咳嗽的护理

一、临床表现及证型

(1)小儿发热、咳嗽、气促、鼻扇、痰鸣。

(2)病位在肺,与脾有关,亦可内窜心肝。主要有风寒闭肺、风热闭肺、痰热闭肺、毒热闭肺、阴虚肺热、肺脾气虚等证型。

二、生活起居

(1)保持室内空气清新流通,早晚开窗通风 30 min,病室温度 18 ℃～22 ℃,湿度以55%～60%为宜,避免灰尘及异味刺激和冷风直吹患儿,风寒闭肺者注意保暖,风热闭肺者室内宜凉爽。

(2)保证患儿充分睡眠和卧床休息,避免户外活动,以防复感外邪,喘憋明显者,取半卧位休息。

(3)保持口腔清洁,每日进食后予淡盐水或银花清暑口服液漱口。

(4)保持呼吸道通畅,经常予翻身、变换体位、轻拍背部,促进痰液排出。

三、病情观察

1.严密观察患儿病情

观察患儿恶寒、发热、呼吸、咳嗽、心率、气促、痰鸣、神色、汗出、二便等情况。

2.出现以下情况,立即汇报医生,配合处理

(1)面色苍白而青、口唇发绀、呼吸困难或浅促、四肢厥冷汗出、烦躁不安或神萎淡漠等。

(2)壮热烦躁,神昏谵语、四肢抽搐、颈项强直、双目上视、咳嗽气促、痰声辘辘等征象。

(3)出现体温骤降或超高热、心率超过140次/分钟或间歇脉等重证。

四、用药护理

中药宜温服或频服,风寒闭肺证汤剂宜热服,药后进食热饮,以助药性,以微汗而出为宜,切忌大汗。

五、饮食护理

(1)饮食以清淡易消化的半流质、流质为宜,忌生冷、荤腥、油腻、辛辣之品及不易消化的食物。

(2)风热闭肺者,可给梨汁、藕汁、萝卜汁以生津止渴。

(3)痰热闭肺者,可给青萝卜丝煮水加蜜频服,以清热化痰、行气止咳。

(4)阴虚肺热者,可常食百合粥、梨汁,以养阴生津润肺。

(5)肺脾气虚者,可适量进食山药、薏苡仁粥,以补养脾气。

六、情志护理

向患儿及家长讲解疾病相关知识,鼓励患儿及家长保持乐观情绪,积极配合治疗和护理。

七、临证(症)护理

(1)风热闭肺者,身热不退时患儿穿衣盖被不宜过厚。

(2)痰热闭肺者,患儿气喘较重时宜静卧,应采取半卧位或侧卧位,保持呼吸道通畅,遵医嘱吸氧。

(3)痰多黏稠不易咳出时,配合拍背,并遵医嘱予雾化吸入,以稀释痰液,帮助排痰。

(4)肺部啰音久不消者,可予拔罐疗法,取肺俞、肺底、膻中等穴,每次 5～10 min,每日1次。

八、并发症护理

(1)患儿抽搐时,立即将患儿头偏向一侧,清除口鼻内的分泌物,指压人中、合谷、十宣等穴。

(2)立即予以吸氧。

(3)按医嘱正确使用镇静剂,观察用药后疗效及反应。

九、健康教育

(1)居室保持空气新鲜、通风,冬、春季节及流行病流行期间少带儿童去公共场所,预防呼吸道疾病。

(2)加强营养,提倡户外活动,以增强体质。

(3)指导患儿养成良好卫生习惯,不偏食,保持大便通畅。

第四节　鹅口疮的护理

一、临床表现及证型

(1)口腔、舌上散在或满布白色屑状物。

(2)病位在心、脾。主要有心脾积热、虚火上炎等证型。

二、生活起居

(1)室内保持适宜的温、湿度,患儿穿衣盖被适中。

(2)小儿奶瓶、奶嘴、餐具应煮沸消毒。

(3)保持患儿口腔清洁,可予银花清暑口服液漱口或擦洗口腔,每日 3 次;或用 2‰碳酸氢钠擦洗口腔,擦洗后 30 min 内勿进食。

三、病情观察

(1)观察患儿口腔黏膜、舌面白屑的增减,吸乳、呼吸及体温情况。

(2)出现高热、烦躁、吸乳时啼哭、气促、吞咽、吮奶困难,甚至呼吸困难等征象,立即汇报医生,配合处理。

四、用药护理

中药汤剂宜少量多次偏凉服,注意观察用药后的疗效及反应。

五、饮食护理

(1)乳母饮食宜清淡,忌辛辣、酒类刺激性食品。患儿食物以微温为宜,禁食过热、过硬食物。

(2)虚火上炎者,宜用清淡、滋阴食品,可多食佛手、麦芽等。

(3)心脾积热者,可用焦山楂、麦芽、玉竹煎汤频饮,以清心泻脾。

(4)口臭、便秘者,多饮水,多食西瓜、丝瓜、黄瓜、新鲜的果汁等,以清热通便。

六、情志护理

保持患儿情绪稳定,避免大声哭闹。

七、临证(症)护理

(1)心脾积热者,口腔满布白屑,周围黏膜嫩红用青黛散、西瓜霜搽疮面,每日 2～3 次。

(2)心脾积热症见口臭、便秘者,遵医嘱予大黄粉调服,注意观察大便的量及次数。

(3)虚火上炎者,遵医嘱予锡类散、养阴生肌散搽疮面,每日 2～3 次。

(4)大便干结者,适当食用水果及麻油。

八、健康教育

(1)注意患儿口腔清洁卫生,婴儿奶具要消毒。

(2)避免过烫、过硬或刺激性食物,防止损伤口腔黏膜。

(3)注意患儿营养,积极治疗原发病。

第五节　儿科纤维支气管镜检查护理

一、目的

诊断与治疗小儿呼吸道疾病和去除气管内异物。

二、适应证

①小儿气管、支气管软化症;②气管、支气管先天性畸形;③肺不张、X线发现肺叶或肺段持续不张及肺炎;④咯血或痰中带血;⑤慢性刺激性咳嗽,反复呼吸道感染;⑥局限性哮鸣;⑦肺部团块阴影,需定位活检鉴别诊断;⑧取异物;⑨外科手术前的诊断及辅助诊断。

三、禁忌证

①肺功能严重减退者或呼吸衰竭者;②心脏功能严重减退、有心力衰竭者;③高热患者;④两周内有支气管哮喘或大咯血者;⑤有重度营养不良,一般情况严重者。

四、操作步骤

(一)术前准备

(1)有关辅助检查:如胸部 X 线片,血小板,出、凝血时间等。

(2)情况许可者禁食 4 h,术前半小时皮下注射阿托品(0.01~0.03 mg/kg),用各种办法消除患儿紧张、恐惧情绪,必要时给予镇静剂。

(3)手术器械选择:6 个月以内的小婴儿用内径 3 mm 的支气管镜;6 个月至 2 岁用 4 mm 的支气管镜;3~6 岁用 5 mm 的支气管镜;7~14 岁用 6 mm 的支气管镜。

(二)麻醉

(1)呼吸困难的患儿,可考虑不用任何麻醉。

(2)用 1% 的丁卡因或 2% 利多卡因局麻,喷雾咽喉部,插管时如患儿有剧烈咳嗽,可适当从管中滴入 2% 利多卡因使麻醉完善。

(3)对拼命挣扎的患儿,一般情况可给予全麻,既减轻痛苦又可避免因挣扎时插管而引起的喉及气管损伤。

(三)插管

(1)患儿仰卧位,由助手 1 帮助头部伸出手术台外,略高于手术台,颈部伸直,又避免颈椎向上突起,肩部紧靠手术台前缘,由助手2协助固定,不使身体抬起。

(2)用75%酒精消毒口周,测量好纤维支气管大致进入长度,术者左手先用直接喉镜暴露声门后,右手再持支气管镜从喉镜内伸入,看到声门,当吸气声门开放时继续将窥镜经声门插入气管,用牙垫放于上、下牙列之间,取出喉镜。

(3)由助手1慢慢将患儿头部放平,使口腔、喉部和气管成一直线,在镜内见气管成一圆形洞腔,依次检查气管、分支部、右侧各支开口、后查左侧。注意黏膜色泽、肿胀或病变情况,分泌物多少及性质,异物大小、类型和所在位置。

(四)取异物或标本

(1)看准异物,选择合适特制的异物钳取异物,小心勿夹伤气管分支部,注意异物经过声门时有重新落入气管的可能。

(2)将活检钳经镜内插入病变部位,取活体组织标本。

(3)用特制尼龙刷插入病变部位,反复刷洗数次,刷取标本送检,操作结束后按原路小心拔管。

五、并发症

1.喉水肿

年龄越小越易发生,麻醉效果好,操作轻、快、准,可减少其发生,口服强的松可预防或减轻水肿程度。

2.出血

活检操作不慎时可引起出血,要密切观察出血程度,必要时局部可用1:1 000肾上腺素止血。

3.纵隔气肿或气胸

剧烈咳嗽或器械损伤后发生高度肺气肿及气胸,少量气体可自行吸收,如严重影响呼吸者需胸腔穿刺排气。

六、护理措施

(一)术前准备

1.仪器准备

认真仔细检查电源、电路是否正常,纤维支气管镜是否通畅,弯曲调节按钮是否灵活,冷光源的光亮度,摄像、录像系统是否正常,以及吸引器的压力,一切检查完毕方可进行。

2.急救准备

备好急救器械,如喉镜、气管插管用物、复苏器。急救药品,如酚磺乙胺、垂体后叶素、肾上腺素,以备意外时抢救。

3.患儿的准备

(1)严格掌握检查的适应证及禁忌证,了解有无麻醉药过敏史。

(2)完成各项检查,如肝功能、血小板、出凝血时间、胸部X线片、血气分析、肺功能、输血前全套。

(3)术前禁食4~6 h,防止术中呕吐引起窒息。

(4)术前半小时遵医嘱予阿托品,以减少支气管分泌物,防止迷走神经反射和减弱咳嗽反射,减少麻醉药的不良反应。肌内注射地西泮,以使患儿更好地配合手术迅速完成。清理鼻道分泌物及结痂,保证呼吸道通畅。

(5)为防止低氧血症的发生,术前均给予鼻导管低流量吸氧,一般小儿氧流量 1~3 L/min。

4. 心理护理

术前向家属和患儿解释检查的目的、过程和注意事项,取得他们的理解,以尽量减轻其焦虑和恐惧的心理。

(二)检查与配合

(1)体位:采取仰卧位,将患儿四肢约束,松紧适宜。操作者站在患儿的头前,另一位医务人员站在患儿的一侧,双手扶持患儿头的两侧保持固定。

(2)用 2%利多卡因喷咽喉及口腔部,进入声门前再次注入利多卡因。患儿出现呛咳现象属正常,应及时清除口腔分泌物,保持呼吸道通畅。对于清醒的年长患儿,操作中多给予夸奖与鼓励,以达到最佳的配合。

(3)密切观察患儿的生命体征及口唇颜色,根据缺氧状况调节氧流量。对于呼吸道分泌物较多的患儿及时吸痰,保持呼吸道通畅,随时观察痰的量及颜色。但不宜长时间吸引,以防加重缺氧及气管内黏膜的损伤,准确及时做好标本的采集。对于呕吐的患儿,暂停检查,将头偏向一侧,并吸痰。

(4)灌洗时应采用 37 ℃生理盐水,每次灌洗量根据年龄、部位、病情决定,一般每次 10~20 mL,共 2~3 次。注入速度要适中,不得过快也不得过缓,注入后立即吸引,注意吸出量应与注入量基本相同。

(5)术中给药要经两人核对医嘱后再注入。操作时动作敏捷、灵活、沉着、准确,做到配合默契,尽量缩短操作时间,减少患儿的痛苦。

(三)术后护理

(1)术后患儿需观察 15 min,由医生陪伴送回病房,以免途中发生意外。

(2)加强监护:密切观察患儿体温、脉搏、呼吸及面色变化,做到及时对症处理。注意观察是否有皮肤出血点、发热、咯血、气胸、喉痉挛等并发症发生。

(3)根据病情给予短期氧气吸入,2 h 内禁止饮食、饮水,以免麻醉作用尚未消失而导致食物吸入气管内。

七、注意事项

(1)严格掌握检查指征,做好充分的检查前准备。

(2)检查前、后必须禁食一段时间,以免引起误吸等严重后果。

(3)术者最好由熟练的耳鼻喉科专业医师担任,以避免和减少并发症的发生。

(4)手术器械应有专人负责,以供急用。

(5)最好有麻醉师监护,万一有麻醉意外可及时抢救。

(6)术中随时注意清理呼吸道及供氧。

(7)取异物后应再做各支气管详细检查,肺部呼吸音是否恢复,确定有无异物残留。原则上应一次取尽,如手术时间过长,患儿体质较差,亦可考虑分次取出,密切观察,以防意外。

第六节 儿科胃镜检查护理

一、目的

(1)通过纤维胃镜直视胃部疾患,并取活体组织检查,以诊断胃部肿瘤、慢性炎症、十二指肠疾病及原因不明的上消化道出血、幽门梗阻等疾病。

(2)对已经确认的胃、十二指肠疾病患者进行随访或观察疗效。

(3)检查的同时,在镜下止血、钳取异物、电凝切息肉以及其他内镜下治疗。

二、适应证

①反复发作性呕吐,尤其是上腹痛、脐周痛;②婴幼儿无原因夜间哭闹或吃奶后哭闹、喂哺困难者;③经常性呕吐、呕吐伴出血、上腹痛、体质量减轻者;④有明显消化不良症状,上腹饱胀、烧灼感、嗳气、反酸、食欲缺乏;⑤原因不明的贫血,尤其是小细胞低色素贫血;⑥不能用心肺疾病解释的胸闷、胸骨后疼痛;⑦上消化道出血、原因不明的黑便、呕血;⑧上消化道疾病治疗后需定期随访者;⑨需胃镜治疗,如上消化道异物、息肉摘除、止血、食管静脉曲张治疗等。

三、禁忌证

①严重的心肺疾病、休克、昏迷、极度衰弱不能耐受者;②疑有上消化道穿孔急性期;③难以镇静的神经精神异常、严重智力障碍、癫痫持续状态;④上消化道腐蚀性炎症急性期;⑤大量腹腔积液、严重腹胀;⑥有出血性疾病,一般不查胃镜,必须检查时不能损伤黏膜。

四、插镜程序和注意事项

(1)患儿取左侧卧位,松开领口、裤带,双下肢自然屈曲,头略向后仰,助手扶持患儿头部并把紧患儿口中牙垫。

(2)采用单人或双人插镜法。

(3)当镜身通过咽喉后,即应在直视下操作,依次自食管、贲门、胃体、胃窦直至幽门,进入十二指肠球内至十二指肠降部观察,进入十二指肠后注气量应适量,必要时将过多气体吸出。

(4)退镜过程中应上下、左右方向依次仔细观察十二指肠降部、球部及胃内各部(胃窦、胃角、胃体、胃底和贲门),必要时对胃底及贲门部采用高位翻转和正面观察。

(5)胃镜退出贲门前应吸出胃内气体,将胃镜操作角度旋钮松开,使胃镜可曲部呈笔直状态,然后退入食管观察,直至全部退出。

(6)操作过程中,有专人陪同,给予安抚,并密切观察患儿反应。

(7)病理活检通常在观察完毕退出该部位前进行,胃窦部常规取 2 块,胃内局限性病灶应活检,球内病变必要时活检。活检后观察有无异常出血,必要时止血。取出组织用 10% 甲醛溶液(福尔马林)固定,尔后送病理学检查。

五、护理措施

1. 检查前护理

(1)向患儿和家属解释检查的目的、意义和检查过程,做好心理安慰工作。

(2)了解患儿有无药物过敏史。

(3)教会年长儿检查时的体位(左侧卧位、头略前倾、两腿屈曲、解松衣领和裤袋)。

(4)测定 HBsAg、GPT、血常规。

(5)检查前禁食:术前 6 h 起禁食、禁水,检查前 3 d 进易消化饮食,以减少胃液分泌,便于观察。营养不良患儿禁食期间静脉输入营养液,以免低血糖发生。

(6)胃潴留者:检查前洗胃,才能进行检查。

(7)检查患儿牙齿有无松动。

2.术中配合与护理

(1)麻醉与镇静:良好的咽喉部麻醉可以减少咽喉部因受刺激而引起的恶心、呕吐,对完成插镜与观察是十分重要的。在术前 10～15 min,将利多卡因喷在患儿咽喉部。对少数精神过度紧张的患儿在术前 15 min 给予地西泮或水合氯醛保留灌肠。

(2)体位:患儿取左侧卧位,头部略向前倾,两腿屈曲,松解领口和裤袋。嘱患儿将口垫咬住,必要时协助固定。对于年幼儿,护士应用手固定患儿头部,以防下镜过程中患儿剧烈摇动头部而发生意外。

(3)检查过程中密切观察患儿的面色、呼吸情况,嘱患儿有唾液不要咽下,以免引起呛咳。对取病理标本及需要注射治疗的患儿要配合医生,准确操作,尽量缩短检查时间,减轻患儿痛苦。对于不能配合的患儿可以在镇静或麻醉下进行,操作中注意生命体征变化,出现异常及时配合处理。

(4)将标本及时送检。

3.检查后护理

(1)胃镜检查后留观 30 min,待咽部麻木感消失后方可离院。应用镇静药的患儿应留观,待完全清醒后方可回家。

(2)胃镜检查后应禁食、禁水 2 h,2 h 后可饮用温凉半流质或软烂食物 1 d,忌食生冷、硬和有刺激性的食物。取活检者术后 2 d 恢复正常饮食。

(3)检查后询问患儿或家长有无剧烈腹痛、呕血、黑便等,并嘱其出现异常情况及时就诊。

六、注意事项

(1)必须在钡餐检查后 3 d 以上再做胃镜,以免影响胃镜检查效果。

(2)胃镜活检后或行胃息肉摘除后,要注意观察大便的颜色,如为柏油样便则提示出血,应及时到医院复诊。如突然剧烈腹痛伴板状腹和肌紧张,常提示胃穿孔导致腹膜炎,应及时返院。

(3)检查后开始 2 d,患儿可有咽喉部轻微疼痛或异物感,无须特殊处理。

第七节　儿科纤维结肠镜检查护理

一、目的

(1)对原因不明的结肠出血、慢性腹泻,做纤维结肠镜检查以明确诊断。

(2)结肠息肉需电凝切除者或结肠术后需要复查者。

二、适应证

①不明原因的下消化道出血;②不能解释的慢性腹痛;③恶变的监视:溃疡性结肠炎、家族性结肠息肉等;④X线钡剂灌肠检查异常但不能定性者;⑤对肠道异物、结肠息肉摘除、乙状结肠扭转的复位与减压;⑥炎症性肠病;⑦不明原因的腹腔积液、腹痛、腹部肿块;⑧大便习惯改变。

三、禁忌证

①严重心肺功能不全、休克的患儿;②腹主动脉瘤、急性弥漫性腹膜炎、肠穿孔者;③肛门、直肠严重狭窄者;④急性重度结肠炎,如重症痢疾、溃疡性结肠炎及憩室炎等;⑤妊娠妇女。

四、操作步骤

(一)术前准备

(1)常规测出、凝血时间和血小板计数。了解病情,对已做过钡剂灌肠X线检查的患儿要阅读其X线片及报告单,估计病变部位与性质,向患儿及家长说明检查程序和目的,消除恐惧心理。

(2)肠道准备:检查前3d进少渣饮食,术前1d流质。根据患儿年龄、病情特点及当地条件选用不同的肠道清洁方法。年龄＜5岁,检查前1d晚上可口服番泻叶5～10g,共2次,检查当天进行清洁灌肠。年龄＞5岁患儿可在检查前1d口服硫酸镁及口服洗肠液,50%硫酸镁为每岁5mL,口服洗肠液为每岁10mL,最大用量为100mL左右,需稀释10倍左右。由于硫酸镁和口服洗肠液口感差,患儿不易接受。采用番泻叶口服后用结肠灌洗机清洁肠道可达到满意效果。

(3)术前用药:一般无须特殊用药,紧张与不合作者可给予适当镇静。

(二)检查方法

(1)检查前先排尽粪水,再换上后裆开洞的检查裤,取左侧卧位或仰卧位,需有一助手协助插镜。

(2)先做直肠指诊,了解有无肿块及肠腔狭窄,并注意肛门有无痔疮、肛裂等。

(3)插镜的基本原则:循腔进镜,避免滑进,少注气,气多则抽,不进则退,钩拉法取镜身,避免结圈,变换体位,手法防襻。注意粪渣过多影响视野者、肠腔狭窄不能通过者、广泛糜烂溃疡出血而进镜困难者、腹痛难忍不合作者,皆应立即终止进镜,切勿强行插入。

(4)定位:根据视野中肠腔特点,结合腹壁部位来确定,并可根据光运行轨迹了解肠管走行。至于进镜深度,因直肠处仅有参考价值,病情允许时,应尽量做全结肠检查。

(5)退镜观察中应遵循"退退进行"原则,防止骤退,必须注意皱襞后、肝曲、降乙移行部后侧所谓"盲区"的暴露,以防遗漏小病灶。退镜时应逐渐抽气,降低肠腔压力,减轻检查后腹胀和防止迟发性穿孔。

(6)活检应慎重,原则上在退镜时肠腔减压,肠壁变厚时施行,但对于微小病变,为了防止退镜时遗漏或费时反复寻找,也可在进镜时施行。

(三)术后处理

检查后患儿需留院观察半小时左右,观察有无不良反应,活检有无出血,用镇静药和麻醉的患儿要清醒后、无不良反应方可离院。

五、并发症

因大肠肠腔细、肠壁薄,极个别发生穿孔、出血。但只要严格掌握适应证、禁忌证,熟练进行检查、治疗、取病理组织,严格遵守操作规程,可避免并发症的发生。

六、护理措施

1.检查前护理

(1)向家属和患儿解释检查的目的、过程和注意事项。鼓励其放松,缓解紧张、恐惧的心理。

(2)检查前 3 d进无渣饮食,检查前 1 d流质饮食,检查当日晨起禁食。同时检查前 3 d给予肠道抗生素口服。

(3)检查前一晚和术晨予以清洁灌肠,直至灌出液澄清为止。

(4)根据医嘱检查前半小时使用阿托品。

2.术中配合与护理

(1)需要骶管麻醉的患儿,护士应协助麻醉师取侧卧位或俯卧位,并帮助固定体位,以促进麻醉的顺利进行。

(2)麻醉后患儿取左侧卧位,护士协助检查医生托住镜身以帮助镜头进入合适的位置。根据检查需要,可以取平卧位或右侧卧位。

(3)密切观察患儿的面色、呼吸、心率及血氧饱和度,发现异常立即通知医生,停止操作并给予相应处理。

(4)对于清醒的患儿,嘱其保持卧位且不要乱动,并与其进行良好的沟通,以减缓紧张、恐惧心理。

(5)标本及时送检。

3.检查后护理

(1)麻醉患儿检查后去枕平卧 6 h,头偏向一侧,以免呕吐引起呼吸道梗阻。

(2)6 h后患儿可以进软食,第 2 d开始过渡到普食。

(3)观察患儿的神志、面色和生命体征,必要时可给予低流量吸氧,发现异常通知医生及时处理。

(4)观察腹痛、腹胀及排便情况,对于取息肉和活检患儿,嘱其 3 d内勿剧烈活动,同时需观察有无消化道出血。怀疑有活动性出血时,遵医嘱予补液和止血药。

(5)嘱少渣饮食 3 d,保持大便通畅。

七、注意事项

(1)做好肠腔的充分清洁,以保证检查者的正确观察和判断。

(2)检查后患儿若有腹胀等情况,嘱气体排出、腹胀消失后再进食。

(3)3 d内不宜做钡剂灌肠,防止肠穿孔。

(4)门诊患儿观察 30 min后再离开。嘱家属回家后观察大便颜色和腹痛情况,有不适及时就诊。

第八节 社区儿童健康保健

社区儿童健康保健的主要工作内容有新生儿家庭访视、定期健康检查、儿童生长发育监测、儿童营养保健指导、预防接种、亲子关系指导等,对儿童的健康进行系统的管理。

一、新生儿家庭访视

新生儿家庭访视是社区卫生服务工作的重要内容。新生儿出院后1周内,医护人员到新生儿家中进行访视,同时进行产后访视。

(一)访视的目的

定期对新生儿进行健康检查,早期发现问题,及时指导处理,降低新生儿发病率、病死率或减轻发病程度,进行科学育儿指导。

(二)访视时间

新生儿自医院出院后,在生后28 d内家庭访视不少于3~4次,按访视时间分为初访(生后7 d内)、周访(生后5~7 d)、半月访(生后10~14 d)和满月访(生后28~30 d),生后42 d回分娩医院检查。

(三)访视内容

先洗手,后检查;先小儿,后成人。采用"看、问、听、查、指导"等方法对新生儿及生活环境给予指导。

1. 看

观察新生儿居室环境是否整洁、安静、舒适,温度是否在24 ℃~26 ℃,空气是否流通,尤其是热天空调房,与外界温差不宜超过7 ℃;新生儿的被褥是否合适,被褥的保暖性能是否良好;新生儿一般情况、精神状态、吸吮能力等。

2. 问

询问母亲新生儿出生前、出生时、出生后的情况,喂养及睡眠情况,大小便情况,是否接受预防接种等情况。并按访视卡内容询问新生儿有关内容,以及上次访视后、本次访视前有无异常情况或疾病发生等。

3. 听

听产妇及家属对新生儿情况的介绍,解答他们提出的关于新生儿保健方面的问题。

4. 查

按访视卡中的内容及要求进行检查,包括检查新生儿体温、体质量测量(半月访时,应注意新生儿是否恢复出生体质量;满月访时,应注意新生儿增重是否超过600 g),观察面容是否红润、黄疸有无消退、有无湿疹、脐带有无出血、有无分泌物渗出、有无红臀等,询问大小便是否正常,评估母乳喂养的体位、含接姿势是否正确等。

5. 指导

对产妇及其家人进行新生儿卫生保健知识、母乳喂养知识、新生儿常见健康问题的指导。指导产妇及家属开展婴儿游泳及婴儿抚触。

每次访视应有重点,根据新生儿和家庭、家长的具体情况进行有针对性的指导。对于有异常情况的新生儿要及时做出决策,并做详细记录。低出生体质量、早产、双多胎或有出生缺陷的新生儿应根据实际情况增加访视次数,对低体质量、消瘦、发育迟缓、中重度贫血等发育异常新生儿分析原因,及时转诊。

二、定期进行健康检查及生长发育监测

社区护士督促家长或组织托幼机构带儿童定期到辖区内社区卫生中心进行健康检查,一般频率为"421",婴儿期至少进行健康检查 4 次,分别在 3 月龄、6 月龄、8 月龄和 12 月龄;3 岁及以下儿童每年至少 2 次,每次间隔 6 个月,时间在 1 岁半、2 岁、2 岁半和 3 岁;3 岁以上儿童每年至少 1 次。视力、听力及牙齿还应坚持每半年检查 1 次,并做好检查结果记录与评估,输入电子监测系统。生长发育监测是儿童保健的一项重要措施,通过定期健康检查,对儿童生长发育进行监测和评价,早期发现异常和疾病,及时进行干预。社区护士应指导家长做好科学育儿及疾病预防,促进儿童健康成长。

(一)健康检查内容

1.问诊

通过问诊了解儿童日常生活情况及生长发育和患病情况。

(1)喂养及饮食史:喂养方式,食物转换(辅食添加)情况,食物品种、餐次和量,饮食行为及环境,营养素补充剂的添加等情况。

(2)生长发育史:既往体格生长、心理行为发育情况。

(3)生活习惯:睡眠、排泄、卫生习惯等情况。

(4)过敏史:药物、食物等过敏情况。

(5)患病情况:两次健康检查之间患病情况。

2.体格测量

体格测量的一般项目有体质量、身长(身高)、头围。

(1)体质量。①测量前准备:每次测量体质量前需校正体质量秤零点。儿童脱去外衣、鞋、袜、帽,排空大小便,婴儿去掉尿布。冬季注意保持室内温暖,让儿童仅穿单衣裤,准确称量并除去衣服重量;②测量方法:测量时儿童不能接触其他物体。使用杠杆式体质量秤进行测量时,放置的砝码应接近儿童体质量,并迅速调整游锤,使杠杆呈正中水平,将砝码及游锤所示读数相加;使用电子体质量秤称重时,待数据稳定后读数。记录时需除去衣服重量。体质量记录以千克(kg)为单位,至小数点后 1 位。

(2)身长(身高)。①测量前准备:3 岁及以下儿童测量身长,3 岁以上儿童测量身高。儿童测量身长(身高)前应脱去外衣、鞋、袜、帽。②测量方法:测量身长时,儿童仰卧于量床中央,助手将头扶正,头顶接触头板,两耳在同一水平。测量者立于儿童右侧,左手握住儿童两膝使腿伸直,右手移动足板,使其接触双脚跟部,注意量床两侧的读数应保持一致,然后读数。测量身高时,应取立位,两眼直视正前方,胸部挺起,两臂自然下垂,脚跟并拢,脚尖分开约 60°,脚跟、臀部与两肩胛间三点同时接触立柱,头部保持正中位置,使测量板与头顶点接触,读测量板垂直交于立柱上刻度的数字,视线应与立柱上刻度的数字平行。儿童身长(身高)记录以厘米(cm)为单位,至小数点后 1 位。

(3)头围。儿童取坐位或仰卧位,测量者位于儿童右侧或前方,用左手拇指将软尺零点固定于头部右侧眉弓上缘处,经枕骨粗隆及左侧眉弓上缘回至零点,使软尺紧贴头皮,女童应松开发辫。儿童头围记录以厘米(cm)为单位,至小数点后 1 位。

3.体格检查

(1)一般情况:观察儿童精神状态、面容、表情和步态。

(2)皮肤:有无黄染、苍白、发绀(口唇、指(趾)甲床)、皮疹、出血点、淤斑、血管瘤,颈部、腋下、腹股沟部、臀部等皮肤皱褶处有无潮红或糜烂。

(3)淋巴结:全身浅表淋巴结的大小、个数、质地、活动度、有无压痛。

(4)头颈部:有无方颅、颅骨软化、前囟大小及张力,颅缝,有无特殊面容、颈部活动受限或颈部包块。

(5)眼:外观有无异常,有无结膜充血和分泌物,眼球有无震颤。婴儿是否有注视、追视情况。

(6)耳:外观有无异常,耳道有无异常分泌物。

(7)鼻:外观有无异常,有无异常分泌物。

(8)口腔:有无唇腭裂,口腔黏膜有无异常。扁桃体是否肿大,乳牙数、有无龋齿及龋齿数。

(9)胸部:胸廓外形是否对称,有无漏斗胸、鸡胸、肋骨串珠、肋软骨沟等,心脏听诊有无心律不齐及心脏杂音,肺部呼吸音有无异常。

(10)腹部:有无腹胀、疝、包块、触痛,检查肝、脾的大小。

(11)外生殖器:有无畸形、阴囊水肿、包块,检查睾丸的位置及大小。

(12)脊柱四肢:脊柱有无侧弯或后突,四肢是否对称、有无畸形,有条件者可进行发育性髋关节发育不良筛查。

(13)神经系统:四肢活动对称性、活动度和肌张力。

4.心理行为发育监测

婴幼儿每次进行健康检查时,需按照儿童生长发育监测图的运动发育指标进行发育监测,定期了解儿童心理行为发育情况,及时发现发育偏离儿童。有条件地区可开展儿童心理行为发育筛查。

5.实验室及其他辅助检查

(1)血红蛋白或血常规检查:6~9月龄儿童检查1次,1~6岁儿童每年检查1次。

(2)听力筛查:对有听力损失高危因素的儿童,采用便携式听觉评估仪及筛查型耳声发射仪,在儿童6月龄、12月龄、24月龄和36月龄各进行1次听力筛查。

(3)视力筛查:儿童4岁开始每年采用国际标准视力表或标准对数视力表灯箱进行一次视力筛查。

(4)其他检查:有条件单位可根据儿童具体情况开展尿常规、膳食营养分析等检查项目。

(二)社区护士在儿童生长发育监测中的护理措施

(1)掌握正确的儿童生长发育监测和评价方法,对照我国卫生部对外发布的《中国7岁以下儿童生长发育参照标准》,定期对儿童生长发育进行评价。

(2)正确使用并指导家长利用世界卫生组织颁布的《儿童生长曲线图》监测儿童生长发育趋势,会对生长发育曲线进行描绘和解释,早期发现生长发育偏离或异常情况,帮助家长寻找原因,制订针对性干预措施。

(3)观察儿童在感觉、运动、语言、心理及社会性方面的发展并及时发现异常,指导家长带儿童去专业机构进行神经精神发育的检查和评估。

(4)配合相关部门开展体弱儿童筛查,对早产、低出生体质量、活动性佝偻病、营养性缺铁性贫血、营养不良、运动发育落后及较严重影响小儿健康的慢性病和先天畸形等体弱儿童,发现异常情况及时干预或做好转诊护理。

三、儿童营养保健指导

营养是保证人体生存、维持生命及健康的必需物质基础,营养对于处于生长发育过程中的儿童非常重要,合理的营养有助于儿童的生长发育,而营养障碍会影响儿童的生长发育,危害儿童的健康。因此,儿童营养评估及指导是社区儿童保健工作的一项重要内容。

(一)儿童营养状况的评估

营养评估是对儿童所摄入的营养素与生理需要之间是否平衡的一种估计及评价,通过评估可以发现儿童个体或群体存在的营养问题,以便及时调整饮食,供给儿童合理的营养。评估的方法及内容如下。

1.膳食调查

膳食调查的对象可以是个别儿童或儿童群体,调查方法包括询问法、记账法及称量法,其目的是了解儿童所获得的营养素是否足够,各种营养素的比例是否合适,然后对评估的结果进行分析及总结。

2.体格检查

根据体格生长的指标(如体质量、身长(高)等)的测量,选择合适的正常儿童体格生长标准参照值进行比较,并采用适当的体格生长评价方法,能够反映儿童的营养状态,但儿童体质量增长为非匀速增长,存在个体差异,因此评价某一儿童的生长发育状况时,应定期、连续地监测其体质量,以了解儿童的生长趋势,不可单凭一次检查结果就做出结论。

3.实验室检查

实验室检查包括测定血、尿、体液中的营养素及其代谢水平,测查各种生理功能(如视力、反射等)了解有无营养缺乏。

(二)社区护士在儿童营养保健中的护理措施

社区护士不论是在家庭访视过程中,还是在社区卫生服务中心工作中,都需要进行以下工作。

①对儿童定期进行生长发育评估,以了解儿童的营养状况;②进行母乳喂养评价,辅食添加评价,饮食行为评价,进食环境评价,及时发现儿童群体及个体的营养问题并采取措施;③对家长、托幼机构及学校进行有关儿童营养的教育,使他们能及时满足儿童营养的需要。

(三)儿童营养保健指导

《中国居民膳食指南版》(2016 年)第二部分特定人群营养指南中,提出中国婴幼儿喂养指南和儿童少年膳食指南。

1.0~6 月龄婴儿喂养指南

(1)产后尽早开奶,坚持新生儿第一口食物是母乳:初乳富含营养和免疫活性物质,有助于肠道功能发展,并提供免疫保护,且有利于预防婴儿过敏,并减轻新生儿黄疸、体质量下降和低血糖的发生。母亲分娩后,应尽早开奶,产后 30 min 即可喂奶,让婴儿开始吸吮乳头,获得初乳并进一步刺激泌乳、增加乳汁分泌。此外,让婴儿尽早反复吸吮乳头,是确保成功纯母乳喂养的关键。婴儿出生时,体内具有一定的能量储备,可满足至少 3 d 的代谢需求,开奶过程中不用担心新生儿饥饿,可密切关注婴儿体质量,生后体质量下降只要不超过出生体质量的 7%

就应坚持纯母乳喂养。

（2）坚持6月龄内纯母乳喂养：母乳是婴儿最理想的食物，纯母乳喂养能满足婴儿6月龄内所需要的全部液体、能量和营养素。此外，母乳有利于婴儿肠道健康微生态环境建立和肠道功能成熟，降低感染性疾病和过敏发生的风险。母乳喂养营造母子情感交流的环境，给婴儿最大的安全感，有利于婴儿心理行为和情感发展，母乳喂养的婴儿最聪明。母乳喂养经济、安全又方便，同时有利于避免母体产后体质量滞留，并降低母体患乳腺癌、卵巢癌和2型糖尿病的风险。应坚持纯母乳喂养6个月。

（3）顺应喂养规律，培养良好的生活习惯：母乳喂养应顺应婴儿胃肠道成熟和生长发育过程，从按需喂养模式到规律喂养模式递进。婴儿饥饿是按需喂养的基础，饥饿引起哭闹时应及时喂哺，一般每天可喂奶6～8次或更多，不要强求喂奶次数和时间，特别是3月龄以前的婴儿。婴儿生后2～4周就基本建立了自己的进食规律，家长应明确感知其进食规律的时间信息。随着月龄增加，婴儿胃容量逐渐增加，单次摄乳量也随之增加，哺喂间隔则会相应延长，喂奶次数减少，逐渐形成规律哺喂的良好饮食习惯。如果婴儿哭闹明显不符合平日进食规律，应该首先排除非饥饿原因，如胃肠不适等。非饥饿原因哭闹时，增加哺喂次数只能缓解婴儿的焦躁心理，并不能解决根本问题，应及时就医。

2.7～24月龄婴幼儿喂养指南

（1）继续母乳喂养，满6月龄起添加辅食：母乳仍然可以为满6月龄（出生180 d）后婴幼儿提供部分能量，优质蛋白质、钙等重要营养素，以及各种免疫保护因子等。继续母乳喂养也仍然有助于促进母子间的亲密连接，促进婴幼儿发育。因此，7～24月龄婴幼儿应继续母乳喂养。不能母乳喂养或母乳不足时，需要以配方奶作为母乳的补充。婴儿满6月龄时，胃肠道等消化器官已相对发育完善，可消化母乳以外的多样化食物。同时，婴儿的口腔运动功能，味觉、嗅觉、触觉等感知觉，以及心理、认知和行为能力也已准备好接受新的食物。此时开始添加辅食，不仅能满足婴儿的营养需求，也能满足其心理需求，并促进其感知觉、心理及认知和行为能力的发展。

（2）从富铁泥糊状食物开始，逐步添加达到食物多样：7～12月龄婴儿所需能量1/3～1/2来自辅食，13～24月龄幼儿1/2～2/3的能量来自辅食，而婴幼儿来自辅食的铁更高达99%。因而婴儿最先添加的辅食应该是富铁的高能量食物，如强化铁的婴儿米粉、肉泥等。在此基础上逐渐引入其他不同种类的食物，以提供不同的营养素。辅食添加的原则：每次只添加一种新食物，由少到多、由稀到稠、由细到粗，循序渐进。从一种富铁泥糊状食物开始，如强化铁的婴儿米粉、肉泥等，逐渐增加食物种类，逐渐过渡到半固体或固体食物，如烂面、肉末、碎菜、水果粒等。每引入一种新的食物应适应2～3 d，密切观察是否出现呕吐、腹泻、皮疹等不良反应，适应一种食物后再添加其他新的食物。

3.学龄前儿童膳食指南

（1）规律进餐，自主进食不挑食，培养良好饮食习惯：引导儿童自主、规律就餐，是学龄前儿童获得全面、足量的食物摄入和良好消化吸收的保障。保证每天不少于三次正餐和两次加餐，不随意改变进餐时间、环境和进食量。纠正挑食、偏食等不良饮食习惯，培养儿童摄入多样化食物，养成良好饮食习惯。

（2）每天饮奶，足量饮水，正确选择零食：应鼓励多饮奶，建议每天饮奶300～400 mL，或相当量的奶制品。建议2～5岁儿童每天水的总摄入量（即饮水和膳食中汤水、牛奶等总和）

1 300~1 600 mL。饮水时以白开水为主。零食尽可能与加餐相结合,以不影响正餐为前提,尽量选择奶制品、水果、蛋类及坚果类等食物。

(3)食物应合理烹调,易于消化,少调料、少油炸;建议多采用蒸、煮、炖、煨等方式烹调儿童膳食,从小培养儿童清淡口味,少放调料、少用油炸。

(4)参与食物选择与制作,增进对食物的认知与喜爱:鼓励儿童体验和认识各种食物的天然味道和质地,了解食物特性,增进对食物的喜爱。

4.学龄儿童膳食指南

学龄儿童是指 6 岁到不满 18 岁的未成年人。他们处于学习阶段,生长发育迅速,对能量和营养素的需要相对高于成年人。均衡的营养是儿童智力和体格正常发育乃至一生健康的基础。这一时期是一个人一生饮食行为和生活方式形成的关键时期,因此家庭、学校和社会对学龄儿童从小开展饮食教育,将使他们受益终身。

四、计划免疫与预防接种

计划免疫是指根据某些传染病的发生规律,将有关疫苗,按科学的免疫程序,有计划地给人群接种,使人体获得对这些传染病的免疫力,从而达到预防、控制乃至消灭传染病的目的。

(一)儿童计划免疫与预防接种程序

儿童出生后,来自母体的抗体逐渐消失,对各种传染病的抵抗力降低,需实施预防接种才能产生免疫能力。为了使儿童获得良好的免疫力,需要科学地安排接种对象及时间,计划接种。

1.宣传组织工作

社区护理人员应全面掌握所管社区的儿童免疫情况,为儿童建立预防接种卡片或手册,对接种对象及接种项目要做到及时、准确、不遗漏、不重复,采取预约、通知单、电话、手机短信、网络、口头、广播通知等适宜方式,通知儿童监护人,告知接种疫苗的种类、时间、地点和相关要求。保证每位儿童得到及时、科学的预防接种。我国《疫苗流通和预防接种管理条例》规定疫苗分为两类。第一类疫苗,是指政府免费向公民提供,公民应当依照政府的规定受种的疫苗,包括国家免疫规划确定的疫苗,省、自治区、直辖市人民政府在执行国家免疫规划时增加的疫苗,以及县级以上人民政府或者其卫生主管部门组织的应急接种或者群体性预防接种所使用的疫苗;第二类疫苗,是指由公民自费并且自愿受种的其他疫苗。

(1)选择乙脑减毒活疫苗接种时,采用两剂次接种程序。选择乙脑灭活疫苗接种时,采用四剂次接种程序;乙脑灭活疫苗第 1、2 剂间隔 7~10 d。

(2)选择甲肝减毒活疫苗接种时,采用一剂次接种程序。选择甲肝灭活疫苗接种时,采用两剂次接种程序,两剂次间隔≥6 个月。

2.接种前的工作

接种工作人员在对儿童接种前应查验儿童预防接种证(卡、薄)或电子档案,核对受种者姓名、性别、出生日期及接种记录,确定本次受种对象、接种疫苗的品种。询问受种者的健康状况以及是否有接种禁忌等,告知受种者或者其监护人所接种疫苗的品种、作用、禁忌、不良反应以及注意事项,可采用书面和(或)口头告知的形式,并如实记录告知和询问的情况。

3.接种时的工作

接种工作人员在接种操作时再次查验核对受种者姓名、预防接种证、接种凭证和本次接种的疫苗(包括标签、名称、批号、生产日期、生产厂家及有无变质等异常),核对无误后严格按照《预防接种工作规范》规定的接种月(年)龄、接种部位、接种途径、安全注射等要求予以接种。

4.接种后的工作

告知家长儿童接种疫苗后,务必在留观室观察15~30 min,以免发生急性严重过敏性反应时,能够及时抢救。接种后及时在预防接种证、卡(簿)上记录,有条件的地区录入计算机并进行网络报告。与家长预约下次接种疫苗的种类、时间和地点。

(二)预防接种的禁忌证

每种预防接种都有其严格的接种对象及禁忌证。分为一般禁忌证及特殊禁忌证。一般禁忌证:有急性传染病接触史而未过检疫期者、活动性肺结核、较重的心脏病、风湿病、高血压、肝肾疾病、慢性病急性发作者,有哮喘及过敏史者,或有严重的化脓性皮肤病者等。特殊禁忌证:有过敏史者使用动物血清制品易发生过敏性休克或出现血清病;儿童患免疫缺陷性疾病、腹泻、发热性疾病(体温在37.5 ℃以上)、对牛奶及其他乳制品过敏者,禁止服用脊髓灰质炎活疫苗糖丸;正在接受免疫抑制剂治疗者,不能常规接受接种。

(三)预防接种的反应及护理措施

预防接种对人是一种外来的刺激,活菌苗、活疫苗的接种实际上是一种轻度感染,死菌苗、死疫苗对人体是一种异物刺激。因此,在接种后会有不同程度的全身或局部反应。

1.常见反应

(1)全身反应:接种后5~6 h或24 h出现体温升高(一般腋温<38.5 ℃或口温<39 ℃),如为活疫苗则有一定的潜伏期后才出现体温升高。有些儿童可能出现头晕、全身不适、疲倦、恶心、呕吐、腹痛、腹泻等反应。一般此类反应如较轻微时可以不做处理,注意休息,多饮水,或给予对症处理。如超过3 d以上高热不退或症状较重时,应去医院就诊。

(2)局部反应:接种后数小时至24 h注射局部出现红、肿、热、痛等反应,有时会伴有局部淋巴结增大,局部反应一般持续2~3 d。活疫苗接种后局部反应出现较晚,持续的时间也较长。局部反应时,可以用干净毛巾热敷(卡介苗引起的硬结不能热敷)。

2.异常反应

极少数儿童在接种后可出现严重反应,如发现疑似预防接种异常反应,接种人员应按照相关要求进行报告和处理。同时应及时向所在地的县级卫生行政部门、药品监督管理部门报告,并填写疑似预防接种异常反应报告卡。

(1)过敏性休克:在注射后数分钟至2 h后出现面色苍白、烦躁不安、呼吸困难、脉搏细弱、出冷汗、四肢冰凉、恶心呕吐、大小便失禁,甚至昏迷等过敏性休克的表现,如不及时抢救,会出现生命危险。需让患儿平卧,头部放低,立即皮下注射1∶1 000的肾上腺素0.5~1 mL,保暖,吸氧,并采用其他抗过敏性休克的措施。

(2)晕针:儿童由于恐惧、精神紧张、疲劳、空腹等原因可在注射时或注射后数分钟发生头晕、心慌、面色苍白、出冷汗、手足冰凉、心跳加快等晕针的表现。应立即使患儿平卧,饮少量的热水,并注意鉴别是否为过敏性休克。

(3)过敏性皮疹:一般见于接种后数小时至数天内,遵医嘱应用抗组胺类药物。

第九节 社区儿童常见健康问题及护理

儿童期由于其生长发育的特点,主要的健康问题为感染性疾病、生长发育方面的问题及意外事故等,因此,需要社区护士根据儿童的特点,提供预防保健服务。

一、感染性疾病患儿的护理

(一)呼吸道感染

急性呼吸道感染(如气管炎、支气管炎及肺炎)是儿童常见的呼吸道炎症。小儿肺炎是 5 岁以下儿童病死率最高的疾病,容易并发心力衰竭。据调查我国婴幼儿肺炎的发病率是发达国家的 3～5 倍,病死率为 740.18/10 万,是发达国家的 10～25 倍。易发肺炎的婴幼儿包括早产、低体质量、人工喂养、先天畸形、营养不良、贫血及佝偻病等。引起肺炎的致病微生物包括细菌、病毒、支原体、衣原体、肺囊虫、真菌等。而环境污染、气候骤变、接触感染等因素是肺炎的诱发因素。

由于肺炎的致病因素及诱发因素较为复杂,难以用单一的方法预防及控制其发生,要求社区护士采取综合性的预防方法,包括健康教育、增强体质锻炼指导、早期发现、及时治疗等方法,来预防及控制肺炎的发病率,降低其病死率。

(二)传染性疾病

儿童是传染性疾病的高危人群,常见的儿童传染病包括水痘、麻疹、小儿脊髓灰质炎、流行性乙型脑炎、病毒性肝炎、百日咳、痢疾、猩红热、结核病等。传染病的发生一般都有特定的病原体,具有传染性、流行性、季节性、免疫性等特点。目前我国虽然在控制儿童传染性疾病方面取得了很大的成绩,但儿童传染病的发病率仍相对较高,因此,加强儿童传染病的预防及控制仍然是社区儿童保健的重要内容之一。

二、非感染性疾病及健康问题患儿的护理

(一)肥胖问题

随着社会环境的变化,人们生活水平的提高,儿童学习负担的加重等原因,使儿童肥胖的发生率不断增加。对儿童的肥胖如果不进行有效的治疗及护理,一则影响生长发育,二则 70%～80% 的儿童长大后会有肥胖现象,且成年后易导致与肥胖有关的疾病,如高血压、糖尿病、动脉硬化等。

多数儿童的肥胖与膳食结构不合理、运动量不足及行为偏差有关,社区护士应定期进行儿童肥胖的筛查,加强儿童营养指导,倡导积极的生活方式,使儿童坚持体育锻炼,以预防肥胖的发生。如有体质量超过标准或肥胖倾向时,应尽早告诉家长有关情况,必要时提供饮食及运动等控制体质量的方法。

(二)营养不良问题

目前我国儿童的营养不良主要是营养素缺乏而引起的营养不良,如维生素 D 缺乏引起的佝偻病,铁、叶酸缺乏引起的营养不良性贫血等。导致营养不良的主要原因是膳食结构不合理,偏食、挑食及零食过多。社区护士应教育儿童养成良好的进食习惯,纠正偏食、挑食的问题,及时调整营养结构,预防营养不良的发生。

(三)口腔卫生不良问题

儿童口腔卫生问题也是较为常见的儿童健康问题之一。由于不重视口腔卫生,加上生活水平的提高,儿童糖的摄入增加,容易产生龋齿。我国儿童的乳牙龋齿发病率到 9 岁时高达 87%,而恒牙龋齿率在儿童 6 岁时可达 22%,以后逐年增加,因此,预防龋齿的发生是社区护士儿童保健的一项重要内容。

社区护士应加强口腔卫生的宣传及教育,辅导儿童正确的刷牙方法,使用含氟化物的牙膏,教育儿童养成良好的口腔卫生习惯;加强体育锻炼,全面提高身体素质;注意合理营养,教育儿童不要偏食,保证牙齿发育的营养素(如维生素 C、维生素 D 及无机盐)以满足需要。并对家长进行有关儿童口腔的卫生健康教育,纠正家长"乳牙终归都要换的,所以乳牙龋齿无所谓"的错误观念,使儿童定期接受牙齿检查,及时发现和治疗龋齿,保证儿童牙齿的正常发育。

(四)视力问题

近视、弱视是儿童常见的视力问题。由于儿童学习压力不断增加,读书时间延长,加上电视、计算机、游戏机、手机等的应用,使儿童的视力问题发生率逐年增加。正确用眼卫生包括:①三要,即读书写字姿势要端正,光线要充足,连续看书写字 1 h 左右要休息 10 min;②三不要,即不要躺着看书,不要在走路或乘车时看书,不要在直射阳光或暗弱的光线下看书;③三个一,即眼书距离一尺,胸距桌缘一拳,手指距笔尖一寸。

预防儿童视力问题的发生也是社区护士的一项重要任务,社区护士可以在家庭访视时评估儿童桌椅的高度是否适宜,室内光线情况,儿童在阅读时是否有姿势不良的现象,并根据具体情况进行指导。鼓励和倡导儿童经常参加户外活动,积极参加体育锻炼特别是乒乓球、羽毛球等有益于眼肌锻炼的体育活动,保持正确的读写姿势,减少近距离长时间用眼,减少使用电子视频产品,保证充足睡眠和均衡营养。发挥学校主阵地作用,联合学校落实视力健康教育活动,利用广播、宣传栏、家长会、家长信等多种形式,对学生和家长进行用眼健康知识教育,争取家长对学生视力保护工作的支持和配合。通过广泛宣传,使科学用眼知识进学校、进社区、进家庭,使儿童及家长不断增强健康用眼意识。

三、社会心理问题及心理疾病患儿的护理

(一)儿童常见的社会心理问题

我国正处于社会改革的转型期,社会意识及社会形态发生了很大的转变,单亲子女、独生子女、留守儿童的特殊性,竞争压力增加及长辈的期望值过高等因素使儿童的心理—社会问题增加。常见的心理及行为障碍包括社会行为问题(如攻击、破坏、说谎、嫉妒、过度反抗或任性等),不良习惯(如习惯性吮手指、咬指甲、习惯性痉挛、活动过度、注意分散、反应迟缓等),生理心理发展问题(如遗尿、不自主排便等排泄功能障碍、偏食、厌食、睡眠障碍、抑郁、冷漠、焦虑、口吃等)。

社区护士应认识社会心理问题对儿童健康的损害。加强儿童心理健康教育,并指导家长正确的养育儿童方法,使儿童具有良好的心理状态。

(二)儿童孤独症

儿童孤独症也称儿童自闭症,是一类起病于 3 岁前,以社会交往障碍、沟通障碍和局限性、刻板性、重复性行为为主要特征的心理发育障碍,是广泛性发育障碍中最有代表性的疾病。每 1 万名儿童中有 2~4 例,本症多见于男孩,男女比例为(4~5):1。儿童孤独症的病因尚无定

论,与遗传因素、器质性因素以及环境因素有关。孤独症治疗主要采取综合干预措施,包括行为矫治、训练教育、宠物疗法和药物治疗等。

社区护士应在社区对适龄儿童家长进行孤独症知识的宣教,教会家长及早发现孤独症儿童,从而能早期诊断,以免错过孤独症诊疗和康复的最佳时期;指导家长寻求专业康复机构进行早期治疗,帮助在父母(或者照看人)与孩子之间、专家与孩子之间、专家与家长之间建立积极的联系;建立孤独症社会支持系统,给予患儿家庭全方位的支持和教育,提高家庭参与程度,帮助家庭评估教育干预的适当性和可行性,并指导家庭选择科学的训练方法。

(三)注意缺陷多动障碍(ADHD)

注意缺陷多动障碍是儿童期常见的一种行为障碍,患病率在 $1\%\sim10\%$。表现为在认知参与的活动中,注意力不集中,注意缺乏持久性,活动量多且经常变换内容,行为冲动、唐突、不顾及后果。注意缺陷多动障碍的病因和发病机制尚不确定。目前认为本病是由多种生物因素、心理和社会因素所致的一种综合征。治疗主要是通过心理行为治疗和特殊教育增强儿童的自尊心、自信心和自控能力,辅以药物治疗。

社区护士可指导和帮助家长在家中开展一些能够吸引患儿注意力的活动,制订学习计划和奖励办法,逐渐将其兴趣转移到学习上来。对 ADHD 伴情绪障碍儿童,应注意加强心理护理,包括心理咨询、家庭治疗等方法。告诫家长对 ADHD 儿童要有足够的耐心,持之以恒,从多方面进行干预治疗。

(四)受虐待及忽视

儿童受虐待及忽视是一个新的社会问题。儿童受虐待的方式与家庭的社会经济、文化状况密切相关。一般这些儿童大多数来自于婚姻有问题、贫穷、子女较多、父母压力较大的家庭,或者这些儿童不是父母所期望的性别。

社区护士应掌握本辖区儿童的家庭情况,注意社区或地段内是否有儿童的父母经常对儿童责备、体罚、使儿童挨饿、受冻等现象,对高危家庭进行家庭访视;社区护士应尽力使父母了解儿童的心理及身体特点,尽量使其有正确的教育儿童的理念及方法;必要时与相应的儿童福利及保健机构、法律机构联系,为儿童提供切实的帮助,保证儿童健康地成长。

第七章　骨科疾病的护理

第一节　肩关节脱位患者的护理

肩关节脱位由直接和间接暴力所致,占全身关节脱位的 40% 以上,且多发生于青壮年,男性多于女性。分前脱位、后脱位,以前者较多见。肩关节前脱位以间接暴力引起者最多见,有传导暴力和杠杆暴力两种。因脱位后肱骨头所在的位置不同,又分为肩胛盂下脱位、喙突下脱位和锁骨下脱位。

一、病情评估

(一)病史

(1)评估患者受伤的原因、时间;受伤的姿势;外力的方式、性质;骨折的轻重程度。

(2)评估患者受伤时的身体状况及病情发展情况。

(3)了解伤后急救处理措施。

(二)身体状况评估

(1)评估患者全身情况:评估意识、体温、脉搏、呼吸、血压等情况。观察有无休克和其他损伤。

(2)评估患者局部情况:局部有无肿胀、左肩畸形、肩峰异常突起。

(3)评估牵引、石膏固定或夹板固定是否有效,石膏变形或断裂,夹板或石膏固定的松紧度是否适宜等情况。

(4)评估患者自理能力、患肢活动范围及功能锻炼情况。

(三)心理及社会评估

由于发生突然,给患者造成的痛苦大,而且患病时间长,并发症多,就需要患者及其家属积极配合治疗。因此应评估患者的心理状况,了解患者及其家属对疾病、治疗及预后的认知程度,家庭的经济承受能力,对患者的支持态度及其他的社会支持系统情况。

(四)临床特点

(1)患肩疼痛、肿胀、活动障碍,肩部失去原有圆隆曲线,呈方肩畸形。肩胛盂处有空虚感,有时伴有血管神经损伤。

(2)Dugas 征阳性:将患侧肘部紧贴胸壁时,手掌不能搭到健侧肩部;将手掌搭在健侧肩部时,肘部无法贴近胸壁,称 Dugas 征阳性。

(五)辅助检查

X 线征象按肱骨头分离的程度和方向,分为以下几型。①肩关节半脱位:关节间隙上宽下窄。肱骨头下移,尚有一半的肱骨头对向肩盂。②肩关节前脱位:肩关节前脱位最多见。其中以喙突下脱位尤为常见。正位片可见肱骨头与肩盂和肩胛颈重叠,位于喙突下 0.5~1.0 cm 处。肱骨头呈外旋位,肱骨干轻度外展。肱骨头锁骨下脱位和盂下脱位较少见。③肩关节后脱位:肩关节后脱位少见。值得注意的是,正位片肱骨头与肩盂的对位关系尚好,关节间隙存在,极易漏诊。只有在侧位片或腋位片才能显示肱骨头向后脱出,位于肩盂后方。

二、护理问题

(1)疼痛、肿胀与脱位、牵引有关。

(2)躯体移动障碍与骨折脱位、制动、固定有关。

(3)缺乏外固定与康复锻炼知识。

(4)焦虑与担忧预后有关。

三、护理目标

(1)患者生命体征稳定。

(2)患者疼痛缓解或减轻,舒适感增加。

(3)保证固定效果,患者在允许的限度内保持最大的活动量。

(4)患者了解功能锻炼知识。

(5)患者焦虑程度减轻。

四、护理措施

(一)常规护理

1.心理护理

给予患者生活上的照顾,及时解决患者的困难,给患者精神安慰,减轻紧张心理。

2.活动指导

(1)抬高患肢,以利于静脉回流,减轻肿胀。

(2)指导患者进行正确的功能锻炼。

(3)协助医生及时复位,并向患者讲述复位后固定的重要性,防止习惯性脱位。

(二)病情观察

(1)石膏固定者,观察末梢血液循环情况,肢端出现肿胀、麻木、皮肤青紫、皮温降低及疼痛,说明有血液循环障碍,应报告医生及时处理。

(2)牵引患者应观察是否为有效牵引,有无压迫神经的症状,保持患肢的功能位。

(三)疼痛的护理

(1)疼痛时给止痛剂,局部早期可冷敷,超过 24 h 局部热敷以减轻肌肉痉挛引起的疼痛。

(2)抬高患肢,保持功能位,以利消除肿胀。

(3)指导患者早期进行功能锻炼。

(四)其他护理

准备手术的患者,做好术前准备及术后护理。

五、康复与健康指导

为了促进关节功能的早日恢复,防止关节功能障碍,避免发生再脱位,在关节脱位复位数日后,就要开始适当的关节周围肌肉的收缩活动和其他关节的主动运动。

第二节 髌骨骨折患者的护理

髌骨骨折(racture of the patelia)是指由于直接暴力或间接暴力导致髌骨的完整性受损。好发于 30～50 岁的成年人,其发病率为 1.5%。暴力直接作用于髌骨,如跌倒时跪地,髌骨直接撞击地面,而发生粉碎性骨折。间接暴力是指由于肌肉的强烈牵拉,如跌倒时,为防止倒地,股四头肌猛烈收缩以维持身体稳定,将髌骨撕裂而致。

一、病情评估

(一)病史

(1)评估患者受伤的原因、时间;受伤的姿势;外力的方式、性质;骨折的轻重程度。

(2)评估患者受伤时的身体状况及病情发展情况。

(3)了解伤后急救处理措施。

(二)身体状况评估

(1)评估患者全身情况:评估意识、体温、脉搏、呼吸、血压等情况。观察有无休克和其他损伤。

(2)评估患者局部情况。

(3)评估牵引、石膏固定或夹板固定是否有效,观察有无胶布过敏反应、针眼感染、压疮、石膏变形或断裂,夹板或石膏固定的松紧度是否适宜等情况。

(4)评估患者自理能力、患肢活动范围及功能锻炼情况。

(5)评估开放性骨折或手术伤口有无出血、感染征象。

(三)心理及社会评估

由于损伤发生突然,给患者造成的痛苦大,而且患病时间长,并发症多,就需要患者及其家属积极配合治疗。因此应评估患者的心理状况,了解患者及其家属对疾病、治疗及预后的认知程度,家庭的经济承受能力,对患者的支持态度及其他的社会支持系统情况。

(四)临床特点

局部肿胀、淤斑、疼痛,膝关节活动障碍。有移位时,可触及骨折线的间隙。膝关节积血,可出现浮髌试验阳性。

①髌骨位于膝关节,受伤后易导致局部肿胀,关节内积液、积血,疼痛厉害;②在导致髌骨软骨面损伤的同时,也使相对的股骨髌面发生软骨损伤;由于软骨的再生能力极低,即使修复髌骨以后,仍可出现髌股关节创伤性关节炎;③随着骨折分离移位的程度不同,髌骨腱膜和关节囊也有不同程度的损伤,若修复不好,将严重影响伸膝功能。

(五)辅助检查

常规拍摄正位、侧位及轴位 X 线片。关节造影、CT 扫描或 MRI 检查有助于诊断边缘骨折或游离的骨软骨骨折。因正位片上髌骨与股骨远端部相重叠,很难进行分析,但有助于诊断星状骨折、横断骨折和下极骨折。侧位 X 线片很有帮助,它能够提供髌骨的全貌,以及骨折块移位和关节面出现"台阶"的程度。行轴位 X 线检查有利于除外边缘纵行骨折,因为它常常被漏诊,而且多无移位。

二、护理问题

(1)体液不足与外伤后出血有关。

(2)疼痛与损伤、牵引有关。

(3)周围组织灌注异常与神经血管损伤有关。

(4)感染与损伤有关。

(5)躯体移动障碍与骨折脱位、制动、固定有关。

(6)潜在并发症:脂肪栓塞综合征、骨筋膜室综合征、关节僵硬等。

(7)缺乏康复锻炼知识。

(8)焦虑与担忧骨折预后有关。

三、护理目标

(1)患者生命体征稳定。

(2)患者疼痛缓解或减轻,舒适感增加。

(3)能维持有效的组织灌注。

(4)未发生感染或感染得到控制。

(5)保证骨折固定效果,患者在允许的限度内保持最大的活动量。

(6)预防并发症的发生或及早发现及时处理。

(7)患者了解功能锻炼知识。

(7)患者焦虑程度减轻。

四、护理措施

1.心理护理

给予患者生活上的照顾,及时解决患者的困难,给患者以精神安慰,减轻其焦虑心理。

2.病情观察

注意观察局部的情况。手术后应观察伤口的渗出情况。

3.疾病护理

抬高患肢,保持功能位置,以利静脉回流,减轻肿胀。疼痛时遵医嘱给予止痛剂。手术者按骨科手术前、后护理常规护理。石膏固定者按石膏固定护理常规。石膏固定3～4周开始功能锻炼。

五、康复与健康指导

(1)环境应安静舒适并为生活不能自理的患者提供方便。

(2)心理指导:①讲解疼痛的原因及解决的方法;②说明外固定的意义,抬高患肢的目的;③固定3～4周后开始功能锻炼,介绍功能锻炼的意义,以取得配合,并教其正确的方法。

(3)饮食:做好饮食指导。

第三节　四肢骨折患者的护理

锁骨骨折好发于锁骨中外 1/3 处，儿童多为青枝骨折，成人多为斜形骨折。在诊断治疗时应注意臂丛神经及锁骨下血管。

肱骨髁上骨折是指肱骨远端内、外髁上方的骨折，多见于儿童。伸直型骨折（Colles 骨折）指距桡骨远端关节面 3 cm 内的骨折，并且远端向背侧移位，多见于中、老年有骨质疏松者。股骨颈骨折是指股骨颈与基底部之间的骨折，多发生于中、老年人，与骨质疏松有关。股骨干骨折是指股骨小转子以下，股骨髁以上部位的骨折，多见于青壮年。胫腓骨干骨折是指胫骨平台以下到髁上的部分发生的骨折，以青壮年、儿童多见。

一、护理评估

1. 健康史

了解患者的年龄、外伤经过，既往有无骨骼疾病史，如肿瘤、炎症等。明确外力作用的时间、方式、性质和程度，其次了解患者受伤时的体位和环境，伤后立即发生的功能障碍及其发展情况，急救处理的经过等。

2. 身体状况

了解骨折的类型、局部体征和患肢功能状况、固定情况、过敏及循环状况，生命体征是否平稳，有无合并其他部位损伤或并发症，是否伴有休克、发热等全身症状，开放性骨折失血量的估计、是否伴有感染等。了解麻醉、手术的方式、术中补液、补血情况，术后的愈合及功能情况。了解辅助检查结果。

3. 心理－社会状况

了解患者及其家属对骨折的心理反应、认知情况和对骨折复位后康复知识的了解及支持程度。

二、护理诊断及医护合作性问题

（1）疼痛与肌、骨骼的损伤有关。

（2）焦虑/恐惧与疼痛、长期卧床及担忧预后有关。

（3）感染与皮肤受损、开放性骨折及内固定有关。

（4）皮肤完整性受损与骨折后躯体活动受限有关。

（5）潜在并发症：脂肪栓塞、骨筋膜室综合征、坠积性肺炎、骨化性肌炎、创伤性关节炎、缺血性骨坏死、缺血性肌挛缩。

（6）患者缺乏骨折的病因、治疗、护理、手术、康复训练及预防并发症等相关知识。

三、护理目标

（1）患者疼痛缓解。

（2）焦虑/恐惧程度减轻或消失。

（3）感染得到控制或无感染发生。

（4）皮肤完好，无压疮发生。

（5）并发症得到预防或早期发现及时处理。

（6）获得骨折诊治、预后、护理及术后功能锻炼的必要知识。

四、护理措施

1. 一般护理

（1）给予高蛋白、高热量、高钙、高铁、高维生素饮食，以供给足够营养。对制动患者适当增加膳食纤维的摄入，多饮水，防止便秘及肾结石的发生。避免进食牛奶、糖等易产气的食物。

（2）建立规律的生活习惯，定时进餐，并根据患者的口味适当调整饮食，尽可能在患者喜欢的基础上调整营养结构，保证营养的供给。

（3）给予患者生活上的照顾，满足患者基本的生活需要，协助其生活起居、饮食、卫生等。保持室内环境卫生、清洁，以增加患者舒适感。

2. 病情观察

较重的患者要进行生命体征、神志的观察，做好观察记录，及时执行医嘱，给予补液、输血、补充血容量等。必要时监测中心静脉压及记录 24 h 液体出入量；危重患者应及早送入 ICU 监护。对于意识、呼吸障碍者，必要时施行气管切开，给予吸氧或人工呼吸。伴发休克时，按休克患者护理。

3. 疼痛护理

除创伤、骨折、手术切口引起的疼痛外，骨折固定不确切、神经血管损伤、伤口感染、组织受压缺血都会引起疼痛。应针对引起疼痛的不同原因对症处理。①受伤 24 h 内局部冷敷，使血管收缩，减少血液和淋巴液渗出，减轻水肿及疼痛；②24 h 后局部热敷可减轻肌的痉挛及关节、骨骼的疼痛；③受伤肢体应固定，并将患肢抬高，以减轻肿胀引起的疼痛；④对疼痛原因明确时，可根据医嘱使用止痛药；⑤执行护理操作时动作要轻柔、准确，避免粗暴剧烈，如移动患者时，应先取得患者配合，在移动过程中，对损伤部位重点扶托保护，缓慢移至舒适体位，争取一次性完成，以免引起和加重患者疼痛。

4. 维持循环功能，减轻肢体水肿

局部创伤或挤压伤、静脉回流不畅、骨折内出血、固定过紧、血管损伤修复较迟或用止血带时间过长，都可导致组织灌流不足、肢体肿胀。其处理措施如下。

（1）根据患者具体情况选择合适的体位，适当抬高患肢，促进静脉回流。股骨颈骨折者，应保持肢体于外展中立位，防因髋关节内收、外旋造成髋关节脱位。股骨干骨折者保持患肢外展、抬高位；长期固定及关节内骨折，应保持患肢于功能位。

（2）有出血者及时采取相应措施进行止血，对四肢骨折患者要严密观察肢端有无剧烈疼痛、麻木、皮温降低、苍白或青紫等现象。有无肢端甲床血液充盈时间延长、脉搏减弱或消失等动脉血供受阻征象，如有异常应及时通知医生积极对症处理。严禁局部按摩、热敷、理疗，以免加重组织缺血与损伤。

5. 预防感染

现场急救应注意保护伤口，避免二次污染及细菌进入深层组织，开放性骨折应争取时间，早期实施清创术，给予有效的引流，遵医嘱正确使用抗生素，加强全身营养支持。注意观察伤口情况，有无红、肿、热、痛及波动感，一旦发生感染，应及时报告并协助医师进行伤口处理。

6. 牵引患者的护理

（1）维持有效牵引：①每天检查牵引装置及效果、包扎的松紧度、有无滑脱或松动；②应保持牵引锤悬空、滑车灵活;③嘱咐患者及其家属不要擅自改变体位,不能随便增减牵引重量;④颅骨牵引者应每日将颅骨牵引弓的靠拢压紧螺母拧紧 0.5～1 圈,防止颅骨牵引弓松脱;⑤肢体牵引时,应每日测量两侧肢体的长度,避免发生过度牵引。

(2)维持有效血液循环。观察患肢肢端有无肿胀、麻木、皮温降低、色泽改变及运动障碍,如发现异常及时通知医生并做出相应的处理。

7. 石膏固定患者的护理

(1)对刚刚完成石膏固定的患者应进行床头交接班。

(2)石膏绷带包扎后,应待其自然硬化。在石膏未干前,尽量少搬动患者,不要用手指按压,以免石膏向内凸起,压迫局部组织。必须搬动时,应用手掌平托。为使石膏尽快干燥,以免变形,夏天可用电扇吹;冬天用灯烤,灯烤的距离和温度应适宜,以免烫伤。

(3)抬高患肢。使患处高于心脏水平 20 cm,以利淋巴和静脉回流,减轻肢体肿胀。

(4)保持石膏整洁。勿被尿、便、饮料及食物等污染。如有污染可用毛巾蘸肥皂及清水擦洗干净,擦洗时水不可过多,以免石膏软化变形,严重污染时应及时更换。

(5)观察石膏创面。观察创面有无出血,是否渗到石膏表面,必要时开窗或拆除检查。拆除石膏绷带后,用温水清洗患肢,并用凡士林涂擦皮肤。

8. 并发症护理

(1)脂肪栓塞:①安排患者采取高坐位卧姿;②给予高浓度氧以去除局部的缺氧和脂肪颗粒的表面张力,使用呼吸机以减轻和抑制肺水肿的发生;③监测生命体征和动脉血气分析;④保持呼吸道通畅。维持体液平衡。遵医嘱使用肾上腺皮质激素、抗凝血剂等药物对症治疗。

(2)血管、神经损伤及骨筋膜室综合征。对于石膏、夹板等外固定过紧引起患肢肿胀伴有血液循环障碍者,应及时松解,并观察有无血管、神经的损伤;严重肿胀者,要警惕骨筋膜室综合征的发生,及时通知医生做相应的处理。

(3)坠积性肺炎和压疮。对长期卧床的患者定时给予翻身拍背,按摩骨隆突处,必要时给予气圈或气垫床,并鼓励患者咳嗽、咳痰。

9. 指导功能锻炼

①向患者宣传锻炼的意义和方法,解释骨折固定后引起肌萎缩的原因,使患者充分认识功能锻炼的重要性,消除思想顾虑,主动运动锻炼;②认真制订锻炼计划,并在治疗过程中,根据患者的全身状况、骨折愈合的进度、功能锻炼后的反应等各项指标不断修订锻炼计划;③一切功能活动均须在医护人员指导下进行。活动范围由小到大,次数由少渐多,时间由短至长,强度由弱至强。

10. 心理护理

鼓励患者表达其所担心的问题,稳定患者情绪,多与患者沟通,耐心解释病情和治疗方式,倾听患者的主诉,关心安慰患者,使患者对治疗增强信心和勇气,以最佳心理状态接受治疗、配合治疗。

鼓励患者的家庭成员参与患者的护理并提供精神支持。

五、健康教育

(1)讲解有关骨折的知识,尤其是骨折的原因。教育患者在工作、运动中应注意安全,加强锻炼。保持健康良好的心态,以利于骨折的愈合。

（2）调整膳食结构，对患者进行饮食指导，保证营养素的供给。

（3）嘱咐患者出院后有关注意事项，遵医嘱定期复诊，评估功能恢复状况。

第八章 耳鼻喉科护理技术及常见疾病护理

第一节 外耳道滴药

外耳道滴药法(dropping method of external auditory meatus)是将药液滴入外耳道,进行局部治疗或诊断检查的常用给药方法,也是耳鼻咽喉头颈外科最为常见的技术操作之一。

一、适应证

(1)治疗外耳道炎及中耳炎。

(2)软化取出耵聍。

(3)取出外耳道异物。

(4)外耳道癌及中耳癌患者放疗期间为防止局部萎缩、干燥也可行滴耳药。

二、禁忌证

(1)外伤性鼓膜穿孔急性期。

(2)耳外伤患者尤其是怀疑颅底骨折的患者。

(3)耳部出血原因未明者,耳源性并发症如颅内感染者等。

三、操作规范

1.评估患者

(1)评估操作环境:安静、整洁、舒适、光线适宜。

(2)评估患者的基本情况:年龄、文化、自理能力及合作程度。

(3)评估患者的临床表现、外耳及耳道局部状况、有无药物过敏史;用电耳镜检查外耳道,如耳道有无耵聍、分泌物等。

2.操作前准备

(1)护士准备:着装整洁,洗手,戴口罩。

(2)核对医嘱、查对药液。

(3)用物准备:电子耳镜、长棉签、无菌小棉球或棉块、滴耳药液、生理盐水。

3.操作过程

(1)备齐用物,携至患者床旁,核对并解释用药目的、操作过程及注意事项,取得患者配合。

(2)协助患者取坐位或卧位,头偏向健侧,患耳朝上。

(3)用棉签轻拭耳道内分泌物,必要时用生理盐水反复清洗至清洁为止,使耳道保持通畅。

(4)轻轻牵拉耳郭,充分暴露外耳道。

(5)滴入药液2～3滴,轻压耳屏,使药液充分与耳道黏膜接触并流入外耳道深部到鼓膜。

(6)将小棉球或棉块塞入外耳道口,以免药液流出。

(7)让患者保持原体位3～5 min,避免药液流出,使药物充分吸收。

(8)协助患者恢复体位,整理床单位,清理用物,洗手,记录。

4.操作后

(1)观察患者滴药后的情况,如出现耳鸣、听力下降应及时停药,必要时做进一步检查。

(2)健康指导:①嘱患者不挖耳,如果耵聍过多,应及时来院清理;②告知患者药物名称、作用及不良反应;③告知患者滴药后如出现头痛、头晕等不适,应及时告知医护人员;④嘱患者预防感冒,遵医嘱用药和随访;⑤必要时要教会患者外耳道滴药方法。

四、注意事项

(1)认真核对药液,检查药液有无沉淀变质,是否在有效期内。

(2)药液温度应与正常体温相近,不可过凉或过热,以免刺激内耳引起眩晕、耳鸣等不适;温度较低时,可将药瓶置于掌心握一会儿,亦可放入40 ℃左右温水中加热。

(3)滴药时,应充分暴露外耳,小儿应将耳郭向后下牵拉,成人则向后上牵拉。

(4)鼓膜外伤性穿孔患者禁止滴药。

(5)注意观察患者有无头痛、头晕等不适主诉。

五、并发症的预防与处理

耳出血:滴药过程中突发耳出血、流血。

(1)预防:滴入药液注意适当的速度并注意观察不适症状,调整合适的牵拉动作,动作轻柔。

(2)处理:立即停止滴药,嘱患者卧床休息,通知医生做相应处理。

第二节 外耳道冲洗法

外耳道冲洗法(external auditory canal irrigation)是耳科常用治疗方法之一,主要用于冲出外耳道不易取出的碎软耵聍、已经软化的耵聍栓以及某些外耳道异物。

一、适应证

(1)不易取出的碎软耵聍或软化的耵聍栓塞。

(2)某些外耳道异物。

二、禁忌证

(1)急性中耳炎、鼓膜穿孔、外耳道流脓、外耳道湿疹及外耳道炎患者。

(2)耳外伤患者尤其怀疑颅底骨折患者。

(3)耳部出血原因未明者,耳源性并发症如颅内感染患者等。

三、操作规范

1.评估患者

(1)评估操作环境:安静、整洁、舒适、光线适宜。

（2）评估患者的基本情况：年龄、文化、自理能力及合作程度。

（3）评估患者的临床表现、外耳及耳道局部状况、有无药物过敏史；用电耳镜检查外耳道，如耳道有无碎软耵聍、分泌物等。

2.操作前准备

（1）护士准备：着装整洁，洗手，戴口罩。

（2）用物准备：电子耳镜、治疗巾、弯盘、外耳道冲洗器/注射器、温生理盐水 250 mL、无菌棉签 1 包、无菌纱布 1 包、PE 手套 1 副等。

3.操作过程

（1）备齐用物，携至患者床旁，核对患者，做好沟通解释工作，说明目的、意义、方法及注意事项，取得患者配合。

（2）用电耳镜检查外耳道，了解外耳道皮肤、耵聍栓塞、异物形状及鼓膜的情况。

（3）协助患者取坐位（患儿可让家长侧抱于怀中，固定头部），头偏向健侧，颈肩部铺清洁治疗巾；将弯盘紧贴于患者患侧耳垂下方皮肤，以便冲洗时水可流入弯盘。

（4）操作者用一只手向后上轻拉患耳，使外耳道成一直线，用另一只手拿注射器抽吸温生理盐水，沿外耳道后壁，轻轻推入，反复冲洗，直至将耵聍或异物冲净为止。

（5）用棉签轻拭耳道，将棉球放入外耳道，并为患者清洁面部。

（6）用电子耳镜再次检查外耳道冲洗效果，协助患者恢复体位。

4.操作后

（1）整理床单位，清理用物，洗手，记录。

（2）健康指导：①嘱患者不挖耳，如果耵聍过多，应及时来院清理；②告知患者耳道冲洗后如出现头晕、恶心等不适，应及时通知医护人员；③嘱患者预防感冒，遵医嘱用药和随访。

四、注意事项

（1）冲洗液温度应与正常体温相近，不可过凉或过热，以免刺激内耳引起眩晕、耳鸣等不适。

（2）动作轻柔，冲洗时切勿直射鼓膜，避免造成鼓膜损伤。

（3）观察患者有无不良反应，注意有无眩晕、恶心、呕吐等内耳刺激症状。

五、并发症的预防与处理

1.外耳道皮肤损伤

患者由于外耳道耵聍过多、过硬与皮肤粘连太紧或伴炎症，且需要急于取出时，容易造成外耳道皮肤破损出血。

（1）预防：充分软化耵聍、冲洗压力适宜、动作轻柔可以有效预防。

（2）处理：一旦出现外耳道皮肤破损，立即停止冲洗，先进行止血处理，或遵医嘱局部使用滴耳液治疗。

2.眩晕

（1）预防：冲洗液适当加温，温度应与正常体温相近，不可过凉或过热。

（2）处理：一旦出现眩晕，立即停止冲洗并检查外耳道，取舒适体位，或遵医嘱处理。

第三节　耳前瘘管脓肿切开术术后换药

耳前瘘管脓肿切开术术后换药的目的是耳前瘘管感染局部的治疗,可以清洁创面,清除脓液、渗液及异物等,控制炎症继续发展,促使炎症尽早消退。

一、适应证

(1)耳前瘘管急性感染后形成脓肿切开引流的患者。

(2)耳前瘘管反复发生感染形成脓肿切开引流术后的患者。

二、禁忌证

各种病情危重、生命体征不平稳的患者如休克,防止因换药影响患者的抢救或因换药疼痛加重病情变化。此类换药方法不适用于单纯行耳前瘘管切除术术后患者。

三、操作规范

1.评估患者

(1)评估患者有无上述禁忌证。

(2)评估环境安全、安静、清洁、光线适宜操作。

(3)评估患者的病情、年龄、全身情况、手术切口渗出情况、敷料污染情况,有引流片或引流条患者评估患者引流情况及配合情况。

2.操作前准备

(1)护士准备:着装整洁,洗手,戴口罩。

(2)用物准备:手消液、清洁手套 1 副、无菌手套 1 副、0.5%碘伏 1 瓶、无菌棉签 1 包、20 mL 注射器 1 个、10 mL 注射器 1 个、3%过氧化氢溶液 1 瓶、灭菌换药包 1 个(外科剪刀 1 把,弯盘 1 个,治疗碗 3 个)、0.9%氯化钠溶液 1 瓶、无菌纱布 1 包、银离子敷料 1 包、无菌引流片、胶布 1 卷。

3.操作过程

(1)查对医嘱、核对患者。

(2)解释操作目的、注意事项,取得患者配合。

(3)体位:患者一般取坐位,特殊情况如患者年龄较大或体质较弱者健侧卧位。

(4)戴清洁手套,去除敷料,若伤口与敷料粘连,用 0.9%氯化钠溶液浸湿后揭除敷料,脱手套,洗手。

(5)打开灭菌换药包,根据脓腔大小、分泌物情况,3 个治疗碗分别倒入 0.9%氯化钠溶液、0.3%过氧化氢溶液和 0.5%碘伏。

(6)洗手,戴无菌手套。

(7)0.5%碘伏消毒伤口及其周围皮肤,有引流条或引流片的取出,用无菌棉签或双手从瘘管远端挤压脓肿,排出脓性分泌物。

(8)用 20 mL 注射器抽取 3%过氧化氢溶液冲洗脓腔,彻底排出脓性分泌物。用 0.9%氯化钠溶液冲洗脓腔,或遵医嘱配制药液冲洗脓腔。若切口较小、脓腔较深、脓液引流不畅可放无菌引流片。

（9）灭菌剪刀修去坏死组织后用银离子敷料,根据脓腔大小及形状用无菌剪裁剪至适合规格覆盖于伤口床上,使银离子敷料紧贴伤口床。外层用无菌纱布遮盖,胶布固定。

4.操作后

（1）整理用物、脱手套、洗手、记录。用物按消毒隔离原则处理。

（2）健康教育:①保持伤口的清洁、干燥,避免污水进入伤口;②健侧卧位,防止伤口受压;③注意休息,预防感冒,加强锻炼,增强机体抵抗能力。

四、注意事项

（1）环境清洁、安静,对所需用物按先后顺序备好,防止浪费和污染。

（2）严格执行无菌技术操作原则,凡接触伤口的物品,均须无菌。防止污染及交叉感染,各种无菌敷料从容器内取出后,不得放回,污染的敷料须放入医疗垃圾袋内。

（3）正确评估伤口情况,发现伤口异常,及时报告医师处理。

（4）每 3 d 换药一次,有引流条或引流片每日换药 1 次。术区无渗出物后停止脓腔冲洗,待局部红肿消退、脓腔缩小后,可停止使用银离子敷料,仅做碘伏局部消毒并更换敷料,待其自然愈合。如再出现脓腔积液,同法再冲洗换药,直至痊愈。若无银离子敷料,则用碘伏消毒局部后无菌敷料覆盖,每日换药 1 次。

（5）纱布需盖住伤口周围,不能随意移动敷料,因移动会将皮肤的污染物带入伤口内。

五、并发症的预防与处理

1.交叉感染

（1）预防:强化无菌观念。换药者应严格遵守各项规章制度和无菌技术操作原则,医护人员着装要整洁,在操作前后注意洗手,以减少患者交叉感染的机会。

（2）处理:①每日换药 1 次;②脓性分泌物做细菌培养,报告医生合理使用抗生素。

2.伤口延期愈合

（1）预防:①彻底冲洗脓腔、瘘道,脓液彻底排尽;②变态反应:规范用药,避免使用对伤口刺激性大的药物或用药时间长,避免引起组织过敏。

（2）处理:①脓肿引流不畅所致伤口长期不愈的患者,其引流口应处于最低位,切口要足够大,切忌瓶颈式引流,必要时行对口引流,有分隔的深部脓肿应彻底分离脓腔间隔,选择恰当的引流物;②用药不合理所致的变态反应导致伤口愈合不良,处理方法是停止用药,用生理盐水清洗、湿敷,重者可用高渗盐水加氢化可的松湿敷。

第四节　耳郭假性囊肿石膏外固定法

耳郭假性囊肿(pseudocyst of auricle)亦称耳郭非化脓性软骨膜炎、耳郭浆液性软骨膜炎,是以耳郭外侧面的囊肿样隆起、内含浆液性渗出物为主要特点的疾病,病因不明。治疗方法以病灶局部穿刺抽液后再进行耳郭石膏固定为主。石膏固定的作用是治疗耳郭假性囊肿病变,促进囊腔闭合,防止囊肿的复发。

一、适应证

耳郭假性囊肿。

二、禁忌证

(1)耳郭皮肤破损。

(2)耳骨膜炎等耳郭感染。

三、操作规范

1.评估患者

(1)评估患者有无上述禁忌证。

(2)评估患者的配合情况。

2.操作前准备

(1)护士准备:着装整齐,洗手,戴口罩。

(2)用物准备:安尔碘棉签、5 mL 注射器、干棉球、医用橡皮胶、石膏粉及盛器、压舌板(或耳郭石膏成型器)、清水、干净纱布。

3.操作过程

(1)核对患者,解释操作目的、注意事项,取得患者配合。

(2)体位:患者一般取坐位,固定石膏时头侧向健侧或取健侧卧位,保证患耳朝上。

(3)安尔碘棉签消毒穿刺点,穿刺一般选在囊肿的下部,5 mL 注射器针头与皮肤成 30°角向上穿刺,便于抽尽囊腔内液体。

(4)待穿刺点压迫止血后,贴医用橡皮胶并用干棉球堵塞耳道口,防止石膏液流入耳道引起严重后果。

(5)将石膏和一定比例水进行混合,将调好的石膏液涂抹于患耳耳郭,将整个耳郭包裹,在穿刺处加厚保证压迫效果(或使用耳郭石膏成型器套于耳郭上,将石膏液灌注淹没耳郭,待石膏半干后取下成型器)。

(6)石膏半干后嘱患者坐起,并用干净纱布擦去面部周围多余石膏。

4.操作后

(1)整理用物,洗手。

(2)健康指导:①石膏固定期间避免受潮、受压,更不可自行拆除;②告知患者两周后来院拆石膏,期间如发生剧烈耳痛、头痛应立即就诊。

四、注意事项

(1)操作前仔细检查耳郭皮肤有无炎症,有无破损及活动性出血。

(2)上石膏前切记干棉球堵塞耳道口,防止石膏液流入耳道引起严重后果。

(3)上石膏时注意将头发分开并固定;石膏湿度要适中,上石膏时动作要迅速,以免石膏凝固结块。

五、并发症的预防与处理

晕血、晕针。

(1)预防:①操作前对患者进行细致耐心的解释工作,消除患者的思想顾虑和恐惧心理,尽可能避免让患者直视穿刺针;②避免患者在紧张、饥饿、疲劳时进行治疗,以防晕针的发生;③在治疗过程中与患者交流或安抚患者,分散其注意力,消除患者的紧张、恐惧心理;④护士应做到技术娴熟,减少患者的疼痛。

(2)处理:如发生晕血或晕针,立即停止治疗,嘱其深呼吸、给予吸氧,保持室内空气流通,如是坐位立即改为平卧位,同时给予高危防跌倒措施并立即告知医生,遵医嘱对症处理。

第五节 鼓膜穿刺抽液法

鼓膜穿刺抽液法(auripuncture)是利用穿刺针抽出中耳积液,减轻耳闷感,提高听力。鼓膜穿刺术既可作为分泌性中耳炎的诊断方法之一,又可取得治疗效果。

一、适应证

分泌性中耳炎,中耳积液。

二、禁忌证

(1)颈静脉球体瘤(鼓室型)。

(2)严重心脏病或者血液系统疾病患者。

(3)上呼吸道感染。

三、操作规范

1. 评估患者

(1)评估患者有无上述禁忌证。

(2)评估患者的配合情况。

2. 操作前准备

(1)护士准备:着装整洁,洗手、戴口罩。

(2)环境准备:安静、清洁、舒适。

(3)用物准备:消毒干棉片、卷棉子、消毒干棉球、2 mL 或 5 mL 注射器、鼓膜穿刺针、2%丁卡因、0.5%碘伏、0.1%新洁尔灭液、温水、额镜、光源、窥耳器。

3. 操作过程

(1)核对患者,解释操作目的、注意事项,取得患者配合。

(2)体位:取侧坐位,头偏向健侧。

(3)操作者戴额镜,对光。

(4)清除外耳道内的耵聍。

(5)用 0.5%碘伏棉球消毒耳郭及耳周皮肤,卷棉子蘸取温水加热的 0.1%新洁尔灭滴入耳内消毒外耳道及鼓膜。

(6)用温水加热的 2%丁卡因棉片贴在鼓膜表面,10~15 min 后取出。

(7)取坐位,患耳正对操作者,取消毒窥耳器并置入耳道,连接空针和鼓膜穿刺针,调整额镜聚光,以针尖斜面较短的 7 号针头,从鼓膜前下方(或后下方或正下方)刺入鼓室;固定针头,用 2 mL 或者 5 mL 注射器抽吸液体,吸尽为止。

(8)穿刺抽液完毕后,缓慢拔出针头,退出外耳道,用消毒棉球塞于外耳道口。

4.操作后

(1)整理用物、洗手,记录抽出液体的色、质、量。

(2)健康指导:穿刺后保持外耳道清洁,一周内严禁耳内进水,以防感染。

四、注意事项

(1)记录抽出液体的总量,并注意观察其性状,必要时送实验室检查。

(2)术中必须严格遵循无菌操作原则。

(3)穿刺前一定要固定好患者头部,防止进针时躲闪,针进入鼓室后一定要固定好针头,防止抽吸过程中将针头拉出。

(4)穿刺点不能超过后上象限和后下象限的交界处,针头的方向应与鼓膜垂直,不得向后上方倾斜,以免损伤中耳结构,导致耳聋及眩晕,或损及迷路结构,出现迷路刺激症状。

(5)抽液动作必须缓而且轻。如遇抽液困难者,可轻轻转动针管,同时缓慢抽取。用力过大,会造成针眼撕裂,形成难愈合穿孔。抽液动作过猛过快,会造成中耳腔内形成一个短时间的、较大的负压,引起内耳淋巴液运动紊乱,患者发生眩晕、视物旋转、站立不稳等症状。

五、并发症的预防与处理

眩晕是患者过于紧张、抽液动作过快过猛、穿刺时误伤中耳及迷路结构均可导致患者抽液后出现眩晕症状。

(1)预防:①操作前耐心解释治疗的目的、意义、操作方法以及配合的注意事项,消除患者的疑虑及紧张、恐惧心理,使其积极配合治疗,减少不良反应;②抽液动作必须缓而且轻;③穿刺前固定好患者头部,防止进针时躲闪,穿刺点不能超过后上象限和后下象限交界处。

(2)处理:嘱患者卧床休息,症状严重者通知医生急诊处理。

第六节　滴鼻法/鼻腔喷雾法

滴鼻法(nasal drip)/鼻腔喷雾法(nasal spray)是将药液从前鼻孔滴入或喷入鼻腔的局部给药方法。

一、适应证

(1)润滑鼻腔、治疗各种鼻病。

(2)检查前鼻腔用药,如鼻内镜检查、鼻腔取材活体组织检查、经鼻纤维镜检查等。

二、禁忌证

(1)进颅内手术、脑脊液鼻漏、鼻中隔术后 3 d 内。

(2)急性炎症、鼻出血禁止滴鼻,以免炎症扩散。

三、操作规范

1. 评估患者

(1)评估患者情况,有无鼻塞、流涕、鼻出血、颅内手术、脑脊液鼻漏。

(2)评估患者的配合情况。

2. 操作前准备

(1)护士准备:着装整洁、仪表大方,戴口罩、帽子,洗手。

(2)用物准备:滴鼻药、清洁棉球或纸巾少许。

3. 操作过程

(1)备齐用物至床前,核对患者及药物,向患者及其家属解释滴鼻药的目的及注意事项,取得患者配合。

(2)嘱患者轻轻擤出鼻涕(鼻腔内有填塞物不擤)。

(3)滴鼻时,协助患者取仰卧位,肩下垫枕或头悬于床缘,颈伸直,头尽量向后仰,使头部与身体成直角,头低肩高。喷鼻时,协助患者取坐位或头向后仰。

(4)每侧鼻腔滴 2～3 滴药液,轻轻按压鼻翼,使药液均匀分布在鼻腔黏膜,用棉签或纸巾擦去外流的药液,5 min 后坐起。

(5)鼻腔喷药时勿对准鼻中隔,采用左手喷右鼻,右手喷左鼻,趁吸气时将药液喷出。

(6)对于鼻侧切开的患者为防止鼻腔或术腔干燥,滴鼻后嘱患者向患侧卧,使药液进入鼻腔。

4. 操作后

(1)整理用物、洗手。

(2)健康指导:①每次滴药或喷药前,将药液摇匀;②滴鼻或喷鼻时瓶口勿触及鼻孔,以免污染药液;③操作时体位要正确,滴药时勿吞咽,以免药液入咽部导致不适;④剂量及次数遵医嘱,勿随意用药或停药。

四、注意事项

(1)滴药时,滴管口或瓶口勿触及鼻腔,以免污染药液。

(2)体位要正确,滴药时勿吞咽,以免药物进入咽部引起不适。

(3)需要滴入几种药物时,应先滴入减轻鼻腔黏膜出血的药物。

(4)对于高血压及老龄患者,取肩下垫枕位。

(5)注意观察滴鼻后的不良反应及效果。

五、并发症的预防与处理

1. 误咽

如果滴法不当,药水往往会流入咽部刺激咽喉而产生恶心等不适。

(1)预防:①掌握正确滴鼻体位(如上介绍),既不会使药液流入咽喉,又能达到治疗作用;②滴右侧鼻腔时头向右肩倒,反之,滴左侧鼻腔时头向左肩倒;③药水滴入鼻腔后应静卧 5 min,使药液停留在鼻腔与鼻腔黏膜接触一段时间,然后坐起,使多余药液自前鼻孔流出;④每次滴药量 2～3 滴为宜。

(2)处理：轻轻擤出或向后鼻孔抽吸，以便排出鼻咽部多余药液。

2.药物性鼻炎

长期使用麻黄素、滴鼻净类药物，可致滴鼻剂的效果差，使所需药量加大，鼻塞更加严重。

(1)预防：①注意鼻腔局部的用药原则以及用药时间；②勿长期使用滴鼻液。

(2)处理：治疗药物性鼻炎，首先应停用血管收缩剂类滴鼻药 2 周以上，积极治疗原发病，并用其他药物替换原药。在滴鼻的同时，内服抗组胺药物，如氯雷他定等，有助于改善症状。

第七节　鼻腔冲洗法

鼻腔冲洗(nasal irrigation)是通过一定压力的水流将鼻腔、鼻窦分泌物清洗出来的治疗方法。临床上使用鼻腔冲洗器，可有效地将冲洗液注入鼻腔和鼻窦腔，彻底清洗鼻黏膜和鼻纤毛上的各类变应原、真菌和炎性介质，防止术腔粘连和窦口封闭，提高黏膜纤毛功能，降低黏膜水肿，减少炎性因子，促进术腔康复和愈合。

一、适应证

(1)鼻窦炎、鼻息肉、鼻腔囊肿等单纯鼻内镜手术后。

(2)萎缩性鼻炎、干酪样鼻炎、鼻腔真菌感染。

(3)鼻和鼻咽肿瘤放疗后。

(4)慢性鼻窦炎缓解期。

(5)经鼻腺样体切除术后。

(6)日常鼻腔清洁护理。

二、禁忌证

(1)吞咽功能障碍者。

(2)进颅手术、鼻中隔术后。

(3)急性炎症、鼻出血、脑脊液鼻漏。

三、操作规范

1.评估患者

(1)评估患者有无上述禁忌证。

(2)评估患者的配合情况。

(3)评估患者鼻腔是否有填塞物。

2.操作前准备

(1)护士准备：着装整洁，戴口罩、洗手。

(2)用物准备：温度适宜的生理盐水 1 000 mL(或遵医嘱)、灌洗桶 1 个、橡皮管 1 根、橄榄形接头 1 个(或鼻腔冲洗器)、温度计、量杯、纱布、手电筒、治疗盘、输液架、脸盆或水斗、纱布或纸巾少许。

3.操作过程

(1)核对患者信息,向患者解释操作目的、注意事项,取得患者配合,检查患者鼻腔有无异物及填塞物。

(2)体位:患者一般取坐位,头向前倾。脸盆放于下方位置。

(3)将装有温生理盐水的灌洗桶挂在距离患者头部50 cm高处,关闭输液夹。

(4)将橄榄头与橡皮管连接,嘱患者一手将橄榄头固定一侧前鼻孔,橄榄头前端背向鼻中隔,张口呼吸、头偏向冲洗一侧。打开输液夹、使生理盐水缓慢从一侧鼻腔由前鼻孔流至后鼻孔,再经另一侧鼻腔和口腔流出。

(5)一侧鼻腔冲洗后,再用同法冲洗对侧鼻腔。冲洗过程中注意观察流出液体的色、质、量。冲洗完毕用纱布或纸巾擦净脸部。

(6)还有一类手动洗鼻器,只需取出鼻腔冲洗器,加入温生理盐水,鼻腔对准出入孔,手握气囊或瓶身慢慢地增加压力即可,操作方便。

4.操作后

(1)整理用物、洗手。

(2)健康指导:①嘱患者不挖鼻,如果鼻腔痂皮过多,应及时来院行内镜复查;②嘱患者预防感冒,遵医嘱用药;③必要时要教会患者自行冲洗鼻腔的方法。目前市场上有各种简易鼻腔冲洗器出售,嘱患者使用前应详细阅读说明书或咨询医生。

四、注意事项

(1)通常情况下,采用3%高渗盐水或0.9%氯化钠溶液冲洗鼻腔或遵医嘱添加药物。

(2)水温以37 ℃～39 ℃为宜,不能过冷或过热。

(3)灌洗桶高度适宜,挂在距离患者头部50 cm高处。冲洗压力不宜过大,以免引起并发症。

(4)冲洗时张口呼吸,勿与患者交谈,以免发生呛咳。

(5)如冲洗过程中有鲜血流出,应立即停止冲洗,先进行止血处理。

五、并发症的预防与处理

患者过于紧张、术后冲洗过早、冲洗压力过大均可导致冲洗时鼻腔出血。

(1)预防:①操作前耐心解释治疗的目的、意义、操作方法以及配合的注意事项,消除患者的疑虑及紧张、恐惧心理,使其积极配合治疗,减少不良反应;②评估患者冲洗的禁忌证。

(2)处理:立即停止冲洗,双手捏紧鼻翼,张口呼吸,冷敷额头、鼻根部10 min,如出血仍然不缓解,立即急诊处理。

第八节　鼻窦负压置换法

鼻窦负压置换法是一种用来治疗慢性鼻窦炎的有效方法。通过间歇吸引法抽出鼻窦内空气,在窦腔内形成负压,停止吸引时,在大气压的作用下,滴入鼻腔的药液可以经窦口流入窦腔,从而达到治疗目的的方法。

一、适应证

儿童慢性额窦炎、慢性筛窦炎、慢性蝶窦炎以及慢性化脓性全组鼻窦炎。

二、禁忌证

(1)在急性鼻窦炎或慢性鼻窦炎急性发作期。

(2)高血压患者不宜用此法,因治疗中应用盐酸麻黄素滴鼻液以及所取头位和鼻内的真空状态可使患者血压增高、头痛加重。

(3)鼻腔肿瘤及局部或全身有病变而易鼻出血者,不宜采用此法治疗。

(4)吞咽功能障碍者。

三、操作规范

1.评估患者

(1)评估患者有无上述禁忌证。

(2)评估患者的配合情况。

(3)评估患者鼻腔是否有填塞物。

2.操作前准备

(1)护士准备:着装整洁,戴口罩、洗手。

(2)用物准备:治疗盘、橄榄头、1‰盐酸麻黄素滴鼻液、负压置换液、负压吸引装置(墙壁负压吸引装置)、镊子、滴管、干净纱布。

3.操作过程

(1)核对患者信息,向患者解释操作目的、注意事项,取得患者配合,检查患者鼻腔有无异物及填塞物。

(2)遵医嘱用1‰盐酸麻黄素滴鼻液(儿童用0.5‰盐酸麻黄素滴鼻液)收缩鼻黏膜,使窦口开放,2~3 min后嘱患者擤尽鼻涕。

(3)患者取仰卧、肩下垫枕,头尽量后垂或头低垂位,使下颌部和两个外耳道口连线与水平线(即床面)垂直。保持卧位同前,每侧鼻腔均滴入2~3 mL药液,嘱其张口呼吸。

(4)用连接吸引器的橄榄头紧塞一侧鼻孔,1~2 s后急速移开,同时另一手拿面巾纸轻压对侧鼻翼以封闭该侧前鼻孔,吸引期间嘱患者连续发"开、开、开"音,使软腭上举以关闭咽腔,随即进行间断吸引,如此重复6~8次,双鼻孔交替进行,使鼻窦内分泌物吸出的同时,药液进入鼻窦。如分泌物过稠,可蘸冷开水吸洗橄榄头,防止导管阻塞。

(5)若幼儿不能合作者,其哭泣时软腭已自动上举,封闭鼻咽部,即使不发"开、开、开"音,也可达到治疗要求。根据病情,1~2 d治疗1次。

(6)同法治疗对侧。操作完毕让患者坐起,吐出口内、鼻腔内药液及分泌物,部分药液将仍留于鼻腔内。

4.操作后

(1)整理用物、洗手。

(2)健康指导:①嘱患者治疗结束后15 min内勿擤鼻及弯腰;②嘱患者预防感冒,遵医嘱用药和随访;③如有不适及时就诊。

四、注意事项

(1)操作者动作要轻柔,抽吸时间不可过长、负压不可过大(一般不超过 24 kPa),以免损伤鼻腔黏膜,引起头痛、耳痛及鼻出血,如发现此种情况应立即停止吸引。

(2)在急性鼻窦炎或慢性鼻窦炎急性发作期,不用此法,以免加重出血或使感染扩散。

(3)高血压患者不宜用此法,因治疗中应用盐酸麻黄素滴鼻液以及所取头位和鼻内的真空状态可使患者血压增高、头痛加重。

(4)鼻腔肿瘤及局部或全身有病变而易鼻出血者,不宜采用此法治疗。4~5 次不见效,应考虑改用其他疗法。

五、并发症的预防与处理

1. 鼻黏膜损伤、鼻出血

(1)预防:①操作前耐心解释治疗的目的、意义、操作方法以及配合的注意事项,消除患者的疑虑及紧张、恐惧心理,使其积极配合治疗,减少不良反应;②操作前评估患者的禁忌证。

(2)处理:立即停止置换,双手捏紧鼻翼,张口呼吸,冷敷额头、鼻根部 10 min,如出血仍然不缓解,立即急诊处理。

2. 中耳炎

(1)预防:①操作前耐心解释治疗的目的、意义、操作方法以及配合的注意事项;②操作前评估患者的禁忌证。

(2)处理:立即停止置换,口服黏液促排剂、鼻喷药物等。

第九节　扁桃体周围脓肿穿刺法

扁桃体周围脓肿穿刺法是针对扁桃体周围脓肿患者进行穿刺排脓的一项检查及治疗方法。

一、适应证

扁桃体周围脓肿。

二、禁忌证

扁桃体周围脓肿未形成时。

三、操作规范

1. 评估患者

(1)评估患者有无上述禁忌证。

(2)评估患者的配合情况。

2. 操作前准备

(1)护士准备:着装整齐,洗手,戴口罩。

（2）用物准备：额镜、1‰丁卡因喷雾器、压舌板、消毒干棉球、18 号针头、治疗碗、20 mL 注射器、扩张钳、长弯血管钳。

3.操作过程

（1）核对患者，解释操作目的、注意事项，取得患者配合。

（2）体位：患者取端坐位，头稍后仰，尽量大张嘴，用 1‰丁卡因做表面喷雾麻醉 2 次。

（3）用 18 号针头接于 20 mL 注射器在脓肿最隆起处进行穿刺。应注意深度，不可刺入太深，以免误伤咽旁间隙内的大血管。边进针边抽吸，见脓液抽出后，停止进针，抽吸脓液直至抽尽，拔除注射器。

（4）观察有无出血，如有出血可用干棉球按压出血处 2～3 min 止血。

4.操作后

（1）整理用物，洗手。记录穿刺时间，抽出脓液的色、质、量。

（2）健康指导：嘱患者 2 h 后方可进食温、冷流质或软食，避免过烫。

（3）保持口腔清洁，遵医嘱用漱口液漱口。次日复查伤口，必要时再次穿刺排脓。

四、注意事项

（1）操作前询问患者有无晕血、晕针史，做好心理护理及核对解释再行治疗，如遇特殊情况报告医生，遵医嘱对症处理。

（2）穿刺时应注意方向，防止损及距扁桃体外缘 1～2 cm 的颈动脉，还应注意勿刺入扁桃体组织。

（3）避免患者在紧张、饥饿、疲劳时进行治疗，以防发生晕针。

（4）在治疗过程中与患者交流，安抚患者，分散其注意力，消除患者紧张、恐惧心理。

（5）护士应技术娴熟，减少患者的疼痛。

五、并发症的预防与处理

1.出血

（1）预防：①操作前了解患者的全身情况、出凝血时间，耐心解释治疗的目的、意义，取得患者合作；②操作方法正确。操作时在脓肿最隆起处或规范的解剖位置进行穿刺（前上型者在悬雍垂根部做水平线与腭舌弓做垂直线的交点做穿刺；后上型者在悬雍垂根部做水平线与腭咽弓做垂直线的交点做穿刺）。

（2）处理：立即停止穿刺，棉球或纱布按压止血。做好心理护理，嘱患者勿紧张，将口中血液吐出，如出血量较大，遵医嘱进行手术止血。

2.晕血、晕针

（1）预防：①操作前对患者进行细致、耐心的解释工作，消除患者的思想顾虑和恐惧心理；②尽可能避免让患者直视注射部位及注射过程，保证治疗顺利进行；③避免患者在紧张、饥饿、疲劳时进行治疗，以防晕针的发生；④在治疗过程中与患者交流，安抚患者，分散其注意力，消除患者紧张、恐惧心理；⑤护士应做到技术娴熟，减少患者的疼痛。

（2）处理：如发生晕血或晕针，立即停止治疗，嘱其深呼吸、给予吸氧，保持室内空气流通，如是坐位立即改为平卧位，同时给予高危防跌倒措施并立即告知医生，遵医嘱对症处理。

第十节　先天性耳前瘘管患者的护理

先天性耳前瘘管(congenital preauricular fistula)是一种临床上常见的先天性畸形,为第1、2鳃弓的耳郭原基在发育过程中融合不全所致,常染色体显性遗传。该病发病率为1.2%,男女比例为1:1.7,单侧与双侧发病之比为4:1,较少合并其他耳部畸形。瘘管的开口很小,多位于耳轮角前,少数可在耳郭的三角窝或者耳甲腔,平时可无症状,甚至一生无感染或自觉症状,不以为疾。如出现感染,方引起注意和接受治疗。先天性耳前瘘管为一狭窄的盲管(窦道),深浅长短不一,可呈分支状,长度从1 mm到3 mm,可穿过耳轮角或耳郭部软骨,深至外耳道软骨与骨部交界处或乳突表面。管壁被覆复层鳞状上皮,具有毛囊、汗腺、皮脂腺等组织,管腔内常有脱落上皮、细菌等混合而成的鳞屑或豆渣样物,有臭味。管腔可膨大成囊状,如发生化脓性感染,可形成局部脓肿。

一、临床表现

一般无症状。按压时可有少许稀薄黏液或乳白色皮脂样物自瘘口溢出,微臭,局部微感瘙痒不适。若发生感染,则局部及其周围组织发生红肿、疼痛,而形成脓肿,脓肿穿破后溢脓,可如此反复发作形成瘢痕。感染时间长时,瘘管口附近皮肤可发生溃烂、肉芽,或形成数个溢脓小孔。瘘管较长、伸展较远者,如深部发生感染,可在远离瘘口处发生脓肿。

二、评估要点

1. 健康史

(1) 评估患者有无上呼吸道感染史。

(2) 评估耳轮脚与耳屏皮肤间有无红肿、疼痛,压之有无疼痛,触之有无波动感。

(3) 评估患者有无糖尿病病史。

2. 身体状况

观察患者有无体温升高,既往有无反复感染。

3. 心理—社会状况

评估患者和家属心理状况,了解患者发病及治疗经过,评估不同年龄、文化程度的患者对疾病认知程度及对疾病预后的期望值。

三、护理问题

1. 有感染的危险

感染与瘘口反复感染有关。

2. 疼痛

疼痛与瘘口继发感染有关。

3. 焦虑

焦虑与担心疾病预后有关。

4. 知识缺乏

缺乏耳前瘘管术术后护理的相关知识。

四、护理措施

1. 脓肿切开的护理

(1)感染形成脓肿时,可在体表有明显波动感,且皮肤非常薄,甚至可以看见皮下白色的脓液,此时可行脓肿切开。

(2)切开后将脓腔内的脓血清除,并以2%过氧化氢溶液反复冲洗后,以油纱条填充,以达到对空腔压迫止血的作用。

(3)换药时保证无菌操作,并观察脓腔大小,瘘管周围皮肤有无溢脓小孔形成,观察脓液的颜色、量。

2. 用药护理

遵医嘱给予全身应用抗生素。

3. 行手术切除的护理

(1)局部加压包扎以达到止血的目的,观察敷料是否清洁、干燥,若渗血较多,请示医生,协助查明出血原因,排除手术原因导致的出血,可采用局部加压止血。

(2)密切观察有无淤血、肿胀、外耳道出血、听力下降或面部肌肉运动障碍等面神经损害症状。

(3)术后1～2 d体温可能会升高,为外科术后吸收热,但一般不超过38.5 ℃,不需要特殊处理。若术后3 d体温持续升高甚至高热,应观察切口有无感染,遵医嘱加大抗生素用量。

(4)术后24 h内若伤口疼痛明显,可适当应用镇静、镇痛等药物,并向患者及其家属解释疼痛产生的原因及持续时间,次日疼痛逐渐减轻。

(5)解除绷带后要观察有无继发性皮下出血及感染现象,如发现患者耳前皮下有波动感,压痛明显,应及时报告医生。

4. 饮食指导

鼓励患者尽早进高蛋白、高热量、高维生素饮食,食物温度不宜过高,加强食物营养搭配,少量多餐,多饮水,促进伤口愈合。糖尿病患者要注意控制血糖。

5. 心理护理

先天性耳前瘘管患者一般病程较长,且反复感染,术前要充分了解患者所担忧的问题,并说明手术的必要性。介绍手术的优点、手术过程、麻醉方式、手术效果及预后,以解除顾虑,树立合理的期望值,保持良好心态。

6. 生活护理

做好基础护理,促进患者舒适。

五、健康指导

1. 生活指导

(1)注意保暖,预防感冒。加强营养,饮食应多样化,不挑食、偏食。多参加锻炼,增强抵抗力。

(2)避免用力抓耳郭等不良习惯。

2. 疾病知识指导

(1)注意观察伤口有无红、肿、痛、渗液等,保持伤口清洁、干燥。

(2)避免挖耳,防止外伤,避免碰撞伤口。

（3）糖尿病患者要注意控制血糖。

（4）遵医嘱复诊。

第十一节　听神经瘤患者的护理

听神经瘤（acoustic neuroma）是从第Ⅷ对脑神经神经膜上发生的肿瘤，因多起源于内听道前庭神经鞘膜的施万细胞，又称前庭神经鞘瘤，为耳神经外科最常见的良性肿瘤，占桥小脑肿瘤的 80%～90%，占颅内肿瘤的 8%～10%，其发病率仅次于神经胶质瘤、脑膜瘤和垂体瘤。好发年龄为 30～50 岁。单侧听神经瘤占绝大多数，双侧仅占总数的 4%～5%，为神经纤维瘤病Ⅱ型的常见临床表现。

一、临床表现

1.临床症状

临床特点为双耳不明原因的、以低频听力下降为主的单侧感音神经性听力障碍，言语辨别率呈不成比例的下降，部分患者表现为突发性耳聋。早期和体积小的听神经瘤可无明显症状。随着肿瘤的增大，向前发展，可引起第Ⅴ、Ⅵ对脑神经受侵的症状；向后发展，则可出现第Ⅸ、Ⅹ、Ⅺ对脑神经受累的症状。上述两组症状加上前庭、耳蜗及包括中间神经的面神经受累症状，则可称为脑桥小脑综合征。

（1）位听神经症状：为早期症状，最常见，有此症状者占全部病例的 94% 以上。因肿瘤位于内听道内，多首先压迫位听神经的耳蜗支和前庭支，故其初期症状为耳鸣、听力减退和眩晕。①耳鸣：单侧持续性耳鸣，进行性加重，常伴随进行性听力下降，多呈高频单音。顽固者在耳全聋后仍继续存在。因此，对单侧耳鸣或耳聋，特别是中年以后，应注意详查有无听神经瘤存在。②听力减退：单侧进行性感音神经性听力减退，起病隐匿，特别听不清对方的言语内容，即只闻其声，不辨其意，该现象在嘈杂的环境中尤为突出。言语识别率下降与纯音听力减退不成比例，前者较后者差。当病情逐渐发展时可致全聋。③眩晕：随着肿瘤增大，若肿瘤压迫内耳道的血管时，则眩晕可成为突出症状，多数患者表现为持续性不稳定感，在个别病例中眩晕呈阵发性，类似梅尼埃病，很少伴有恶心及呕吐。由于肿瘤生长缓慢，当前庭功能消失，逐渐被中枢神经系统完全代偿后，眩晕不复出现。

（2）三叉神经损害：约有 75% 的患者有三叉神经症状，以面部麻木最常见，通常首先出现在上颌区。少数患者有面部隐痛、感觉异常、咀嚼肌肌力减弱等。早期可仅有第一支或第二支受累，可查出患侧的角膜反射减弱或消失，面部及舌的痛觉、触觉减退等。

（3）面瘫：面神经受听神经瘤压迫较早，但由于其耐受性强，即被挤压变细或被拉长数倍，甚至只剩细小的根丝时，功能仍可保留良好。因此，面瘫症状出现反而较晚，且全瘫者少见。

（4）颅内高压症状：肿瘤增大压迫大脑导水管、第四脑室及静脉窦时，可造成脑脊液循环梗阻和静脉回流障碍，加上肿瘤本身占体积、基底池不同程度的粘连闭塞等，颅内压可迅速增高，出现持续性头痛，多位于额部或枕部，其程度不一，晨间较剧，可伴恶心、呕吐，严重时可因脑疝而死亡。如肿瘤压迫小脑幕或颅内高压牵张三叉神经小脑幕支,则产生"小脑幕综合征",即额部剧痛伴眼球酸胀、畏光甚至流泪。单侧枕部疼痛或叩击痛,有定位意义。常有视盘水肿,久之可出现视盘继发性萎缩,使视力减退甚至失明。

(5)小脑功能障碍:肿瘤压迫小脑,特别是压及小脑中央核团与小脑脚时,将出现小脑功能障碍症状。早期表现为患侧手足协调运动障碍,精细手动作困难,步态不稳,向患侧倾倒。晚期患者卧床不起,失去活动能力,言语断续,小脑体征明显,并有明显的小脑性眼震(持续性粗大的水平眼震),向患侧注视时眼震振幅更大而明显。

(6)脑干受压症状:因肿瘤增大,脑干移位被挤压在小脑幕切迹缘及岩骨尖,患侧肢体出现力弱、麻木、感觉减退以及出现病理性反射等。健侧出现角膜反射和咽反射减弱及前庭功能减退,亦可能是脑干受压的征象。

(7)其他脑神经损害:肿瘤向后、下、外方发展压迫颈静脉孔区,则出现第Ⅸ、Ⅹ、Ⅺ对脑神经损害症状;向颅中窝发展则可压迫展神经及动眼神经;向下发展则可累及舌下神经,但极少见。

2.辅助检查

(1)听力学检查。①纯音测试:不同程度的感音神经性聋,听力曲线多呈高频陡降型,少数为平坦型或上升型;②脑干听觉诱发电位:患侧Ⅴ波波峰幅度变小,潜伏期显著延长或消失,如Ⅰ波存在而Ⅴ波消失,提示听神经瘤可能;③声导抗测试:镫骨肌反射阈升高或反射消失,潜伏期延长,常见病理性衰退。

(2)前庭功能检查。①变温试验:可显示患侧水平半规管部分或完全性麻痹,并可有向患侧的优势偏向。②前庭诱发肌源性电位(VEMP):可用于检查前庭下神经—丘脑通路。听神经瘤患者会出现患侧潜伏期延长,患侧VEMP未引出反应、振幅降低的特点。目前VEMP检查主要用于评估听神经瘤起源的参考。③眼震检查:早期多无自发性眼震,随着肿瘤逐渐长大,压迫脑干和小脑后则出现向健侧的水平型自发性眼震,继而向患侧,最后发展成两侧。晚期压迫脑干则出现垂直或斜型眼震;若出现视动性麻痹,提示脑干视动传导路径受累。

(3)神经系统检查:出现角膜反射迟钝或消失、面部感觉减退和消失以及咀嚼肌、颞肌无力或萎缩等三叉神经体征时,提示肿瘤直径已达 2 cm;出现小脑体征时,说明肿瘤直径大于5 cm。较大的肿瘤可能刺激面神经引起面肌痉挛,并可能导致对侧中枢性面瘫。

(4)影像学检查:CT、MRI是诊断听神经瘤的主要依据。CT内听道扫描能显示 1 cm 以上的肿瘤和位置。MRI增强扫描为目前公认的早期诊断小听神经瘤的敏感而可靠的方法,可显示直径为 2 mm 的小听神经瘤,并有助于与桥小脑其他肿瘤的鉴别诊断。

二、评估要点

1.健康史

评估患者的年龄、性别等,详细询问其疾病史、用药史、有无家族遗传史。

2.身体状况

早期可无明显症状,随着肿瘤的生长,症状与体征从无到有,由轻渐重,由隐匿转为明显。

(1)耳鸣:为单侧,高调音。

(2)渐进性听力减退:部分患者可有突发性耳聋。

(3)眩晕及步态不稳等耳蜗与前庭功能障碍的症状。

(4)中、后期症状:累及三叉神经,可出现患侧面部感觉迟钝或三叉神经痛,中后期可出现面部麻木、手足精细运动障碍、肢体麻痹、面瘫和头痛、呕吐、表情淡漠等高颅内压症状。

3.心理—社会状况

评估患者的年龄、性别、教育水平、家庭及经济状况等,了解患者对本病的认知水平。患者早期可因耳鸣、听力下降而产生焦虑;中晚期也可因继发症状加重出现悲观情绪。通过与患者沟通交流,了解其心理状态。

三、护理问题

1.感知紊乱

感知紊乱与耳鸣及听力下降有关。

2.焦虑

焦虑与病情加重,担心疾病预后或经济负担加重有关。

3.知识缺乏

缺乏有关本病相关知识。

4.有受伤的危险

受伤与眩晕、小脑共济失调、步态不稳有关。

5.有颅内并发症的危险

颅内并发症与进颅手术有关。

6.有误吸的危险

误吸与吞咽反射减弱有关。

7.有感染的危险

感染与术后出血、脑脊液漏等有关。

8.自我形象紊乱

自我形象紊乱与术后出现面瘫有关。

四、护理措施

1.术前护理

(1)病情观察:观察有无颅内压增高症状,如患者头痛剧烈,出现喷射性呕吐、复视等情况,及时报告医生处理。

(2)安全防护:部分患者出现小脑共济失调,容易发生跌倒等意外,必须加强患者的生活照顾、安全防护,保持病房地面干燥,防止滑倒。对有神经麻痹症状患者,应注意饮食、饮水的温度适宜,且进食宜慢,防止烫伤和误吸。

(3)心理护理:因本病病程较长,手术危险性高,患者均有不同程度的紧张、焦虑心理。护理中应给予耐心的心理疏导,介绍疾病的相关知识及手术的方式方法,强调积极配合的重要性,鼓励患者树立战胜疾病的信心,同时加强患者之间的沟通指导,互相了解疾病治愈的信息,使患者配合治疗及护理,帮助患者克服恐惧和焦虑心理。

(4)皮肤准备:剃除患侧耳郭距发际 12 cm 的头发。术中需取腹壁脂肪者,做好相应部位的皮肤准备。

(5)全身准备:①按手术要求备齐各项常规检查报告,发现患者如有上呼吸道感染、发热、血压升高等异常情况,及时与医生联系并处理。遵医嘱予以备血。②注意保暖并做好个人卫生。③吸烟者戒烟,以免诱发咳嗽。教会患者控制咳嗽和打喷嚏的方法:如深呼吸、将舌尖顶住上腭,手指按人中。

2.术后护理

(1)体位护理。患者全麻清醒,生命体征平稳时,可抬高床头 30°～45°,以促进颅内静脉回流,减轻脑水肿,预防颅内压增高。有腹部切口者也可减轻腹部张力,缓解腹部切口疼痛。听神经瘤摘除后,颅脑局部形成空腔,脑组织不能迅速复位,过度搬动头部有脑干移位的危险,应在患者术后 24 h 内采取健侧卧位。搬动患者时应轻稳,轴式翻身,扶托头部,防止头颈部扭曲或震动。翻身后注意观察患者的呼吸、脉搏、血压及瞳孔的变化。

(2)病情观察。①密切观察患者的神志、瞳孔和生命体征及肢体活动的情况。注意观察呼吸的频率、节律、深浅,可反映呼吸中枢有无受损。术后患者如出现意识不能恢复或恢复后又逐渐意识障碍、呼吸困难、高热、血压升高、双侧瞳孔不等大、对侧肢体偏瘫及颅内高压时,应怀疑颅内出血;注意有无面瘫、眩晕、剧烈头痛、呕吐、嗜睡、体温异常升高等颅内并发症症状的出现,发现异常及时通知医生处理。②观察头部、腹部等伤口敷料渗血、渗液情况。保持负压引流管的通畅和固定,防止手术创口积血、积液,利于切口愈合。观察记录引流液的色、质、量,发现异常及时报告处理。若引流液为清澈无色液体,应考虑脑脊液漏的可能。有腹部伤口者,一般给予腹带加压包扎,沙袋压迫 5～7 d,以防术后血肿发生。③注意观察患者体温变化,调节室内温度和湿度,保持空气流通。及时发现和处理高热,多饮水,增加液体摄入,维持体液平衡,必要时采用物理降温或根据医嘱使用药物降温。

(3)用药护理。按医嘱及时、准确使用降颅内压药物和足量抗生素。注意降压药物的滴注速度和补液量,准确记录出入水量,保持水、电解质平衡。

(4)饮食指导。患者清醒可鼓励进水、进食,给予清淡、易消化、多纤维素、富含营养的流质或半流质饮食。恶心、呕吐的患者鼓励少量多餐,按医嘱使用止吐药物。进食量不足者,遵医嘱予以肠外营养。保持大便通畅,3 d 未解大便且有便意者,可予以缓泻剂,避免用力大便致颅内压升高。

(5)生活护理。为患者做好基础护理,包括皮肤护理、口腔护理、导尿管护理、饮食护理及大小便护理等,协助患者放置舒适体位,在患者恢复自理能力之前,协助其实现各项生活需求。

(6)术后并发症的预防与护理:①面瘫的观察与护理:与术中损伤或牵拉面神经有关。患者表现为面部感觉减退或消失、鼻唇沟变浅、口角歪向健侧、眼睑闭合不全等。由于自身形象因素,患者心理会特别敏感,护理过程中应注意态度、语气一定要诚恳。对于眼睑闭合不全的患者,每日进行眼部护理,保持眼部清洁,可遵医嘱给予人工泪液或油膏来保护眼睛。由于面神经损伤,食物易残留于口腔内,进食后要注意保持口腔清洁,防止细菌生长繁殖而发生口腔炎。②颅内血肿或脑水肿的观察预防:术后颅内血肿可发生于术后即刻至术后一周内。麻醉苏醒后患者仍不能恢复知觉,或知觉恢复一定时间后,出现血压升高,脉率减慢及反应迟钝,呼吸深慢或不规则,一侧瞳孔逐渐增大,对光反射迟钝或消失,或出现辨距不良、共济失调、意识丧失等应考虑可能有颅内血肿或脑水肿的发生,应立即通知医生,急救处理。③颅内感染的预防:各项操作严格执行无菌原则。密切观察伤口情况,若切口敷料渗血、渗液异常及时报告医生,根据医嘱合理使用抗生素。发生脑脊液鼻、耳漏时嘱患者不可擤鼻涕,不可用异物堵塞耳、鼻腔,不可抠鼻挖耳,避免一切可能增加颅内压的动作,如用力咳嗽、排便、打喷嚏等。④后组脑神经功能障碍的护理:术中牵拉可导致后组脑神经损伤,出现相应的呛咳和吞咽困难、声音嘶哑乃至误吸、误咽。故患者全麻清醒后应进行饮水试验，有严重呛咳者可留置胃管进行鼻饲饮食。同时要注意食物的温度，防止烫伤。进食前应抬高床头，取半卧位，食物应由健侧进入。

五、健康指导

1. 生活指导

（1）向患者讲解疾病相关知识，均衡营养，忌烟酒和刺激性食物。可适当进行身体锻炼，劳逸结合，提高机体抵抗力，预防感冒。

（2）术后半年内注意休息，避免屏气动作、剧烈运动和重体力劳动。

2. 疾病指导

（1）对于术后仍有眼睑闭合不全者，按时滴眼药水或涂金霉素眼膏，加用眼罩或纱布覆盖；有行走不稳、吞咽困难等症状的患者，需加强功能锻炼。户外活动必须有人陪护，防止发生意外，并注意保暖，以防感冒而引起并发症。

（2）定期随访，每年复查 CT 或 MRI 一次。

第十二节　耳硬化症患者的护理

耳硬化症（otosclerosis）是一种原因不明的原发于骨迷路的局灶性病变，在骨迷路包裹内形成一个或数个局限性的、富于血管的海绵状新骨而代替原有的正常骨质，故又称耳海绵化症，以后此新骨再骨化变硬，故一般称为耳硬化症。耳硬化症是以内耳骨迷路包囊的密质骨出现灶性疏松，呈海绵状变性为特征的颞骨岩部病变。20～40 岁为高发年龄。耳硬化症的发病原因迄今不明，主要观点与内分泌、遗传、骨迷路成骨不全、病毒感染、结缔组织疾病、酶学说等有关。人工镫骨植入术是当今国内外治疗耳硬化症的主要方法，通过恢复声波振动的传导，提高患者听力。

一、临床表现

1. 全身症状

若病灶侵犯前庭神经或因病灶释放的蛋白水解酶等损伤前庭的神经上皮而发生眩晕。本病的眩晕可类似良性阵发性位置性眩晕，即在头部活动时出现短时眩晕，发生率为 5%～25%，前庭功能可正常，多数患者手术后眩晕可消失。

2. 局部症状

（1）耳聋：缓慢进行性传导性或混合性耳聋。由于起病隐匿，一般是不知不觉逐渐出现听觉障碍，因而患者常不能说明确切的起病时间，常诉起于应用某种药物，或误认为因某种疾病或妊娠分娩等引起。听力减退多始于 20 岁，多为双侧性，可先后或同时起病，耳聋程度相同或不对称，呈缓慢进行性加重。

（2）耳鸣：常与耳聋同时存在，发生率为 25%～80%，两者同时发生者占多数。耳鸣一般以"轰轰"或"嗡嗡"低音调为主，高音调耳鸣常提示耳蜗受侵。耳鸣多为持续性或间歇性，轻者仅在安静环境下感到，重者可使人烦躁不安，比耳聋更为苦恼。

（3）威利斯听觉倒错：耳硬化症主要是传导性聋，在一般环境中听辨言语困难，在嘈杂环境中，患者的听觉反较在安静环境中为佳，此现象称为威利斯听觉倒错。这是由于正常人在噪声环境说话需提高声音并超过噪声，而患者由于听力减退，噪声对其干扰不明显，在所听到的语言远高于安静患者的语言时，可有听力提高的感觉。此现象出现率为 $20\%\sim80\%$。

3.耳部检查

可见外耳道宽大，皮肤菲薄，耵聍甚少；鼓膜完整，标记清楚，可稍显菲薄。

4.听力检查

（1）音叉试验：呈 Bezold 三联征，即低频听阈提高，Rinne 试验阴性（骨导可比气导长 $4\sim5$ 倍），骨导延长。

（2）纯音测听检查：不同的病变程度和病变部位可表现为不同的听力曲线，一般可利用气、骨导差来了解镫骨活动的情况，如差距小于 40 dB，可作为镫骨部分固定的指征，差距在 60 dB 左右，则可作为镫骨完全固定的指征。

（3）声导抗测试：鼓室导抗图早期为 A 型，随着镫骨固定程度加重，鼓膜活动受到一定的限制，可出现低峰曲线（As 型），镫骨肌声反射消失。

（4）耳声发射试验：DPOAE 幅值降低或引不出反射。

（5）听性脑干反应测听：Ⅰ波、Ⅴ波潜伏期延长或阈值提高。

5.影像学检查

颞骨 X 线断层拍片无中耳乳突病变，CT 扫描及 MRI 可较清晰地显示骨迷路包囊、两窗区或内耳道骨壁上出现界限分明的局灶性硬化改变。特别有助于耳蜗性耳硬化症的诊断。

二、评估要点

1.健康史

（1）评估患者有无听力下降，有无耳鸣症状，影像学检查和听力检查是否符合耳硬化症临床表现。

（2）评估患者最近有无免疫力下降、病毒感染、上呼吸道感染等症状。

（3）评估患者是否有妊娠或内分泌失调。

（4）评估患者有无高血压、糖尿病等基础疾病。

2.身体状况

观察患者有无眩晕症状，是否伴恶心、呕吐。

3.心理—社会状况

耳硬化症一般病程较长，且起病隐匿，刚开始时不易发现，住院前可能已经行过各种治疗，但效果欠佳，要评估患者焦虑程度，以及对手术的期望值。

三、护理问题

1.有感染的危险

感染与中耳手术有关。

2.体温过高

体温过高与外科手术吸收热有关。

3.定向力障碍

定向力障碍与眩晕有关。

4.活动无耐力

活动无耐力与术后卧床有关。

5.焦虑

焦虑与担心疾病预后有关。

6.知识缺乏

缺乏耳硬化术术后相关护理知识。

四、护理措施

1.卧位护理

术后给予平卧位或健侧卧位,如患者无明显眩晕可适当下床活动,但避免头部晃动及碰撞耳部。

2.用药护理

遵医嘱采用止血药、抗生素治疗,如患者出现耳鸣、眩晕、恶心、呕吐等症状应对症处理。

3.病情观察

(1)注意观察耳部敷料有无渗血渗液,敷料包扎是否松动,切口有无红肿。局部加压包扎可预防和减少切口出血,向患者及其家属说明加压包扎的重要性及必要性,嘱其不可自行松动。换药时严格遵循无菌操作原则,防止感染。如发现敷料全部被血液渗透或血液沿耳垂流出,立即报告医生,及时进行止血。

(2)嘱患者注意保暖,预防感冒,避免剧烈咳嗽、打喷嚏,切忌用力擤鼻,如有必要可适当使用收缩血管的鼻喷剂,以改善咽鼓管通气,以免增加中耳腔压力而移动人工镫骨,从而影响听骨链重建的疗效。

(3)观察有无恶心、呕吐及眩晕症状,出现上述症状时协助患者取健侧头高卧位,以防呕吐时引起窒息或呛咳,限制头部活动,床边加床档,预防坠床及摔倒。

(4)观察患者有无口角歪斜、闭眼不全、流口水等面瘫症状,一旦发现立即报告医生。注意眼部卫生,如入睡前戴眼罩或使用油性眼膏。治疗效果不佳时可行面神经减压术。

(5)观察患者有无耳鸣,告知患者术后48 h内如感觉有耳内脉搏跳动感、水流声,是正常现象,可自行缓解。术后出现低调性耳鸣,系外耳道明胶海绵填塞、局部包扎所致;若有高调性耳鸣可能与术中耳蜗损伤有关。重视患者主诉,了解耳鸣的性质、音调、持续时间,观察有无头晕、恶心等症状。遵医嘱予扩血管、营养神经等治疗,禁止使用耳毒性药物;保持环境安静,避免噪声刺激;告知患者注意休息,保证充分睡眠,保持心情舒畅,指导采用放松疗法,缓解患者心理压力;注意沟通方式,采用非语言沟通技巧。

4.饮食指导

全麻后经护士判断患者意识清醒后可给予半流质饮食,如稀饭、面条等,3~5 d后改为软食,以后视患者的情况逐渐改为正常饮食。但要忌大块硬性食物,减少咀嚼运动,特别是减少患侧牙的咀嚼,避免听骨链的脱落。还应避免进食辛辣的刺激性食物,以免引起呛咳,影响手术的效果。

5.心理护理

根据患者心理问题,予以针对性的心理疏导,介绍手术治疗的机制、疗效、优点及可能发生并发症的应对措施,帮助患者摆脱心理阴影,消除紧张情绪,积极配合。

五、健康指导

1. 生活指导

(1)注意保暖,预防感冒。

(2)洗头时用棉球塞住外耳道,避免污水流入引起感染。

(3)饮食宜清淡、易消化及含钙质,忌食生硬或辛辣刺激性食物。

(4)半年内避免游泳、跳水、乘坐飞机等。

2. 疾病知识指导

(1)勿用力咳嗽、打喷嚏、用力捏鼻、鼓气,指导患者正确的擤鼻方法。

(2)避免头部的过度晃动或震动,如出现高热、耳内流脓、流血等症状,应立即就诊。

(3)注意保护听力,避免高噪声环境,不使用耳机,1个月后复查听力。

(4)糖尿病患者要注意控制血糖。

第十三节　鼻骨骨折患者的护理

　　鼻骨位于中线两侧,突出于面部中央,易遭受外伤发生鼻骨骨折(fracture of nasal bone)。鼻骨由于上部窄厚、下部宽薄,下方为鼻中隔和鼻腔,支撑薄弱,因而鼻骨骨折多累及鼻骨下部,并向下方塌陷。由于左右鼻骨在中线融合紧密,骨折时多同时受累。鼻骨骨折多单独发生,亦可是颌面骨折的一部分。

　　儿童鼻骨骨折由于其外鼻或鼻骨细小,且常伴有血肿瘀斑和肿胀,诊断较成人困难。由于儿童鼻骨支架大部分由软骨构成,仅部分骨化,外伤多造成不完全骨折或青枝骨折(greenstick fracture),可不伴有移位。

一、临床表现

1. 全身症状

头痛、流泪为常见症状,观察有无恶心、呕吐、清水样涕,防止发生脑脊液鼻漏及合并颅脑外伤。

2. 局部症状

局部疼痛、肿胀、鼻出血、鼻及鼻骨周围畸形(鼻梁变宽、鞍鼻)等属常见的症状和体征。依照所受外力的方向、强度等不同,可有不同的表现。当鼻黏膜、骨膜和鼻泪器黏膜撕裂伤时,空气经此创口进入眼睑或颊部皮下,发生皮下气肿。因外伤所致的鼻中隔偏曲、脱位等将导致鼻塞等症状。

3. 专科检查

检查有无歪鼻、淤血,触诊鼻背区有无骨折线及骨擦感,鼻内镜检查有无鼻中隔偏曲、出血等。

4. 实验室检查

血常规,必要时查生化全套、免疫四项。

5. 辅助检查

(1)X 线检查：鼻骨侧位片可显示鼻骨横行骨折线，上下有无移位，鼻颏位片显示鼻背有无塌陷。

(2)CT 检查：可明确显示骨折部位，三维重建 CT 可显示鼻骨骨折移位，疑合并眶、筛窦骨折者亦可行 CT 检查，以明确骨折程度和范围、有无颅底骨折等。

二、评估要点

1. 健康史

评估患者外伤史及全身疾病史。

2. 身体状况

观察患者有无鼻腔出血、鼻部肿胀以及鼻与鼻骨周围畸形状况；观察鼻腔分泌物的性质、颜色及量；如口中吐出大量的鲜血，应及时通知医生处理；观察神志、意识改变，出现剧烈头痛、喷射性呕吐、颈项强直，应警惕颅内并发症的发生；观察眶内有无渗血、眼球活动情况、有无视物模糊及复视，有明显视力下降的患者注意卧床休息，防止跌伤。

3. 心理—社会状况

评估患者及其家属心理状态；评估不同年龄、文化程度患者对疾病的认知程度。

三、护理问题

1. 急性疼痛

急性疼痛与外伤、骨折有关。

2. 潜在出血

潜在出血与鼻部外伤有关。

3. 自我形象紊乱

自我形象紊乱与骨折引起鼻面部畸形有关。

4. 知识缺乏

缺乏鼻骨骨折治疗后的自我护理知识。

5. 潜在并发症

潜在并发症有感染、失血性休克、脑脊液鼻漏、颅内感染等。

四、护理措施

1. 术前护理

(1)心理护理：外伤后致鼻骨骨折的患者，情绪紧张，易产生恐惧感，入院后及时给予心理护理，安慰患者，缓解患者的不良情绪；与患者家属沟通，鼓励家属给予患者经济和感情支持。向患者解释鼻骨骨折复位手术的重要性、手术方式及相关注意事项及如何配合。

(2)病情观察及护理：观察患者的生命体征、神志、意识；观察口鼻分泌物的颜色、性质及量；观察患者鼻腔出血情况，准确记录出血量；如有患者大量鼻出血，应立即准备急救物品和药品，如心电监护仪、负压吸引器、床头灯、气管切开包、止血纱条或止血海绵等，配合医生进行止血和抢救；鼻腔流出的血性液体，痕迹的中心呈红色而周边清亮，或鼻腔流出无色液体、干燥后不结痂，为脑脊液鼻漏的表现，应按急性并发症进行护理；患者眼眶有青紫、淤血、眼球活动度差、有视力改变者按急性并发症进行护理。

（3）疼痛护理：解释疼痛的原因，评估疼痛的程度，告知患者疼痛可能持续的时间；嘱患者半卧位休息；注意保护鼻面部不受外力及物品碰撞；按医嘱给予镇静、镇痛药物。

2. 术后护理

（1）全麻术后护理常规：向手术医生了解患者的手术方式、鼻部创伤情况、术中复位及清创缝合情况；持续低流量吸氧；持续心电监护，严密监测生命体征；密切观察患者神志、意识、瞳孔变化；全麻未清醒前及烦躁的患者，应以床档保护，防止坠床。

（2）疼痛护理：观察疼痛的部位、范围、性质，向患者解释疼痛的原因；给予鼻额部冷敷，避免鼻部受外力、物品碰撞；予半卧位休息，利于呼吸、减轻局部充血肿胀；评估疼痛及不舒适的程度，按医嘱使用镇痛药物。

（3）饮食护理：手术后当日进食温凉的流质饮食，次日予温凉的半流质饮食，术后 2～3 d 为温凉的软食，3 d 后逐渐过渡到正常饮食；饮食宜清淡、易消化、少食多餐，忌过烫、坚硬、辛辣刺激性食物；面部损伤严重、张口或吞咽困难的患者，按医嘱留置胃管，按鼻饲饮食护理。

（4）病情观察：观察鼻腔分泌物的性质、颜色及量；如口中吐出大量的鲜血，应及时通知医生处理；观察神志、意识改变，出现剧烈头痛、喷射性呕吐、颈项强直，应警惕颅内并发症的发生；观察眶内有无渗血、眼球活动情况、有无视物模糊及复视，有明显视力下降的患者，注意卧床休息，防止跌伤。

五、健康指导

1. 生活指导

（1）进食清淡、温凉的软食，忌食坚硬食物，避免因咀嚼引起疼痛，多饮水、多食水果及粗纤维食物，保持排便通畅。

（2）1 个月内避免重体力劳动或体育运动，防止鼻面部受外力碰撞，洗脸时动作轻柔，勿触及鼻部，选择宽松开口上衣，避免穿脱套头衫碰撞鼻面部。

（3）勿用力擤鼻、挖鼻，避免剧烈咳嗽、打喷嚏；注意安全，避免再次外伤，防止感冒。

2. 疾病知识指导

（1）按医嘱继续用药，正确滴鼻。

（2）明确复诊时间，以便观察骨折复位效果；鼻面部畸形明显的患者，可行下一步整形美容治疗。

第十四节　鼻咽纤维血管瘤患者的护理

鼻咽纤维血管瘤常好发于 10～25 岁青年男性，男女发病之比为（14～20）∶1，故又名"男性青春期出血性鼻咽血管纤维瘤"，属于鼻咽部的良性肿瘤，但该肿瘤起源于颅底，多来源于鼻腔后外侧壁靠近蝶腭孔上缘中鼻甲后部附着处，易向周围扩展，通过自然孔和裂隙向周围发展，生长具有侵袭性，广泛生长侵入自然骨性间隙，可致骨质破坏并侵袭邻近组织。瘤体由丰富的胶原纤维和多核成纤维细胞组成网状基质，其中散布大量无收缩能力的血管，一旦损伤，易发生大出血。目前治疗鼻咽纤维血管瘤的最佳方法是行外科手术彻底切除肿瘤,随着技术的发展,术前数字减影血管造影术(DSA)＋血管栓塞可大大减少术中出血。

一、临床表现

1. 全身症状

由于患者常有反复的鼻腔出血,甚至是大出血,患者常有不同程度的贫血症状,如面色苍白、头晕、乏力、心率加快等。

2. 局部症状

(1)鼻出血:常发生反复的鼻腔和口腔出血,出血颜色为鲜红色血液,出血量不等。

(2)鼻塞:肿瘤堵塞患者后鼻孔,或侵入患者鼻腔,引起一侧或双侧鼻塞,常伴有流涕、闭塞性鼻音、嗅觉减退等。

(3)其他压迫性症状:肿瘤向周围侵犯,可出现局部的压迫症状,如侵入眼眶,可出现眼球移位、运动受限;压迫视神经,可出现视力障碍;侵入翼腭窝、颞下窝可出现面颊部隆起;侵入颅内,常有剧烈头痛或颅内神经压迫症状。

3. 专科检查

内镜检查可见表面光滑或呈结节状的肿瘤,呈淡红色,富有血管。手指触诊可触及肿块及基底部,瘤体活动度小,中等硬度,与周围组织可有粘连,血管成分较多者则质柔软。

4. 实验室检查

长期反复出血的患者,血常规检查常可见血红蛋白下降、血细胞比容下降等贫血征象,严重程度与出血量和出血频率有关。

二、评估要点

1. 健康史

(1)评估患者既往鼻腔出血的时间、频率、出血量。

(2)评估患者是否存在贫血,并评价患者的贫血程度。

2. 身体状况

(1)鼻腔状况的评估:评估患者的鼻塞部位及程度,评估患者鼻腔是否仍有出血,并评估患者出血的时间、频率、出血量。

(2)局部压迫症状的评估:评估患者有无因肿瘤压迫局部引起的症状,如头痛、视力障碍、眼球移位、面部畸形等。

3. 心理—社会评估

鼻咽纤维血管瘤的患者因反复鼻出血,易产生恐惧、焦虑等情绪,肿瘤较大的患者产生局部压迫症状可能存在面部外形的改变,患者会出现自我形象紊乱,需评估患者及其家属的心理状态,评估不同年龄、文化程度的患者对疾病的认知程度。

三、护理问题

1. 有出血的危险

出血与肿瘤性质有关。

2. 活动无耐力

活动无耐力与患者长期出血导致贫血有关。

3.自我形象紊乱

自我形象紊乱与疾病导致患者面部畸形有关。

4.焦虑

焦虑与担心疾病预后有关。

5.知识缺乏

缺乏有关本疾病的相关知识。

四、护理措施

1.数字减影血管造影动脉栓塞术的护理

(1)为减少术中出血,术前72 h内需行数字减影血管造影检查,确定肿瘤部位及供血状况,并选择性地行动脉栓塞,以保证手术安全。

(2)行DSA动脉栓塞术前的护理:术前1 d为患者行碘过敏试验;做好双侧股动脉区术野皮肤准备,备皮范围:上至脐部水平,下至大腿上1/3处,包括会阴部的皮肤;告知患者术前禁食6 h,禁水4 h。

(3)行DSA动脉栓塞术后的护理:协助患者卧床休息,术侧肢体伸直制动12 h,24 h后方能下床活动;术后穿刺部位用盐袋或封堵器压迫6 h,严密观察穿刺部位有无渗血和血肿;密切观察患者的生命体征,观察患者肢体的皮肤温度、颜色、足背动脉搏动情况,注意同对侧肢体及术前进行比较,观察肢体感觉的变化;注意观察有无剧烈的头痛、头晕、失语、偏瘫等脑栓塞的症状;患者术后可正常饮食,指导患者多饮水以利造影剂尽快排出。

2.鼻咽纤维血管瘤切除术的护理

(1)鼻咽纤维血管瘤切除术前准备

1)鼻咽纤维血管瘤有易出血的特点,患者如出血过多,应及时补充血容量,有贫血症状的患者术前需加强营养,必要时遵医嘱给予患者补充铁剂,纠正患者贫血状态后再进行手术。

2)术前1 d由责任护士备双侧鼻毛,做好相应的皮肤准备。

3)鼻咽纤维血管瘤的特点导致患者术中极易出血,因此术前1 d需完善交叉配血及相关血液检查,完成输血申请,为术中备用。

(2)鼻咽纤维血管瘤切除术后护理

1)鼻腔填塞观察:加强鼻腔填塞物的观察,注意有无松动、脱落,避免意外脱落导致出血或患者窒息。应用指套水囊局部压迫的患者,注意观察指套水囊固定是否牢固,观察水囊有无破裂、移位、脱出,以保证压迫效果。观察调节器是否关闭紧密,导管有无破损、漏气,注意观察有无大量液体从患者鼻咽部流出,如有异常立即通知医生处理。

2)生命体征观察:密切观察患者术后生命体征变化,特别是术中出血较多的患者,需密切监测血压、脉搏,必要时遵医嘱行心电监护,如血压持续低于100/70 mmHg,脉搏高于100次/分钟,应及时通知医生,必要时做好输血准备。

3)出血观察:观察患者鼻腔分泌物的颜色、性质和量,如鼻腔渗血较多或有新鲜渗血从口中吐出等活动性出血征象,立即通知医生,给予处理。鼻咽填塞物去除后的1~3 d内,仍有出血的可能,应密切观察病情,准备好填塞止血材料,做好再次鼻腔填塞的准备。

4)颅内并发症观察:肿瘤侵犯颅底或颅内者,术后注意观察患者有无颅内感染、脑神经损害等并发症。护士应严密观察患者的生命体征及神志、意识、瞳孔大小、直接和间接对光反射,观察患者有无颅内压增高的症状,有无脑膜刺激征、视力是否有异常改变等,如有异常及时通知医生进行处理。

5)饮食和排便护理:指导患者进温凉饮食,适当多吃富含铁、叶酸等造血食物,如猪肝、蛋黄、黑木耳等。指导患者适当摄入高纤维饮食,多吃新鲜蔬菜、水果,保持大便通畅,预防便秘。3 d无大便的患者可给予缓泻剂或开塞露,以避免用力排便导致鼻出血。

6)安全护理:鼻咽纤维血管瘤伴反复出血,或术中失血过多的患者会有继发性贫血,患者可能存在头晕、四肢乏力等症状,容易发生跌倒、碰撞等。护士要勤巡视病房,协助患者如厕、活动等,确保安全。

7)基础护理:患者卧床期间,生活自理能力受限,护士要勤巡视病房,及时发现患者的生活需求,协助患者进食、床上大小便,保持床单位清洁,观察患者皮肤情况,做好皮肤清洁、口腔护理等。

8)心理护理:护士应加强与患者的沟通,耐心安慰患者,消除其恐惧、焦虑等情绪。鼻咽纤维血管瘤有易复发的特点,患者术后常担心手术效果,护士应倾听患者的主诉,告知肿瘤有复发的可能性,但只要以积极的态度去面对,配合良好的治疗和护理,一般预后较好,以减轻患者的紧张情绪。

五、健康指导

1.DSA动脉栓塞术指导

检查前告知患者检查的目的和方法,告知患者栓塞后需卧床,指导患者练习床上大小便。告知患者可能出现头痛、牙痛等不适,这些主要是由于动脉栓塞引起的。指导患者缓解疼痛的方法,如听音乐、与家人交谈、做一些自己喜欢的事情来分散注意力等。

2.鼻腔填塞指导

告知患者鼻腔填塞期间可能会有溢泪、畏光、头痛等症状,在撤除鼻腔填塞后可逐渐缓解。留置指套水囊的患者,要告知患者指套水囊起压迫止血的作用,嘱患者勿打开调节器,勿拉拽导管,活动过程中保护指套水囊,防止牵拉、脱出。

3.活动指导

指导患者下地活动时应注意循序渐进,活动适量,勿剧烈活动,避免体力劳动,以免引起术后出血。出院后注意适当活动,4～6周内应尽量避免重体力劳动等。

第十五节　腺样体肥大患者的护理

腺样体又称咽扁桃体,腺样体因反复炎症刺激而发生病理性增生肥大且引起相应症状者,称之为腺样体肥大(adenoidal hypertrophy),多见于3～5岁儿童。

一、临床表现

1.全身症状

全身症状表现为慢性中毒、营养发育障碍、反射性神经症状,患儿全身发育和营养状况较差,存在磨牙、反应迟钝、注意力不集中等。

2.局部症状

(1)耳部症状:分泌性中耳炎,出现耳闷、耳痛、听力下降,严重者可致化脓性中耳炎。

(2)鼻部症状:肥大腺样体及其脓性分泌物可堵塞后鼻孔、或者聚于鼻腔内不易擤出,常合并鼻窦炎的鼻塞、流鼻涕症状,张口呼吸,讲话有闭塞性鼻音。

(3)咽喉部症状:分泌物向下流刺激呼吸道黏膜,可出现阵咳、容易并发支气管炎。

(4)与阻塞性睡眠呼吸暂停低通气综合征相关症状:睡眠鼾声过大,睡眠时憋气为主,可有睡眠时张口呼吸、汗多、白天嗜睡、学习困难等表现。

3.间接喉镜检查

腺样体呈不同程度的肥大,口咽后壁有来自鼻咽部分泌物附着,常伴有腭扁桃体肥大。

4.鼻咽 X 线侧位片或 CT 扫描

鼻咽部软组织增厚。

5.体格检查

部分患者有典型的"腺样体面容",表现为上颌骨变长、腭骨高拱、牙列不齐、上切牙突出、唇厚等。

二、评估要点

1.健康史

评估患者有无急慢性鼻咽炎反复发作史,是否存在慢性扁桃体肥大和炎症反应。

2.身体状况

观察患者有无呼吸困难、张口呼吸、说话含糊不清。既往患儿有喂养困难表现。

3.心理—社会状况

评估患者的年龄、情绪、性格,评估家长的文化层次及对疾病的认知程度。

三、护理问题

1.照顾者角色紧张

照顾者角色紧张与缺乏照顾患儿相关健康知识有关。

2.有出血的危险

出血与手术创伤有关。

四、护理措施

1.心理护理

向患者及其家属讲解有关疾病的知识,说明手术目的、术中可能出现的情况、术后注意事项,以减轻患者和家属的顾虑,解除思想负担。术后及时向患者或家属讲解术后的康复过程、各种注意事项及应对措施。

2.教会患者抑制咳嗽、打喷嚏的方法

对于能沟通和配合的患儿,教会其抑制咳嗽、打喷嚏的三种方法——深呼吸、按人中、舌尖顶上腭,以防止术后剧烈咳嗽或打喷嚏等引起伤口出血。

3.术后病情观察

(1)观察口腔血性分泌物情况,如为少量淡红色或带血丝的分泌物,此为术后正常现象。

若出现大量血性分泌物,应立即通知医生,及时处理。

(2)指导患者将口鼻腔分泌物轻轻吐出,勿咽下。若无法沟通的患儿,告知家属夜间观察有无持续的吞咽动作,以防术后出血。

(3)意识清醒后给予半卧位,保持呼吸道通畅,术后当天起遵医嘱使用缓解鼻塞症状的滴鼻剂。

4.饮食指导

全麻术后经护士判断意识清醒者可进食温凉半流质饮食。若同时切除扁桃体患者给予冷流质饮食。

五、健康指导

1.生活指导

术后锻炼身体,增强体质,注意保暖,预防上呼吸道感染。

2.疾病指导

保持鼻腔通畅,必要时可遵医嘱使用缓解鼻塞症状的滴鼻剂。掌握正确擤鼻涕的方法:按住单侧鼻孔轻轻擤鼻或者将鼻涕吸入口中吐出。

第十六节 声带息肉患者的护理

声带息肉(polyp of vocal cord)好发于一侧或双侧声带的前、中 1/3 交界处边缘,为半透明、白色或粉色表面光滑的肿物,是常见的引起声音嘶哑的疾病之一。

一、临床表现

1.全身症状

除声音嘶哑之外,一般没有全身症状,主要是较长时间声嘶,其程度与息肉大小及部位有关。

2.局部症状

通常息肉大者声嘶重,反之声嘶轻。息肉长在声带游离缘处声嘶明显,长在声带表面对发声影响较小,广基的大息肉可引起失声。声带息肉巨大者可以堵塞声门引起吸气性喉喘鸣和呼吸困难。

3.专科检查

纤维喉镜检查可以详细观察声带息肉的大小、颜色、部位及声带运动情况。喉镜检查一侧或双侧声带前、中 1/3 交界处有半透明、白色或粉色的肿物,表面光滑可带蒂,也可广基,带蒂的息肉有时随呼吸上下运动。少数患者可出现整个声带弥散性息肉样变。

二、评估要点

1.健康史

(1)评估患者有无上呼吸道感染史。

(2)评估患者咽喉部情况,了解有无慢性咽炎、胃酸反流病史和时间。

(3)评估患者生命体征、原发病用药情况、有无其他基础疾病及职业工作性质。

2.身体状况

评估患者有无声音嘶哑、咽部异物感、发音疲劳、咽部疼痛及其他不适症状。

3.心理—社会状况

评估患者及其家属的心理状况,评估不同年龄、文化程度的患者对疾病的认知程度。

三、护理问题

1.沟通障碍

沟通障碍与术后相对禁声有关。

2.急性疼痛

急性疼痛与声带黏膜水肿有关。

3.体温过高

体温过高与术后炎症反应有关。

4.知识缺乏

缺乏本病相关的预防和保健知识。

5.焦虑

体温过高与担心疾病预后有关。

四、护理措施

1.术后呼吸道的观察

(1)体位:全麻清醒后,生命体征平稳,给予患者床头抬高或半卧位。

(2)保持呼吸道通畅,遵医嘱给予氧气吸入和雾化吸入治疗,同时观察患者呼吸频率、节律的变化,以及口腔分泌物的颜色、量和性质。

2.嗓音保健

术后应相对禁声两周,防止黏膜充血及增生。

(1)禁声:术后两周相对禁声,可以用手语和写字来交流。

(2)饮食:麻醉清醒后进食温凉流食,术后第 1 天开始进温凉软食,不宜食过烫、辛辣刺激性食物。

(3)良好的生活习惯。①保持良好的健康状态:首先是身体健康,要经常锻炼身体,预防上呼吸道感染,但锻炼身体还要注意劳逸结合,包括发声器官疲劳过度极易导致影响嗓音发生的疾病。其次,心理健康对声音来说也同样重要,人的声音极易受情绪的影响,要从多方面提高自己的修养,保持良好的心态。②培养健康的生活习惯:要保证充足、适量的睡眠,每天需要7～8 h的睡眠,睡眠不足易造成体力不支、喉部肌肉疲劳,使声音听起来低沉。③培养良好的用声习惯:讲话适量,勿过度用嗓,否则可使咽喉干燥、疲劳,引起声音嘶哑。

五、健康指导

1.生活指导

(1)合理安排日常生活、劳逸结合,保证良好睡眠,避免精神紧张或过度疲劳。

(2)平时应加强锻炼,增强机体抵抗力,预防上呼吸道感染,对保护嗓音至关重要。

（3）合理饮食，避免辛辣刺激性食物，忌烟酒，减少对声带的刺激。

2.疾病知识指导

（1）合理发声，不要滥用嗓音，避免大喊大叫。演唱或演讲时，要用声适当，一旦出现声音嘶哑，及时到医院就诊。

（2）配合用药，遵医嘱出院后继续应用雾化吸入减轻局部黏膜水肿，有胃酸反流的患者，口服保护胃黏膜的药，防止胃酸反流。

（3）声带息肉组织学属于良性病变，但术后长时间用声不当、咽喉反流、饮酒、吸烟易造成声带息肉的复发，因此术后定期复查，合理发声尤为重要。

第十七节　声带小结患者的护理

声带小结（vocal nodules）是声带两侧良性结节，是慢性喉炎的一型，是炎性病变形成的。引起慢性喉炎的各种原因均可引起声带小结。声带小结被认为是由过度机械应激引起的声带创伤的结果，包括重复或慢性声音过度使用或使用不当。声带小结常位于声带膜部的中点。患者声音嘶哑是由于声带关闭不全所致。引起声带损伤的原因消除后，这些病变常可自愈。

一、临床表现

1.局部症状

早期主要是发声易倦或间歇性声嘶，声嘶常在发高音时出现继续发展，呈持续性，且在较低声音时也可发生。

2.间接喉镜检查

间接喉镜检查可见声带游离缘前、中 1/3 交界处声带逐渐隆起，成为明显小结。声带小结可成局限性小突起，也可呈广基梭形增厚，前者多见于发声不当的歌唱家，后者常见于用嗓过度的职业人员。

二、评估要点

1.健康史

（1）评估患者的职业、生活环境等。

（2）评估患者近期有无过度用嗓经历、呼吸道感染史等及声音嘶哑发生的时间。

2.身体状况评估

患者近期的全身情况、既往身体状况等。

3.心理—社会状况评估

患者及其家属的心理状况，评估不同年龄、文化程度的患者对疾病的认知程度。

三、护理问题

1.焦虑

焦虑与担心疾病预后有关。

2.知识缺乏

缺乏有关手术的相关知识及用嗓保健的相关知识。

3.舒适度改变

舒适度改变与发音时感声带疲劳有关。

四、护理措施

1.术前宣教

(1)术前进行术前宣教,了解患者的心理问题,向患者详细讲解手术的注意事项,解除患者的紧张情绪。

(2)告知患者减少讲话以避免声带水肿。

(3)禁食辛辣刺激性食物,戒烟酒。

2.术后护理

(1)全麻术后患者神志清醒、生命体征平稳后可给予半卧位。

(2)患者完全清醒后可少量饮水,进食温凉的半流食,避免辛辣刺激性饮食。

(3)密切观察患者生命体征,尤其是呼吸情况,如出现呼吸困难及时通知医生。

(4)遵医嘱给予雾化吸入,以预防感染及减轻声带水肿。

五、健康指导

1.生活指导

预防上呼吸道感染,避免去人群密集、空气污染的地区。

2.疾病知识指导

(1)指导患者正确的发音方法,避免长时间用嗓及高声喊叫。

(2)劳逸结合,避免用嗓过度。

(3)避免辛辣刺激性食物。

(4)术后一个月复诊一次,之后根据声带的恢复情况由医生预约复查。

第九章　普外科护理技术及常见疾病护理

第一节　常用护理技术

一、手术备皮

1.目的

去除手术区毛发和污垢,彻底清洁皮肤,为手术做准备,预防切口感染。

2.用物

护理车、护理盘、弯盘、治疗碗、一次性备皮刀、棉签、纱布、软皂液、松节油、垫巾(或一次性中单)、手电筒、毛巾、面盆、热水(41 ℃～46 ℃)、护理单。

3.操作流程

(1)衣帽整齐,洗手,戴口罩。

(2)核对医嘱,了解患者的病情及手术部位。

(3)将用物备齐,按使用顺序置于护理车上,推至患者床旁,核对患者的床号、姓名、性别、诊断、手术部位,评估患者及手术野皮肤状况,向患者说明操作的目的、方法及配合要点。

(4)协助患者摆好体位,必要时用屏风遮挡。

(5)铺垫巾或一次性中单于患者身下,暴露备皮部位,戴手套,涂抹软皂液,绷紧皮肤,剃净毛发。

(6)检查毛发是否剃净,皮肤有无破损。

(7)用毛巾或纱布擦去局部毛发和皂液。

(8)腹部手术者,需用松节油棉签除去脐部污垢或油脂。

(9)脱去手套,协助患者穿好衣裤,取舒适卧位,整理床单位卫生,手消毒。

(10)嘱患者沐浴,卧床患者给予床上擦浴。再次核对、整理用物,洗手,需要时记录。

4.注意事项

(1)操作过程中动作应轻柔、熟练,冬天应注意保暖。

(2)刀片应锐利,剃刀刀架用后严格消毒,防止交叉感染。

(3)剃毛时应绷紧皮肤,不能逆行剃除,以免损伤毛囊。

(4)检查手术区皮肤,如有割痕、发红等异常情况时,应通知医生并记录。

二、换药

1.目的

(1)更换伤口敷料,保持伤口清洁,使患者感觉舒适。

(2)预防、控制伤口感染,促进伤口愈合。

2.用物

(1)换药车、无菌换药包1个、碘伏棉球、胶布、绷带、生理盐水。

(2)根据伤口情况备药。

3.操作流程

(1)衣帽整齐,洗手,戴口罩。

(2)将用物备齐,按使用顺序置于换药车上,核对患者的床号、姓名、性别。

(3)告知患者操作的目的、方法及配合要点,以取得患者的合作(不能行动的患者在病房换药时,用屏风遮挡)。

(4)检查无菌换药包的名称、灭菌有效期,包装有无破损、潮湿,包外化学指示物有无变色。

(5)按无菌包使用法打开换药包,检查物品是否齐全。

(6)暴露患者换药部位,去除外层敷料,用无菌镊取下内层敷料,有引流条时取下放入弯盘内。

(7)观察伤口情况,以消毒液棉球自伤口边缘向外消毒伤口周围皮肤。

(8)用生理盐水棉球清洗创面,拭净分泌物、脓液、纤维蛋白膜,清除坏死组织,剪去过度生长的肉芽。

(9)必要时用无菌干纱布擦净伤口周围皮肤。

(10)根据伤口情况涂药,用无菌敷料覆盖伤口,胶布固定。

(11)协助患者穿好衣裤。

(12)整理用物,洗手,记录。

4.注意事项

(1)保持双手持镊,一手持相对无菌镊,另一只手持镊接触伤口,两把镊不得混用。

(2)接触患者的镊不得直接夹取或接触敷料,敷料及消毒剂棉球不能过湿,注意勿使消毒液流入伤口内。

(3)换药时,应按照清洁、污染、一般感染、特殊感染的原则进行,避免交叉感染。

(4)若内层敷料与创面粘连较紧时,应用生理盐水将敷料浸湿后再揭除。

三、更换引流袋

1.目的

(1)防止患者发生引流液逆行感染。

(2)保证引流管引流的有效性。

(3)观察引流液的颜色、性质和量,为治疗和护理提供依据。

2.用物

护理车、护理盘、无菌换药包、垫巾、血管钳、手套3副、无菌引流袋2个(1个备用)、棉签、皮肤消毒液、速干手消毒剂。必要时备别针。

3.操作流程

(1)衣帽整齐,洗手,戴口罩。

(2)将用物备齐,按使用顺序置于护理车上,推至患者床旁,核对患者的床号、姓名、性别,向患者说明操作的目的、方法及配合要点。

(3)关闭门窗,评估患者的情况、引流液的性质及量。

(4)协助患者取舒适体位,注意保暖,检查引流管周围皮肤有无分泌物。

(5)铺垫巾于引流管连接处下方,挤压引流管观察引流是否通畅,在引流管尾端上 3 cm 处用血管钳夹闭。

(6)卫生手消毒,打开无菌引流袋放于垫巾右上方,打开换药包放于垫巾左上方。

(7)戴手套,分离引流管与引流袋,将引流管管口置于弯盘中,将污染引流袋和手套一并置于护理车下层。

(8)更换手套,用消毒液棉签消毒引流管末端横截面,再消毒引流管末端(长度≥2 cm)2次。

(9)将引流管尾端与无菌引流袋的引流管连接,松开血管钳,挤压引流管。

(10)妥善固定引流袋(低于引流部位),脱去手套,撤去垫巾,置于护理车下层。

(11)协助患者取舒适卧位,整理床单位,向患者或其家属交代注意事项,打开门窗。

(12)整理用物,洗手,记录。

4.注意事项

(1)严格执行无菌技术操作原则。

(2)妥善固定引流管并保持引流通畅,操作时动作轻柔,避免牵拉,以防引流管脱出。

(3)保护好患者引流管周围皮肤,及时换药,防止引起局部皮肤破溃和感染。

四、造口护理

1.目的

(1)保持造口周围皮肤清洁。

(2)评估患者造口的功能状态及心理接受程度。

(3)帮助患者掌握护理造口的方法。

2.用物

护理车、护理盘、换药包、生理盐水、无菌手套、造口袋、剪刀、造口尺寸表、垫巾、护理单。必要时备屏风。

3.操作流程

(1)衣帽整齐,洗手,戴口罩。

(2)将用物备齐,按使用顺序置于护理车上,推至患者床旁,核对患者床号、姓名、性别,告知操作的目的、方法及配合要点。必要时用屏风遮挡患者,协助患者摆好体位。

(3)暴露造口部位,铺垫巾于造口侧下方。

(4)观察造口处及周围皮肤有无异常,戴手套,沿造口自上而下将造口袋取下,观察排泄物性状、颜色和量。

(5)用镊夹取生理盐水棉球,将造口处及周围皮肤擦拭干净。

(6)用造口尺寸表测量造口大小。

(7)在造口袋背面贴纸处,依测得造口的尺寸剪洞(略大于造口 15 mm)。

(8)撕去贴纸,将造口袋对准造口,沿造口自下而上,轻轻将造口袋紧贴于腹部皮肤。

(9)脱去手套,协助患者穿好衣服,取舒适卧位,整理床单位。

(10)整理用物,洗手,记录。

4.注意事项

(1)造口袋型号选择适宜,底盘应与造口黏膜之间保持适当的距离(1~2 mm),避免缝隙过大,以防粪便刺激皮肤引起皮炎;避免缝隙过小,以防底盘边缘与黏膜摩擦导致不适甚至出血。

(2)造口袋内容物满 1/3 或有渗漏时应及时更换。

(3)及时观察造口周围皮肤血运情况及造口处肠段有无回缩、脱出。

(4)粘贴造口袋前要擦干造口处皮肤。造口袋应紧密贴紧皮肤,防止排泄物渗漏。

(5)更换造口袋时,要注意防止袋内容物排出和污染伤口,去除造口袋时,防止损伤造口周围皮肤。

(6)注意指导患者学会观察造口和进行自我护理。

五、更换 T 形管引流袋

1. 目的

(1)减低胆管内压力,防止胆汁外漏或发生逆行感染。

(2)保证引流的有效性。

2. 用物

护理车、无菌引流袋、血管钳、皮肤消毒液、生理盐水、无菌棉签、别针、垫巾、无菌手套、速干手消毒剂。

3. 操作流程

(1)衣帽整齐,洗手,戴口罩。

(2)将用物备齐,按使用顺序置于护理车上,推至患者床旁,核对患者的床号、姓名、性别,向患者或其家属告知操作的目的、方法及配合要点。

(3)协助患者摆好体位,观察切口敷料及引流液的颜色、性质和量,必要时给予换药。

(4)铺垫巾于引流管连接处下方,用血管钳在距引流管末端上 3 cm 处夹闭引流管。

(5)卫生手消毒,打开无菌引流袋,放于垫巾上。

(6)戴手套,分离引流管与引流袋,用消毒液棉签消毒引流管末端横截面,再用消毒液棉签消毒引流管末端(长度≥2 cm)2 次,去掉引流袋的外保护帽,与引流管紧密连接。

(7)固定引流袋于床旁,松开血管钳,挤压引流管,观察引流是否通畅。

(8)撤去垫巾,戴手套者脱去手套,洗手。

(9)协助患者取舒适卧位,整理床单位,向患者或其家属交代注意事项。

(10)整理用物,洗手,记录。

4. 注意事项

(1)观察 T 形管周围皮肤,如有胆汁浸润可用氧化锌软膏保护。

(2)注意观察患者生命体征及腹部体征的变化,如有发热、腹痛,提示有感染或胆漏的可能,应立即报告医生。

(3)T 形管不能打折、扭曲,应顺位引流。妥善固定 T 形管,防止因翻身、起床等活动时牵拉脱出。

(4)引流时间 7～14 d,拔管前应先根据医嘱夹闭 T 形管,夹管期间观察患者有无腹痛、发热、黄疸等情况。

六、胃肠减压

1. 目的

(1)减轻胃肠道内的压力及胃肠胀气,预防手术并发症;改善胃肠壁血液循环,促进消化功能的恢复。

（2）通过对胃肠减压抽出物的观察，判断病情变化，为诊断、治疗提供依据。

2.用物

护理车、护理盘、12～14号无菌胃管、20 mL无菌注射器、无菌纱布、无菌棉签、治疗碗内盛生理盐水或凉开水、液状石蜡、胶布、无菌镊或无菌血管钳、弯盘、压舌板、听诊器、一次性减压引流器、管道标志、速干手消毒剂、护理单。

3.操作流程

（1）衣帽整齐，洗手，戴口罩。

（2）将用物备齐，按使用顺序置于护理车上，推至患者床旁，核对患者的床号、姓名、性别，评估患者的病情，观察鼻腔情况及合作程度，告知清醒患者或其家属操作的目的、方法、插管中的不适及配合要点。若患者戴有眼镜或义齿，应取下妥善放置。

（3）根据病情协助患者取半卧位或坐位，或平卧位头稍后仰，选择鼻腔通畅一侧，用棉签清洁鼻腔。

（4）卫生手消毒，取治疗巾铺于患者颌下，弯盘放置于方便取用处，检查鼻饲包的灭菌有效期等并打开。

（5）检查胃管灭菌有效期及是否通畅，测量插入长度，润滑胃管前段。

（6）一手持纱布托住胃管，另一手持无菌镊夹住胃管前端，沿一侧鼻孔缓缓插入。

（7）胃管通过咽喉部时（14～16 cm处），嘱患者做吞咽动作，顺势将胃管向前推进，直至预定长度。若为昏迷患者应托起头部，使下颌靠近胸骨柄，缓缓插入。

（8）插入不畅，出现剧烈恶心、呕吐时应暂停插入，嘱患者深呼吸，稍停片刻再插，并检查胃管是否盘曲在口腔内。如出现呛咳、呼吸困难、发绀等现象时，应立即拔出休息后重新插入。

（9）插入至测定长度（一般为45～55 cm）时，连接注射器于胃管末端抽吸胃液（或置听诊器于患者胃区，快速向胃内注入10 mL空气，听到气过水声或将胃管末端置于盛水的治疗碗内，观察有无气泡溢出），以确定胃管是否在胃内。

（10）确定胃管在胃内后，用胶布固定胃管于患者鼻翼的两侧及面颊部。

（11）打开胃肠减压器，与胃管紧密连接。

（12）固定减压器，调节至负压状态，观察引流是否通畅，脱手套，粘贴管道标志。

（13）再次核对，协助患者取舒适卧位，整理床单位，向清醒患者或其家属交代注意事项。

（14）整理用物，洗手，记录。

4.注意事项

（1）插管动作要轻柔，防止损伤食管黏膜。

（2）插管过程中如患者发生呼吸困难、发绀等症状应立即拔出，休息片刻后重插。

（3）胃肠减压期间，观察患者水、电解质情况及胃肠功能恢复情况。

（4）注意观察引流物的性质、颜色和量。

七、腹腔内套管冲洗

1.目的

（1）对腹部手术后腹腔内活动性出血、积液及胃瘘、胆瘘、胰瘘、肠瘘等，进行冲洗引流，清除脓液及坏死组织，减少毒素吸收，控制感染，有利于瘘口愈合。

(2)引流腹腔内积血,防止腹腔内感染,减少毒素吸收。

2.用物

中心负压吸引安全瓶、负压引流储液瓶、连接管 2 根、护理车、护理盘(内放无菌输液器、无菌棉签、皮肤消毒液、无菌纱布 2 块)、速干手消毒剂、吸引管 1 根、弯盘、管道标志、治疗单。

3.操作流程

(1)衣帽整齐,洗手,戴口罩。

(2)将用物备齐,按使用顺序置于护理车上,推至患者床旁,核对患者的床号、姓名,评估患者的病情,向患者或其家属说明操作的目的、方法及配合要点。

(3)协助患者取舒适卧位,卫生手消毒。

(4)将中心负压吸引安全瓶插头对准设备带上的黑色负压吸引出口插孔,用力插入。

(5)打开连接管外包装,取出连接管,将储液瓶塞上短管通过连接管连接安全瓶,长管与另一连接管连接后接吸引管,打开开关,检测负压装置后,关闭开关,将吸引管与腹腔内套管引流管连接。

(6)填写瓶签并粘贴于生理盐水瓶上,套瓶套,打开瓶塞,常规消毒,打开输液器包装,插入输液器。

(7)再次核对,挂输液瓶于输液架上,排气,将输液器末端与腹腔引流管内套管冲洗管连接。

(8)打开输液器开关,根据医嘱调节滴速。

(9)打开中心负压开关,调节负压值,不宜过大,一般 10～20 kPa。

(10)检查冲洗液滴入及负压引流是否通畅,询问患者有无不适。

(11)再次核对,协助患者取舒适卧位,整理床单位。

(12)卫生手消毒,粘贴管道标志。

(13)向患者或其家属交代注意事项。

(14)整理用物,洗手,记录护理记录单。

4.注意事项

(1)防止冲洗引流管堵塞,一旦发现患者局部敷料渗湿,应立即通知医生给予处理。

(2)每日更换储液瓶,观察引流液的量和性质,每隔 3～5 d 将腹部引流管向外拔出 3～5 cm,直至愈合。

(3)观察腹腔内套管外露长度,及时发现有无脱出现象。

第二节　特殊检查护理

一、内镜逆行胰胆管造影术(ERCP)

1.术前护理

(1)心理护理:术前患者多有紧张心理,担心手术是否危险、是否疼痛剧烈。术前向患者讲解检查目的和有关操作过程,告诉患者这种手术安全性高、创伤小,从而消除患者紧张心理,配合检查。

(2)术前准备:①了解过敏史,做碘过敏试验;②术前查血清淀粉酶以利手术后对照观察病情;必要时查出凝血时间,凝血功能不正常者补充维生素 K_1;③术前禁食 6 h,重症及体质弱者术前静脉注射 50％葡萄糖;④术前测血压,进行心电图检查,排除禁忌证。

2.术中护理

密切观察病情变化,术中患者可能出现恶心、呕吐等不适,应调整好患者的体位,选择合适的导管,嘱患者做吞咽动作或深呼吸以减轻不适;发现异常情况立即停止操作并进行抢救。

3.术后护理

(1)嘱患者卧床休息,病情稳定后逐步下床活动。

(2)术后禁食 3 h,待腹痛症状消失,血、尿淀粉酶正常后进食流质、半流质至普食。

(3)术后 3 h 及次日晨常规抽血查血清淀粉酶,如淀粉酶显著增高伴有腹痛、恶心、呕吐等症状,应按急性胰腺炎治疗,术后 1 周抽血查肝、肾功能,观察病情变化及术后恢复情况。

(4)观察生命体征的变化、有无呼吸抑制及过敏反应等,必要时给氧气吸入,保持呼吸道通畅。特别是老年人和原有心血管及呼吸系统疾病者应密切观察。

(5)遵医嘱,常规静脉输液及给予抗生素治疗。

(6)并发症的观察及护理。①急性胰腺炎:ERCP 术后 2～24 h 注意观察腹部体征、恶心、呕吐、发热及血、尿淀粉酶,必要时做腹部 B 超和 CT 检查。②胆道感染或化脓性胆管炎:严密观察病情变化,稳定患者情绪,做好术前准备,禁食,胃肠减压,建立静脉通道,维持水、电解质平衡,按医嘱及时给药;立即行十二指肠乳头括约肌切开术或内镜下胆汁内引流术(ERBD)或手术治疗;做血细菌培养;供给适当营养,采用胃肠外营养;高热者行物理降温,吸氧,药物退热,做好皮肤护理。③十二指肠乳头损伤、胰胆管破裂:患者突发腹部剧痛、面色苍白、休克等症状应立即报告医生,给予中凹卧位,建立静脉双通道补液,做好术前准备,行手术治疗。④药物反应:患者出现皮疹、全身皮肤瘙痒、心率快、脉搏快、呼吸急促等,按过敏反应进行处理。

二、内镜下鼻胆导管引流术(ENBD)

1.术前护理

(1)心理护理:向患者及其家属做耐心细致的解释工作,告之 ENBD 对疾病诊断和治疗的意义。缓解患者紧张心情,取得患者的配合。

(2)做碘过敏试验。

(3)仪器设备处于良好状态。

2.术中护理

严密观察患者生命体征的变化。

3.术后护理

(1)卧床休息,减少活动。接好引流袋,引流管固定于颊部,防止导管脱出。

(2)对能进食的患者,术后 2 h 病情缓解或稳定可逐渐进食。

(3)观察引流液颜色、量,引流液需经医生、护士观察记录后处理。确定导管位置,如怀疑导管有少许脱出,不宜强行往里输送导管,应固定好导管,观察胆汁引流情况,如无胆汁流出及时报告医生进行处理。

（4）胆汁颜色及引流量的变化与病情的关系。①胆汁颜色：长期胆道梗阻的患者胆汁为深黄色或酱油色，置管引流通畅 2～4 d 后颜色渐渐变成淡黄色，同时患者腹胀、黄疸逐渐减轻。化脓性胆管炎患者的胆汁中可有大量黄白色脓性絮状物及泥沙样漂浮物，易堵塞导管，在解除梗阻、通畅引流后，腹痛、发热等症状可明显缓解。②胆汁量：梗阻患者置管后，胆汁引流可达每日 400～1100 mL，平均 500 mL/d。随着梗阻的缓解，肝功能逐渐改善。某些梗阻患者 EN-BD 后引流量不多，约在每日 100 mL，但症状得到明显好转。

（5）故障排除方法：①选用注射器抽吸，如为胆汁或脓性絮状物堵塞导管，应在医生指导下用庆大霉素生理盐水低压冲洗，冲洗后一般均可疏通；②抽吸时注射器呈负压，多系导管插入胆管内过深或导管折叠有关，此时，由医生在 X 线电视监测下推入 15% 的泛影葡胺充盈导管及胆管后，调整导管在胆管内的位置；③用注射器抽出十二指肠液，有气泡无负压表示导管滑入十二指肠；④鼻胆导管间歇引流不畅，如经 X 线造影证实导管在胆管内，病情又允许，可不做处理，因导管可起到支撑 Oddi 括约肌、防止胆石再次嵌顿堵塞胆管的作用。

三、置三腔二囊管

1. 置管前护理

（1）置管前检查三腔二囊管是否老化、有无漏气，确保食管引流管、胃管、食管中段、胃中管通畅，并分别做出标记。

（2）解释插管目的，说明患者配合的方法，争取患者的主动配合。

（3）润滑三腔二囊管，插入 50～60 cm，以抽出胃内容物为准；胃囊先注气钳夹并稍向外拉，然后自管端以 0.5 kg 重量牵拉；若仍出血不止，再自食管囊注气钳夹；胃管接胃肠减压，观察止血效果，也可自此注入止血药或进行冲洗。

2. 置管后护理

（1）三腔二囊管在鼻孔处做好记号，注意导管是否外滑，严防气囊外滑堵塞咽喉造成窒息，也应注意气囊破裂失去压迫作用。牵拉用绳保持直线，重量应悬空。

（2）患者侧卧或仰卧，头偏向一侧。

（3）保持胃肠减压管通畅在位，密切观察及详细记录吸出液颜色及性状，并注意了解治疗效果。观察体温、脉搏、呼吸、血压、胃内容物、胃肠减压量及大便次数、大便颜色和量等，判断有无继续出血。

（4）保持鼻腔黏膜清洁湿润，及时清除分泌物及结痂。

（5）压迫期间严格禁食、禁水。

（6）每 12 h 将食管气囊放气 20～30 min，防止黏膜长期受压发生糜烂、坏死。在放置三腔二囊管 24 h 后应将胃气囊放气 15～30 min，再注气加压。

（7）液状石蜡棉签涂口唇以防干燥。

（8）液状石蜡滴入插有三腔二囊管的鼻腔内，每日 3 次。牵拉时三腔二囊管与皮肤呈 45°。

（9）床旁置弯盘、纸巾，及时清除口鼻腔分泌物，嘱患者勿咽下唾液等分泌物。

（10）压迫止血：在完全止血 48～72 h 后可放松气囊，先抽去食管气囊的气，然后抽去胃气囊的气，暂不拔出，观察患者有无出血征象，患者口服液状石蜡 50 mL，将三腔二囊管缓缓拔出。

第三节　普外科围术期患者的护理

一、手术前

外科患者在手术前不仅应注意疾病本身,更要对患者的全身状况进行全方位的了解。评估是否存在增加手术危险性或使恢复不利的异常因素,包括可能影响整个病程的潜在因素,如心、肺、肝、肾、内分泌、血液、免疫系统的功能及营养、心理状态等。因此,需详细询问病史,进行全面的体格检查,了解各项辅助检查结果,以准确估计患者的手术耐受力,同时发现问题,在术前予以纠正,术后加以防治。

(一)护理评估

1. 健康史

(1)现病史:询问本次发病的诱因、主诉、主要症状与体征。

(2)既往史:询问既往有无高血压、心脏病、糖尿病、肝肾疾病史;有无手术史;用药情况、有无药物过敏等。

(3)个人史:询问有无吸烟、饮酒习惯,吸烟、饮酒的量和次数;询问女性患者的月经、生育史等。通过以上询问,评估患者对疾病的认识,了解患者对手术、麻醉、预后及对手术后康复知识的了解情况。

2. 身体状况

(1)营养状态:测量身高、体质量、肱三头肌皮肤皱褶厚度、上臂周径、血浆白蛋白等,全面评定患者的营养状态。

(2)体液平衡:有无体液失衡及其原因,如摄入不足、发热、呕吐、腹泻、多尿、肠梗阻、急性胃扩张等,有无脱水及脱水程度、类型,有无电解质紊乱和酸碱失衡。

(3)有无感染:有无咳嗽、咽痛、体温升高等上呼吸道感染症状,观察皮肤,特别是手术区域的皮肤有无损伤和感染。

(4)重要器官的功能。①心血管功能:血压、脉搏、心率、心律、四肢末梢循环状况,有无高血压、冠心病、贫血等增加手术危险的因素;②呼吸系统功能:呼吸形态,有无哮喘、咳嗽、咳痰、胸痛,有无肺气肿、支气管扩张症、哮喘等增加手术危险性的因素;③泌尿系统功能:排尿情况,有无尿频、尿急、排尿困难等症状,观察尿量和尿液颜色、性状,肾功能监测情况,有无肾功能不全、前列腺增生症等增加手术危险的因素;④肝功能:有无黄疸、腹腔积液、肝掌、蜘蛛痣、呕血、黑粪等,有无肝炎、肝硬化、血吸虫病史或长期饮酒史,了解肝功能情况;⑤血液功能:有无出血倾向,如牙龈、口腔黏膜有无出血,皮肤是否有出血点和瘀斑等增加手术危险性的因素;⑥内分泌功能:有无糖尿病病史;⑦神经系统功能:有无头晕、眩晕、耳鸣、步态不稳、抽搐和昏迷等增加手术危险性的因素。

3. 心理—社会状况

(1)评估心理状态:无论何种手术,患者的心理矛盾突出,除表现为感情脆弱、情绪波动、自尊心和依赖性增加外,最常见的心理反应是焦虑。故手术前应全面评估患者的心理状态,正确引导和及时纠正不良的心理反应,以保证各项治疗护理措施顺利进行。

(2)评估社会支持系统:了解家属、单位对疾病与手术的看法,对患者的支持、关心程度,家庭经济状况,医疗费用承受能力。

(二)护理诊断

1.焦虑和恐惧

焦虑和恐惧与罹患疾病、接受麻醉和手术、担心预后及住院费用高、医院环境陌生等有关。

2.营养失调:低于机体需要量

营养失调与疾病消耗、营养摄入不足或机体分解代谢增强等有关。

3.睡眠形态紊乱

睡眠型态紊乱与疾病导致的不适、环境改变和担忧有关。

4.知识缺乏

缺乏手术、麻醉相关知识及术前准备知识。

5.体液不足

体液不足与疾病所致体液丢失、液体摄入量不足或体液在体内分布转移等有关。

(三)护理措施

1.心理准备

(1)建立良好的护患关系:了解患者病情及需要,给予安慰。通过适当的沟通技巧,取得患者信任。

(2)认知干预:帮助患者正确认识病情,指导患者提高认知和应对能力,积极配合治疗和护理。

(3)心理支持和疏导:鼓励患者表达感受,倾听其诉说,帮助患者宣泄恐惧、焦虑等不良情绪;耐心解释手术必要性,介绍医院技术水平,增强治疗信心;动员患者的社会支持系统,使其感受到被关心和重视。

(4)制订健康教育计划:帮助患者认识疾病、手术的相关知识及术后用药的注意事项,向患者说明术前准备的必要性,逐步掌握术后配合技巧及康复知识,使患者对手术的风险及可能出现的并发症有足够的认识及心理准备。

2.一般准备与护理

(1)饮食和休息:加强饮食指导,鼓励摄入营养素丰富、易消化的食物。消除引起不良睡眠的诱因,创造安静舒适的环境,告知放松技巧,促进患者睡眠。病情允许者,适当增加白天活动,必要时遵医嘱予以镇静安眠药。

(2)适应性训练:①指导床上使用便盆的方法,以适应术后床上排尿和排便;②教会自行调整卧位和床上翻身的疗法,以适应术后体位的变化;③部分患者还应指导其练习术中体位;④教会患者正确深呼吸、咳嗽、咳痰方法并进行练习。

(3)输血和补液:拟行大、中手术前,遵医嘱做好血型鉴定和交叉配血实验,备好一定数量的红细胞或血浆。凡有水、电解质及酸碱平衡失调和贫血者,在术前予以纠正。

(4)协助完成术前检查:遵医嘱完成术前各项心、肺、肝、肾功能及凝血时间、凝血酶原时间、血小板计数等检查,必要时监测有关凝血因子;协助医师最大限度地改善心、肺、肝、肾功能,提高患者手术耐受力。

(5)预防术后感染:及时处理已知感染灶,避免患者与其他感染者接触,遵医嘱合理应用抗生素。预防性抗生素适用于:①涉及感染灶或切口接近感染区域的手术;②开放性创伤、创面已污染、清创时间长、难以彻底清创者;③操作时间长、创面大的手术;④胃肠道手术;⑤癌肿手术;⑥涉及大血管的手术;⑦植入人工制品的手术;⑧器官移植术。

(6)胃肠道准备:①成人择期手术前禁食 8～12 h、禁饮 4 h,以防麻醉或术中呕吐引起窒息或吸入性肺炎;②术前一般不限制饮食种类,消化道手术者,术前 1～2 d 进食流质饮食;③术前一般无须放置胃管,但消化道手术或某些特殊疾病(如急性弥散性腹膜炎、急性胰腺炎等),应放置胃管;④一般于术前一日晚行清洁灌肠,使术中肠腔处于空虚状态以减少并发感染的机会;⑤肠道手术前 3 d 开始做肠道准备;⑥幽门梗阻者,术前洗胃。

(7)手术区皮肤准备。①洗浴:术前一日下午或晚上,清洗皮肤。细菌栖居密度较高的部位(如手、足),或不能接受强刺激消毒剂的部位(如面部、会阴部),术前可用氯己定(洗必泰)反复清洗;腹部及腹腔镜手术的患者应注意脐部清洁;若皮肤上有油脂或胶布粘贴的残迹,用松节油或 75％酒精擦净。②备皮:手术区域若毛发细小,可不必剃毛;若毛发影响手术操作,手术前应予剃除。手术区皮肤准备范围包括切口周围至少 15 cm 的区域。

(8)术日晨的护理:①认真检查、确定各项准备工作的落实情况。②体温升高或女性患者月经来潮时,应延迟手术。③进入手术室前,指导患者排尽尿液;预计手术时间将持续 4 h 以上及接受下腹部或盆腔内手术者,留置导尿。④胃肠道及上腹部手术者,留置胃管。⑤遵医嘱予以术前用药。⑥拭去指甲油、口红等化妆品,取下活动性义齿、眼镜、发夹、手表、首饰和其他贵重物品。⑦备好手术需要的病历、X 线检查片、CT 片、特殊用药或物品等,随患者带入手术室。⑧与手术室接诊人员仔细核对患者、手术部位及名称等,做好交接;⑨根据手术类型及麻醉方式准备麻醉床,备好床旁用物,如负压吸引装置、输液架、心电监护仪、吸氧装置等。

二、手术后

手术损伤可导致患者防御能力下降,术后切口疼痛、禁食及应激反应等均可加重患者的生理、心理负担,不仅可能影响创伤愈合和康复过程,而且可能导致多种并发症的发生。手术后患者的护理重点是防止并发症,减少痛苦与不适,尽快恢复生理功能,促进康复。

(一)护理评估

1.健康史

了解手术方式和麻醉类型,手术过程是否顺利,术中出血、输血、补液量以及留置的引流管情况等,以判断手术创伤大小及对机体的影响。

2.身体状况

①生命体征:评估患者回到病室时的神志、体温、脉搏、呼吸、血压;②切口状况:了解切口部位及敷料包扎情况,有无渗血、渗液;③引流管:了解引流管种类、数量、位置及作用,引流是否通畅,引流液量、性状、颜色等;④肢体功能:了解术后肢体感知觉恢复情况及四肢活动度;⑤体液平衡:评估术后患者尿量、各种引流的丢失量、失血量及术后补液量和种类等;⑥营养状态:评估术后患者每日摄入营养素的种类、量和途径,了解术后体质量变化;⑦术后不适及并发症:了解有无切口疼痛、恶心、呕吐、腹胀、呃逆、尿潴留等术后不适,评估不适的种类和程度,评估有无术后出血、感染、切口裂开、深静脉血栓形成等并发症及危险因素。

3.心理—社会状况

评估术后患者及其家属对手术的认识和看法,了解患者术后的心理感受,进一步评估有无引起术后心理变化的原因:①担心不良的病理检查结果、预后差或危及生命;②手术致正常生理结构和功能改变,担忧手术对今后生活、工作及社交带来不利影响,如截肢、结肠造口等;

③术后出现切口疼痛等各种不适；④身体恢复缓慢，出现并发症；⑤担忧住院费用昂贵，经济能力难以维持后续治疗。

(二)护理诊断

1.疼痛

疼痛与手术创伤、特殊体位等因素有关。

2.有体液不足的危险

体液不足与手术导致失血、体液丢失、禁食禁饮、液体量补充不足有关。

3.低效性呼吸形态

低效性呼吸型态与术后卧床、活动量少、切口疼痛、呼吸运动受限等有关。

4.营养失调：低于机体需要量

营养失调与术后禁食、创伤后机体代谢率增高有关。

5.活动无耐力

活动无耐力与手术创伤、机体负氮平衡有关。

6.潜在并发症

潜在并发症有术后出血、切口感染或裂开、肺部感染、泌尿系统感染或深静脉血栓形成等。

(三)护理措施

1.一般护理

(1)安置患者：①与麻醉师和手术室护士做好床旁交接；②搬运患者时动作轻稳，注意保护头部、手术部位及各引流管和输液管道；③正确连接各引流装置；④检查输液是否通畅；⑤遵医嘱给氧；⑥注意保暖，但避免贴身放置热水袋，以免烫伤。

(2)体位护理：根据麻醉类型及手术方式安置患者体位。①全身麻醉未清醒者，取平卧位，头偏向一侧，使口腔分泌物或呕吐物易于流出，避免误吸；麻醉清醒后根据需要调整体位。②蛛网膜下隙麻醉者，取平卧或头低卧位 6～8 h，防止脑脊液外渗而致头痛。③硬脊膜外阻滞者，平卧 6 h 后根据手术部位安置体位。④颅脑手术者，如无休克或昏迷，可取 15°～30°头高脚低斜坡卧位。⑤颈、胸部手术者，取高半坐卧位，以利呼吸和引流。⑥腹部手术者，取低半坐卧位或斜坡卧位，以减少腹壁张力，便于引流，并可使腹腔渗血渗液流入盆腔，避免形成膈下脓肿。⑦脊柱或臀部手术者，取俯卧或仰卧位。⑧腹腔内有污染者，在病情许可的情况下，尽早改为半坐位或头高脚低位。⑨休克患者，取中凹卧位或平卧位。⑩肥胖患者可取侧卧位，以利呼吸和引流。

(3)病情观察。①生命体征：中、小型手术患者，手术当日每小时测量一次脉搏、呼吸、血压，监测 6～8 h 至生命体征平稳；对大手术、全身麻醉及危重患者，必须密切观察，每 15～30 min 测量一次脉搏、呼吸、血压及瞳孔、神志，直至病情稳定，随后可改为每小时测量一次或遵医嘱定时测量，并做好记录。有条件者可使用床旁心电监护仪连续监测。②中心静脉压：如果手术中有大量血液、体液丢失，在术后早期应监测中心静脉压。呼吸功能或心脏功能不全者可采用 Swan-Ganz 导管以监测肺动脉压、肺动脉楔压及混合静脉血氧分压等。③体液平衡：对于中等及较大手术，术后继续详细记录 24 h 出入量；对于病情复杂的危重患者，留置尿管，观察并记录每小时尿量。④其他：特殊监测项目需根据原发病及手术情况而定，如胰岛素瘤患者术后需定时监测血糖、尿糖；颅脑手术后的患者监测颅内压及苏醒程度；血管疾病患者术后定时监测指(趾)端末梢循环情况等。

（4）静脉补液：由于手术的不显性液体丢失、手术创伤及术后禁食等原因，术后患者多需接受静脉输液直至恢复进食。术后输液的量、成分和输注速度取决于手术的大小、器官功能状态和疾病严重程度。必要时遵医嘱输血浆、红细胞等，以维持有效循环血量。

（5）饮食护理。①非腹部手术：视手术大小、麻醉方法及患者的全身反应而定。体表或肢体的手术，全身反应较轻者，术后即可进食；手术范围较大，全身反应明显者，待反应消失后方可进食；局部麻醉者，若无任何不适，术后即可进食。椎管内麻醉者，若无恶心、呕吐，术后3～6 h可进食；全身麻醉者，应待麻醉清醒及无恶心、呕吐后方可进食。一般先给予流质，以后逐步过渡到半流质或普食。②腹部手术：尤其消化道手术后，一般需禁食24～48 h，待肠道蠕动恢复、肛门排气后开始进食少量流质，逐步递增至全量流质，至第5～6天进食半流质，第7～9天可过渡到软食，第10～12天开始普食。术后留置空肠营养管者，可在术后第2天自营养管滴入营养液。

（6）休息与活动。①休息：保持室内安静，减少对患者的干扰，保证其安静休息及充足的睡眠。②活动：早期活动利于增加肺活量、减少肺部并发症、改善血液循环、促进切口愈合、预防深静脉血栓形成、促进肠蠕动恢复和减少尿潴留的发生。原则上，大部分患者术后24～48 h可试行下床活动。病情稳定后鼓励患者早期床上活动，争取在短期内起床活动，除非有特殊制动要求（如脊柱手术后）。鼓励并协助患者在床上进行深呼吸、自行翻身、四肢主动与被动活动等。活动时，固定好各导管，防跌倒，并予协助。

（7）引流管护理：区分各引流管放置的部位和作用，并做好标记，妥善固定。保持引流通畅，若引流液黏稠，可通过负压吸引防止堵塞；术后经常检查引流管有无扭曲、压迫或堵塞。观察并记录引流液的量、性状和颜色，如有异常及时通知医师。如使用引流瓶，注意无菌操作，每日更换一次连接管及引流瓶。熟悉各类引流管的拔管指征，并进行宣教：①置于皮下等浅表部位的乳胶片一般术后1～2 d拔除。②烟卷引流一般术后3 d拔除。③作为预防性引流渗血的腹腔引流管，若引流液甚少，可于术后1～2 d拔除；若作为预防性引流渗液用，则需保留至所预防的并发症可能发生的时间后再拔除，一般为术后5～7 d。④连接胸腔引流管于水封引流瓶，24 h内引流量不超过50～60 mL，经物理诊断及胸部透视证实肺膨胀良好者，可于36～48 h内拔除；如为肺部手术，则需延至48～96 h拔除。⑤胃肠减压管在肠功能恢复、肛门排气后拔除。其他引流管视具体情况而定。

（8）手术切口护理：观察切口有无渗血、渗液，切口及周围皮肤有无发红及切口愈合情况，及时发现切口感染、切口裂开等异常，保持切口敷料清洁干燥，并注意观察术后切口包扎是否限制胸、腹部呼吸运动或指（趾）端血液循环。对烦躁、昏迷患者及不合作患儿，可适当使用约束带并防止敷料脱落。缝线拆除时间根据切口部位、局部血液供应情况和患者年龄、营养状况决定。一般头、面、颈部为术后4～5 d拆除，下腹部、会阴部为术后6～7 d拆除，胸部、上腹部、背部和臀部为术后7～9 d拆除，四肢为术后10～12 d（近关节处可适当延长）拆除，减张缝线为术后14 d拆除。青少年患者拆线时间可以适当缩短，年老、营养不良的患者拆线时间适当延迟，切口较长者先间隔拆线，1～2 d后再将剩余缝线拆除。用可吸收缝线行美容缝合者可不拆线。

（9）其他：做好口腔、皮肤等基础护理，保持口腔、皮肤的清洁，预防感染。

2.术后不适的护理

（1）切口疼痛。①常见原因：麻醉作用消失后，患者开始感觉切口疼痛，在术后24 h内最剧烈,2～3 d后逐渐减轻。剧烈的疼痛可影响各器官的正常生理功能和休息,故需关心患者,并给予相应的处理和护理。②护理措施:a.评估和了解疼痛的程度,采用口述疼痛分级评分法、数字疼痛评分法、视觉模拟疼痛评分法等。b.观察患者疼痛的时间、部位、性质和规律。c.鼓励患者表达疼痛的感受,简单解释切口疼痛的规律。d.遵医嘱给予镇静药、镇痛药,如地西泮、布桂嗪(强痛定)、哌替啶等。e.大手术后1～2 d,可持续使用患者自控镇痛泵进行镇痛。患者自控镇痛(PCA)是指患者感觉疼痛时,通过按压计算机控制的微量泵按钮,向体内注射医师事先设定的药物剂量进行镇痛;给药途径以静脉、硬膜外最为常见,常用药物有吗啡、芬太尼、曲马多或合用非甾体抗炎药等。f.尽可能满足患者对舒适的需要,如协助变换体位,减少压迫等。g.指导患者运用正确的非药物镇痛方法,减轻机体对疼痛的敏感性,如分散注意力等。

(2)发热:发热是术后患者最常见的症状。由于手术创伤的反应,术后患者的体温可略升高,变化幅度在0.1 ℃～1 ℃,一般不超过38 ℃,称之为外科手术热或吸收热,术后1～2 d逐渐恢复正常。①常见原因:术后24 h内的体温过高(>39 ℃),常为代谢性或内分泌异常、低血压、肺不张和输血反应等;术后3～6 d的发热或体温降至正常后再度发热,应警惕继发感染的可能,如手术切口、肺部及尿路感染;如果发热持续不退,要密切注意是否因为更严重的并发症所引起,如体腔内术后残余脓肿等。②护理措施:a.监测体温及伴随症状;b.及时检查切口部位有无红、肿、热、痛或波动感;c.遵医嘱应用退热药物或物理降温。③结合病史进行胸部X线、B超、CT、切口分泌物涂片和培养、血培养、尿液检查等,寻找病因并针对性治疗。

(3)恶心、呕吐。①常见原因:a.最常见的原因是麻醉反应,待麻醉作用消失后症状常可消失;b.开腹手术对胃肠道的刺激或引起幽门痉挛;c.药物影响,常见的如环丙沙星类抗生素、单独静脉使用复方氨基酸、脂肪乳剂等;d.严重腹胀;e.水、电解质及酸碱平衡失调等。②护理措施:a.呕吐时,头偏向一侧,及时清除呕吐物;b.行针灸治疗或遵医嘱给予镇吐药物、镇静药物及解痉药物;c.持续性呕吐者,应查明原因并处理。

(4)腹胀。①常见原因:术后早期腹胀是胃肠蠕动受抑制所致,随胃肠蠕动恢复即可自行缓解;若术后数日仍未排气且兼有腹胀,可能是腹膜炎或其他原因所致的肠麻痹;若腹胀伴有阵发性绞痛、肠鸣音亢进,可能是早期肠粘连或其他原因所引起的机械性肠梗阻,应做进一步检查。②护理措施:a.胃肠减压、肛管排气或高渗溶液低压灌肠等;b.协助患者多翻身,下床活动;c.遵医嘱使用促进肠蠕动的药物如新斯的明肌内注射;d.若是因腹腔内感染,或机械性肠梗阻导致的腹胀,非手术治疗不能改善者,做好再次手术的准备。

(5)尿潴留。①常见原因:a.合并有前列腺增生症的老年患者;b.蛛网膜下隙麻醉后或全身麻醉后,排尿反射受抑制;c.切口疼痛引起后尿道括约肌和膀胱反射性痉挛,尤其是骨盆及会阴部手术后;d.手术对膀胱神经的刺激;e.患者不习惯床上排尿。f.镇静药物用量过大或低血钾等。对术后6～8 h尚未排尿或虽排尿但尿量较少者,应在耻骨上区叩诊检查,明确尿潴留。②护理措施:a.稳定患者情绪,采用诱导排尿法,如变换体位、下腹部热敷或听流水声等;b.遵医嘱采用药物、针灸治疗;c.上述措施无效时在无菌操作下导尿,一次放尿不超过1 000 mL,尿潴留时间过长或导尿时尿量超过500 mL者,留置导尿管1～2 d。

(6)呃逆。①常见原因:术后呃逆可能是神经中枢或膈肌直接受刺激所致,多为暂时性。②护理措施:a.术后早期发生者,压迫眶上缘,抽吸胃内积气、积液;b.遵医嘱给予镇静或解痉药物;c.上腹部手术后出现顽固性呃逆者,要警惕吻合口漏或十二指肠残端漏、膈下积液或感染的可能,做超声检查可明确病因,一旦明确,配合医师处理;d.未查明原因且一般治疗无效时,协助医师行颈部膈神经封闭治疗。

3.术后并发症的观察与护理

(1)出血。①常见原因:术中止血不完善、创面渗血未完全控制、原先痉挛的小动脉断端舒张、结扎线脱落、凝血功能障碍等是术后出血的常见原因。可发生于手术切口、空腔脏器及体腔内。②护理措施:a.严密观察患者生命体征、手术切口,若切口敷料被血液渗湿,可怀疑为手术切口出血,应打开敷料检查切口以明确出血状况和原因。b.注意观察引流液的性状、量和颜色变化。如胸腔手术后,若胸腔引流血性液体持续超过 100 mL/h,提示有内出血。c.未放置引流管者,可通过密切的临床观察,评估有无低血容量休克的早期表现,如烦躁、心率增快(常先于血压下降)、尿量少、中心静脉压低于 5 cmH$_2$O(0.49 kPa)等,特别是在输入足够的液体和血液后,休克征象仍未改善或加重,或好转后又恶化,都提示有术后出血。d.腹部手术后腹腔内出血,早期临床表现不明显,只有通过密切的临床观察,必要时行腹腔穿刺,才能明确诊断。e.少量出血时,一般经更换切口敷料、加压包扎或全身使用止血药即可止血;出血量大时,应加快输液速度,遵医嘱输血或血浆,做好再次手术止血准备。

(2)切口裂开:多见于腹部及肢体邻近关节部位。常发生于术后 1 周左右或拆除皮肤缝线后 24 h 内。患者在一次突然用力或有切口的关节伸屈幅度较大时,自觉切口剧痛,随即有淡红色液体自切口流出,浸湿敷料。切口裂开可分为全层裂开和深层裂开而皮肤缝线完整的部分裂开。腹部切口全层裂开可有内脏脱出。①常见原因:营养不良使组织愈合能力差、缝合不当、切口感染或腹内压突然增高,如剧烈咳嗽、喷嚏、呕吐或严重腹胀等。②护理措施:a.对年老体弱、营养状况差、估计切口愈合不良的患者,术前加强营养支持。b.对估计发生此并发症可能性大的患者,在逐层缝合腹壁切口的基础上,加用全层腹壁减张缝线,术后用腹带适当加压包扎切口,减轻局部张力,延迟拆线时间。c.及时处理和消除慢性腹内压增高的因素。d.手术切口位于肢体关节部位者,拆线后避免大幅度动作。e.一旦发生大出血,立即平卧,稳定患者情绪,避免惊慌,告知患者勿咳嗽和进食进饮;用无菌生理盐水纱布覆盖切口,用腹带轻轻包扎,与医师联系,立即送往手术室重新缝合;凡肠管脱出者,切勿将其直接回纳腹腔,以免引起腹腔感染。

(3)切口感染。①常见原因:切口内留有无效腔、血肿、异物或局部组织供血不良,合并有贫血、糖尿病、营养不良或肥胖等。②护理措施:a.术中严格遵守无菌技术原则、严密止血,防止残留无效腔、血肿或异物等;b.保持伤口清洁、敷料干燥;c.加强营养支持,增强患者抗感染能力;d.遵医嘱合理使用抗生素;e.术后密切观察手术切口情况。若术后 3~4 d,切口疼痛加重,切口局部有红、肿、热、压痛或波动感等,伴有体温升高、脉率加速和白细胞计数升高,可怀疑为切口感染。感染早期予局部理疗,使用有效抗生素;化脓切口需拆除部分缝线,充分敞开切口,清理切口后,放置凡士林油纱条(布)引流脓液,定期更换敷料,争取二期愈合;若需行二期缝合,做好术前准备。

(4)肺部感染:常发生在胸部、腹部大手术后,特别是老年患者、有长期吸烟史、术前合并急性或慢性呼吸道感染者。①常见原因:术后呼吸运动受限、呼吸道分泌物积聚及排出不畅是引起术后肺部感染的主要原因。②护理措施:a.保持病室适宜温度(18 ℃~22 ℃)、相对湿度(50%~60%),维持每日液体摄入量在 2 000~3 000 mL;b.术后卧床期间鼓励患者每小时重复做深呼吸 5~10 次,协助其翻身、叩背,促进气道内分泌物排出;c.教会患者保护切口和进行有效的咳嗽、咳痰的方法，即用双手按住季肋部或切口两侧以限制咳嗽时胸部或腹部活动幅度，保护手术切口并减轻因咳嗽震动引起的切口疼痛，在数次短暂的轻微咳嗽后，再深吸气用力咳痰，并做间断深呼吸；d. 协助患者取半卧位，病情许可尽早下床活动；e. 痰液黏稠者予雾化吸入；f. 遵医嘱应用抗生素及祛痰药物。

（5）尿路感染：尿路感染常起自膀胱，若上行感染可引起肾盂肾炎。急性膀胱炎主要表现为尿频、尿急、尿痛，伴或不伴排尿困难，一般无全身症状。急性肾盂肾炎多见于女性，表现为畏寒、发热、肾区疼痛等。①常见原因。尿潴留、长期留置导尿管或反复多次导尿是术后尿路感染的常见原因。②护理措施。a. 术前训练床上排尿。b. 指导患者术后自主排尿。c. 出现尿潴留及时处理，若残余尿量在 500 mL 以上，留置导尿管，并严格遵守无菌原则。d. 鼓励患者多饮水，保持每日尿量在 1 500 mL 以上。e. 观察尿液并及时送检，根据尿培养及药物敏感试验结果选用有效抗生素控制感染。

（6）深静脉血栓形成：多见于下肢。起初患者常感腓肠肌疼痛和紧束，或腹股沟区出现疼痛和压痛，继而出现下肢凹陷性水肿，沿静脉走行有触痛，可扪及条索变硬的静脉。一旦血栓脱落可引起肺动脉栓塞，导致死亡。①常见原因：a. 术后腹胀、长时间制动、卧床等引起下腔及髂静脉回流受阻（特别是老年及肥胖患者）、血流缓慢。b. 手术、外伤、反复穿刺置管或输注高渗性液体、刺激性药物等致血管壁和血管内膜损伤。c. 手术导致组织破坏、癌细胞的分解及体液的大量丢失致血液凝集性增加等；②护理措施：a. 加强预防：鼓励患者术后早期下床活动；卧床期间进行肢体的主动和被动运动；按摩下肢比目鱼肌和腓肠肌，促进血液循环；术后穿弹力袜以促进下肢静脉回流；对于血液处于高凝状态者，可预防性口服小剂量阿司匹林或复方丹参片。b. 正确处理：严禁经患肢静脉输液，严禁局部按摩，以防血栓脱落。抬高患肢、制动，局部 50% 硫酸镁湿热敷，配合理疗和全身性抗生素治疗。遵医嘱输入右旋糖酐 40 和复方丹参溶液，以降低血液黏滞度，改善微循环。血栓形成 3 d 内，遵医嘱使用溶栓药（首选尿激酶）及抗凝药（肝素、华法林）进行治疗。

（7）压疮：是术后常见的皮肤并发症。①常见原因。术后患者由于切口疼痛、手术特殊要求需长期卧床，局部皮肤组织长期受压，同时受到汗液、尿液、各种引流液等的刺激以及营养不良、水肿等原因，导致压疮的发生率较高。②护理措施。a. 积极采取预防措施，定时翻身，每 2 h 翻身 1 次；正确使用石膏、绷带及夹板；保持患者皮肤及床单清洁干燥，使用便盆时协助患者抬高臀部；协助并鼓励患者坚持每日进行主动或被动运动，鼓励早期下床；增进营养。b. 去除致病原因。c. 小水疱未破裂可自行吸收；大水疱在无菌操作下用注射器抽出疱内液体，再用无菌敷料包扎。d. 浅度溃疡用透气性好的保温敷料覆盖；坏死溃疡者，清洁创面，去除坏死组织，保持引流通畅。

（8）消化道并发症：常见急性胃扩张、肠梗阻等并发症。腹腔手术后胃肠道功能的恢复往往需要一定时间。一般肠道功能的恢复在术后 12～24 h 开始，此时可闻及肠鸣音；术后 48～72 h 整个肠道蠕动可恢复正常，肛门排气、排便。预防措施：①胃肠道手术前灌肠、留置胃管；②维持水、电解质和酸碱平衡，及早纠正低钾血症、酸中毒等；③术后禁食、胃肠减压；④取半卧位，按摩腹部；⑤尽早下床活动。

4. 心理护理

加强巡视，建立相互信任的护患关系，鼓励患者说出自身想法，明确其所处的心理状态，给予适当的解释和安慰；满足其合理需要，提供有关术后康复、疾病方面的知识，帮助患者缓解术后不适;帮助患者建立疾病康复的信心,告知其配合治疗与护理的要点;鼓励患者加强生活自理能力,指导患者正确面对疾病及预后。

第四节　压疮的预防

一、压疮定义

皮肤或潜在组织由于压力、复合剪切力或摩擦力而导致的皮肤、肌肉和皮下组织的局限性损伤,常发生在骨隆突处,有很多相关因素或影响因素与其相关。在长期卧床、全身营养不良的老年人中常见,特别是瘫痪患者以及中枢神经系统疾病患者中发病率更高。

预防是消除压疮发生的重要措施,要注意局部护理和患者全身情况相结合的综合预防,早期干预是关键。对于那些疾病晚期患者,一旦发生皮肤损伤,要解决它是极其困难的。预防压疮新理念是压力管理、摩擦力和剪切力管理、潮湿管理、营养管理和其他护理。

二、预防

1.压力管理

(1)翻身:翻身是必需的,是各种器具和辅料都不能代替的。伤口部位的减压对于愈合非常重要,尽量避免伤口部位受压。①翻身时间:目前全世界通行的每 2 h 翻身一次的方法,实际上是一种防止皮肤破损已达极限的做法;②姿势的改变:最大限度的活动;③体位:床头抬高的角度尽量小,尽量缩短床头抬高的时间,使用楔形海绵垫,保证 30°侧卧位。

(2)减压设备:常用减压设施有气垫床、翻身床、软垫(厚度为 8～10 cm)、泡沫敷料,在足跟、肩胛骨、耳郭、骨突等受压部位起支撑作用。

(3)尽可能避免使用约束带及镇静药。

2.摩擦力和剪切刀管理

①床头抬高不得超过 30°;②必要时使用牵吊装置;③使用过床单移动患者;④如果肘部和足跟易受摩擦,应用软布包裹、水胶体敷料给予保护;⑤保持皮肤清洁。

3.潮湿管理

潮湿最常见原因是汗液、引流液、大小便浸湿,最容易发生的部位是颈部、腋窝、腹股沟、臀部及肛周。

(1)使用隔绝潮湿和保护皮肤的护理产品。

(2)使用吸收垫或干燥垫控制潮湿。

(3)如果可能,找出发生潮湿的原因并避免。

(4)按照翻身计划表提供床上便盆、尿壶。

(5)大小便失禁的护理。①保持皮肤清洁,使用温和的清洗液清洁皮肤,保护皮肤表面的弱酸性环境,从而保持皮肤的保护功能;②根据患者失禁和皮肤的具体情况选用恰当的皮肤保护方法;③对于持续大便失禁患者,可使用造口袋贴于肛周收集大便或者使用肛管接床边尿袋等方法收集粪便;④肛周皮肤喷或涂上造口粉,再用 1～2 层保护膜保护,或外层加透明敷料,防止或减少大小便失禁对周围皮肤的浸渍;⑤当局部皮肤已发生皮炎或溃疡时,使用水胶体敷料;⑥避免因反复擦拭引起机械性皮肤损伤。

4.营养管理

①给予高蛋白、高热量、高维生素、富含钙锌等的饮食;②吸收不良者给予胃肠调理;③不能进食者给予鼻胃管、鼻空肠管、胃造口、空肠造口、肠外营养;④低蛋白血症者给予静脉补充白蛋白;⑤贫血者输血;⑥尽快恢复内环境的平衡是关键。

5.其他护理

①对于水肿患者要防止粘胶布处皮肤破损,手术或昏迷的患者要防止约束部位损伤;②使用多功能生命体征监测仪时,注意袖带不要持续捆绑被测肢体而不松解;③对使用石膏、颈圈、支架、夹板牵引固定的患者,随时观察局部皮肤、指(趾)甲的颜色、温度变化,了解患者的主观感受,及时调节夹板和器械的松紧,加衬垫;④局部软组织预防,应用各种辅料于耳朵、鼻部、面颊等。

6.新型敷料应用

水胶体敷料及泡沫敷料预防压疮机制如下:①通过皮肤氧分压的改变,改善局部供血供氧;②表面光滑,摩擦力小,减少受压部位的剪切力;③防水透气,减少汗、尿、粪等对皮肤的刺激;④能够吸收皮肤分泌物,提供最佳环境;⑤泡沫垫重新分配压力。

三、根据压疮危险因素评分采取不同的预防措施

1.轻度危险者

制订定时翻身计划,翻身时间每 2 h 一次。帮助患者进行最大限度的身体移动。保护足跟部、肩胛部、臀部,避免持续受压。注意处理潮湿、营养、摩擦力和剪切力等方面存在的问题。

2.中度危险者

采取以上预防措施并注意下列问题,侧卧位时使用泡沫等软枕使患者倾斜 $30°$,经常检查受压部位并避免继续受压。

3.高度和极度危险者

每 $0.5 \sim 1$ h 翻身 1 次,严格制动者可给予充气式气垫床或每隔 $1 \sim 2$ h 托起患者骶尾部 10 min 左右,对易发生压疮部位应用压疮贴膜。

第五节　患者身体约束护理

一、身体约束定义

使用任何物理或机械性设备、材料或工具附加或临靠于患者身体,使其不能轻易移除,从而限制其自由活动,防止其碰触自己身体,这是目前被引用较多的身体约束的定义。

二、身体约束原因

避免拔出必要的医疗装置及控制患者的躁动等为主要理由。①因认知障碍而使用身体约

束;②因可能跌到而使用身体约束;③因行为紊乱而使用身体约束;④因治疗需要而使用身体约束;⑤因其他原因而使用身体约束。

三、身体约束时间

①按持续小于 1 h、1～4 h、4～8 h、8～16 h、16～24 h、大于 24 h 分别计算;②按使用身体约束开始于 7～15 时、15～23 时、23～7 时分别计算。

四、约束方法

1. 肢体约束法

暴露患者腕部或者踝部,用棉垫包裹腕部或者踝部,将保护带打成双套结套在棉垫外,稍拉紧,使之不松脱,将保护带成直角系于两侧床缘。其中腕部约束是最常用的方法。

2. 肩部约束法

暴露患者双肩,在患者双侧腋下垫棉垫,将保护带置于患者双肩下,双侧分别穿过患者腋下,在背部交叉后分别固定于床头。为患者盖好被,整理床单位及用物。

3. 膝部约束带

膝部约束带常用于固定膝部,以限制患者下肢活动。膝部约束带宽 10 cm、长 28 cm,用布制成。操作时,两膝衬棉垫,将约束带横放于两膝上,宽带下的两头各缚住一侧膝关节,然后将宽带两端系于床缘。

4. 改良式约束手套

传统手套式约束带经过了改良,并增设了用纽扣连接的用于观察血运和留置针的观察口以及血氧探头置入口。使用时将患者的双手分别套在两个手套内,将约束带远端系于床栏,或使患者握拳,约束带远端缠于腕部进行约束。

5. 约束背心

约束背心由背心及连接于背心下部两侧的固定带构成,在背心一侧或两侧相对间隔设置一对袖绑带,袖绑带上均形成缺口,并在袖绑带上相应对称设置公母搭扣。用于躁动不安、昏迷的患者,既能约束患者的双手,又能断续输液,还能起到防患者坠床的作用,与患者双手的接触面积大,不会影响患者约束部分的血液循环,使患者感觉舒适。

五、身体约束与患者安全

(1)身体约束是一时性的辅助医疗措施,而非惩罚患者的不合作行为,也不是为了医护人员的工作方便,使用身体约束来避免患者治疗中断和维护患者的安全,若使用不当也可能发生危及生命的并发症。

(2)身体约束可直接导致患者躯体的伤害,如神经损伤、身体功能减退、肌肉耗损,增加医院感染、压疮、便秘、静脉血栓等并发症发生的危险,甚至会导致窒息和死亡。

(3)心理—社会方面的影响包括患者害怕和不适容易被忽视,侵犯患者的自主权,使患者自尊受创,产生焦虑、恐惧、躁动不安、抑郁状态、嗜睡等。

(4)避免或减少身体约束不良事件的措施:①护理人员在执行身体约束时最常忽略维持约束部位的功能位置,导致关节过度伸张;②其次是约束方式和约束用物的选择不恰当,在使用约束物品时应秉持以最少的约束,提供患者最多的安全为原则;③同时应注意约束物品的大小对患者是否合适,恰当的用物、正确的约束方法和在职教育,可降低约束伤害的发生;④应落实医护人员对身体约束的伦理、知识、技能及监测能力的在职教育,以降低身体约束的使用及伤害事件的发生。

六、身体约束护理常规

①向家属解释保护性约束的原因、必要性、方法及约束产生的不良后果,签署《约束患者知情同意书》;②使用《约束护理单》,评估患者的年龄、意识、活动能力、心理状态,以及需要约束部位皮肤和四肢循环状况,选择合适的约束工具及约束方法;③约束期间观察患者的精神状况,患者神志是否清醒、是否烦躁、是否配合治疗和护理;④约束带的松紧度:使用约束带时,使患者肢体处于功能位,约束带下垫软衬垫,松紧以能伸进一手指为宜;⑤患者被约束期间应至少每 2 h 解除约束带一次,时间为 15~30 min,每隔 15~30 min 观察并检查约束带的松紧,观察局部皮肤的颜色和血液循环情况;⑥约束部位皮肤的观察:观察局部皮肤有无红、肿、苍白、青紫或皮肤破损,在给患者翻身及交接班时松开约束,查看约束部位的皮肤情况;⑦对意识清醒的患者应教会患者呼叫、自救办法;⑧加强护患沟通,对清醒有强烈拔管意图的患者,定时给予心理支持,或家属适当陪伴;⑨加强管路固定,维持患者舒适,降低因外力牵拉导致管路滑脱;⑩加强交接班对身体约束部位的巡视,评估约束的必要性和适宜性。

七、约束护理单的内容

(1)患者的基本情况:床号、姓名、年龄、性别、诊断。

(2)神志评估:清醒、混乱、躁动、暴力倾向。

(3)约束部位:根据患者的病情选择约束部位。

(4)皮肤评估:颜色、温度、有无水肿、皮肤的完整性。

(5)使用安全背心的患者应评估呼吸节律、呼吸困难、呼吸频率。

(6)护理措施:以上内容要求护士每班观察,发现问题及时处理。

八、注意事项

①约束期间保证肢体处于功能位,保持适当的活动度;②约束带采用直角固定于床体,避免患者下滑;③约束期间观察患者的精神状况,患者神志是否清醒、是否烦躁、是否配合治疗和护理;④观察约束部位皮肤有无红、肿、苍白、青紫或皮肤破损,在给患者翻身及交接班时松开约束,查看约束部位的皮肤情况;⑤加强交接班对身体约束部位的巡视,重新评估约束的必要性和适宜性,及时解除患者约束。

第六节　普外科手术部位感染控制与预防

一、预防控制制度

(1)加强对临床医师、护士、医院感染管理专业人员的培训,掌握外科手术部位感染预防工作要点。

(2)开展外科手术部位感染的目标性监测,采取有效措施逐步降低感染率。

(3)严格按照抗菌药物合理使用有关规定,正确、合理使用抗菌药物。

(4)评估患者发生手术部位感染的危险因素,做好各项预防工作。

二、预防控制措施

1.手术前

①尽量缩短患者术前住院时间。择期手术患者应当尽可能待手术部位以外感染治愈后再行手术。②有效控制糖尿病患者的血糖水平。③正确准备手术部位皮肤,彻底清除手术切口部位和周围皮肤的污染。术前备皮应当在手术当日进行,确需去除手术部位毛发时,应当使用不损伤皮肤的方法,避免使用刀片刮除毛发。④消毒前要彻底清除手术切口和周围皮肤的污染,采用卫生行政部门批准的合适的消毒剂以适当的方式消毒手术部位皮肤,皮肤消毒范围应当符合手术要求,如需延长切口、做新切口或放置引流时,应当扩大消毒范围。⑤如需预防用抗菌药物时,手术患者皮肤切开前 30 min 至 2 h 内或麻醉诱导期给予合理种类和合理剂量的抗菌药物。需要做肠道准备的患者,还需术前一天分次、足剂量给予非吸收性口服抗菌药物。⑥有明显皮肤感染或者患感冒、流感等呼吸道疾病,以及携带或感染多重耐药菌的医务人员,在未治愈前不应当参加手术。⑦手术人员要严格按照《医务人员手卫生规范》进行外科手消毒。⑧重视术前患者的抵抗力,纠正水及电解质的不平衡、贫血、低蛋白血症等。

2.手术中

①保证手术室门关闭,尽量保持手术室正压通气、环境表面清洁,最大限度减少人员数量和流动;②保证使用的手术器械、器具及物品等达到灭菌水平;③手术中医务人员要严格遵循无菌技术原则和手卫生规范;④若手术时间超过 3 h,或者手术时间长于所用抗菌药物半衰期,或者失血量大于 1 500 mL 者,手术中应当对患者追加合理剂量的抗菌药物;⑤手术人员尽量轻柔地接触组织,保持有效地止血,最大限度地减少组织损伤,彻底去除手术部位的坏死组织,避免形成死腔;⑥手术中保持患者体温正常,防止低体温,需要局部降温的特殊手术执行具体专业要求;⑦冲洗手术部位时,应当使用温度为 37 ℃的无菌生理盐水等液体;⑧对于需要引流的手术切口,术中应当首选密闭负压引流,并尽量选择远离手术切口、位置合适的部位进行置管引流,确保引流充分。

3.手术后

①医务人员接触患者手术部位或者更换手术切口敷料前后应当进行手卫生消毒,连续进行换药操作的医护人员需要进行严格的手卫生消毒。②为患者更换切口敷料时,要严格遵守无菌技术操作原则及换药流程,先换清洁伤口,再换感染伤口,最后换隔离伤口。特殊感染患者如炭疽、气性坏疽、破伤风等应严格进行隔离并做好自我防护。③术后保持引流通畅,根据病情尽早为患者拔除引流管。④外科医师、护士要定时观察患者手术部位切口情况,出现分泌物时应当进行微生物培养,结合微生物报告及患者手术情况,对外科手术部位感染及时诊断、治疗和监测。

第七节　胃十二指肠溃疡疾病外科治疗患者的护理

胃十二指肠溃疡是指发生于胃、十二指肠的局限性圆形或椭圆形全层黏膜缺损,与胃酸分泌过多、幽门螺杆菌感染、黏膜防御机制减弱等有关。无严重并发症的胃十二指肠溃疡一般采取内科治疗,外科手术治疗主要用于急性穿孔、出血、幽门梗阻、药物治疗无效的溃疡以及恶变者。

一、护理评估

(一)术前评估

1. 健康史

(1)个人情况:患者的性别、年龄、职业、生活习惯、性格特征、心理压力、吸烟史、饮食习惯等。

(2)既往史:既往用药情况,特别是有无非甾体抗炎药物和糖皮质激素等药物服用史。

2. 身体状况

(1)有无腹痛,疼痛的规律、加重及缓解因素。

(2)有无恶心、呕吐,呕吐物的颜色、性质、量及气味。

(3)有无便血或黑便。

(4)有无腹膜刺激征,肠鸣音亢进、减弱或消失。

(5)有无循环系代偿表现,有无休克。

(6)有无营养不良、低蛋白血症。

(7)纤维胃镜、X 线钡餐、腹部 X 线、胃酸测定、血常规、诊断性腹腔穿刺、血管造影等检查有无异常。

3. 心理—社会状况

(1)患者对胃十二指肠溃疡的了解程度。

(2)患者对手术有无顾虑及心理负担,是否担心胃十二指肠溃疡的预后。

(3)家属对患者的关心程度和经济承受能力。

(4)患者和家属是否知晓胃十二指肠溃疡的预防方法。

(二)术后评估

(1)麻醉和手术方式,术中出血、补液、输血情况。

(2)患者的生命体征。

(3)胃肠减压和腹腔引流液的颜色、性质及量。

(4)肠蠕动恢复情况。

(5)有无出血、胃瘫、吻合口破裂或吻合口瘘、十二指肠残端破裂、肠梗阻、倾倒综合征等并发症发生。

二、常见护理诊断/问题

1. 急性疼痛

急性疼痛与胃十二指肠黏膜受侵蚀、手术创伤有关。

2.体液不足

体液不足与溃疡急性穿孔后消化液大量丢失、溃疡大出血致血容量降低、大量呕吐、胃肠减压等引起水、电解质的丢失等有关。

3.营养失调:低于机体需要量

营养失调与营养摄入不足、消耗增加有关。

4.潜在并发症

潜在并发症有出血、胃瘫、吻合口破裂或吻合口瘘、十二指肠残端破裂、肠梗阻及倾倒综合征。

三、护理目标

(1)患者自述疼痛减轻或缓解。

(2)患者能够维持体液平衡及重要脏器的有效灌注。

(3)患者的营养状况得以维持或改善。

(4)患者未发生并发症或并发症被及时发现与处理。

四、护理措施

(一)术前护理

1.胃大部切除术

协助做好术前检查,术前常规准备,术前 1 d 进流质饮食,术前 8 h 禁食、禁饮,必要时留置胃管。

2.胃十二指肠溃疡急性穿孔

(1)病情观察:观察患者生命体征、腹膜刺激征、肠鸣音的变化,若病情加重,应做好急诊手术准备。

(2)体位:伴有休克的患者应取休克卧位(仰卧中凹位),即上身及下肢各抬高 20°,生命体征平稳后改为半卧位,减少毒素吸收,降低腹壁张力,减轻疼痛。

(3)禁食、胃肠减压:保持引流通畅和有效负压,减少胃肠内容物继续外漏,注意观察引流液的颜色、性质及量。

(4)输液:遵医嘱静脉补液,应用抑酸药物,维持水、电解质及酸碱平衡。同时记录出入液量。

(5)预防和控制感染:遵医嘱合理使用抗菌药物。

3.胃十二指肠溃疡大出血

(1)病情观察:严密观察血压、脉搏、尿量、中心静脉压、周围循环状况;观察胃管引流液和红细胞计数变化,判断有无活动性出血以及止血效果。若出血仍在继续,及时报告医生,做好急诊手术的术前准备。

(2)体位:取平卧位,呕血者头偏向一侧。

(3)禁食、留置胃管:用生理盐水冲洗胃管,清除凝血块,直至胃液变清。可经胃管注入 200 mL 含 8 mg 去甲肾上腺素的冰生理盐水溶液,每 4~6 h 一次。

(4)补充血容量:建立多条输液通路,必要时放置中心静脉导管,快速输液、输血。

(5)应用止血、抑酸药物:遵医嘱静脉或肌内注射止血药物;静脉给予 H_2 受体拮抗剂、质子泵抑制剂、或生长抑素等。

(6)胃镜下止血:协助医生行胃镜下止血。

4.胃十二指肠溃疡瘢痕性幽门梗阻

(1)胃肠减压:留置胃管,进行胃肠减压和引流。

(2)饮食指导:完全梗阻者需禁食,非完全梗阻者可给予无渣半流质。

(3)洗胃:完全梗阻者,术前用温生理盐水洗胃,清除胃内宿食,减轻胃壁水肿和炎症,同时利于术后吻合口愈合。

(4)支持治疗:遵医嘱静脉输液,补充液体、电解质、肠外营养液、血制品等,维持水、电解质及酸碱平衡,纠正营养不良、贫血及低蛋白血症。

5.心理护理

了解患者心理状态,鼓励患者表达自身感受,根据患者个体情况向其提供信息,帮助其消除不良心理,增强治疗信心。鼓励家属和亲友给予患者关心及支持,使其能够积极配合治疗和护理。

(二)术后护理

1.病情观察

严密监测生命体征变化,观察患者的尿量、伤口有无渗血、渗液以及引流液的情况。

2.体位

平卧位,待血压、脉搏平稳后改为摇高床头30°,以减轻腹部切口张力及疼痛,利于呼吸及循环。

3.管道护理

(1)禁食、胃肠减压:术后早期给予患者禁食、持续胃肠减压,引出胃内液体、积血及气体,减轻吻合口张力。胃肠减压护理要点:①妥善固定胃管并记录胃管插入长度,避免胃管脱出,一旦脱出切忌不能自行插回,以免造成吻合口瘘;②保持引流管通畅,维持适当的负压,防止管路受压、扭曲、折叠;③观察并记录引流液的颜色、性状及量,术后24 h内可由胃管引流出少量暗红色或咖啡样液体,一般不超过100~300 mL,若有较多鲜血,应及时联系医生并配合处理;④拔管:术后胃肠减压量减少,肠蠕动恢复、肛门排气后,可拔除胃管。

(2)腹腔引流管的观察:腹腔引流管可预防血液、消化液、渗出液等在腹腔内或手术野内积聚,排出腹腔脓液和坏死组织,防止感染扩散,促使手术野死腔缩小或闭合,保证伤口良好愈合。

腹腔引流管护理要点:①妥善固定引流管和引流袋,防止患者在变换体位时压迫、扭曲引流管,或引流管被牵拉而脱出。另外,还可避免或减少因引流管的牵拉而引起疼痛。②保持引流通畅,若发现引流量突然减少,患者感到腹胀、伴发热,应检查引流管腔有无堵塞或引流管是否脱落。③注意观察引流液的颜色、量、气味及有无残渣等,准确记录24 h引流量。一般情况下,患者术后体温逐日趋于正常,腹腔引流液逐日减少、变清。若术后数日腹腔引流液仍不减,伴有黄绿色胆汁或脓性,带臭味,伴腹痛,体温再次上升,应警惕发生吻合口瘘的可能;须及时告知医生,协助处理。④注意观察引流管周围皮肤有无红肿、皮肤损伤等情况。⑤疼痛观察:引流口处疼痛,常由于引流液刺激周围皮肤,或引流管过紧地压迫局部组织引起继发感染或迁移性脓肿所致,局部固定点疼痛一般是病变所在处。剧烈腹痛突然减轻,应高度怀疑脓腔或脏器破裂,注意观察腹部体征。

4.补液

遵医嘱静脉输液,必要时遵医嘱输注血制品,记录 24 h 出入量,监测血电解质,避免发生水、电解质、酸碱平衡紊乱。

5.活动

鼓励患者早期活动,促进肠蠕动恢复,防止术后发生肠粘连和下肢深静脉血栓。除年老体弱或病情较重者,鼓励并协助患者术后第 1 天坐起轻微活动,第 2 天协助患者于床边活动,第 3 天可在病室内活动。

6.营养支持

改善患者的营养状态,能够促进吻合口和切口愈合。

(1)禁食期间:遵医嘱输注肠外营养液。

(2)拔除胃管后当日:可饮少量水或米汤。

(3)如无不适,拔管后第 2 天进半量流质饮食,每次 50～80 mL。

(4)拔管后第 3 天进全量流质饮食,每次 100～150 mL。

(5)进食后无不适,第 4 天可进半流质饮食。注意:食物宜温、软、易于消化,少量多餐。开始时每日 5～6 餐,逐渐减少进餐次数并增加每次进餐量,逐步恢复正常饮食。

7.疼痛护理

每日进行疼痛评分,使用数字评分法≥3 分时,及时通知医生给予处理,并观察处理效果、有无药物不良反应。应用自控镇痛泵者,指导其使用方法。

五、健康教育

1.疾病知识指导

告知患者及其家属有关胃十二指肠溃疡的知识,使之能更好地配合术后长期治疗和自我管理。

2.药物指导

指导患者服药的时间、剂量、方式,说明药物不良反应,避免服用对胃黏膜有损害的药物,如阿司匹林、吲哚美辛、糖皮质激素等。

六、护理评价

(1)患者疼痛是否减轻或缓解。

(2)患者是否维持体液平衡及重要脏器的有效灌注。

(3)患者的营养状况是否得以维持或改善。

(4)患者有无发生并发症或并发症是否被及时发现与处理。

第八节 肠梗阻患者的护理

任何原因引起的肠内容物通过障碍统称肠梗阻,是常见的外科急腹症。以粘连性肠梗阻最为常见,多见于有腹部手术、损伤、炎症史以及嵌顿性或绞窄性疝的患者。新生儿多因肠道先天性畸形所致,2 岁以内小儿多为肠套叠,儿童可因蛔虫团所致,老年人则以肿瘤和粪块堵塞为常见原因。治疗方法需根据肠梗阻的病因、性质、部位、全身情况及病情严重程度决定,包括基础疗法和解除梗阻。基础治疗主要包括禁食、胃肠减压、纠正水、电解质及酸碱失衡、防治感染和中毒、酌情使用解痉剂、镇静剂等。解除梗阻的主要方法包括手术治疗、口服或胃肠道灌注植物油、针刺疗法、腹部按摩等。

一、护理评估

（一）术前评估

1. 健康史

(1)个人情况:患者年龄、发病前有无体位不当、饮食不当或饱餐后剧烈运动等诱因及个人卫生情况等。

(2)既往史:既往有无腹部手术、外伤史或炎症史,有无急慢性肠道疾病史。

2. 身体状况

(1)腹痛、腹胀的程度、性质,有无进行性加重。

(2)肠鸣音情况。

(3)呕吐物、排泄物及胃肠减压液的量及性状。

(4)有无腹膜刺激征。

(5)有无水、电解质及酸碱失衡。

(6)X 线片、血常规、血生化检查有无异常。

3. 心理—社会状况

(1)是否了解疾病相关知识。

(2)有无恐惧或焦虑等不良情绪反应。

(3)患者的家庭、社会支持情况。

（二）术后评估

(1)麻醉、手术方式,术中出血、补液、输血情况。

(2)生命体征是否稳定。

(3)有无切口疼痛、腹胀、恶心呕吐等。

(4)引流是否通畅有效,引流液的颜色、量及性状。

(5)有无肠粘连、腹腔感染、肠瘘等并发症发生。

二、常见护理诊断/问题

1. 疼痛

疼痛与肠壁缺血或肠蠕动增强有关。

2. 体液不足

体液不足与频繁呕吐、腹腔及肠腔积液和胃肠减压等有关。

3. 潜在并发症

潜在并发症有术后肠粘连、腹腔感染、肠瘘。

三、护理目标

(1)患者腹痛减轻,舒适感增强。

(2)患者体液能维持平衡,保证重要器官、脏器的有效灌注。

(3)患者未发生并发症或并发症被及时发现与处理。

四、护理措施

(一)非手术治疗的护理

1.缓解腹痛和腹胀

(1)胃肠减压:是治疗肠梗阻的主要措施之一,多采用鼻胃管置入并持续低负压吸引,将积聚于胃肠道内的气体和液体吸出,降低胃肠道内的压力和张力,改善胃肠壁血液循环,有利于局限炎症;并可改善因膈肌抬高所致的呼吸与循环障碍。胃肠减压期间应保持鼻胃管的通畅和减压装置的有效负压,观察并记录引流液的颜色、量及性质,以协助判断梗阻的部位、程度。

(2)体位:取半卧位,降低腹肌张力、减轻疼痛,以利呼吸。

(3)应用解痉剂:若无肠绞窄,可给予山莨菪碱、阿托品等抗胆碱类药物,以抑制胃肠道腺体分泌,解除胃肠道平滑肌痉挛,缓解腹痛。

(4)使用生长抑素,抑制胃肠道腺体分泌,减轻水肿,有利于肠功能恢复。

(5)低压灌肠:采用肥皂水灌肠,刺激肠道排出大便,使肠道减压。但应注意压力过大可引起肠穿孔。

2.腹痛的护理

遵医嘱使用解痉止痛药物,确定无肠绞窄或肠麻痹后,可使用阿托品类解痉药解除胃肠道平滑肌痉挛,以缓解腹痛。还可热敷腹部、针灸双侧足三里穴。注意禁用吗啡类止痛药物,以免掩盖病情而延误治疗。

3.呕吐的护理

患者呕吐时应将头转向一侧或坐起,以防呕吐物吸入气管,导致窒息或吸入性肺炎。呕吐后及时清除呕吐物,协助其漱口,保持口腔清洁。观察并记录呕吐物的颜色、性状、量及呕吐的时间、次数等。

4.维持体液与营养平衡

(1)输液、维持水电解质酸碱平衡:根据病情、年龄以及出量的多少、性状并结合血气分析和血清电解质的结果补充液体及电解质,以维持水、电解质及酸碱平衡。

(2)饮食:肠梗阻患者一般禁食、补液,待病情好转,梗阻缓解(患者恢复排气及排便,腹痛、腹胀消失)后方可试进少量流食,忌甜食和牛奶(以免引起肠胀气),逐步过渡到半流食和恢复正常饮食。

5.防治感染

遵医嘱正确、按时使用抗菌药物以防治细菌感染,减少毒素吸收,减轻中毒症状。

6.观察病情,及早发现绞窄性肠梗阻

(1)病情观察的内容:①严密观察患者的生命体征及腹痛、腹胀、呕吐等变化,是否存在口渴、尿少等脱水表现以及有无呼吸急促、烦躁不安、面色苍白、脉率增快、脉压减小等休克前期症状;②密切观察并准确记录出入液量,包括胃肠减压量、呕吐物量、尿量以及输液总量;③监测血常规、血清电解质及血气分析结果;④观察患者腹部体征变化。

(2)及早发现绞窄性肠梗阻。病情观察期间如出现以下情况,应考虑绞窄性肠梗阻可能:①腹痛发作急骤,开始即表现为持续性剧痛,或持续性疼痛伴阵发性加剧;②腹部有局限性隆起或触痛性肿块;③呕吐出现早、剧烈而频繁;④呕吐物、胃肠减压液、肛门排出液或腹腔穿刺均为血性液体;⑤有腹膜炎表现,肠鸣音可由亢进转弱甚至消失;⑥体温升高、脉率增快、白细胞计数升高;⑦病情发展迅速,早期即出现休克,抗休克治疗效果不明显;⑧经积极非手术治疗但症状体征无明显改善。此类患者病情危重,应在抗休克、抗感染的同时,积极做好术前准备。

(二)手术治疗的护理

1.术前护理

(1)协助做好术前检查,行术前常规准备。慢性不完全性肠梗阻需行肠切除者,需遵医嘱做好肠道准备。肠道准备尽量不口服导泻剂,应予清洁灌肠。

(2)心理护理:加强护患沟通,关心、体贴患者,详细向患者和家属解释疾病发生、发展、治疗方法及预后等,消除其心理顾虑,树立战胜疾病的信心。

2.术后护理

(1)病情观察:监测生命体征,如有异常及时报告、处理。

(2)饮食:禁食期间予以静脉输液;肠蠕动恢复后可进少量流质饮食;进食后如无不适,逐渐过渡至半流质饮食。

(3)体位与活动:平卧位头偏向一侧;术后 6 h 后如血压、心率平稳,可取半卧位,如病情允许可鼓励早期下床活动。

(4)管道护理:妥善固定各引流管并保持通畅,防止管道受压、打折、扭曲或脱出;观察并记录引流液的颜色、性状及量;更换引流装置时注意无菌操作。

(三)术后并发症的观察与护理

1.肠梗阻

观察:观察有无腹痛、腹胀、呕吐、停止排气排便等。

护理:一旦发生,积极配合医生采取非手术治疗措施。鼓励患者术后早期活动,可有效促进胃肠蠕动和机体功能恢复,防止肠粘连。

2.切口和腹腔感染

观察:监测生命体征和切口情况。如术后 3～5 d 出现体温升高、切口红肿、剧痛应考虑切口感染。如术后出现腹膜炎表现,需警惕腹腔内感染可能。

护理:根据医嘱进行积极的全身营养支持和抗感染治疗。

3.肠瘘

观察:腹腔引流管周围流出液体有粪臭味时,应考虑肠瘘。

护理:发生肠瘘后应温水擦净瘘口周围污物,涂氧化锌软膏保护局部皮肤,防止发生皮炎,并保持瘘口周围皮肤清洁干燥。遵医嘱进行全身营养支持和抗感染治疗,局部双套管负压冲洗引流,保持引流通畅。引流不畅或感染不能局限者需再次手术。

五、健康教育

1.饮食指导

进食高蛋白、高维生素、易消化食物,少食辛辣食物;避免暴饮暴食;饱餐后勿剧烈活动,特别是弯腰、打滚、连续下蹲和起立等动作,防止发生肠扭转。

2.保持大便通畅

老年便秘者可通过调整饮食、腹部按摩、适量活动等方法保持大便通畅,视情况适当给予缓泻剂；避免用力排便。

3.自我观察

指导患者和家属监测病情，如出现腹痛、呕吐、腹胀及肛门停止排气排便等，应及时就诊。

六、护理评价

（1）患者腹痛程度是否减轻。

（2）患者水、电解质及酸碱平衡是否得到维持。

（3）患者有无发生并发症或并发症是否被及时发现处理。

第九节　痔患者的护理

痔是最常见的肛门良性疾病，人群发生率高。痔的发生主要有肛垫下移学说和静脉曲张学说。久坐久站、用力排便、妊娠、长期饮酒、进食大量刺激性食物及肛门部感染等均为诱因。无症状者不需治疗；有症状以减轻和消除症状为主；首选保守治疗（坐浴、注射疗法、胶圈套扎疗法、红外线凝固疗法等），必要时才考虑手术治疗，如痔切除术，吻合器痔上黏膜环行切除术。

一、护理评估

（一）术前评估

1.健康史

（1）个人情况：患者的性别、年龄、职业、生活习惯、饮食特点及排便习惯、生育史等。

（2）既往史：患者既往有无痔发作史；有无反复便秘；是否妊娠；有无腹腔积液、盆腔肿物、前列腺肥大及营养不良等。

2.身体状况

（1）有无便血，便血的程度、特点（内痔为无痛性便血、便后出鲜血）。

（2）是否存在痔块脱出或其脱出情况，是否可还纳。

（3）有无疼痛或疼痛的程度、性质。

（4）有无肛周皮肤瘙痒，肛周局部有无湿疹或感染。

（5）痔块有无充血、水肿甚至坏死。

（6）有无贫血或血红蛋白下降，白细胞数目是否增高等。

3.心理—社会状况

（1）患者及其家属对痔及其治疗的了解程度。

（2）患者是否知晓痔的预防方法。

（二）术后评估

（1）麻醉、手术方式及术中情况。

（2）患者切口出血状况、排便状况、饮食情况及疼痛状况等。

（3）有无切口出血、感染及肛门狭窄等并发症发生。

二、常见护理诊断/问题

1.疼痛

疼痛与痔块脱出嵌顿、发生血栓性外痔及术后创伤等有关。

2.排便不畅

排便不畅与便秘、痔块脱出疼痛等有关。

3.潜在并发症

潜在并发症有切口出血、感染及肛门狭窄等。

三、护理目标

(1)患者自觉疼痛得到有效缓解,不适感减轻。

(2)患者自述排便顺利,未出现排便困难。

(3)患者未发生并发症或并发症被及时发现与处理。

四、护理措施

(一)非手术治疗的护理

1.温水坐浴,保持清洁舒适

(1)温水坐浴:目的是改善局部血液循环,缓解疼痛,有效预防并发症。方法:采用温水3 000 mL坐浴,必要时可选用1∶5 000的高锰酸钾溶液坐浴,控制温度为43 ℃～46 ℃,每日2～3次,每次20～30 min。注意:使用消毒的盆具,防止烫伤。

(2)排便后及时清洗肛门和周围皮肤。

2.药物使用

急性或病情较轻的痔,可于肛门内使用抗菌药物油膏或栓剂,可达到润滑、抗炎及收敛作用。

3.血栓性外痔的护理

局部热敷,外敷消炎药,疼痛多可缓解而不需手术。

4.嵌顿痔的护理

应尽早手法复位,脱出痔块要及时还纳。注意动作轻柔,避免损伤。

(二)手术治疗的护理

1.术前准备

(1)协助做好术前检查、术前常规准备,开塞露塞肛。塞肛方法:将12号细硅胶尿管插入肛门内,剪去开塞露前端并与尿管连接,然后将开塞露挤入肛门内,保留5～10 min。有贫血者,及时纠正。

(2)心理护理:多给予患者关心和鼓励,以增强其治疗信心,减轻焦虑和紧张情绪。

2.术后护理

(1)疼痛护理:由于敷料堵塞较多、排便刺激、肛门括约肌挛缩、肛周末梢神经丰富等原因,多数患者术后创面都感到剧烈疼痛。应及时找出疼痛原因,采取措施缓解疼痛,如去除多余敷料、遵医嘱用药等。

(2)饮食护理:术后1～2 d以无渣、少渣流质或半流质饮食为主,如面汤、粥、稀饭及藕粉等。以后逐渐过渡到正常饮食。

(3)排便护理:嘱患者术后 3 d 内严格按要求进食,以减少排便,促进伤口愈合;不可过度用力,以防伤口崩裂;便秘者口服缓泻剂。注意:术后便秘者,禁止使用开塞露或灌肠等。

(4)坐浴:术后第 2 天开始,每日早晚及每次排便后用 1∶5 000 的高锰酸钾溶液温水坐浴,然后涂以抗菌药物软膏。

(5)活动:患者术后 6 h 内可适当床上活动,如翻身、活动四肢等。术后第 1 天即可下床活动。

(三)术后并发症的观察和护理

1.切口出血

肛管术后容易因活动过早、排便用力过度导致伤口裂开等原因而发生切口出血。

观察:注意观察患者有无面色苍白、出冷汗、心慌、恶心、呕吐或伴有肛门坠胀、强烈排便感等情况。

护理:嘱患者循序渐进增加活动量,合理饮食,切忌用力排便;术后肛门填塞纱块保留 8~12 h 再取出。一旦患者发生切口出血,应安慰患者,及时通知医生并协助处理。

2.切口感染

切口感染多发生在易受粪便、尿液污染的手术切口和营养状况较差的患者。

观察:创面愈合是否顺利,疼痛是否加剧,有无发热等。

护理:术前及时改善营养状况;术后 2 d 内控制好排便,保持肛门周围清洁;便后使用 1∶5 000 的高锰酸钾坐浴;按时换药,手术部位充分引流,出现感染,及时通知医生处理。

3.肛门狭窄

观察:注意询问患者有无排便困难和大便变细情况。

护理:尽早扩肛,以松弛肛周肌肉。扩肛方法:右手示指戴指套并涂少量液体石蜡,先按摩肛门处,待肌肉松弛再缓慢伸入肛管,一般伸入长度为两个指节。然后,按前左后右顺序从四个方向分别扩张肛管,每日 1 次,每次 3 min,持续半个月到 1 个月。

五、健康教育

(1)养成良好的饮食习惯:多饮水,多吃新鲜的水果和蔬菜,多吃粗粮;少吃或不吃辛辣刺激食物,减少或戒除饮酒。

(2)养成良好的生活习惯:定时排便,适当增加运动量,以促进肠道蠕动;避免久坐、久站、久蹲。

(3)保持肛门周围皮肤的清洁、干燥,必要时可使用温水坐浴,以改善局部血液循环。

六、健康教育

(1)患者的疼痛是否减轻或缓解。

(2)患者的排便是否通畅,有否出现排便困难。

(3)患者有无并发症或并发症是否被及时发现与处理。

第十节　大肠癌患者的护理

大肠癌是结肠癌和直肠癌的总称,是常见的恶性肿瘤。发病原因可能与饮食习惯、结直肠的慢性炎症、遗传、癌前病变(如绒毛状腺癌及家族性肠息肉等)等有关。手术切除是大肠癌的首选治疗方法,同时配合化疗、放疗等。

一、护理评估

(一)术前评估

1.健康史

(1)个人情况:患者的年龄、性别、职业、饮食习惯;拟行造口患者的视力、自理能力、沟通交流能力及手的灵活性。

(2)既往史:患者既往有无腺瘤病、克罗恩病、溃疡性结肠炎等;有无糖尿病、高血压等。

(3)家族史:家族中有无大肠癌、家族腺瘤性息肉病、遗传性非息肉病性结肠癌及其他类型肿瘤患者。

2.身体状况

(1)排便状况、粪便性状及量。

(2)营养状况,有无贫血、消瘦、腹腔积液等表现。

(3)腹部和直肠有无肿块及其大小、位置、活动度。

(4)肿瘤是否发生转移。

(5)影像学检查有哪些异常发现。

3.心理—社会状况

(1)是否了解大肠癌的治疗方法。

(2)是否担心疾病的预后。

(3)是否存在焦虑、紧张、抑郁等心理问题。

(4)拟行肠造口者是否了解造口相关知识。

(二)术后评估

(1)手术及麻醉方式,术中出血、补液、输血情况。

(2)生命体征情况:心率、血压(有创和无创)、呼吸、脉搏、体温等。

(3)各管路引流情况。

(4)营养状况和切口愈合情况。

(5)有无出血、切口感染、吻合口瘘等并发症发生。

(6)行造口者有无造口及造口周围皮肤并发症发生。

二、常见护理诊断/问题

1.焦虑、抑郁

焦虑、抑郁与害怕手术、担心癌症预后或造口影响生活等有关。

2.营养失调:低于机体需要量

营养失调与营养摄入不足、肿瘤长期消耗、手术及放、化疗等有关。

3.自我形态紊乱

自我形态紊乱与肠造口后的排泄途径改变和造口日常护理有关。

4.潜在并发症

潜在并发症有切口出血、吻合口瘘、切口感染及造口相关并发症等。

5.知识缺乏

缺乏大肠癌术后康复知识及肠造口护理知识。

三、护理目标

(1)患者焦虑或抑郁情绪明显减轻,积极与他人沟通交流。

(2)患者营养状况明显改善,机体恢复良好。

(3)患者接受造口排便方式并能进行自我护理。

(4)患者未发生并发症或并发症被及时发现与处理。

(5)患者知晓大肠癌术后康复知识,可自行护理肠造口。

四、护理措施

(一)术前护理

1.心理护理

(1)非造口患者:讲解疾病相关知识,耐心解答患者和家属的提问,主动关心和理解患者,多给予鼓励和心理安慰。

(2)拟行造口的患者:用图片或模具向患者及其家属讲解造口的形成过程、护理要点、造口袋的使用及并发症预防等知识;还可介绍造口术后恢复较好的患者与其沟通交流,以增强患者的治疗信心。

2.营养支持

(1)术前给予高热量、高蛋白、高维生素、易消化的少渣饮食。

(2)贫血和低蛋白血症患者,可少量多次输血或蛋白予以纠正。

(3)出现脱水或急性肠梗阻的患者,遵医嘱及时补液,防止水、电解质失衡。

(4)依据患者营养状况,遵医嘱给予肠内或肠外营养支持。

3.肠道准备

(1)饮食准备。①传统饮食准备:术前3 d进食少渣半流质食物,如鸡蛋羹、小米粥;术前2 d进流质饮食;为避免麻醉插管时引起肺部误吸,手术前1 d零点开始禁食。肠内营养支持者,常于术前3 d口服肠内营养制剂,直至术前12 h。②快速康复外科理念的饮食准备:在快速康复外科中,术前不再长时间禁食,而鼓励术前口服含碳水化合物的液体。很多国家的麻醉学会都推荐在麻醉前6 h允许进食固体饮食,麻醉开始前2 h仍允许进食清流质。

(2)药物应用:在传统肠道准备过程中,术前三天会口服肠道不吸收的抗菌药物,如甲硝唑、新霉素等。必要时肌内注射维生素 K,以补充因饮食控制和肠道使用抗菌药物造成的维生素 K 不足。目前,临床肠道准备过程中,抗菌药物和肌内注射维生素 K 已较少使用。

(3)肠道清洁:传统肠道清洁包括灌肠法和导泻法。①灌肠法。一般于术前1 d进行,清洁灌肠至粪便为清水样且肉眼没有粪渣为止。可选用肥皂水、甘油灌肠剂或磷酸钠灌肠剂等进行灌肠。肠腔狭窄者,应在直肠指诊引导或直肠镜直视下进行灌肠,并选用管径适合的肛管,动作尽量轻柔。注意:为防止癌细胞扩散,高位直肠癌患者忌用高压灌肠法。②导泻法。临床常用的有等渗性导泻、高渗性导泻及中药辅助导泻三种方式。等渗性导泻常用制剂为复方聚乙二醇电解质散(和爽),因其可以与肠腔内的水分子充分结合,增加灌洗液浓度和粪便含水量,刺激肠道蠕动,从而加速肠道内物质排出。高渗性导泻常用制剂有甘露醇、硫酸钠、硫酸镁等,该类物质肠道几乎不吸收,服用后使肠腔内渗透压升高,肠壁水分被吸收致使肠内容物迅速增多,肠蠕动增强,促使肠内容物排出。中药辅助导泻主要是在控制饮食前提下使用番泻叶代茶饮或口服蓖麻油,以减少和软化粪便。

4.肠造口术前定位

(1)标准造口位置应满足四个特点:患者自己能看清楚造口;造口的周围皮肤平整;开口位于脐与髂前上棘连线中上 1/3 的腹直肌内;尽量不影响患者的生活习惯。另外,定位应由医生或造口治疗师进行。

(2)定位后处理:选用耐擦、耐水的油性记号笔在造口处做好标记,然后用透明薄膜覆盖。

5.其他术前准备

(1)存在直肠阴道瘘的女性患者,手术前 3 d 每晚 1 次阴道灌洗。

(2)存在梗阻症状者应尽早留置胃管,行胃肠减压,以缓解腹胀。

(二)术后护理

1.病情观察

密切观察患者意识、体温、呼吸、脉搏、血压等生命体征的变化情况。

2.体位

全麻清醒后可取半卧位,以促进腹腔及会阴部引流,利于会阴部伤口愈合。

3.活动

(1)术后早期鼓励患者在床上多活动,如翻身、四肢运动等。

(2)术后 2～3 d 可依据其具体情况,协助其床边适当活动,以促进肠道蠕动,预防肠粘连的发生。

(3)在快速康复外科理念中,术后早期下床活动有利于促进肌肉合成代谢,避免长期卧床引起的肌肉群丢失,有利于减少血栓形成、肺部感染等并发症。但是,早期下床活动的前提条件是加强术后止痛,不使用或减少使用腹腔引流管、导尿管等。注意:行腹会阴联合直肠癌根治术(即 Miles 手术)者,由于手术创面较大,盆底组织空虚,应适当延长卧床时间。

4.饮食

(1)传统术后饮食:①多数患者术后早期禁食、胃肠减压,给予全肠外营养支持,以后按照患者肠道恢复状况及进食情况,逐渐过渡到肠内营养支持;②术后 2～3 d 肛门排气或经造口排出粪性物质后,若患者未出现腹胀、恶心、呕吐等症状,即可拔除胃管,进食少量流质饮食;③手术后 1 周,可进食半流质或少渣食物,2 周后可酌情改为普食,注意补充高热量、高蛋白、低脂、维生素丰富的食品,如蛋、鱼类等;④造口患者应避免摄入豆制品等易胀气类食物,以减少腹胀的发生。

(2)快速康复外科理念的术后饮食:快速康复外科中术后早期鼓励少量进食,可以促进肠功能的快速康复。大量研究也表明,早期肠内营养,可有效促进肠道功能恢复,减少肠屏障功能损伤及术后并发症的发生。当然,对于肠麻痹的控制及术后早期恢复进食的问题,主要是通过综合治疗的模式来解决,包括使用硬膜外麻醉与止痛、术中微创操作、控制恶心呕吐、尽量减少阿片类止痛药、术前加强对患者与家属的教育以取得全过程的治疗配合等。

5.管道护理

(1)固定:妥善固定并标记各引流管。

(2)保证引流通畅:及时检查各管路,防止堵塞、打折或扭曲等,保持引流通畅。

(3)观察:仔细观察引流情况,准确及时记录引流液的颜色、性质及量。

(4)更换:按要求定时更换引流袋(或瓶)或倾倒引流液。

(5)皮肤护理:及时更换引流管周围敷料,保持皮肤清洁、干燥。

(6)拔管:一般 5~7 d 后,待引流量少、颜色变清时,即可拔除引流管。

(三)并发症及护理

1.切口感染

观察:腹部切口敷料的渗血、渗液情况及切口恢复情况;切口有无水肿、充血及剧烈疼痛;是否出现发热等生命体征变化。

护理:①渗液较多时应及时更换敷料,渗血较多应警惕切口出血;②造口患者应采取有效措施将造口与手术切口隔离,取造口侧卧位,及时更换渗湿敷料,避免排泄物污染腹壁切口;③会阴部有切口患者,应及时更换敷料,保持会阴部清洁及引流通畅,术后 4~7 d 以 1:5 000 高锰酸钾溶液温水坐浴,每日 2~3 次;④遵医嘱使用抗菌药物,合理安排换药顺序,先腹部伤口后会阴部伤口,若发生感染,则开放伤口,彻底引流,并应用抗菌药物。

2.吻合口瘘

观察:患者是否突发腹痛或腹痛加重;部分患者可有明显腹膜炎体征,甚至能触及腹部包块;引流管是否引流出混浊液体。

护理:术后 7~10 d 切忌灌肠。一旦发生吻合口瘘,应禁食、胃肠减压,行盆腔持续滴注、负压吸引,同时给予肠外营养支持。必要时做好急诊手术的准备。

五、健康教育

1.早期发现

定期到医院进行粪便潜血试验、肠道内镜检查,以早期发现和治疗肠道疾病。

2.活动

适当参加活动锻炼,但造口患者要避免举重或进行重体力劳动,减少咳嗽等增加腹压的因素,以预防造口旁疝等并发症。

3.饮食

注意饮食均衡和卫生,保肛手术患者可多摄入新鲜水果和蔬菜,多饮水,避免不易消化及辛辣刺激等食物摄入,造口患者按要求规避特殊饮食。

4.造口自我护理

(1)预防造口狭窄:定时扩张造口,预防造口狭窄。扩张手法:戴乳胶手套或指套,用液体石蜡润滑后将示指缓慢插入造口 2~3 cm,停留 2~3 min。术后 3 个月内,每日 1~2 次;3 个月后改每周 1 次扩张肠造口。

(2)自我观察:造口患者如出现排便困难或造口出现异常,要及时到医院诊治。

(3)沐浴或游泳:尽量采用淋浴,不可进行盆浴,以防浸泡时间过长损伤造口周围皮肤。结肠造口者可取下造口袋直接沐浴,但要注意控制好水温,以防黏膜烫伤。游泳时可使用造口栓等用品,但需注意控制游泳时间。

(4)服装选择:不可选择过紧的服装,以防压迫造口部位。尽量选择纯棉宽松的服装,使用腰带不宜过紧且应在造口位置以下。

(5)旅行:造口患者外出旅行尽量选择离洗手间较近的位置,以方便更换造口袋或处理排泄物;造口袋及相应用品最好不要随行李托运,以免旅途中造成不便。

5.复查

坚持定期复查,一般 2 年内,每 3 个月到门诊复查一次;第 3～5 年内每半年复查一次。

六、护理评价

(1)患者焦虑或抑郁情绪是否改善,与周围人群的沟通交流是否增加。

(2)患者营养状态是否及时改善,术后恢复过程是否顺利。

(3)患者是否接受造口排便方式,是否能够进行自我护理。

(4)患者有无发生并发症或并发症是否被及时发现与处理。

(5)患者是否知晓大肠癌术后康复知识并掌握肠造口的护理知识。

第十一节　胆石病患者的护理

胆石病包括发生在胆囊和胆管内结石。胆囊结石与胆汁中胆固醇呈过饱和状态、继而沉淀析出有关,如肥胖、高脂肪饮食、糖尿病等因素。典型症状为胆绞痛,常发生于饱餐、进食油腻食物或睡眠中体位改变时,表现为右上腹或上腹部阵发性疼痛或持续性疼痛阵发性加剧,向右肩背部放射。胆管结石为发生在肝内、外胆管的结石,与胆囊结石排入胆总管、胆汁淤滞、胆道感染、胆道异物等有关。临床表现常不明显,或仅有上腹部不适;当胆管结石阻塞胆道并继发感染时,则表现为典型的 Charcot 三联征(腹痛、寒战高热、黄疸)。B 超为诊断胆石病的首选检查。

主要处理原则包括非手术治疗(如抗炎、解痉止痛、护肝营养等)与手术治疗(如胆囊切除、胆总管切开取石、T 管引流、胆肠吻合等)。

一、护理评估

(一)术前评估

1.健康史

(1)个人情况:患者的年龄、性别、居住地、劳动强度、饮食习惯等。

(2)既往史:既往有无胆绞痛、上腹隐痛;有无急性或慢性胆囊炎、胆囊结石;有无肥胖、高脂肪饮食、糖尿病、高脂血症等;有无反酸、嗳气、餐后饱胀等消化道症状。

2.身体状况

(1)腹痛的发作情况,有无右肩背部放射痛。

(2)有无饱胀不适、嗳气、呃逆等消化道症状。

(3)是否有寒战、发热及热型。

(4)黄疸的程度,是否有尿色变黄、大便颜色变浅、皮肤瘙痒等症状。

(5)B超和其他影像学检查是否提示有胆囊、胆道结石;实验室检查白细胞计数和中性粒细胞比例是否升高。

3.心理—社会状况

(1)患者及其家属对胆石病和治疗措施的了解程度。

(2)是否担心胆石病的预后。

(3)患者的社会支持情况、家庭经济状况如何等。

(4)患者是否知晓胆石病的预防方法。

(二)术后评估

(1)麻醉、手术方式及术中出血、补液、输血情况。

(2)结石排出情况。

(3)引流管的位置,引流液的情况。

(4)行腹腔镜胆囊切除者,术后是否出现呼吸抑制。

(5)有无出血、胆瘘、高碳酸血症等并发症发生。

二、常见护理诊断/问题

1.急性疼痛

急性疼痛与胆囊强烈收缩、胆总管平滑肌或 Oddi 括约肌痉挛有关。

2.体温过高

体温过高与胆管梗阻继发感染导致胆管炎有关。

3.有皮肤完整性受损的危险

皮肤完整性受损与胆汁酸盐淤积于皮下,刺激感觉神经末梢导致皮肤瘙痒有关。

4.潜在并发症

潜在并发症有出血、胆瘘、高碳酸血症等。

三、护理目标

(1)患者自述疼痛得到缓解,舒适感增强。

(2)患者感染得到控制,体温恢复正常。

(3)患者皮肤黏膜无破损和感染。

(4)患者未发生并发症或并发症被及时发现与处理。

四、护理措施

(一)非手术治疗的护理

1.病情观察

观察患者生命体征,是否出现恶心、呕吐、寒战、腹痛、黄疸等急性胆囊炎或胆管炎症状。

2.合理饮食

急性期暂禁食;少食多餐,进食低脂、高蛋白、高碳水化合物、高维生素、富含膳食纤维的饮食,如绿色蔬菜、胡萝卜、西红柿、白菜、水果、瘦肉、鱼等;少食富含胆固醇和脂肪的食物,如动物内脏、肥肉、花生、核桃、芝麻等。

3. 缓解疼痛

嘱患者卧床休息,指导患者做深呼吸、放松以减轻疼痛。对诊断明确且疼痛剧烈者,可遵医嘱给予消炎利胆、解痉镇痛药物。注意:胆管结石患者禁用吗啡,以免引起 Oddi 括约肌痉挛。

4. 保护皮肤完整性

黄疸患者应着柔软的棉质衣裤;温水擦浴,保持皮肤清洁;修剪指甲,不可用手抓挠皮肤;剧烈瘙痒者,遵医嘱给予药物治疗。

(二)手术治疗的护理

1. 术前护理

协助做好术前检查,术前常规准备;指导患者进行深呼吸及有效咳嗽练习。

2. 术后护理

(1)病情观察:观察生命体征、腹部体征及引流液情况;术前有黄疸者,观察并记录大便颜色和血清胆红素变化。

(2)T 管护理:胆总管切开取石术后常规放置 T 管,目的是引流残余结石和胆汁,降低胆总管内压,支撑胆道。要点:①妥善固定:将 T 管妥善固定于腹壁,防止翻身、活动时牵拉造成管道脱出。平卧时,引流管应低于腋中线;坐位或立位时,应低于腹部手术切口,防胆汁逆流引起感染。②密切观察:观察并记录胆汁的颜色、量及性状。③保持通畅:T 管一般不作冲洗;防止扭曲、折叠或受压。④预防感染:定期更换引流袋,更换时应夹闭 T 管,严格执行无菌操作。⑤皮肤护理:定期对 T 管周围皮肤进行消毒,如有胆汁渗漏应涂抹氧化锌软膏,防止胆汁损伤皮肤。⑥拔管:若 T 管引流胆汁色泽正常,引流量逐渐减少,患者体温正常,黄疸消退,可在术后 10~14 d,试行夹管 1~2 d。夹管期间若无发热、腹痛、黄疸等,经 T 管行胆道造影,造影后持续开放 T 管 24 h 以上,以充分引流出造影剂。若造影显示胆道通畅无结石或其他病变,再次夹闭 T 管 24~48 h,患者无不适可予以拔管。若胆道造影发现有结石残留,需保留 T 管 6 周以上,再做取石或其他处理。注意:如 T 管引流胆汁混浊,应考虑结石残留或胆管炎症;如胆汁过多,常提示胆道下端梗阻;如 T 管无胆汁引出,应检查管道有无脱出或扭曲。

五、健康教育

1. 合理饮食

(1)注意饮食卫生,多饮水。

(2)少食多餐,定时定量,忌暴饮暴食,餐后不宜过量运动。

(3)术后 1 个月内宜低脂、清淡饮食,菜肴应以清蒸、炖煮、凉拌为主,待肠道功能恢复后,可逐步过渡到正常饮食,但应注意避免油腻、煎炸类食物。

(4)加强营养,术后多吃瘦肉、鱼、豆类等高蛋白食物。

(5)醋能增强胃消化能力,调节肠道酸碱度,促进脂肪类食物消化,烹调时可多食用。

(6)戒烟、戒酒,忌浓茶、咖啡,避免辛辣、刺激性食物,如辣椒、芥末等。

2. 合理作息

嘱患者出院后规律作息,保证充足的休息和睡眠。避免劳累,术后近期避免提举重物。

3. 切口自我护理

保持切口干燥;避免腹压增加,如剧烈咳嗽、便秘等,以免引起切口裂开;拆线后,如切口愈合良好,可淋浴,勿用力揉搓切口。

4. T管的自我护理与观察

(1)自我护理:①穿宽松柔软的衣服,防止 T 管受压或扭曲;②妥善固定管道,避免提举重物或过度活动;③保持引流通畅;④预防感染;⑤禁止盆浴,淋浴时可用塑料薄膜覆盖引流管处,以免感染。

(2)自我观察:若出现腹痛、发热、黄疸、引流液异常或管道脱出等情况,随时就诊。

5. 定期复查

(1)带 T 管出院者:遵医嘱按时回院复查,一般为 4～6 周。若 T 管造影正常可拔管;若造影发现结石残留,再次取石或其他处理;注意:一般术后 10～14 d 夹闭 T 管,耐受差者可间断夹闭。若患者在院外出现腹痛、腹胀、发热、黄疸等不适,可自行开放 T 管,引流胆汁,必要时回院复诊。

(2)胆囊切除、T 管引流拔管者:遵医嘱定期行 B 超检查,若出现发热、腹痛、黄疸、陶土样大便等表现,应随时复诊。

(3)非手术治疗者:无症状的胆石病一般不需手术治疗,应定期观察、随访,必要时行手术治疗。

六、护理评价

(1)患者疼痛是否减轻。

(2)患者感染是否得到控制,体温是否恢复正常。

(3)患者皮肤黏膜有无破损或感染。

(4)患者有无发生并发症或并发症是否被及时发现和处理。

第十二节　乳腺癌患者的护理

乳腺癌是女性发病率最高的恶性肿瘤之一。病因尚不清楚,目前认为与激素(雌酮、雌二醇)、家族史、月经史、婚育史、乳腺良性疾病、饮食、营养、环境、生活方式等有关。乳腺癌的治疗以手术为主,辅以化疗、放疗、内分泌及生物靶向治疗等。

一、护理评估

(一)术前评估

1. 健康史

(1)个人情况:患者的年龄、职业、居住地、月经史、婚育史、哺乳史、饮食习惯、生活环境等。

(2)既往史:患者既往有无乳腺良性肿瘤史。

(3)其他:患者有无乳腺癌家族遗传史,有无肥胖或营养过剩等。

2. 身体状况

(1)乳房外形和外表:双侧乳房的形状、大小是否对称,乳房皮肤有无红、肿、隆起或凹陷、有无橘皮样改变,有无乳头乳晕糜烂。

(2)乳房肿块:肿块大小、质地、活动度,边界是否清楚。

(3)锁骨上下、腋窝及全身淋巴结有无肿大,有无肺、骨和肝转移征象。

(4)全身营养情况及心、肺、肝、肾等重要脏器的功能状态。

(5)影像学和其他检查有无异常。

3.心理—社会状况

(1)患者因乳腺癌产生的各种不良心理反应。

(2)患者是否了解乳腺癌的各种治疗方法。

(3)患者及其家属的心理承受能力,是否担心手术治疗效果及疾病预后。

(二)术后评估

(1)麻醉及手术方式。

(2)术后伤口和皮瓣愈合情况,肢端血运循环情况。

(3)有无皮下积液、皮瓣坏死、上肢淋巴水肿等并发症发生。

(4)患肢功能锻炼计划实施情况及患肢功能的恢复情况。

二、常见护理诊断/问题

1.自我形象紊乱

自我形象紊乱与术前乳房外形改变,术后乳房缺失和瘢痕形成有关。

2.有组织完整性受损的危险

组织完整性受损与留置引流管、患侧上肢淋巴液引流不畅、头静脉、腋静脉被结扎、静脉栓塞或感染有关。

3.知识缺乏

缺乏有关术后功能锻炼的知识。

三、护理目标

(1)患者能够主动应对自我形象的改变。

(2)患者手术创面愈合良好,患侧上肢肿胀减轻或消失。

(3)患者知晓患肢功能锻炼相关知识并能正确进行功能锻炼。

四、护理措施

1.术前护理

(1)心理护理:患者面对恶性肿瘤的威胁、不确定的疾病预后、乳房外形的改变、担心形象改变影响夫妻生活等问题,承受着巨大的心理压力,易出现不同程度的焦虑、恐惧、抑郁等心理状况。因此,对不同年龄、性格和文化程度的患者,给予相应的心理辅导;鼓励患者表达内心的感受,针对性地做好心理疏导;讲解手术的重要性和必要性,并邀请术后疗效较好者讲解亲身经历,促使进一步认识治疗的重要性,帮助患者度过心理调适期;告知患者乳房重建相关知识,增加恢复信心。同时做好家属的沟通工作,并取得丈夫的理解、支持及关心,帮助丈夫接受妻子术后乳房外形改变的事实。

(2)终止妊娠或哺乳:妊娠期及哺乳期乳腺癌患者应立即停止妊娠或哺乳。

(3)术前准备:除常规准备外,乳头内陷者注意局部清洁;乳房皮肤溃疡者,每日换药至创面好转;需植皮者做好供皮区皮肤准备。

2.术后护理

(1)病情观察。监测生命体征变化,观察伤口敷料渗血、渗液情况,并做好记录。

(2)体位与活动。术后麻醉清醒,生命体征平稳后予半卧位,有利于呼吸和引流。鼓励患者早期下床活动。

(3)伤口护理。①有效包扎:手术部位予弹力绷带加压包扎,使皮瓣紧贴胸壁,防止积气积液。包扎松紧度一般以能容纳一指、不影响患者呼吸及局部血运为宜。包扎期间告知患者不能自行松解绷带,若绷带脱落,及时重新包扎;瘙痒时不能将手指伸入敷料搔抓。包扎一般维持7~10 d。②密切观察患肢远端的血液循环:若发现患者手指麻木、皮肤发绀、皮温降低,动脉搏动不能扪及等情况,提示腋窝血管受压、血运受阻,应及时调整绷带松紧度。

(4)引流管护理:乳腺癌根治术后,皮瓣下常规放置引流管并接负压引流,以便及时、有效地吸出残腔内的积血、积液,以利皮瓣愈合。要点:①保持有效负压:观察连接管是否连接紧密,保持负压吸引的压力大小适宜。若负压过低,不能有效引流,易引起皮下积血、积液;负压过高,引流管瘪陷,引流不畅。②妥善固定引流管:引流管长度适宜,卧床时固定在床旁,起床活动时固定于上衣,防止导管滑脱。③保持引流管通畅:防止其受压、扭曲和脱出。定时由近心端向远心端挤压引流管,防止积血、积液堵塞引流管。④观察引流液的量、颜色及性状:术后1~2 d,引流出血性液体约50~200 mL,之后颜色逐渐变淡,引流量逐渐变少。⑤拔管:术后4~5 d,若引流液转为淡黄色、引流量每日少于15 mL,创面与皮肤贴合紧密,手指按压伤口周围皮肤无空虚感,则可考虑拔管。

(5)患肢功能锻炼。由于乳腺癌根治术切除了胸肌、筋膜、皮肤,并作腋窝淋巴结清扫、淋巴管结扎,术后患侧肩关节活动明显受限制,易发生冰冻肩、肢体活动功能障碍以及患侧上肢水肿等并发症。合理的功能锻炼可增强肌肉力量,最大限度地恢复患者肩关节活动幅度。术后应鼓励并协助患者进行早期肢体功能锻炼。要点:①术后24 h内:活动手指及腕部,作伸指、握拳、屈腕等锻炼。②术后1~3 d:进行上肢肌肉等长收缩,利用肌肉泵作用促进血液及淋巴液的回流;可用健侧手臂或在他人协助下进行患肢屈肘、伸臂等锻炼,逐步过渡到肩关节小范围前屈、后伸运动(前屈小于30°,后伸小于15°)。③术后4~7 d:练习患侧手触摸对侧肩和同侧耳郭等锻炼。鼓励患者坐起,用患侧手洗脸、刷牙及进食等。④术后1~2周:术后1周患者无皮瓣积液、伤口愈合良好的情况下,做肩关节活动,以肩部为中心,前后摆臂。术后10 d左右皮瓣与胸壁黏附牢固,循序渐进地抬高患肢(将患侧肘关节伸屈、手掌置于对侧肩,直至患侧肘关节与肩平)、手指爬墙(每日标记高度,逐渐增加幅度,直至患者手能高举过头)、摇绳、梳头等运动。注意:指导患者作患肢功能锻炼时应注意锻炼的内容和活动量应根据患者的实际情况而定,一般每日3~4次,每次10~20 min为宜;应循序渐进、逐渐增加活动量;术后7~10 d内不外展肩关节,不以患侧肢体支持身体,以防皮瓣移动而影响创面愈合。

3.并发症的观察和护理

(1)皮下积液和皮瓣坏死观察:皮瓣血运循环情况,包括皮瓣颜色、温度、毛细血管充盈度,并做好记录。正常皮瓣皮温较健侧略低,颜色红润,与胸部紧贴。若皮瓣颜色变成青紫、暗红、发黑或苍白等,考虑血液循环障碍;若皮瓣触及波动感考虑皮下积液。护理:一旦发生,安慰患者,及时报告医生,并协助处理。

(2)患侧上肢淋巴水肿观察:术后密切观察患者患侧肢体的臂围、活动度等,及早发现上肢淋巴水肿的发生。注意：重视患者的主观感受，患者出现肢体肿胀、疼痛、麻木、发沉、发紧的感觉、肢体活动受限、衣服和首饰舒适性改变时要警惕有无淋巴水肿的发生。护理：①饮食指导：进食低盐、高蛋白、易消化饮食，保持理想体质量，避免吸烟饮酒。②保护患肢：保持局部皮肤清洁干燥；避免患侧上肢受压及长时间下垂；避免对患肢盲目用力按摩或过热、过冷的外敷刺激；不用患肢提重物或进行过度的推、拉等动作；平卧时患侧上肢下方垫软枕抬高10°～15°，肘关节轻度屈曲，半卧位时屈肘90°，放于胸腹部，下床活动时用健侧手将患侧上肢抬高于胸前，以促进患侧上肢静脉和淋巴回流。③避免损伤：禁止在患肢抽血、静脉注射、输血、输液、测血压；避免佩戴过紧的首饰、手表；避免外伤、蚊虫叮咬，局部有感染者，及时应用抗菌药物。④促进肿胀消退：患者出现患肢肿胀时，抬高患肢，可佩戴弹力袖套或予弹力绷带包扎，以减轻淋巴水肿。

五、健康教育

1. 伤口保护

保持伤口清洁、干燥，特别是夏季，避免大量出汗。伤口愈合后局部会出现痒，切忌抓捏。沐浴时应注意水温，防止烫伤或冻伤。

2. 保护患肢

避免患肢提重物或过度的推、拉等动作，继续进行患肢功能锻炼。

3. 避孕

术后5年内避免妊娠，防止乳腺癌复发。

4. 义乳

在专业人士的指导下佩戴义乳。出院后早期佩戴无重量义乳，有重量义乳在伤口一期愈合后佩戴。义乳的外形与重量选择要接近健侧乳房。

5. 坚持放疗、化疗

放疗期间注意保护照射野皮肤，出现放射性皮炎应及时就诊。化疗期间定期复查血常规、肝、肾功能。放化疗期间，机体抵抗力下降，避免到公共场所，减少感染机会。

6. 乳房修复重建术后自我护理

(1)佩戴运动型胸衣（无钢托）为宜，起塑形作用，避免肌瓣因重力作用下垂和固定缝线松脱。

(2)术后1周根据乳房伤口愈合情况，按摩重建乳房和周围皮肤。以乳头为中心，用指腹从近端向远端轻轻按摩移植乳房。

(3)腹直肌重建术后3个月内用腹部运动腹带，避免做增加腹内压的运动，保持前倾姿势，以防止腹疝形成。

7. 乳房自我检查

定期做自我检查有助于早期发现乳房病变，20岁以上的妇女，特别是高危人群应每月进行自我检查。乳腺癌术后患者也应每月自查1次。检查时间在月经周期7～10 d，或月经结束后2～3 d，绝经后的患者每月固定1 d进行自我检查。40岁以上女性或乳腺癌术后患者每年进行1次乳腺钼钯或乳房B超检查。乳房自查方法如下。

(1)视诊：站在镜前取各种姿势，观察乳房大小是否对称，外形有无改变，有无局部隆起、凹陷及橘皮样改变；乳头有无凹陷、回缩及抬高等。

(2)触诊:取仰卧位或侧卧位,肩下垫软薄枕或将手臂置于头下,用示指、中指及无名指指腹对乳房进行环形触诊,触诊从乳房外上、外下、内上、内下象限依次进行,然后触诊乳头、乳晕,最后检查腋窝有无肿块,发现异常,及时就诊。

8.随访

2 年内每 3 个月随访一次,2 年后每半年随访一次,5 年后每年随访一次直至终生。

六、护理评价

(1)患者焦虑、恐惧是否缓解,情绪是否稳定,患者及其家属是否能够接受手术所致的乳房外形改变。

(2)患者创面愈合情况,是否出现感染征象,患肢是否肿胀,肢体功能是否障碍。

(3)患者是否知晓术后患肢功能锻炼的知识与方法。

第十三节 动脉硬化闭塞症患者的护理

动脉硬化闭塞症(atherosclerosis obliterrans,ASO)是由于动脉内膜增厚、钙化、继发血栓形成,从而导致管腔狭窄或闭塞的一组慢性缺血性疾病。常发生于全身大、中动脉,累及腹主动脉及其远端主干动脉时,可引起下肢慢性缺血。高危因素包括吸烟、糖尿病、高血压、高脂血症、肥胖等。非手术治疗包括禁烟、适当锻炼、避免损伤、药物治疗;手术治疗包括经皮腔内血管成形术(PTA)合并支架术、内膜剥脱术、旁路转流术等。

一、护理评估

(一)术前评估

1.健康史

(1)个人情况:患者年龄、性别、职业、居住地、饮食习惯等。

(2)既往史:有无高血压、糖尿病、冠心病、高脂血症及长期大量吸烟史,有无感染史、外伤史及碘过敏史,有无长期在湿冷环境下工作史等。

2.身体状况

(1)全身情况:精神状态、饮食、排泄、睡眠及活动情况如何

(2)患肢情况:有无疼痛,疼痛性质与程度,皮肤颜色、温度、有无溃疡、坏疽以及足背动脉搏动情况。

(3)辅助检查:包括血常规、肝肾功能、凝血常规、彩色多普勒超声、踝肱指数(ABI)、CTA 等。

3.心理—社会状况

(1)是否知晓 ASO 的病因和可能发生的不良预后。

(2)是否因长期生病和预后不良产生急躁、抱怨、焦虑或悲观情绪。

(3)医疗费用来源及承受能力,家人是否积极支持等。

(二)术后评估

(1)麻醉与手术方式,术中情况。

(2)局部伤口是否出血、渗液,引流管是否通畅等。

(3)生命体征、疼痛、食欲、睡眠、活动耐力及精神状态等。

(4)患肢缺血症状的改善情况。

(5)有无出血、远端血管栓塞、吻合口假性动脉瘤、再灌注综合征、移植血管闭塞等并发症的发生。

二、常见护理诊断/问题

1.疼痛

疼痛与患肢严重缺血、组织坏死有关。

2.组织完整性受损

组织完整性受损与患肢(指/趾)局部组织缺血坏死有关。

3.有坠床/跌倒的危险

坠床/跌倒与患肢疼痛、行动无力有关。

4.潜在并发症

潜在并发症有出血、远端血管栓塞、吻合口假性动脉瘤、再灌注综合征、移植血管闭塞等。

三、护理目标

(1)患者诉疼痛减轻,不因疼痛而影响情绪和睡眠。

(2)患者理解局部组织溃疡及坏死原因,学会正确保暖和患肢保护方法。

(3)患者无跌倒/坠床发生。

(4)患者未发生并发症,或并发症发生后得到及时发现与处理。

四、护理措施

(一)非手术治疗的护理

1.疼痛护理

动态评估患者疼痛情况,讲解疼痛原因及处理方法。中、重度疼痛影响其食欲、睡眠及情绪状态时,应及时与医生沟通,予以相应药物止痛、镇静治疗。

2.患肢护理

(1)正确保暖:恰当的保暖措施可促进血管扩张,改善患肢血供。冬季可通过暖气、空调、地暖设施等提升房间温度,患者穿宽松保暖的鞋袜、衣服,避免肢体暴露于寒冷环境中。注意:患肢发凉时,禁用热水袋、烤火炉加温患肢或过热的水泡脚,避免因热疗增加局部组织耗氧量而加重肢体病变程度。

(2)保护患肢:切勿赤足行走,避免外伤。

(3)保持局部清洁干燥:皮肤完整时可用温水洗脚,需先用腕部掌侧皮肤测试水温,以不烫为宜。

(4)溃疡处理:局部溃疡有渗液者,可使用 1∶5 000 高锰酸钾溶液浸泡,每次 15～20 min,每日 2 次,浸泡后用毛巾擦干,足趾间用棉签把水吸干。

(5)患肢观察:每日观察患肢皮肤颜色、温度、组织溃疡等变化,了解缺血状况是否改善。

3.运动锻炼

对于轻、中度局部缺血期和营养障碍期的患者，鼓励长期锻炼，以促进侧支循环建立，改善患肢血供。

(1)步行锻炼：根据个体情况调整每次活动的时间和强度，以不增加患肢疼痛和劳累为宜。一般每次步行 30～60 min，每日 2～3 次，每周至少 3 次，至少持续 12 周。

(2)Buerger 锻炼：①平卧于床上，抬高双腿 45°～60°，保持 1～3 min(可用棉被或椅子辅助)；②坐于床沿或椅子上，双腿自然下垂，双足行背伸、跖屈活动，脚趾尽量分开做上翘和向下并拢活动，踝关节行左右旋转活动，维持 5 min 左右；③重新平卧，双腿放平，保暖，休息 5 min；④抬高脚跟、脚趾运动 10 次。如此四个步骤循环锻炼，每次 30～60 min，每日 3～5 次，以患者不感到患肢不适为宜。

(3)体位指导：休息时头高脚低位，避免长时间站位或坐位，坐时避免双膝交叉，以防血管受压，影响血液循环。

4.药物护理

(1)原发病治疗：高血压、糖尿病、高脂血症者，需长期用药控制原发疾病，可减少下肢 ASO 患者心血管病变风险，延缓全身动脉硬化加重。用药期间同时进行血压、血糖监测，观察药物不良反应及疗效。

(2)抗血小板治疗：使用抗血小板药物(如阿司匹林、氯吡格雷)可降低 ASO 患者心肌梗死、脑卒中及血管源性死亡的风险。注意观察患者有无出血倾向。

(3)间歇性跛行治疗：西洛他唑具有抗血小板活性和舒张血管作用，前列腺素类药物有扩张血管和抗动脉粥样硬化作用，推荐用于间歇性跛行患者改善缺血症状。

5.跌倒防范

告知患者和家属有跌倒/坠床风险，卧床患者用床栏，嘱咐下肢溃疡或坏疽患者避免单独下床活动。

6.心理护理

加强医护患沟通，了解患者及其家属的想法和顾虑，讲解 ASO 的病因、患者目前的疾病情况、相关的治疗保健方法，列举成功的病例，让患者参与做出最佳的诊疗决策，取得患者积极配合，增强治疗及康复信心。

(二)手术治疗的护理

1.术前护理

(1)解释：告知患者和家属手术方式、手术耗时，术中可能出现的不适反应，以及术后的注意事项；必要时训练床上排便习惯。

(2)准备：根据手术方式指导患者禁食、禁饮(局麻介入手术除外)，备皮、导尿、给药以及特殊耗材准备等。

(3)特殊用药：有高血压者，术晨应及时服用降压药，避免因紧张或手术刺激引起应激性血压升高。

2.术后护理

(1)病情观察：术后 24 h 内密切监测生命体征，注意患肢的保暖并观察患肢皮肤颜色、温度、足背动脉搏动及肢体有无肿胀情况，以评估血供恢复情况。

(2)体位与活动：①股动脉穿刺术后，保持穿刺侧、置管侧肢体平伸制动 6～8 h，防止局部出血或置入导管打折。指导足部背伸、跖屈及踝关节活动,促进血液循环;制动期间每2 h可行轴线翻身,预防压疮并促进患者舒适。②未置管者:24 h后可下床活动,但需避免下蹲、用力排便及增加腹压的动作。③四肢动脉重建术者:取平卧位,避免患肢关节过屈挤压、扭曲血管;卧床休息2周,自体血管移植者若愈合较好,可适当缩短卧床制动时间。

(3)伤口护理:观察穿刺处敷料有无渗液、渗血,一旦浸湿需及时更换,无菌敷料应保持24 h以上,以保护伤口愈合,避免出血和感染。

(4)引流管护理:妥善固定引流管,保持引流通畅,观察引流液颜色、性状及每日引流量。

(5)动脉置管护理:除常规的妥善固定、局部观察外,需特别注意以下几方面:①明确置管部位:导管标志上应写明穿刺部位和置管部位,以便于指导患者采取恰当的体位,既保证导管安全又促进患者舒适;②识别导管类别:区分血管鞘和置入导管,遵医嘱从准确的通道给药;③认清三通方向:部分置入导管连接的三通接头,其指示方向与常用的静脉输液三通不同,需仔细看清三通接头上的提示,并与手术医生沟通核实;④预防血液倒流:因动脉压力较静脉高,置管更容易导致血液倒流,指导患者避免局部用力,微量注射泵给药时避免速度过慢(必要时可稀释后加大速度),更换液体时需提前做好准备,动作迅速。

五、健康教育

1.戒烟

吸烟是动脉硬化的主要危险因素之一,烟草中的有害物质可引起血管痉挛、血管内膜损害、脂质代谢异常等,加重或促进动脉硬化的发生发展。因此,对于吸烟的下肢ASO患者要严格督促其戒烟,戒烟困难者可在专业人员指导下采用替代疗法辅助。

2.饮食

宜选择低盐、低脂、低胆固醇、高维生素、纤维素食物,避免刺激性食物和饱餐;糖尿病患者需采用低糖饮食,进餐规律;肥胖者应控制体质量。

3.自我护理与活动锻炼指导

做好患肢自我护理,坚持步行锻炼和Buerger锻炼。

4.定期复查

复查时间分别为术后1个月、3个月、6个月、12个月、24个月,以了解疾病动态,调整用药。一旦出现肢体发凉、苍白、疼痛症状,应及时就诊。

六、护理评价

(1)患者疼痛是否以得及时控制。

(2)患者是否掌握患肢正确保暖方法。

(3)患者是否发生跌倒或坠床等不良事件。

(4)患者是否出现并发症,若并发症发生是否得到及时发现和处理。

第十章 综合外科疾病护理

第一节 良性前列腺增生患者的护理

良性前列腺增生简称前列腺增生,是一种中老年男性常见的疾病,多在50岁后出现症状。老龄和有功能的睾丸是其发病的两个重要因素,二者缺一不可。前列腺增生症状与前列腺体积不成比例,早期症状为尿频,夜间更为明显。进行性排尿困难是最主要症状,严重者可出现尿潴留或充盈性尿失禁。长期排尿困难导致腹压增高,可引起腹股沟疝、内痔、脱肛等。合并感染或结石时,可出现明显尿频、尿急、尿痛症状。尿路梗阻可引起严重肾积水、肾功能受损。症状较轻者,一般不需要治疗;如症状加重,可予药物治疗和手术治疗。经尿道前列腺电切术(TURP)是良性前列腺增生治疗的金标准,适用于大多数患者。

一、护理评估

(一)术前评估

1. 健康史

(1)个人情况:了解患者的年龄、生活习惯、性生活情况、烟酒嗜好、饮水习惯、排尿习惯、睡眠情况、饮食和营养状况等。

(2)既往史:患者既往有无并发尿潴留、尿失禁、腹股沟疝、内痔或脱肛等;有无高血压、糖尿病、脑血管疾病等。

(3)用药史:有无服用性激素类药物,有无使用治疗前列腺增生的药物等。

2. 身体状况

(1)排尿困难程度、夜尿次数。

(2)有无血尿、膀胱刺激征。

(3)有无肾积水及程度,肾功能情况如何。

(4)有无腹股沟疝、内痔、脱肛。

(5)专科检查:国际前列腺症状(IPSS)评分状况如何;血清前列腺特异性抗原(PSA)、前列腺大小、残余尿量、尿流率如何。

3. 心理—社会状况

(1)患者是否有焦虑及生活不便。

(2)患者及其家属是否知晓良性前列腺增生的治疗方法。

(二)术后评估

(1)手术、麻醉方式,术中出血、补液、输血情况。

(2)膀胱冲洗是否通畅。

(3)血尿程度及持续时间。

(4)水、电解质平衡情况。

(5)有无发生出血、前列腺电切综合征、膀胱痉挛、尿失禁、下肢深静脉血栓、尿道狭窄等并发症。

二、常见护理诊断/问题

1.排尿障碍

排尿障碍与膀胱出口梗阻、逼尿肌功能障碍有关。

2.疼痛

疼痛与膀胱痉挛有关。

3.潜在并发症

出血、前列腺电切综合征、膀胱痉挛、尿失禁、下肢深静脉血栓、尿道狭窄。

三、护理目标

(1)患者恢复正常排尿。

(2)患者诉疼痛减轻或消失。

(3)患者未发生并发症,或并发症发生后得到及时发现与处理。

四、护理措施

(一)非手术治疗的护理

1.急性尿潴留的预防及护理

(1)预防:避免急性尿潴留的诱发因素,如受凉、过度劳累、饮酒、便秘、久坐及服用止咳药物。指导患者多饮水、勤排尿、不憋尿,避免尿路感染;注意保暖;预防便秘。

(2)护理:当发生尿潴留时,及时留置导尿管或膀胱造瘘管,并做好管道护理。

2.药物治疗护理

(1)α_1 受体阻滞剂类:主要不良反应为头晕、体位性低血压,应睡前服用,用药后卧床休息,改变体位时动作要慢,预防跌倒,同时与其他降压药分开服用,避免对血压的影响。

(2)5α-还原酶抑制剂:起效缓慢,一般在服药 3 个月左右见效,停药后症状易复发,告知患者应坚持长期服药。

3.其他

夜尿频繁者,睡前 2 h 减少饮水量,如需起床如厕预防跌倒,必要时协助如厕或床边备便器。

(二)手术治疗的护理

1.术前护理

(1)协助做好术前检查,前列腺增生患者大多为老年人,常合并慢性病,应协助做好心、脑、肝、肺、肾等重要器官功能的检查;常规术前准备。

(2)心理护理:多与患者沟通,详细解释病情;介绍患者认识同类疾病康复者,减轻患者的担忧。

2.术后护理

(1)病情观察:观察患者神志、生命体征、心功能、尿量、尿液颜色和性状。

(2)膀胱冲洗的护理:术后予生理盐水持续冲洗膀胱,防止凝血块形成堵塞尿管。要点:①冲洗速度、天数根据尿色情况而定;②冲洗液温度为 25℃～30℃,预防膀胱痉挛;③确保冲洗及引流通畅：尿管堵塞时，可采取挤捏尿管、加快冲洗速度、施行高压冲洗、调整导管位置等方法，必要时用灌洗空针吸取生理盐水反复抽吸冲洗（注意：保持有效持续膀胱冲洗，预防尿管堵塞）④观察、记录引流液的颜色及有无凝血块；⑤准确记录冲入液量和排出液量，严防过多液体潴留在膀胱内。

（3）尿管护理：术后利用导尿管的水囊压迫前列腺窝与膀胱颈，将导尿管固定在大腿内侧，稍加牵引，起到压迫止血的目的。保持尿管引流通畅，病情允许情况下，每日饮水 2 000 mL 以上，预防尿路感染。

3.术后并发症的观察与护理

（1）出血：与电切部位渗血、静脉窦开放、凝血功能障碍等有关。

观察：冲洗液颜色，是否伴有血块，有无低血容量表现。

护理：术后保持排便通畅，避免用力排便时腹压增高引起出血；术后早期禁止灌肠或肛管排气，避免造成前列腺窝出血。①对于非凝血功能障碍造成的出血，用气囊尿管牵拉压迫前列腺窝止血，同时持续膀胱冲洗或配合间断人工冲洗，避免血块形成堵塞尿管，尿管引流不畅可致膀胱腔及前列腺窝过度扩张，加重出血；②对于凝血功能障碍的出血，根据不同原因给予止血药物治疗或输血。

（2）前列腺电切综合征（TURS）：切除前列腺组织时静脉窦开放，导致大量冲洗液被吸收，血容量急剧增加，出现稀释性低钠血症。

观察：术后早期有无循环系统和神经系统的功能异常，如烦躁不安、血压下降、脉搏缓慢等，严重者出现肺水肿、脑水肿、心力衰竭等症状，血清钠低于正常水平。

护理：一旦出现，立即吸氧，给予利尿剂、脱水剂，减慢输液速度；静脉滴注 3% 氯化钠溶液纠正低钠；注意保护患者安全，避免坠床、意外拔管等。

（3）膀胱痉挛：与术后逼尿肌功能不稳定、导管刺激、尿管堵塞、冲洗液温度低等因素有关。

观察：表现为尿道烧灼感、疼痛、强烈的便意或尿意不尽感，常伴有尿道血液或尿液渗出，引流液多为血性，持续膀胱冲洗液逆流。如不及时处理，可能会加重前列腺窝出血。

护理：保持冲洗液温度 25 ℃～30 ℃、减少气囊/尿管囊内液体、保持尿管引流通畅；遵医嘱给予解痉镇痛；必要时给予镇静药。

（4）尿失禁：与尿道括约肌功能受损、膀胱逼尿肌不稳定等有关，多为暂时性。

观察：患者拔除尿管后有无急迫性或者压力性尿失禁表现。

护理：指导患者行盆底肌训练，电刺激、生物反馈治疗或膀胱功能训练。

（5）尿道狭窄：属远期并发症，与尿道瘢痕形成有关。定期监测残余尿量、尿流率，必要时行尿道扩张术或尿道狭窄切除术。

五、健康教育

1.生活指导

根据患者心功能、肾功能指导适当饮水；饮食清淡，多食纤维素含量多的食物，保持大便通畅，以免用力排便使腹压增加而造成出血。

2.活动指导

1～2 个月内避免重体力劳动；避免剧烈运动和骑跨动作，如跑步、骑自行车、久坐。TURP 术后 1 个月，原则上可以恢复性生活，会出现逆行射精，但不影响性交。少数患者出现阳痿,可采取心理治疗、药物治疗或物理治疗。

3.康复锻炼

对于有膀胱过度活动症的患者,行膀胱功能训练,逐渐延长排尿间隔时间。

4.自我观察

若出现尿线逐渐变细、排尿困难、阴囊肿大、疼痛、发热、血尿,应及时就诊。

5.定期复查

定期行 B 超检查,复查 PSA、尿流率及残余尿量。

六、护理评价

(1)患者排尿是否改善。

(2)患者疼痛程度是否减轻。

(3)患者是否出现并发症,若出现是否得到及时发现和处理。

七、关键点

(1)术后警惕前列腺电切综合征发生,严密观察患者的神志、电解质情况,及早发现与处理。

(2)出院后患者自行观察排尿情况,若出现尿频、血尿、排尿困难,警惕尿道狭窄的发生。

第二节 尿石症患者的护理

尿路结石又称尿石症,是泌尿外科最常见疾病之一。按尿路结石所在的部位基本分为上尿路结石和下尿路结石。尿路结石发生与流行病学因素(如年龄、性别、职业、水摄入量、气候等)、尿液因素(尿 pH 改变、尿液浓缩、抑制晶体形成的物质不足)、泌尿系统局部因素(尿液的淤积、尿路感染)等有关。尿路结石以草酸钙结石最常见,磷酸盐、尿酸盐、碳酸盐次之,胱氨酸结石罕见。上尿路结石主要表现为与活动有关的疼痛和血尿;膀胱结石的典型症状为排尿突然中断,伴疼痛、排尿困难和膀胱刺激征;尿道结石的典型症状为排尿困难、点滴状排尿及尿痛。处理原则包括病因治疗、非手术治疗、体外冲击波碎石、内镜取石或碎石术、开放手术等。

一、护理评估

(一)术前评估

1.健康史

(1)个人情况:患者的年龄、性别、职业、居住地、饮食及饮水习惯、营养状况等。

(2)既往史:患者既往有无结石史,有无代谢和遗传性疾病,有无长期卧床病史;有无泌尿系统感染、梗阻性疾病、甲状旁腺功能亢进、痛风等病史。

2.身体状况

(1)疼痛的部位与程度,肾绞痛的发作情况。

(2)血尿的特点,有无活动后血尿。

（3）排尿情况与尿石排出情况。

（4）是否有膀胱刺激征。

（5）是否并发肾积脓、肾积水。

（6）实验室检查是否提示代谢、肾功能、凝血功能异常，影像学检查有哪些异常发现。

3.心理—社会状况

（1）患者是否了解尿石症的治疗方法。

（2）患者是否担心尿石症的预后。

（3）患者是否知晓尿石症的预防方法。

（二）术后评估

（1）术后结石排出情况。

（2）尿路梗阻解除程度。

（3）肾功能恢复情况。

（4）有无尿路感染、出血、"石街"形成等并发症发生。

二、常见护理诊断/问题

1.疼痛

疼痛与结石刺激引起的炎症、损伤及平滑肌痉挛有关。

2.潜在并发症

潜在并发症有感染、出血、"石街"形成。

3.知识缺乏

缺乏预防尿石症的知识。

三、护理目标

（1）患者自述疼痛减轻，舒适感增强。

（2）患者未发生并发症，或并发症发生后得到及时发现与处理。

（3）患者知晓尿石症的预防知识。

四、护理措施

（一）非手术治疗的护理

1.缓解疼痛

嘱患者卧床休息，局部热敷，指导患者做深呼吸、放松以减轻疼痛。肾绞痛发作时遵医嘱使用镇痛、解痉药。

2.饮水与活动

鼓励患者大量饮水，每日 3 000 mL；适当做一些跳跃运动，有助于结石的排出。

3.病情观察

观察尿液的颜色与性状，监测体温、尿中白细胞数，及早发现感染征象；观察结石排出情况，排出结石可作成分分析，以指导结石治疗与预防。

（二）体外冲击波碎石治疗的护理

1.术前护理

（1）解释：向患者及其家属解释体外冲击波碎石治疗的方法、碎石效果及配合要求；嘱患者术中配合做好体位固定,不能随意变换体位,以确保碎石定位的准确性。

(2)检查:术前行腹部 X 线片复查,了解结石位置、数量与大小。同时行实验室检查,了解凝血功能与肝肾功能。

2.术后护理

(1)鼓励患者多饮水:每天饮水量大于 3 000 mL,可根据出汗量适当增减饮水量,促进排石。

(2)采取有效体位、促进排石:①结石位于肾下盏:取头低位;②肾结石碎石后:一般取健侧卧位。注意:同时叩击患侧肾区,利于碎石由肾盏排入肾盂、输尿管。巨大肾结石碎石后可因短时间内大量碎石突然积聚于输尿管而发生堵塞,引起"石街"和继发感染,严重者引起肾功能改变。因此,碎石后宜取患侧卧位,以利结石随尿液缓慢排出。

3.术后并发症的观察与护理

(1)血尿:碎石术后多数患者出现暂时性肉眼血尿,一般不需要特殊处理。

(2)发热:感染性结石患者,由于结石内细菌播散而引起尿路感染,往往引起发热。遵医嘱应用抗菌药物,高热者采用降温措施。

(3)疼痛:结石碎片或颗粒排出可引起肾绞痛,应给予解痉止痛等处理。

(4)"石街"形成:是常见且较严重的并发症之一。体外冲击波碎石术后碎石过多地积聚于输尿管内,可引起"石街"。患者有腰痛或不适,有时可合并继发感染。可用输尿管镜取石或碎石。除多饮水外,必要时留置双"J"管以预防"石街"形成。

(三)手术治疗的护理

1.术前护理

协助做好术前检查,术前常规准备,协助术前结石定位。

2.术后护理

(1)病情观察:观察患者生命体征,尿量、尿液颜色和性状。

(2)肾造瘘管护理:内镜碎石术(PCNL)后常留置肾造瘘管,主要起引流残余碎石作用。要点:①妥善固定肾造瘘管。②预防感染。③保持引流管通畅:勿压迫、折叠管道。若发现肾造瘘管被堵塞,可用注射器吸取少量(5~10 mL)生理盐水冲洗,反复多次,直至管道通畅。④观察记录引流液的量、颜色和性状。术后早期,肾造瘘管引流出血性尿液,一般 1~3 d 内尿液颜色转清,不需特殊处理。⑤拔管:术后 3~5 d 若引流尿液转清、体温正常,则可考虑拔管,拔管前作拔管试验,无腰部胀痛、渗液、发热等不适可拔管。

(3)双"J"管护理:碎石术后于输尿管内放置双"J"管,可起到内引流、内支架的作用,还可扩张输尿管,有助于小结石的排出。

要点:①术后指导患者尽早取半卧位,多饮水、勤排尿;②鼓励患者早期下床活动,但避免活动不当(如四肢同时伸展的动作、剧烈运动、过度弯腰、突然下蹲等)引起双"J"管滑脱或上下移位。注意:双"J"管一般留置 4~6 周,经复查 B 超或腹部 X 线片确定无结石残留后,在膀胱镜下取出双"J"管。

(4)肾周引流管护理:开放性手术后常留置肾周引流管,起引流渗血、渗液作用。注意妥善固定,保持引流通畅,观察、记录引流液的颜色、性状与量。

(5)膀胱造瘘管护理:膀胱结石行耻骨上膀胱切开取石术后常留置膀胱造瘘管,应做好管道护理。

(四)并发症的观察与护理

1.出血

观察：术后早期易发生。若术后短时间内肾造瘘管或肾周引流管内引出大量鲜红色血性液，须警惕为出血。

护理：应安慰患者，嘱其卧床休息，及时报告医生，遵医嘱应用止血药、抗感染等。留置肾造瘘管者可夹管 $1\sim3$ h，以造成肾盂内压力增高，从而达到压迫性止血的目的。若经止血处理后，患者生命体征平稳，再重新开放造瘘管。拔除肾造瘘管后也应警惕出血的发生。

2.感染

观察：术后应密切观察患者体温变化，及早发现感染性休克征象。

护理：遵医嘱应用抗菌药物；保持各引流管通畅，留置导尿管者做好尿道口与会阴部的清洁；肾造瘘口应定时更换敷料，保持清洁、干燥。

3.输尿管损伤

术后观察有无漏尿及腹膜炎征象。一旦发生，及时处理。

五、健康教育

1.尿石症的预防

(1)嘱患者大量饮水预防肾结石。

(2)饮食指导：根据结石成分、代谢状态调节饮食。①含钙结石：合理摄入钙量，适当减少牛奶、奶制品、豆制品、巧克力、坚果等含钙量高食物的摄入；②草酸盐结石：限制浓茶、菠菜、番茄、芦笋、花生等食物；③尿酸结石：不宜食用含嘌呤高的食物，如动物内脏、豆制品、啤酒。避免大量摄入动物蛋白、精制糖和动物脂肪。

(3)药物预防：根据结石成分，血、尿钙磷、尿酸、胱氨酸和尿 pH 值，应用药物预防结石发生。草酸盐结石患者可口服维生素 B_6 以减少草酸盐排出；口服氧化镁可增加尿中草酸溶解度。尿酸结石患者可口服别嘌醇和碳酸氢钠，以抑制结石形成。

2.双"J"管的自我观察与护理

(1)自我护理：部分患者行碎石术后带双"J"管出院，期间若出现排尿疼痛、尿频、血尿时，多为双 J 管膀胱端刺激所致，一般经多饮水、减少活动和对症处理后均能缓解。嘱患者术后 4 周回院复查并拔除双"J"管。避免过大的体力活动强度，一般的日常生活活动不需受限。

(2)自我观察：如果出现无法缓解的膀胱刺激征、尿中有血块、发热等症状，应及时就诊。

3.复查

定期行 X 线或 B 超检查，观察有无残余结石或结石复发。若出现腰痛、血尿等症状，及时就诊。

六、护理评价

(1)患者疼痛程度是否减轻。

(2)患者是否出现并发症，若并发症发生是否得到及时发现和处理。

(3)患者是否知晓尿石症的预防知识。

七、关键点

(1)大量饮水与饮食调节是预防尿路结石的有效措施。

(2)带双"J"管出院者需按时回院拔管。若双"J"管延误拔除或长期滞留,易致拔管困难、结石、感染等并发症发生。

第三节 气胸患者的护理

胸膜腔内积气称为气胸。根据气胸的性质,可分为闭合性气胸、开放性气胸和张力性气胸。气胸的形成多由于肺组织、气管、支气管、食管破裂,空气逸入胸膜腔,或因胸壁伤口穿破胸膜,外界空气进入胸膜腔所致。

闭合性气胸临床表现为轻者胸闷、胸痛,重者出现呼吸困难;开放性气胸主要表现为明显的呼吸困难、口唇发绀、鼻翼扇动,重者伴休克症状;张力性气胸主要为严重或极度呼吸困难、烦躁、意识障碍、大汗淋漓、发绀、休克,甚至窒息。主要辅助检查为胸部X线,显示胸腔积气,肺萎陷,纵隔移位等表现。

处理原则:气胸以抢救生命为首要原则。处理措施主要包括非手术治疗(封闭胸壁开放性伤口,胸腔穿刺术或胸腔闭式引流术、防治感染等)及手术治疗(胸腔镜下肺修补术或开胸手术)。

一、护理评估

(一)术前评估

1.健康史

(1)个人情况:患者的年龄、性别、职业、居住地、生活习惯、经济状况、社会文化背景等。

(2)受伤史:了解受伤经过与时间、受伤部位、暴力大小,有无恶心、呕吐、昏迷等;是否接受过处理。

(3)其他:既往有无外伤史、胸部手术史、用药史、过敏史等。

2.身体状况

(1)受伤的部位、性质,有无肋骨骨折。

(2)有无开放性伤口。

(3)有无反常呼吸,气管位置是否偏移。

(4)有无口唇发绀、颈静脉怒张及皮下气肿。

(5)呼吸困难的程度,是否伴有活动后加重。

(6)有无意识障碍或休克。

(7)影像学检查有哪些异常发现。

3.心理—社会状况

(1)患者与家属是否焦虑与恐惧,是否担心气胸的预后。

(2)患者及其家属是否了解气胸的治疗方法。

(二)术后评估

(1)麻醉及手术方式,术中出血、补液、输血情况。

(2)生命体征是否平稳。

(3)胸腔闭式引流管的通畅情况,引流液的颜色、性质及量。

(4)有无出血、感染等并发症发生。

二、常见护理诊断/问题

1.气体交换障碍

气体交换障碍与胸部损伤、疼痛、胸廓活动受限或肺萎陷有关。

2.疼痛

疼痛与组织损伤有关。

3.潜在并发症

潜在并发症有出血、切口感染,胸腔感染,肺部感染。

三、护理目标

(1)患者能维持正常的呼吸功能,呼吸平稳。

(2)患者疼痛得到有效控制,自述疼痛减轻。

(3)患者未发生并发症或并发症被及时发现与处理。

四、护理措施

(一)紧急救治

1.闭合性气胸

小量气胸不需要处理,但应注意观察其发展变化;中、大量气胸,应行胸膜腔穿刺抽尽积气以减轻肺萎陷。必要时行胸腔闭式引流术,排出积气。

2.开放性气胸

封闭胸壁伤口,使之成为闭合性气胸,阻止气体继续进入胸腔。使用无菌敷料如纱布、棉垫或因地制宜利用身边清洁器材如衣物、塑料袋等在患者呼气末封盖伤口,加压包扎,并迅速转送至医院。

3.张力性气胸

张力性气胸需迅速排气减压。立即协助医生迅速在患侧锁骨中线与第2肋间连线处,用粗针头行胸腔穿刺排气减压或胸腔闭式引流术。

(二)非手术治疗的护理

1.保持呼吸道通畅

患者病情平稳给予半卧位,以利于呼吸;协助和鼓励患者有效咳嗽、咳痰,及时清理口腔及呼吸道分泌物,保持呼吸道通畅。注意:对于痰多黏稠、咳痰无力者,遵医嘱给予祛痰药物、超声雾化吸入,以稀释痰液利于排出,必要时鼻导管吸痰。对于不能有效排痰或呼吸衰竭者,应给予气管插管或气管切开给氧、吸痰,或用呼吸机辅助呼吸。

2.减轻疼痛

协助或指导患者咳嗽、咳痰时,用双手按压患侧胸壁,以减轻伤口震动产生的疼痛;必要时遵医嘱应用止痛药。

3.病情观察

观察生命体征及意识变化;观察患者呼吸形态、频率和幅度;有无呼吸困难和缺氧等症状;

有无气管移位或皮下气肿情况;是否发生低血容量性休克等。

4.预防感染

对于开放性损伤者,遵医嘱应用破伤风抗毒素及抗菌药物;保持引流管的密闭,严格执行无菌操作技术。

(三)手术治疗的护理

1.术前护理

(1)解释:向患者及其家属解释胸腔闭式引流的方法、效果及配合要求。

(2)输液管理:病情危重,有胸腔内器官、血管损伤出血或呼吸困难不能缓解的患者除做好手术准备外,还要遵医嘱输血、补液并详细记录液体出入量,避免输液过快、过量而导致肺水肿的发生。

(3)术前准备:按术前常规。急诊手术者迅速做好备皮、配血等准备。

2.术后护理

(1)病情观察:密切观察患者生命体征,给予心电监测并详细记录。

(2)呼吸道管理:及时清除呼吸道分泌物,保持呼吸道通畅。要点:①协助患者坐起叩背,有效咳嗽咳痰;②鼓励患者做深呼吸运动,促使肺扩张,预防肺不张或肺部感染等并发症的发生;③实施气管插管或气管切开呼吸机辅助呼吸者,做好呼吸道管理,包括湿化气道、吸痰及保持管道通畅,以维持有效气体交换。

(3)胸腔闭式引流护理:术后留置胸腔闭式引流管,主要是排出胸腔内积气和积液。要点:①保持管道密闭性:引流管周围应用油纱布严密包盖;随时检查引流装置是否密闭及引流管有无脱落;水封瓶长玻璃管没入水中 3～4 cm,并始终保持直立。注意:若引流管从胸腔滑脱,立即用手捏闭伤口处皮肤,若引流瓶损坏或引流管连接处脱落,立即用双钳夹闭胸壁引流导管,并更换引流装置;更换引流瓶或搬动患者时,用止血钳双向夹闭引流管,防止空气进入胸膜腔,放松止血钳时,先将引流瓶安置低于胸壁引流口平面的位置;患者平卧时引流瓶低于胸壁引流口平面 60～100 cm,下床活动时引流瓶低于膝关节以下,防止瓶内液体逆流入胸膜腔。②严格无菌技术操作,防止逆行感染:保持引流装置无菌,定时更换引流装置,并严格遵守无菌技术操作原则。胸壁引流口处敷料清洁、干燥,一旦渗湿,及时更换。③维持引流通畅:定时挤压引流管,防止受压、扭曲、打折或阻塞;密切观察水封瓶长玻璃管中水柱波动幅度情况,以判断引流是否通畅,正常水柱波动范围为 4～6 cm。若水柱波动过大,提示可能存在肺不张;若水柱无波动,提示引流管不通畅或肺已经完全扩张。注意:若患者出现气促、胸闷、气管向健侧偏移等肺受压症状,提示血块阻塞引流管,积极采取措施,通过捏挤或使用负压间断抽吸引流瓶中的短玻璃管,促使其通畅,并立即通知医生处理。④观察并记录引流液的颜色、量及性状。⑤拔管:一般置管 48～72 h 后,引流瓶内无气体逸出或引流液颜色变浅、24 h 引流液量＜50mL、脓液＜10 mL、胸部 X 线显示肺复张良好,患者无呼吸困难或气促,可考虑拔管。拔管方法:协助医生拔管,嘱患者先深吸一口气,在吸气末迅速拔管,并立即用凡士林纱布和厚敷料封闭胸壁伤口,包扎固定。拔管后观察:拔管后 24 h 内,应注意观察患者是否有胸闷、呼吸困难、发绀、切口漏气、渗液、出血和皮下气肿等。

(4)肺功能锻炼:目的是让肺叶充分复张,以增加肺活量,提高肺功能。方法:用均衡而持续的力量做深呼吸达到最大吸气量时,再慢慢均匀呼出(如吹气球训练)。每日 4～5 次。锻炼应早期进行并循序渐进,避免过度劳累。

(四)术后并发症的观察与护理

1. 切口感染

观察:切口有无红、肿、热、痛等炎症表现及引流口处有无渗出液。

护理:保持切口敷料完整、清洁、干燥;如有渗血渗液,及时更换;切口感染者,及时报告医生并协助处理。

2. 肺部感染和胸腔内感染

观察:观察体温、局部伤口、全身情况变化及痰液性状。如患者出现畏寒、高热或咳脓痰等感染征象,应警惕感染可能。

护理:遵医嘱合理使用抗菌药物,并保持引流通畅。

五、健康教育

(1)应戒烟酒。

(2)少食刺激性食物,增加营养,保持适量水分摄入。

(3)避免着凉、感冒,尽量少去公共场所。

(4)活动:坚持肺功能锻炼;避免剧烈咳嗽、打喷嚏或大笑;3个月内避免剧烈活动或重体力劳动,特别是需要屏气的活动,如提重物、打球、跑步、游泳、潜水等。

(5)复查:定期行胸部 X 线检查。如有胸闷、气短、胸痛,及时就诊。

六、护理评价

(1)患者呼吸功能是否恢复正常,是否有呼吸困难、气促、发绀等。

(2)患者疼痛是否减轻或消失。

(3)患者并发症是否得到有效预防或处理。

七、关键点

(1)保持胸腔闭式引流管的通畅,及时排出胸腔内积气及积液,可有效预防肺不张。

(2)保持胸腔闭式引流管道的密闭性,在更换引流瓶及搬动患者时应用双钳夹闭引流导管并妥善固定。

第四节 脓胸患者的护理

脓胸是指脓性渗出液积聚于胸膜腔内的化脓性感染。按病理进程可分为急性脓胸和慢性脓胸。急性脓胸多为继发性感染,最主要的原发病灶在肺部;慢性脓胸多为急性脓胸诊治延误、处理不当转变而来。

急性脓胸临床表现常有高热、脉搏增快、呼吸急促、食欲差、胸痛、乏力等,积脓较多者有胸闷、咳嗽、咳痰症状。慢性脓胸临床表现常有长期低热、食欲减退、消瘦、贫血、低蛋白血症等慢性全身中毒症状,有时可伴有气促、咳嗽、咳脓痰等症状。急性脓胸患者有白细胞计数和中性粒细胞比例升高,胸部 X 线显示肋膈角模糊或消失,胸腔穿刺抽出脓性液体即可确诊。急性脓胸的治疗原则为抗感染,支持治疗,排净胸膜腔积脓,促进肺复张,常用方法包括胸腔穿刺、胸腔闭式引流、脓胸廓清术;慢性脓胸的治疗原则为改善全身情况、消除病因、恢复肺功能等,多需手术治疗,目的是清除异物,消灭脓腔,尽可能保存肺功能。

一、护理评估

(一)术前评估

1.健康史

(1)个人情况:患者的年龄、性别、职业、生活方式、吸烟和饮酒史等。

(2)既往史:既往有无呼吸道感染性疾病史、发病经过及诊治过程;有无高血压、糖尿病等。

2.身体状况

(1)有无发热、胸痛、呼吸急促。

(2)有无咳嗽、咳痰,痰量、颜色及性状。

(3)呼吸音是否减弱或消失,患侧胸部叩诊有无浊音。

(4)有无全身乏力、食欲减退、贫血、低蛋白血症。

(5)血常规、胸部 X 线及脓液细菌培养有无异常发现。

3.心理—社会状况

(1)患者和家属对脓胸的认识、心理承受程度。

(2)患者有无焦虑、恐惧等异常情绪和心理反应。

(二)术后评估

(1)患者手术及麻醉方式、术中出血、补液、输血情况。

(2)患者生命体征、血氧饱和度是否平稳。

(3)有无发热、胸闷、呼吸浅快、发绀及肺部痰鸣音。

(4)胸腔引流管是否通畅,引流液及胸腔冲洗液的量、颜色与性状。

(5)有无出血、肺炎、肺不张、感染扩散等并发症发生。

二、常见护理诊断/问题

1.气体交换受损

气体交换受损与脓液压迫组织、胸壁活动受限有关。

2.急性疼痛

急性疼痛与炎症刺激有关。

3.体温过高

体温过高与感染有关。

4.营养失调:低于机体需要量

营养失调与营养摄入不足,代谢、消耗增加有关。

三、护理目标

(1)患者气体交换功能正常。

(2)患者自述疼痛减轻或消失。

(3)患者体温恢复正常。

(4)患者营养状况改善。

四、护理措施

(一)非手术治疗的护理

1.饮食护理

给予牛奶、鸡蛋、瘦肉、豆制品、新鲜的蔬菜水果等高热量、高蛋白、富含维生素及易消化饮食,必要时给予静脉高营养治疗,静脉输注新鲜血、血浆或清蛋白。

2.高热护理

(1)鼓励患者卧床休息,多饮水。

(2)保持口腔清洁及床单位、衣裤干燥、整洁。

(3)必要时给予冰敷、酒精擦浴等物理降温措施。

(4)遵医嘱应用退热及抗菌药物等。

3.疼痛护理

评估患者疼痛程度,必要时遵医嘱给予镇静、镇痛处理。

4.改善呼吸功能

(1)体位:取半卧位,有利于呼吸及引流;有支气管胸膜瘘的患者应取患侧卧位,避免脓液流向健侧。

(2)吸氧:根据病情选择吸氧方式及氧流量,一般为 $2\sim4$ L/ min。

(3)呼吸道管理:①指导患者深呼吸及有效咳嗽、咳痰。②通过吹气球、使用呼吸功能训练器,促使肺充分膨胀。③保持呼吸道通畅:痰液黏稠时给予雾化吸入;痰液较多者,协助患者排痰或体位引流;咳痰困难者,指压患者胸骨切迹上方气管刺激咳嗽、咳痰,必要时进行电动吸痰或纤维支气管镜吸痰。

5.心理护理

及时给予心理疏导,使患者保持良好心态。

(二)手术治疗的护理

1.术前护理

协助做好术前检查,术前常规准备。

2.术后护理

(1)病情观察:严密观察患者的体温、心率、呼吸、血压及神志变化;注意观察患者的呼吸频率,有无呼吸困难及发绀等征象。

(2)防止反常呼吸:慢性脓胸行胸廓成形术后患者,术中切除与脓胸相应的数根肋骨,易造成胸壁软化部分塌陷。①患者宜取术侧向下卧位,并用厚棉垫、胸带等加压包扎,包扎要松紧适度并随时检查和调整;②根据肋骨切除范围,在胸廓下垫一硬枕或用 $1\sim3$ kg 砂袋压迫防止反常呼吸。

(3)胸腔闭式引流术后护理。①保持引流通畅:因脓液黏稠易堵塞管道,宜选择直径较粗的引流管;引流管插入位置应在脓腔最低点,以利于脓液排出。若引流不畅、捏挤引流管无效时,可用温生理盐水加敏感抗菌药物进行冲洗,冲洗时保持速度、压力适当,并密切观察患者反应。②密切观察引流液的颜色、量及性状。③保持局部清洁,及时更换敷料。④行胸膜纤维板剥脱术的患者术后易发生渗血,应及时发现活动性出血并处理。

(4)康复训练:胸廓成形术后患者易发生脊柱侧弯及术侧肩关节的活动障碍,故康复训练尤为重要。具体做法:取直立姿势,练习头部前后左右回转运动,练习上半身的前屈运动及左右弯曲运动等。

(三)术后并发症的观察与护理

1.出血

观察:术后 2～3 h 胸腔引流量 100～200 mL/h 或以上且呈鲜红色,或患者出现血压下降、心率增快、尿量减少、烦躁不安且贫血貌,须警惕为出血。

护理:立即通知医生,遵医嘱应用止血药物,快速输血输液。必要时做好再次手术准备。

2.肺炎、肺不张

观察:患者出现烦躁、胸闷、呼吸困难、不能平卧、体温升高、发绀等症状。

护理:术后早期鼓励患者咳嗽、咳痰,若有不适立即通知医生并协助处理,必要时吸痰或行气管切开吸痰。

3.感染扩散

观察:患者出现持续高热,剧烈咳嗽,血白细胞升高或出现全身中毒症状。

护理:做好高热护理;根据胸腔液或血培养结果和药敏试验结果,选择有效的抗菌药物控制感染,遵医嘱保证药物严格按时、按量应用。

五、健康教育

1.疾病预防

(1)预防感染:劝导戒烟;注意口腔卫生;告知患者及时添加衣物,注意保暖,防止肺部感染。

(2)加强营养:给予新鲜蔬菜水果、瘦肉、鱼肉、蛋、奶等营养丰富饮食,增强机体抵抗力。

2.活动锻炼

出院后 1 个月内避免剧烈运动,避免抬、举重物,避免屏气;保证充足睡眠,避免劳累;指导患者康复运动,进行力所能及的有氧锻炼,如太极拳、散步等。

3.遵医嘱按时服药、复诊

定期复查肺功能,若有发热、胸痛等不适,立即就医。

六、护理评价

(1)患者呼吸功能是否改善。

(2)患者疼痛是否减轻或消失。

(3)患者体温是否恢复正常。

(4)患者营养状况是否改善。

七、关键点

(1)积极排净胸腔积脓,恢复与保持肺功能是脓胸处理的关键。

(2)保持胸腔引流通畅是排净胸腔脓液、治愈脓胸的关键措施。

第十一章　肿瘤护理

第一节　肿瘤化学治疗及护理概述

化学治疗(简称化疗)是肿瘤综合治疗的重要手段之一。化疗药物通过在体内直接与DNA结合,干扰DNA和蛋白质的合成,或改变机体的内部环境,达到抑制或杀灭肿瘤细胞的目的。由于化疗药物在杀伤肿瘤细胞的同时,对人体增生旺盛的正常组织细胞也有损伤,因此在出现抗肿瘤疗效的同时,常伴有不同程度的不良反应。在肿瘤化疗中,护理对于正确掌握化疗药物给药途径、预防和减轻患者的各种不良反应、提高化疗的效果,同时确保治疗过程中医护人员的自身安全都有着重要的作用。

一、肿瘤化学治疗的发展

第二次世界大战后期,有人开始用氮芥治疗白血病。20世纪50年代后发现了不少有效的药物。肿瘤化疗学在60年代开始认识肿瘤细胞动力学及化疗药代动力学的重要性。到70年代有了比较成熟的化疗方案。80年代以后,人们开始进一步研究提高化疗疗效的药物,并探索使化疗药失效的原因。近年来,不断有新的药物进入临床,如CD20的单克隆抗体美罗华(Mabthcm)及新型蛋白酶体抑制剂硼替佐米(Bortezomib)等。肿瘤化疗将在肿瘤的综合治疗中发挥越来越重要的作用。

二、细胞动力学与肿瘤化疗药物分类

(一)细胞动力学

肿瘤细胞一次分裂结束后到下一次分裂结束的时间称细胞周期。细胞周期分 G_1、S、G_2、M、G_0 期。

(二)肿瘤化疗药物的分类

(1)根据化疗药物分子水平的作用可分成抑制DNA合成、破坏DNA的结合或与DNA结合、抑制蛋白合成及抑制有丝分裂的四类药物。

(2)根据抗肿瘤作用与细胞增生周期的关系,可将化疗药分成两大类,即细胞周期非特异性药物(cell cycle nonspecific agents,CCNSA)(包含 G_0 期药物)和细胞周期特异性药物(cell cycle specific agents,CCSA)。

(3)根据抗肿瘤药物的来源、化学结构与作用原理,可分为烷化剂、抗代谢药、抗生素类、植物药、激素类、酶制剂、金属配合物及其他8类。

三、肿瘤化学治疗的适应证及禁忌证

(一)适应证

1.治愈性或非治愈性化学治疗

如白血病、多发性骨髓瘤等进行单独的治愈性或非治愈性化疗。

2.辅助化学治疗

(1)放射治疗前后化疗。

(2)手术的辅助化疗。

3.晚期肿瘤或非实体瘤的全身化疗

某些晚期肿瘤,除化疗外,通常缺乏有效的治疗方法,常一开始就采用化疗,这种化疗临床称为"诱导化疗"(induction chemotherapy)。如开始采用的化疗方案治疗失败,需换其他方案时,常称为补救治疗(salvage treatment)。

(二)禁忌证

(1)年老、体衰、营养状况差有恶病质者。

(2)血白细胞低于 $4 \times 10^9/L$,或既往化、放疗使白细胞及血小板低下者,或有出血倾向者,

(3)有肝功能障碍及心血管功能严重疾病者。

(4)有骨髓转移者。

(5)贫血、营养障碍及血浆蛋白低下者。

(6)有心肌病变者,应尽量不用多柔比星、柔红霉素及金属类抗癌药。

(7)患老年慢性支气管炎者应禁用博来霉素,尽可能不用甲氨蝶呤和美法仑。

第二节　肿瘤化疗的给药途径、方法和护理

一、外周静脉

(一)常用静脉的选择

临床上应选用直且弹性好、不易滑动的表浅静脉,如贵要静脉、头静脉、上肢内侧静脉、手背浅静脉等。头皮静脉丰富,易于固定,常用于小儿。

(二)静脉用药的方法

正确选择进针部位,严格无菌操作,确保针头在血管内,用药前、后生理盐水冲注。化疗药物均应现配、现用,注意配伍禁忌,浓度不宜过高,注意滴速的调节。输注两种以上化疗药,两种之间用生理盐水冲管。有出血倾向、老年人、恶病质者延长拔针后压迫时间,原则上不选外周静脉给药。

(三)输注静脉的保护

先远端后近端,先浅后深,先难后易。尽量从末梢静脉处开始有计划更换,交替使用,以延长血管使用寿命。关节处的静脉不易固定,不便调节输液速度,故应加强固定。

危重患者或小儿输液者,可用静脉留置针。反复注射药物者可采用三通活栓。

二、中心静脉置管

(一)常用中心静脉和导管的选择

中心静脉置管可选锁骨下静脉、颈内静脉、股静脉等,其中首选锁骨下静脉置管。

常用中心静脉导管有三腔导管、双腔导管、单腔导管。

(二)导管性感染的诊断和处理

1.诊断

(1)不明原因的败血症:若患者体温高于 38.5 ℃、血常规白细胞计数高、中心静脉血培养菌落数是周围静脉血的 10 倍以上,或者体温低于 38.5 ℃、全身败血症症状明显、无其他部位感染源、拔管后不用抗生素治疗体温下降即可诊断为导管性感染。

(2)细菌半定量检测法:即将拔出的导管前端,剪下 5～7 cm,在血琼脂表面滚动 1 周送培养,若每平皿≥15 cfu(即相当于导管表面的菌落数>10^5/g),可确诊导管性感染,如每平皿<15 cfu 表明为污染。此法的缺点是需更换导管,操作烦琐而费时。

(3)中心静脉及周围静脉血细菌定量培养法:即从中心静脉及周围静脉分别抽血做培养,如两者菌落数比值>10∶1(中心∶周围)表明已有导管感染。近年来认为比值>5∶1 亦有临床诊断价值。此法的优点是无须拔管。

(4)镜检:在导管培养后立即再做革兰染色,镜检易鉴定出革兰阳性或阴性菌或酵母菌。每 20 个油镜视野下检出至少一个细菌为阳性。此法的优点是简便、迅速、准确、省钱。

2.处理

(1)对虽有持续发热而无中心静脉感染证据者不必拔管。

(2)有学者仍主张对血培养阳性、全身无明显感染灶、临床有发热的置管患者,导管性感染已无多大置疑,从导管中注入抗生素并配合全身治疗,同样能控制感染而不必拔管,若上述处理无效则必须拔管。

(3)隧道感染以及真菌感染均需拔管。

(4)化脓性血栓性静脉炎,须在抗生素基础上加用抗凝血药或溶栓药。

(三)中心静脉置管护理

中心静脉置管护理须注意四防。

1.防感染

导管使用前后均常规消毒,隔日换药 1 次,所用器械、敷料每周消毒 2 次,定期对插管处皮肤、导管口做细菌培养。

2.防堵塞

每日用肝素 50 U/5 mL 或生理盐水冲管,输液后用肝素 250 U/mL 封管,若导管部分阻塞,用生理盐水反复抽吸使导管畅通,注意切忌将导管内血栓推入体内,上述方法无效,须在医生指导下进行溶栓处理。

3.防脱落

妥善固定导管。

4.防气栓

操作前排尽空气,妥善固定导管接头,输液中及时更换液体。

三、经外周中心静脉置管(PICC)

(一)静脉的选择

成人一般选择贵要静脉、肘正中静脉或头静脉,首选贵要静脉,其特点是静脉较直且静脉瓣少。小儿可选择贵要静脉、肘正中静脉、头静脉或大隐静脉。可根据小儿的体型和发育程度选择最合适的静脉。

(二)置入长度

1.成人

将上肢从躯干部外展 45°～90°,从穿刺部位开始,沿着准备通过导管的静脉测量距离。导管尖端最终应位于上腔静脉远离右心房的外 1/3 处,并与上腔静脉壁平行。

2.儿童

从穿刺部位开始,沿着准备通过导管的静脉测量距离。导管尖端最终应位于上腔静脉远离右心房的外 1/3 处,并与上腔静脉壁平行。当通过大隐静脉穿刺时导管尖端最终应位于下腔静脉远离右心房的外 1/3 处,并与下腔静脉壁平行。

(三)常见问题与护理

1.机械性静脉炎

(1)原因:穿刺置管过程中对静脉内膜的损伤;选用粗型号导管;导管材质过硬等。

(2)表现:沿静脉走向出现红、肿、热、痛等症状。

(3)护理:提高置管成功率;准确评估患者血管;合理选择导管的种类和型号;避免使用带有滑石粉的手套;若患者出现机械性静脉炎可抬高患肢并给予热敷,经常做握拳松拳的活动。

2.细菌性静脉炎

(1)原因:操作者未严格遵循无菌操作;敷料更换不当;肝素帽消毒不严或未及时更换等。

(2)表现:沿静脉走向出现红、肿、热、痛等症状,患者常有寒战、高热等。

(3)护理:操作者严格执行无菌操作技术;患者不明原因的寒战、高热时,给予拔除导管并做细菌培养;应用抗生素。

3.血栓性静脉炎

(1)原因:导管型号选择不当所致;反复的穿刺损伤血管内膜;导管内或导管末端形成血栓后,随冲管时进入静脉,常见于末端开放式导管置管。

(2)表现:置管侧手臂肿胀、疼痛、皮肤颜色温度改变。

(3)护理:鼓励患者适当活动置管侧的肢体;发生血栓性静脉炎时给予热敷、理疗、溶栓等处理措施,必要时拔除 PICC 导管。

4.穿刺点感染

(1)原因:操作者未严格遵循无菌操作;免疫力低下或过敏体质。

(2)表现:穿刺点红肿、疼痛、有脓性分泌物,无全身明显症状。

(3)护理:应严格执行无菌操作技术;选择合适敷料并及时更换;必要时局部应用抗生素。

5.导管破损

(1)原因:导管接触尖锐物品;使用快速高压推注泵;用 10 mL 以下注射器冲洗堵塞的导管等。

(2)表现:冲管时损伤处有渗液。

(3)护理:避免接触尖锐物品;禁止使用 10 mL 以下的注射器冲管;禁止使用高压推注泵推注造影剂。导管末端破损的修复方法:末端开放式导管可用相应型号的留置针连接,必要时可拔除 PICC 导管,三向瓣膜式导管可更换备用连接器。

6.导管诸塞

(1)原因:导管弯曲打折;血块堵塞、药物沉积或脂肪乳沉积;封管手法不正确致血液反流;

采血后未彻底冲管。

（2）表现：无法冲管、无法抽回血、输液速度减慢或停止。

（3）护理：运用脉冲式冲管法封管；注意药物配伍禁忌；输液结束时、输注脂肪乳剂或血制品后立即脉冲式冲管；不可用重力输液方法来取代脉冲式冲管法。

四、鞘内注射

（一）作用原理

鞘内注射可避免血-脑屏障使药物直接到达脑组织，减低全身毒性。

（二）方法与护理

1. 方法

腰椎穿刺成功后缓慢注入稀释的药物，切忌过浓过速注入，鞘内注射间歇期，以 5～7 d 为宜。

2. 护理要点

（1）注药后去枕平卧 6 h。

（2）监测生命体征。

（3）告知可能的不良反应。

五、腹腔内给药

（一）作用原理

腹腔内给药通过两条途径进入身体：一个是经内脏腹膜、肠系膜和网膜，药物进入门静脉；另一个是经壁层腹膜和淋巴系统，药物到达体循环。经内脏、门静脉系统吸收的药量较多。与静脉给药相比，腹腔内给药不仅在腹腔内保持高浓度药物，而且能减少全身毒性。

（二）方法与护理

1. 方法

腹腔内给药常用的方法有单点穿刺法、留置尼龙管法、Tenckhoff 硅胶透析管法。

2. 护理

（1）快速输入腹腔以使药物尽快与腹腔广泛接触。

（2）输液结束后，不断变换体位，使药物广泛分布腹腔。

（3）排液时也需变换体位，必要时腹部适当减压和用注射器回抽。

（4）排液结束后用生理盐水冲管，肝素稀释液封管。

（5）化疗间歇期定期向导管注入肝素稀释液。

六、动脉灌注

（一）作用原理

经动脉插管向肿瘤的主要供血动脉内注入化疗药物，使肿瘤内药物浓度远远高于静脉给药后浓度，提高疗效、减少不良反应，该法是肿瘤介入治疗的重要手段。

（二）方法与护理

1. 方法

常规用 Seldinger 经皮穿刺动脉插管方法。用于穿刺的动脉主要是股动脉或腋动脉。

2.护理

(1)加压止血。

(2)平卧 24 h。

(3)密切观察生命体征。

第三节　肿瘤化学治疗的不良反应和护理

一、种类及分级标准

（一）种类

化疗药的常见不良反应多种多样，一般根据化疗药物不良反应的出现时间将其分为 4 个类型。

1.即时型

几小时至数天发生。

2.早期型

几天至几周发生。

3.迟发型

几周至几个月发生。

4.晚发型

几个月至几年发生。

（二）分级标准

WHO 根据各系统指标不同，制订了化疗药物不良反应 0～4 级的分级标准。

二、常见不良反应和护理

（一）骨髓抑制

化疗后骨髓抑制的时间决定于造血细胞生命半衰期的长短。血小板和白细胞的半衰期短，分别为 5～7 d 和 6 h，容易减少；红细胞的半衰期为 120 d，其减少不易从外周红细胞计数中反映出来。间歇给药骨髓抑制较持续给药轻。烷化剂、亚硝脲类等药容易导致严重且不易恢复的骨髓抑制。

骨髓抑制的防治：每周至少查 1 次血常规，若白细胞数 $< 3 \times 10^9/L$，血小板数 $< 50 \times 10^9/L$，应暂停治疗，适当隔离，避免感染；若白细胞数 $< 1 \times 10^9/L$，则极易感染，应积极抗生素治疗。

骨髓抑制的护理：住层流室或隔离病室实施保护性隔离；病房每日空气、物品、地面消毒 2 次；加强患者口咽、会阴部护理；密切观察患者感染征象及感染部位；加强体温监测；严格遵循无菌原则；尽量少注射，教育患者养成良好卫生习惯，剪短指甲，常洗手；不接触感染人员；避免意外损伤。

（二）胃肠道反应

1.恶心、呕吐

（1）常见药物以顺铂、达卡巴嗪（氮烯咪胺）、放线菌素 D、环磷酰胺、氮芥等最易发生。

（2）分级和分类：世界卫生组织将呕吐分为 5 级：0 级无呕吐；1 级每日 1 次；2 级每日 2～3 次；3 级每日 4～6 次；4 级每日多于 7 次。按恶心、呕吐的性质可分为以下 3 类。

1）急性，用药后 24 h 内发生。

2）迟发性，用药 24 h 后发生。

3）先期出现，用药之前出现的恶心、呕吐，这是对既往用药反应的条件反射。急性和迟发性的恶心呕吐是药物刺激胃肠引起迷走和内脏冲动传到呕吐中枢所致。先期出现的恶心、呕吐是由于大脑皮质和边缘系统对化疗所导致的焦虑反应和感观刺激激活呕吐中枢引起，包括病室的情景、气味、甚至医护人员的语音等皆可诱发。

（3）镇吐：非药物性措施包括清除一切引起恶心、呕吐的刺激因素，应用催眠法、音乐疗法、心理安慰等；常用镇吐药物有甲氧氯普胺、昂丹司琼、格雷司琼等；提倡预防性应用镇吐药，强调药物治疗与非药物治疗结合。

（4）护理：正确评估引起恶心、呕吐的原因；加强健康教育；准确记录 24 h 出入量，防水、电解质失衡；加强饮食指导；给予心理支持，加强社会支持。

2.口腔溃疡、感染

（1）常见原因：化疗药对口腔黏膜细胞的抑制、杀伤作用；部分化疗药直接破坏口腔黏膜的完整性；口腔与外界相通，细菌最易侵入，易致感染；免疫功能的抑制，增加感染的机会；大量抗生素及皮质激素的应用，致口腔内菌群失调；部分化疗药可致口腔干燥症，降低口腔清除细菌的能力，使细菌迅速繁殖，引起口腔感染。

（2）发生时间：多发生于化疗后 5～7 d，即口腔黏膜细胞增生 1 个周期后、2 周左右最重。

（3）发生部位：常发生于舌、颊、唇，上腭、齿龈也可发生，不同药物好发部位有所不同，长春新碱多在上腭部，柔红霉素在颊部，安吖啶则易发生于牙龈和咽部。

（4）临床表现：早期表现为黏膜充血、继之出现糜烂面，可覆盖灰白色假膜，伴烧灼样疼痛，摄取酸、咸、冷之食物时疼痛加重。

（5）护理：强调预防为主，化疗期间加强口腔护理，每日注意观察口腔黏膜：有无红、肿、溃疡、出血、炎症和真菌感染；经常测定口腔 pH：正常口腔 pH 为 6.6～7.1，偏碱易细菌感染，偏酸则易真菌感染，每日分别用 2.5% 碳酸氢钠和复方替硝唑交替含漱；口腔铜绿假单胞菌感染给予 0.1% 醋酸液含漱；厌氧菌感染给予 3% 过氧化氢溶液含漱；加强营养，食用易消化富含维生素的食物，禁食刺激性大且硬的食物；依溃疡程度不同，采取不同措施：黏膜红肿用呋喃西林、氯己定含漱；浅表溃疡，给予涂锡类散、西瓜霜、冰硼散等，口服 B 族维生素；牙龈肿胀可用 2% 碘甘油局涂；溃疡疼痛，口含 1% 达克罗宁或外覆药膜；口干者可饮水或饮饮料；忌用硬质牙刷。

3.便秘、腹泻

便秘、腹泻是化疗后较常见的胃肠道反应，化疗可致肠蠕动减慢导致便秘甚至致麻痹性肠梗阻，化疗药还可使肠道上皮细胞发生水肿、坏死、脱落致腹泻。对于便秘患者，嘱多吃水果、多饮水，多食粗纤维食物，必要时应用缓泻药；对于腹泻患者，加强排便次数、性质、量的观察和记录，正确留取标本，加强肛周清洁护理。

(三)局部刺激

1. 静脉炎

(1)原因

1)药物毒性对血管的损伤,损伤程度与药物种类、浓度、剂量和时间、联合用药等因素相关。静脉因化疗药物毒性刺激,可出现瘪陷、硬化、管腔狭窄、丧失弹性,变得又细又硬。上述变化的静脉发生在四肢,可引起暂时的功能障碍、屈曲、疼痛。长期在固定部位静脉滴注药物,使该处血管脆性、通透性增强,易形成皮下淤血。血管内外组织均受到药物刺激,可出现局部红、肿、热、痛。特别是上肢贵要静脉及其分支对强刺激药物,如更生霉素、柔红霉素等尤为敏感,极易发生沿血管走行的皮肤红肿和灼痛。

2)理化性损伤,常见有穿刺技术不熟练、选择血管不当、针头位置固定不当、给药方法不当、忽视患者的心理护理。

3)化疗药静推速度的影响,静脉注射的化疗药浓度均较高。过长时间吸附于血管壁上,对血管的刺激强且时间长,静脉炎的发生率高。虽然实验证明静脉注射化疗药的速度宜快不宜慢,但考虑到化疗药物在血液中的峰值太高会加重毒性反应,血管也可能承受不住快速静脉注射从而发生外渗,因此,20 mL 药液推注时间一般不应少于 3 min。注意对静脉刺激强、致静脉炎可能性大的药物应溶解在相对多的溶液内,相对加快静脉注射速度。

(2)分型:根据静脉炎发生的时间、症状分为 3 型。

1)红热型:沿静脉血管走向处发红、发热、肿胀、疼痛。

2)硬结型:静脉血管走向处变硬,呈条索状硬结,血流不畅伴疼痛。

3)坏死型:沿静脉穿刺部位肿痛加剧,皮肤发黑坏死,严重者可达肌层。

(3)预防:调节液体的 pH 可以预防静脉炎,亦可以提高药物疗效;静脉注射化疗约时不能在同一静脉上短距离内反复穿刺,一般选大、中静脉,静脉注射时间不宜过长或尽可能稀释,减少血管壁机械刺激和损伤,严格选择针头,提高穿刺成功率,改进拔针方法,应用各种贴剂等;掌握好药物浓度及输入速度;减少化疗药对血管壁刺激,注射前后用生理盐水冲注。

(4)护理:静脉炎护理方法较多,包括以下几种。保护血管,停止该处输液,抬高患肢,注意休息;对肿胀、疼痛明显的患者局部超短波理疗;药物治疗,常用药物如喜疗妥、六神丸、如意金黄散等。

2. 化疗药物渗漏

(1)常见药物:刺激性较强的药物有氮芥、多柔比星、长春新碱、丝裂霉素、放射菌素 D 等;刺激性较弱的有环磷酰胺、卡莫司汀、氟尿嘧啶、顺铂;无刺激的有塞替派、博来霉素、阿糖胞苷、甲氨蝶呤等。

(2)渗漏原因:长期静脉给药,导致静脉炎,使其通透性增加,药液外渗引起局部皮肤及皮下软组织化学性炎症及坏死,各种穿刺的损伤更是导致渗漏的直接原因,如针尖刺破血管或针头斜面未完全进入血管腔;穿刺针固定不牢固;拔针压迫时间不够;患者血管硬化以及合作差等。

(3)临床分期:依临床症状和体征分为 3 期。Ⅰ期(局部组织炎性反应期):见于早期,局部肿胀、红斑、持续刺痛;Ⅱ期(静脉炎性反应期):见于渗漏后 2～3 d,沿静脉走向条索状肿胀、发红,引流淋巴结肿大、疼痛;可出现发热Ⅲ期(组织坏死期):浅层组织坏死,溃疡形成累及皮下肌层,甚至深部组织结构受累。

(4)渗漏预防:输注毒性大的药物时,应在静脉滴注通畅、无肿胀时再加药;静脉注射药液应稀释浓度适当,一般一次用量所用稀释液不得少于 20 mL,穿刺应避开肌腱、神经或大血管,防外渗后肌腱挛缩和神经功能障碍;对不合作者,如婴幼儿及昏迷患者,避免用关节活动频繁的肢体;尽量避免使用敷料、夹板以免遮盖、压迫输液部位;同一静脉不可连续多次穿刺;静脉注射时边推边抽回血,有渗漏可疑者立即更换穿刺部位,切不可勉强推药。

(5)渗漏处理:一旦发现渗漏,立即夹闭输液导管或停止推注化疗药,利用原针头,在严密无菌操作下接一注射器进行多方向穿刺作强力抽吸,尽可能将渗漏液吸出,然后另接注射器做局部皮下封闭,封闭液酌情选用 5%碳酸氢钠、复方奴夫卡因、地塞米松等,拔针后局部给予冰冷敷 24 h,同时局部涂肤氢松软膏或外涂调醋金黄散等,换药每日 3～4 次,无菌纱布覆盖保护,直至红肿消退、皮肤恢复正常为止。对未及时发现的少量渗漏,3～4 d 仍可做局部封闭,外涂肤轻松。如渗漏较多,局部由暗红色转为黑褐色,说明局部已坏死,外敷药无效,应保持创面干燥,3～4 周后结痂脱落,新生创面用凡士林纱条保护,每 1～2 d 换药 1 次,直至愈合。某些药物外渗后,可用解毒拮抗药皮下注射:氮芥类用硫代硫酸钠、丝裂霉素和博来霉素用维生素 C、长春新碱和多柔比星用 5%碳酸氢钠、秋水仙碱用美司坦。但也有人认为,局部注射非但不能达到理论上的期望,而且可能使问题复杂化。

(四)过敏反应

博来霉素和门冬酰胺酶等可引起过敏反应,出现寒战、高热、休克,甚至死亡。鬼臼乙叉苷(VP16)快速静脉注射亦可引起喉头痉挛、虚脱等过敏反应,均须先做过敏试验。

第 1 次注射博来霉素应小剂量,24 h 内密切观察体温、血压、脉搏,如无变化则属阴性。

门冬酰胺酶过敏试验:取 1 支(含 10 000 U)的门冬酰胺酶加生理盐水 1 mL,即每 mL 含门冬酰胺酶 10 000 U,取上液 0.1 mL 加生理盐水 0.9 mL,即每 mL 含 1 000 U,再取上液 0.1 mL加生理盐水 0.9 mL,即每 mL 含 100 U,取上液 0.1 mL(10 U)试液皮内注射观察 3 h,若无反应即判为阴性。

过敏反应的护理包括:熟悉可能引起过敏反应的药物以及过敏反应的表现;了解患者的用药史和过敏史;用药后可能发生过敏反应的一段时间内守在患者身旁;备好急救药品。一旦发生过敏反应,护士必须依据急救的原则和步骤采取抢救措施。

三、化疗药物致各系统不良反应和护理

(一)神经系统反应

长春新碱最易引起周围神经变性,硼替佐米、顺铂、阿糖胞苷等亦可引起,主要表现为肢体远端麻木,常成对称性,而严重感觉减退不常见;也可出现肌无力、腱反射减弱,停药后恢复缓慢;若影响自主神经系统可引起便秘、腹胀甚至麻痹性肠梗阻、膀胱无力。氟尿嘧啶及其衍生物可引起可逆性小脑共济失调,发音困难、无力。顺铂可引起耳鸣、听力减退,特别是高频失听。甲氨蝶呤、阿糖胞苷等做鞘内注射时,可引起化学性脑膜炎,出现头痛、颈项强直、恶心、呕吐、发热、肢瘫等表现,但并不多见。护理人员应注意发现高危人群,教育患者及时报告不良反应,密切观察患者用药后神经系统的不良反应。对于便秘者给予高纤维素饮食,软化粪便,多饮水。避免快速用药,慎用脱水、氨基糖苷类药可预防耳毒性反应。

(二)呼吸系统反应

呼吸系统反应可分为过敏性及肺纤维化两类。甲氨蝶呤常引起过敏性肺炎,表现为急性

起病、发热、干咳、气急,75％伴嗜酸粒细胞增多,X线检查呈融合间质性浸润,停药可以消退,激素治疗有帮助。大剂量长期应用博来霉素后可引起肺纤维化。早期临床表现为原因不明的干咳、气急、乏力,肺底出现干湿性啰音,X线片自两肋膈角出现细小网状及结节阴影。此外,约10％患者出现急性致死性肺炎,其他可引起肺毒性的化疗药有烷化剂和亚硝脲类,但起病多缓慢,症状常不明显。护理人员应鼓励患者适当活动、咳嗽和深呼吸,合理安排休息,戒烟、睡觉时抬高头位。

(三)心血管系统反应

以多柔比星、柔红霉素最常见,环磷酰胺、氟尿嘧啶、丝裂霉素亦可出现心脏反应,主要与用药总量有关。临床表现急性者为心律失常,慢性者为心肌病,充血性心力衰竭。1/3的患者心电图可出现心律失常、ST-T改变,但大多数有自限性,不影响继续用药。此外,氟尿嘧啶可使冠状血管痉挛收缩,引起心肌缺血,尤其是持续静脉滴注的患者,冠状血管长时间收缩,心肌缺血更严重。护理中应重视定期监测心电图、观察心肌酶谱,调整给药频率或时程,发现充血性心力衰竭者应放低肢体,给予低盐饮食,限制液体量,给予利尿。

(四)肝脏反应

化疗引起的肝脏反应可以是急性而短暂的肝损害,包括坏死、胆汁淤积(巯嘌呤)、炎症(阿糖胞苷、亚硝脲类);也可以由于长期用药,引起肝慢性损伤如纤维化(甲氨蝶呤)、脂肪性变、肉芽肿形成、嗜酸粒细胞浸润。肝动脉注射化疗药,可引起化学性肝炎、肝功能改变。应用对肝脏有损伤的化疗药时,护理上注意密切观察肝功能指标,协助医生保肝治疗,饮食给予高蛋白质、高糖类、高维生素、低盐、低脂类;联合化疗时,特别是与对肾脏有直接损害的药合用时,注意肝肾综合征的表现,须注意神志和尿量的改变及有无发热、黄疸等。

(五)泌尿系统反应

泌尿系统损害主要有尿路刺激反应和肾实质损害两类。大剂量化疗后大量肿瘤组织崩解,产生大量尿酸,形成结晶,引起尿闭、肾功能损害。环磷酰胺或异环磷酰胺的代谢物丙烯醛经泌尿道排泄,可产生出血性膀胱炎。近年通过合用美司钠,它可在泌尿道转化成游离的巯基,与丙烯醛结合成无毒物排出,出血性膀胱炎的问题已基本解决。顺铂引起肾功能损害与其他重金属相似,采用水化及合用利尿药措施可大大减少肾损害。护理上注意嘱患者多饮水,每日饮水量2 500～3 000 mL,给予水化、碱化尿液,观察及记录尿量和尿pH、排尿频率、有无排尿困难等。

(六)皮肤反应

环磷酰胺偶可引起麻疹样皮炎。博来霉素可引起皮肤色素沉着,多在骨隆凸处表面。氟尿嘧啶常使皮肤及头发色素加深。使用维A酸等化疗可发生皮肤干燥、瘙痒、角化、阴囊皮炎等,皮肤黏膜反应严重的患者,还可有指甲变色、脱落。护理上应加强皮肤与会阴部清洁卫生,局部可涂甘油、鱼肝油、尿素脂、炉甘石洗剂等,对皮肤瘙痒有防治作用。

第四节 肿瘤化疗的防护

随着我国肿瘤化疗的进展,抗肿瘤药物的应用越来越广泛。由于化疗药物具有相当的近期和远期毒性,直接接触这类药物的医护人员必须了解有关防护知识。尽管目前无明确证据表明在医护工作中极微量的接触化疗药会提高肿瘤的发病率,但也不能完全否定这一可能。美国的 Neal 等在配药室附近空气中检测出了氟尿嘧啶。操作者通过皮肤接触、呼吸道吸入和经口吞食 3 种途径而受到低剂量药物的影响。加拿大的 Hirst 等在未采取防护措施的 2 名护士尿中检出了环磷酰胺。Sotniemi 等人发现,3 名分别在肿瘤病房工作了 6 年、8 年、16 年的护士均出现永久性肝损害,其损害程度也与接触药品的强度和时间有关。还有报道抗癌药物吸入可使女性月经不调、不孕的机会增加,孕期护士流产率增高。为避免这一危险,有关工作人员需在工作中严格防护。国际上已有一些国家采取了一些大同小异的措施。我国则在这一领域刚刚起步,应给予重视。

一、接触化疗药的可能影响

(一)接触的急性效应

经常接触化疗药及用药患者的排泄物的医护人员如不加防护,很易通过皮肤、黏膜吸入,造成局部刺激,如化疗药吸收量大,可引起头晕、恶心、头痛及脱发。

药物所致皮肤、黏膜反应可分为以下 3 类。

(1)局部腐蚀,形成水疱或溃疡,见于放线菌素、氮芥、多柔比星。

(2)局部皮肤刺激症状,见于博来霉素、顺铂、达卡巴嗪、柔红霉素、美法仑、甲氨蝶呤、丝裂霉素、长春新碱。

(3)局部黏膜刺激症状或对破损皮肤刺激症状,见于环磷酰胺、异环磷酰胺、氟尿嘧啶、米托蒽醌和天冬酰胺酶。

(二)接触的远期效应

1. 致突变和致癌

目前为止,没有肯定的流行病学资料证明接触化疗药与肿瘤发生率相关,但在动物实验中,许多化疗药被证实具有致突变和致癌效应(效量等于人体的治疗量)。随着肿瘤患者平均寿命的延长,化疗药对人体的效应终将得到阐明。国际上习惯将可能致癌的药物分为 4 级:1 级,无论在动物实验或在人类均有充分致癌证据,如环磷酰胺、苯丙酸氮芥、塞替派和治疗霍奇金的 MOPP 方案;2A 级,具有动物实验的充分依据,但在人类流行病学方面证据有限,如卡莫司汀、顺铂、多柔比星、氮芥、丙卡巴肼。2B 级,同样有动物实验的证据,而在人类材料不足,如博来霉素、达卡巴嗪;3 级,属于致癌可能性极小的一类,如放线菌素、氟尿嘧啶、甲氨蝶呤、巯嘌呤、长春新碱。

2. 致畸

接触化疗药可引起生殖细胞的突变,人们已发现一些接触化疗的护士自发性流产率高。但是,尚不能肯定这一作用是发生于妊娠之前,还是妊娠之后,亦不清楚是否存在一个易感阶段。

二、防护方法

(一)偶尔接触的防护

我国大多数厂矿医院和中、小城市的综合性医院的医护人员属于偶尔接触一类。偶尔配化疗药,应选避风处;戴聚乙酯手套、口罩、围裙,必要时戴眼镜,穿隔离衣;为避免气雾产生,配药时应将针头埋在无菌纱布中推排注射器的空气;锯安瓿时,在切口垫无菌纱布。对于冷冻真空干燥粉末,应小心注入溶解剂,勿使粉末溅出,应用粗针头减低注射器内压力,避免针头与注射器之间泄漏;一旦溅上,用大量生理盐水或清水局部冲洗,酌情使用拮抗药,要注意多柔比星有亲组织性,24 h 之后仍可能在局部残留;废安瓿、小瓶、注射器和输液装置放入专用口袋,残剩药液不得直接排入下水道。另外,谨慎处理化疗患者的各类标本和排泄物,避免直接接触。

(二)经常接触的防护

大型综合医院经常接触化疗药,应设固定台面,最好有一专用房间配垂直通风罩,带防护玻璃。护士要经特殊受训,操作时要穿防护衣,戴防护帽、手套及眼镜。工作地点要备水源,作紧急冲洗之用,应有密闭的收集容器,避免安瓿上残留药液蒸发。

(三)频繁接触的防护

专科医院肿瘤内科门诊和化疗病房属这一类。可设中心配药站,集中处理各类药品,然后分送至各个病房。配药站使用完全密闭的通风罩,于罩内无菌操作,使操作人员与化疗药物完全分开。对没有中心站的医院,病房要有独立配药地点、安装通风设备。监测空气微粒数目,达到 $>0.5\ \mu m$ 的颗粒数要 $<3\ 500$ 个/m^3,$>5\ \mu m$ 的颗粒数为 0。

目前急待解决的是普及抗肿瘤药物的知识及采取相应的防护措施,在保护患者、做好患者医疗护理工作的同时,应注意医护人员自身的安全。

应制订化疗药物操作和防护常规,强化专业培训,建立健康档案,定期对有关人员进行体格检查,怀孕期间暂不接触化疗药物。美国职业安全和健康管理局 1988 年制订了正确操作化疗药的指南。

1.预防气溶胶吸入

(1)在Ⅱ级以上生物安全柜中配药(含一个垂直层流罩)、戴口罩。

(2)尽可能在罩中完成各种操作,用生理盐水冲洗各种输液管和药瓶。

(3)在无安全柜时,用含疏水性过滤器的针从药瓶中抽药,在通风良好且背对操作者的方向上配药。

(4)用纱布包安瓿颈部开瓶(避免漏出污染)。

(5)用含疏水过滤器的针抽液(保持压力均衡)。

(6)抛弃时不弄断针头、打碎玻璃器或将针头拔下。

(7)从静脉输液瓶中拔出注射器时要加一块纱布。

2.预防经皮肤吸收

(1)佩戴外科手术用手套,穿通透性低的外套,袖口和领口可扎紧。

(2)如持续操作,应每半小时换一副手套。

(3)如手套上沾染、穿破或撕裂立即更换。

(4)戴手套前和脱手套后洗手。

(5)工作台面铺可吸收性塑料垫,有污染及时换。

(6)配药前、后清洁安全柜(70％乙醇和一次性抹布)。

(7)用有 Luer-Lock 接头的注射器和输液装置。

(8)在注射部位下垫可吸收垫以防漏出。

(9)对各种化疗药予以醒目标记。

(10)一旦接触,充分肥皂水清洗。

(11)一旦溅入眼立即点眼药水或冲洗眼。

3.预防摄入

(1)不在配药区域进食、饮水、咀嚼、化妆、吸烟。

(2)各种食物饮料远离工作间。

(3)不将食物与药置于同一冰箱。

(4)配药和发口服药后充分洗手。

(5)操作配药时避免手—口或手—眼接触。

4.保证安全抛弃

(1)抛污染手套、工作衣于有醒目标志的防水袋中。

(2)将污染杂物抛入防水、有标记的袋中。

(3)用防戳穿容器盛无帽的针、尖锐器皿。

(4)将废物置有标记加盖容器中。

(5)家庭护理人员应充分了解,操作时穿衣、戴口罩。

(6)置所有化疗药于不漏的容器中。

5.避免体液污染

(1)用有紧闭盖的容器盛尿。

(2)处理体液时戴外科乳胶手套。

(3)冲便池前盖上防水盖以防溅出,扔废物于便池时应低、轻投、不溅,每日加盖冲便池多次。

(4)穿衣、戴手套处理沾有体液的内衣、送洗衣时分开装于可洗的袋中。

第五节　肿瘤放疗并发症与预防

放疗过程中,放射线在杀伤肿瘤组织的同时,也会对正常组织产生影响,会产生放疗反应,严重时发生放疗并发症。

一、头、颈放射治疗并发症

(一)脑组织放射性反应

根据放射反应症状出现的时间,将脑放射损伤分为急性损伤、早期迟发损伤和晚期损伤。放疗的总剂量和单次放疗剂量越高,放射性脑病发生率越高。急性期表现为脑水肿所致颅内压增高症状,晚期继发出现神经解剖学相关体征、癫痫症状。

预防:有条件者尽量采用立体照射、适形照射、近距离组织间照射等技术,最大程度减少正常组织受量。早期可使用肠溶阿司匹林、尼莫地平等抗动脉硬化,使用抑制血小板聚集、扩张血管、增加脑血流量、改善脑组织缺氧的药物。每次放疗后给予20%甘露醇及激素治疗,预防脑水肿。

(二)耳放射性反应

放疗是头颈部肿瘤特别是鼻咽癌治疗的主要手段,由于放疗的区域包括外耳、中耳及内耳,可造成由于外耳和中耳损伤导致的传导性听力损失以及由于耳蜗及听神经损伤引起的感音神经性听力损伤等。早期临床表现为耳痛、耳闷、平衡失调、对噪声异常敏感等。晚期临床表现为感音性或传导性或混合性耳聋。

预防:在鼻咽癌放疗时,应少用耳前耳后野同时照射,注意对内耳区应用低熔点挡铅进行保护,对于再次外照射要特别慎重,尽可能应用多野照射以减少内耳区照射。放疗期间可使用降低咽鼓管表面张力的药物,以保护血管内皮。放疗后患者应加强局部清洁,必要时可给予活血化瘀、改善局部血液循环的中药治疗。

(三)眼睛和附属器放射性反应

眼睛对放射线很敏感,特别是幼儿。在眼睛的各种组织中,以晶体最敏感。因此在放射治疗眼球附近的眼附件肿瘤时,经常对眼及其附件组织产生不同程度的影响与损伤,从轻度的暂时性眼睑红斑到严重的视力完全丧失等一系列临床表现。

预防:在照射眼睑癌时,要放置铅罩以保护眼球,可有效地防止辐射性白内障的发生。鼻泪管受照射,要经常冲洗泪道,以防粘连阻塞。全眼球受照射者,治疗期间要覆盖患眼,涂刺激性小的抗生素眼膏(如金霉素眼膏等)。

(四)鼻放射性反应

鼻咽癌放疗时,鼻腔和鼻窦不可避免地受到照射,由于放疗面颈联合野或耳前野可照射到鼻腔后1/3~1/2,当照射量达40 Gy时即可出现鼻腔和鼻窦黏膜放射性反应,如黏膜充血、肿胀、糜烂出血及白膜形成,引起鼻甲与鼻中隔紧贴,加上鼻道充满黏稠脓性或脓血性分泌物致使窦口阻塞,从而导致鼻腔粘连、后鼻孔或鼻咽闭锁、鼻窦炎、萎缩性鼻炎等放疗后并发症。

预防:放疗期间,放疗前后进行鼻腔冲洗,放疗结束后继续坚持半年。鼻腔冲洗的方法为患者取坐位或站位,头稍前倾,胸前置小毛巾,清洁鼻孔,颌下放接水容器。患者将冲洗器一端放入温盐水或温开水内,连有冲洗头的另一端放入一侧鼻腔内,嘱患者用一手缓慢挤压冲洗球,冲洗液及鼻腔分泌物由另一侧鼻腔流出,每侧鼻腔冲洗液量100~200 mL,两侧鼻腔交替进行,每日1~2次。冲洗时勿吸气、讲话、咳嗽,以免呛咳。

(五)口腔放射性反应

放射治疗口腔和头颈部肿瘤,尤其是鼻咽、扁桃体、上颌、峡部、舌以及口底等癌症时,治疗剂量达到50~70 Gy时,不可避免地出现口腔的放射性反应,尤以放射性口腔黏膜炎、放射性口腔干燥症、放射性龋齿、放射性骨坏死和放射性张口困难等常见。

预防:放疗前洁牙、修补龋齿,对不能修补的龋齿或残根要拔除。放疗期间用漱口液含漱,每天4~6次;保持良好的口腔卫生习惯,饭后漱口刷牙,刷牙时使用含氟牙膏。每天多饮水,达2 500 mL左右。少食糖类甜食,忌食辛辣食物,戒烟戒酒。放疗期间坚持张口锻炼。放疗后3年内不要拔牙,以防诱发骨髓炎。

二、胸部放射治疗并发症

（一）心脏放射性反应

常见于霍奇金病的斗篷野照射以及食管癌、贲门癌、乳腺癌、胸腺瘤、肺癌放射治疗后。心脏受照射的体积越大、总剂量越高，心脏放射并发症的发生率越高。治疗计划是否精确、照射技术是否合理，是诱发心脏放射性反应的重要因素。如果放疗合并应用多柔比星等蒽环类化疗药物，对心脏的放射损伤有相加作用。老年患者，患有冠心病、病毒性心肌炎、风湿性心脏病、高血压性心脏病者，对放疗的耐受性降低，更容易产生心脏的放射性并发症。另外，儿童期心脏受到照射，待成年后放射性心脏病的发生率明显增加。临床常表现为心电图异常、急性放射性心包炎、慢性放射性渗出性心包炎、全心炎、心肌病、冠状动脉疾病、放射性心瓣膜病和心脏传导异常。

预防：位于心脏附近的肿瘤，应采用多野照射，尽量避免对心脏的大面积高剂量照射。采取有效的体位固定技术，精确勾画出肿瘤大小、部位、范围，把心脏照射的剂量控制在耐受剂量的范围内。全纵隔照射时，若心脏照射面积超过 60％，则照射剂量不宜超过 45 Gy。若照射淋巴瘤，一般遮挡左心室的 2/3，同时用糖皮质激素。对于纵隔巨大肿瘤，先予以化疗，待肿块缩小后再照射，以避免同时放、化疗而加重心脏的放射性损伤。放疗与多柔比星等化疗药物同时或序贯使用时，应适当调整剂量。

（二）肺放射性反应

肺受照射的面积越大、剂量越大，越容易发生放射性肺损伤。肺部放疗如同时或先后照射肺门、纵隔，则发生放射性肺炎的可能性增大，这主要由于放疗引起肺门、纵隔内淋巴管狭窄或闭塞，引起肺部淋巴循环障碍所致。有人报道，二次胸部放疗放射性肺炎的发生率为首次放疗的 3 倍以上。放疗联合应用化疗药物，如博来霉素、甲氨蝶呤、丝裂霉素、平阳霉素、多柔比星、放线菌素 D、长春新碱等对放射性肺炎的发生有协同或相加作用。另外，老年人、未成年人，患有慢性支气管炎、肺气肿、心血管疾病的患者更容易发生放射性肺损伤。主要表现为急性放射性肺炎、胸膜反应与渗出性胸膜炎、广泛肺部炎症。

预防：感染是诱发急性放射性肺炎的重要因素，对有呼吸道感染者，应积极抗感染治疗。放疗期间，减少与博来霉素等增加放射性肺损伤发生概率的化疗药联合应用。严密观察患者病情变化，及早发现并发症，恰当处理。有报道他莫昔芬可增加放疗引起的肺纤维化，因此乳腺癌患者放疗时应慎用此药。

（三）食管放射性反应

几乎所有食管癌放疗的患者都有不同程度的食管放射性损伤。放化疗同时进行会加重食管黏膜的放射性损伤。目前文献报道，同期放、化疗严重食管炎的发生率为 4％～16％。临床表现为食管气管瘘、食管纵隔炎、上消化道出血。预防：食管癌的照射剂量不宜过高，大多数专家把食管癌的放射治疗剂量控制在 60～70 Gy。在放疗中和放疗后，应避免机械和化学性刺激，避免进食辛辣、过咸、过冷、过热及粗糙食物。嘱患者吃饭前后饮温开水。

三、腹部放射治疗并发症

（一）肝脏放射性反应

肝癌患者肝脏受照射剂量越高、照射体积越大、分割次数越少，损伤越重。肝硬化患者对放射线的耐受性低。同时进行放化疗,肝脏清除、降解化疗药物的能力下降,药物潴留体内,会增加化学毒性。另外,儿童、肝部分切除术后患者,对放疗耐受性低。

预防:放疗前肝功能异常及营养状况不良的患者要尽力给予纠正。酌情使用保肝药物及活血化瘀类中药,避免使用对肝脏损害的药物。肝炎症状轻微、肝功能轻度异常者,嘱其休息,进食高蛋白、高热量、高维生素、低脂肪类食物。对于有放射性肝损伤的患者,嘱其卧床休息,减少蛋白质摄入量。

(二)胃放射性反应

胃属于对放射相对敏感的组织,受到照射后即出现急性反应,高剂量照射后可能出现严重的后期反应。既往有溃疡史或曾行剖腹探查术者,放射治疗后容易发生胃后期放射性溃疡。急性期表现为厌食、恶心、呕吐及体质量下降,严重者可出现胃出血、穿孔。

预防:降低分次剂量可有效地缓解急性反应所引起的恶心、呕吐等症状,必要时可应用止吐药。

(三)直肠放射性反应

下腹部肿瘤放疗主要是宫颈癌和直肠癌的放射治疗,直肠是最容易受损伤的脏器,几乎100%的直肠发生组织学改变,并发生不同程度的放射性直肠炎。放射分次剂量增高,直肠后期反应的发生率会增加。放疗同期应用多柔比星或放线菌素D,可增加后期反应。腹部及盆腔手术后会造成肠道不同程度的粘连,导致腹部及盆腔内的小肠处于固定状态,易致小肠放射性损伤。早期急性症状主要表现为大便次数增多和便急。

预防:放疗前应排除产生并发症的一些易发因素(如盆腔炎、贫血等)。进易消化、高营养食物,保持大便通畅,忌食刺激性及粗纤维食物。急性放射性肠炎患者可服用思密达,或应用思密达＋地塞米松＋庆大霉素＋温生理盐水保留灌肠。

(四)肾脏放射性反应

肾脏本身及邻近的其他部位的肿瘤做放射治疗或全盆腔照射时,均可影响肾脏,主要表现为放射性肾炎。放疗和顺铂的联合治疗较单一治疗对肾脏的毒性大大增加。在肾脏照射后3～12个月后再次应用顺铂,肾脏毒性仍会明显增加。儿童、慢性肾小球肾炎、慢性肾盂肾炎患者,对放射耐受性低。预防:行腹部肿瘤放疗时,尽可能保护肾脏,如肿瘤巨大无法避开两侧肾脏,放疗中应缩小放射野,儿童更应适当降低。急性放射性肾炎可采取卧床休息、减少饮食中的蛋白质、限制食盐及液体摄入等措施。

四、盆腔放射治疗并发症

(一)膀胱、尿道、输尿管放射性反应

有文献报道,盆腔肿瘤放射治疗时,膀胱、尿道、输尿管放射性损伤的发生率为8%～10%。放化疗同步时,毒性会叠加。对接受放疗的患者,应避免与化疗同时进行。常见临床表现有放射性膀胱炎、膀胱纤维化、急性尿道炎、膀胱阴道瘘、尿道狭窄、输尿管梗阻等。

预防:膀胱、尿道、输尿管手术后应休息4～6周后再进行放疗。建议患者每次放疗前应注意多饮水,饮水量达500 mL以上,使膀胱保持充盈状态。并嘱患者每日饮水2 000～3 000 mL,以促进排尿、冲洗尿道,并口服维生素C碱化尿液,预防尿路感染。

(二)子宫和宫颈放射性反应

妇科恶性肿瘤的放疗可能导致女性子宫和宫颈的严重急、慢性损伤,从而影响生育、内分

泌及性功能。照射面积越大,剂量越大,反应越重。临床主要表现为宫颈狭窄、宫腔积血、宫颈积脓、子宫和宫颈糜烂坏死。

预防:放疗期间和放疗后需阴道冲洗,防感染、防粘连,冲洗坚持半年以上。为防止宫腔积血的发生,应保持宫颈口的通畅,放疗结束后应用少量雌、孕激素替代治疗,防止或减少子宫出血的发生。

(三)外阴放射性反应

由于外阴皮肤放射耐受性低,易造成放射损伤。因此,单纯放射治疗不作为外阴癌治疗的首选,外阴很少出现严重放射性反应。

预防:照射期间保持外阴清洁、干燥,减少局部感染,保持局部干燥,避免摩擦,积极抗感染治疗。穿宽松、柔软、吸水性较好的内裤,每天用温水擦拭外阴 1 次,放疗过程中采取俯卧憋尿使膀胱充盈,避免粗纤维食物。外阴阴道口纤维化,应每日行阴道口扩张,以免狭窄。

(四)阴道放射性反应

阴道放射性损伤在妇科肿瘤放疗中较常见。临床主要表现为放射性阴道炎、阴道直肠瘘。

预防:放疗期间每日阴道冲洗一次,腔内放疗完成后,应坚持阴道冲洗 3~6 个月,保持会阴部清洁卫生。放疗后可采用维生素 E 和雌激素阴道局部给药预防。

第六节 肿瘤放疗及其不良反应的观察和处理

一、放疗的护理

(一)放疗前护理

(1)护士应首先了解患者的治疗时间、方案(疗程、次数、射线种类、照射部位)、有无辅助装置,患者目前的生理状况等,并掌握患者的思想动态,多数患者对放疗缺乏正确的认识,治疗前应简明扼要地向患者及其家属介绍有关放疗的知识、治疗中可能出现的不良反应及放疗的预期效果,使患者消除恐惧心理,积极配合治疗。

(2)护士应陪同患者到放射治疗室参观并讲解需要配合的事项,向患者提供通俗易懂、图文并茂、可阅读的放疗宣教手册。

(3)护士应向患者讲解放射治疗流程,协助患者做好定位前准备,尤其 X 刀、射波刀定位及治疗时遵医嘱固定一套专用衣服,头颈部需理发以保证放疗的精确性。

(4)护士应了解患者的身体情况及营养状况,予以高蛋白、高维生素饮食,以增强体质。一般情况较差者,及时纠正贫血以及水、电解质紊乱等。另外,须检查血常规,一般情况下,如白细胞低于 $4×10^9/L$,血小板低于 $100×10^9/L$ 应停止治疗,待升高后再进行放疗,并应做肝肾功能各项检查。

(二)放疗期间护理

1.放疗相关注意事项

(1)进入放射治疗室机房前必须摘除金属物品和饰品,如手表、钢笔等。穿原定位时的衣服,体位摆放配合,保证放疗效果精准性。

(2)详细掌握患者实施的治疗方案,是否同步放化疗或是否使用放疗增敏药。

(3)告知患者放疗前后使用放射皮肤保护剂,做好各种放疗副反应的预防及具体应对措施的健康教育。

(4)常规每周查血常规一次。

(5)若体温高于 38 ℃、白细胞低于 $4\times10^9/L$、血小板低于 $90\times10^9/L$ 或放疗反应严重者。应遵医嘱停止放疗。

2.照射野皮肤的保护

由于所用放射源、照射面积及部位的不同,患者会出现不同程度的皮肤反应。因此照射前应向患者说明保护照射野皮肤的方法及预防皮肤反应的重要性。如选用全棉柔软内衣,避免粗糙衣物摩擦;照射野可用温水和柔软毛巾轻轻沾洗,局部禁用肥皂擦洗或热水浸浴;禁用刺激性消毒剂和护肤品,避免冷热刺激如热敷、冰袋等;照射区皮肤禁止剃毛发,宜用电剃须刀,防止损伤皮肤造成感染,照射区皮肤禁做注射点;外出时防止日光直接照晒,应予遮挡;局部皮肤不要搔抓,皮肤脱屑切忌用手撕剥;多汗区皮肤如腋窝、腹股沟、外阴等处保持清洁干燥。

3.营养和饮食护理

放疗在杀伤肿瘤细胞的同时,对正常组织也有不同程度的损害,加强营养对促进组织的修复,提高治疗效果,减轻毒副反应有重要作用。因此在饮食的调配上,应注意色、香、味,少量多餐,饭前适当控制疼痛,并为患者创造一个清洁舒适的进餐环境。加强对患者及其家属的营养知识宣教。近年来,国外有"超食疗法"的报道,即在放疗间歇期间,给予浓缩优质蛋白质及其他必需的营养素,例如牛奶中可加些奶粉,鲜橘汁加糖,以迅速补足患者的营养消耗。此外,放疗期间鼓励患者多饮水,每日 2 000～3 000 mL,以增加尿量,使因放疗所致肿瘤细胞大量破裂、死亡而释放出的毒素排出体外,减轻全身放疗反应。

4.定期监测血常规变化

放疗期间患者常有血白细胞下降、血小板减少,并对机体免疫功能造成一定影响。因此应密切观察血常规变化并注意患者有无发热现象,一般体温超过 38 ℃应暂停治疗,并给予相应处理,预防继发性感染发生。常规每周检查血常规 1～2 次,如果发现白细胞及血小板有降低情况或出现血常规骤降,应及时通知医生,遵医嘱给予升血白细胞和血小板治疗并禁用易使白细胞下降的药物。

(三)放疗后护理

(1)向患者讲清照射后局部或全身仍可能出现后期的放射反应,以免患者届时惊慌,并随时观察照射野局部及全身反应情况。

(2)照射野皮肤仍须继续保护至少 1 个月。在放疗后,放射野(即照射的范围)的标记应在医生的指导下拭去,禁用肥皂和粗毛巾擦洗,内衣宜柔软、宽松、吸湿性强,局部不可粘贴胶布或涂抹酒精及刺激性油膏。放射野内皮肤干燥和瘙痒,可用冰片、滑石粉、痱子粉或羊毛脂软膏等涂擦。放射野皮肤避免阳光直接照射,外出戴遮阳帽和伞;避免接触强风、过热、过冷以及盐水等有明显刺激作用的物品。

(3)放疗后应尽量避免拔牙,在出现牙齿或牙龈疾病时,应积极保守治疗,若迫不得已拔牙,一定告知牙医既往接受放疗的病史;拔牙前后应使用抗生素,以减少口腔感染和放射性口腔炎及骨坏死的发生。

（4）饮食要求不忌口、不挑食、均衡营养饮食。头颈部肿瘤放疗后,应多服滋阴生津、清热降火之品,如苦瓜、胡萝卜、番茄、莲藕、海蜇、白菜等,主食以半流质或烂软食物为宜。胸部肿瘤患者放疗后,肺功能减弱,出现气急、胸闷、咳嗽症状,故应多服滋阴润肺、补气养血、止咳化痰之品,如冬瓜、丝瓜、香菜、菠菜、核桃仁、银耳、香菇、燕窝等。腹部肿瘤患者放疗后,应多服健脾和胃、养血补气之品,如薏苡仁粥、山楂、鸡蛋、猪肝及清炖甲鱼、鲜鱼等。放疗可抑制骨髓造血功能,使红细胞、白细胞、血小板数量下降,故要加强营养,多食鸡、鱼肉等,可采取煮、烧、蒸的方法烹制,还可选择含铁较多的食品,如动物的肝、肾、心和瘦肉、蛋黄等。

（5）头颈部放疗的患者应继续张口功能锻炼 3～6 个月,预防颞颌关节功能障碍。保持鼻腔清洁,勿用力挖鼻,防止出血。大部分患者几年内会有口干,可用金银花、菊花泡茶饮用。

（6）嘱患者按医嘱定期复查。一般出院 1 个月复查,以后根据情况在治疗后第 1～3 年内每 3～6 个月复查一次,每年应做 3～4 次全面体格检查(包括实验室检查、颈腹 B 超、胸部 X 线片、CT/MRI),第 3～5 年每 6 个月复查一次。

二、放射治疗不良反应的观察及护理

放射治疗常引起一些全身反应或局部反应,其反应程度视照射剂量、照射体积的大小及个人对放射线的敏感程度不同而不同,常为急性反应。可给患者带来很大痛苦,严重的反应使患者一般情况急剧下降以致中断放疗,但停止放疗后多可恢复。放疗后反应为后期反应,多不可恢复,它会影响患者的生存质量。因此,需要我们认真对待,设法减轻全身或局部反应的发生。

（一）全身反应及护理

放疗引起的全身反应表现为一系列的功能紊乱与失调、精神不振、身体衰弱、疲乏、恶心呕吐、食欲下降、食后胀满等,轻微者可不做处理,重者应及时治疗,调整患者饮食,加强营养,全身给以支持疗法,也可结合中医中药治疗提高机体免疫能力。指导患者大量饮水或输液增加尿量,可使因放疗所致肿瘤细胞破裂死亡而释放的毒素迅速排出体外,以减轻全身放疗反应。此外,有些患者思想紧张也会加重这些不适,护士应安慰并鼓励和帮助患者,有效提高患者对放疗的适应性,从而减轻全身放疗反应的程度,提高患者整体舒适度。

（二）局部反应及护理

照射后损伤出现早且增生快的组织称为早或急性反应组织,包括皮肤、黏膜、小肠上皮细胞、骨髓造血细胞等,大部分恶性肿瘤属于早反应组织。若损伤在照射后很长时间才出现或增生的组织称为晚反应组织,包括肺、肾、血管、中枢神经系统等。

1. 胃肠道反应

腹部照射以及腹腔淋巴肉瘤、精原细胞瘤等大面积或大剂量的照射会造成胃、肠功能紊乱,肠黏膜水肿及渗出,常表现为食欲缺乏、恶心、呕吐、腹痛、腹胀、腹泻等,严重者亦会造成肠穿孔或大出血。故放疗中随时评估患者恶心、呕吐发生的时间、次数,有无脱水表现,反应轻者对症口服用药处理,并给予流质或半流质清淡饮食,少量多餐;严重者及时输液,纠正水、电解质紊乱,酌情减少照射剂量或暂停治疗。

2. 骨髓抑制

放疗可引起不同程度的骨髓抑制,临床中常以血白细胞及血小板减少较为多见。

（1）WHO 骨髓抑制分级标准

骨髓的抑制程度根据 WHO 分级标准分为 0～IV级。

0级：白细胞≥4.0×10⁹/L，血红蛋白≥110 g/L，血小板≥100×10⁹/L。

Ⅰ级：白细胞(3.0～3.9)×10⁹/L，血红蛋白95～100 g/L，血小板(75～99)×10⁹/L。

Ⅱ级：白细胞(2.0～2.9)×10⁹/L，血红蛋白80～94 g/L，血小板(50～74)×10⁹/L。

Ⅲ级：白细胞(1.0～1.9)×10⁹/L，血红蛋白65～79 g/L，血小板(25～49)×10⁹/L。

Ⅳ级：白细胞(0～0.9)×10⁹/L，血红蛋白<65 g/L，血小板<25×10⁹/L。

（2）治疗与护理：放疗中应每周监测血常规指标，若出现Ⅰ级骨髓抑制可口服生血药物；Ⅱ～Ⅳ级骨髓抑制应暂停放疗，遵医嘱皮下注射生血针，如吉粒芬、白介素-11等，待血常规升至正常方能行放疗。

（3）Ⅲ级骨髓抑制遵医嘱给以抗生素并按需输注相应血液制品，应注意观察患者一般情况及主诉，预防感染。

（4）Ⅳ级骨髓抑制应予以保护性隔离，注意自发性出血和败血症发生。

3. 放射性皮肤炎

放射性皮肤炎是由放射线照射引起的皮肤黏膜炎症性损害。它是放射治疗中最常见的并发症之一，目前随着高能射线的广泛使用，皮肤表面剂量显著降低，因此皮肤反应也相应减轻，但对于浅表肿瘤以及深部对放疗不敏感的肿瘤的治疗，需采用大剂量的浅层射线或采用高能射线的超分割照射线或"冲击性"的大剂量照射，会使表面剂量过大，此时皮肤反应也会增加，其发生率为93.8%，且91%出现于照射40 Gy以前。皮肤发生反应多出现在放疗后2～3周，治疗结束后皮肤反应将逐渐消除。临床湿性反应的发生率仅为10%～15%，干性反应较常见。通常机体潮湿的部位及皮肤皱褶的部位较易出现皮肤反应，例如头颈部、乳腺下、腋窝、会阴部和腹股沟等部位。

（1）放射性皮肤损伤的机制：细胞生物学机制认为在正常生理状态下自由基的水平很低，可被抗氧化酶清除，但当放射线照射造成损伤时，体内各种氧化酶活力就会受到不同程度的影响，导致机体内氧化酶自由基清除能力降低，细胞内产生过氧化根和自由基。自由基作用于DNA酶及细胞膜，容易造成基底层细胞损伤，阻止基底层细胞分裂增生及向表层迁移、角化，从而引发放射性皮肤损伤。

（2）分类：目前根据北美放射肿瘤治疗协作组（RTOG）急性放射损伤分级标准，将急性放射性皮肤损伤分为0～Ⅳ级。

0级：无变化。

Ⅰ级：滤泡样暗色红斑/脱发/干性脱皮/出汗减少。

Ⅱ级：触痛性或鲜色红斑，片状湿性脱皮/中度水肿。

Ⅲ级：皮肤皱褶以外部位的融合性湿性脱皮，凹陷性水肿。

Ⅳ级：溃疡出血，坏死。

（3）放射性皮肤损伤发生的相关因素

1）内在影响因素：包括皮肤特点、照射部位、营养状况、年龄、肥胖、吸烟史、血糖水平增高等。

2）外在影响因素：包括照射剂量、剂量分割方法、总剂量、射线种类、受照射体积、照射技术、射线能量、同步放化疗等。

（4）治疗：放射性皮肤损伤具有潜在性、进行性以及反复性的特征，放疗后所致的坏死溃疡颇为难治。因此放射治疗过程中应注意放射剂量的个体化以及放疗方案的选择，同时加强辐射防护及对放疗患者的皮肤保护。常用的治疗药物如下。

1)乳膏类:喜疗妥、比亚芬、利肤宁等其主要成分为三乙醇胺,是巨噬细胞的刺激因子,诱导巨噬细胞进入损伤部位,刺激成纤维细胞增生,增加胶原的合成,还具有深部水合作用,可以起清洁和引流双重作用,帮助渗出物排出。芦荟凝胶能渗透到皮肤深处,维持皮肤 pH 值的平衡,促进胶原的合成和细胞的再生,对预防、治疗各级放射性皮炎有显著的效果。糖皮质激素局部应用对预防放射性皮炎尚存在争议,糠酸莫米松霜对预防急性放射性皮炎有一定作用,糖皮质激素乳膏有延迟愈合的作用,故不能用于湿性皮肤反应。

2)喷剂:奥克喷(主要成分为奥可丁即超氧化物歧化酶)、3M 无痛保护膜、洁悠神(成分为阳离子活性剂)具有收敛、消除肿胀、促进愈合等作用。奥克喷水溶性制剂喷洒在放射性皮炎创面后可固化为一种带正电荷的广谱物理抗菌膜,对带负电荷的细菌、真菌、病毒等病原微生物能起到持久杀菌或长效抑菌作用。

3)细胞保护剂和生长因子:能延缓鼻咽癌患者放射性口腔炎的发生,明显减轻损伤程度和促进溃疡愈合,包括重组人表皮生长因子外用溶液(金因肽)和重组牛碱性成纤维细胞生长因子外用溶液(贝复济)。重组人表皮生长因子(rhEGF)可以补充内源性表皮生长因子的不足,促进机体各种上皮组织创面的修复。重组牛碱性成纤维细胞生长因子(rb-bFGF)具有促进毛细血管再生,改善局部血循环,从而加速创面愈合的作用。

4)湿性敷料:敷料本身为一种活性亲水性敷料,由亲水性颗粒与疏水性聚合物组成,其形成的湿润环境还可促进上皮细胞的移动,从而进一步加快了创面的愈合速度;软聚硅酮泡沫敷料内层是硅酮,能吸收渗液,促进创面释放多种生长因子,使坏死组织和纤维蛋白溶解,有利于毛细血管的形成和肉芽组织的生长。这类敷料周边具有自黏性,揭下时应特别注意,需慎重使用。

5)粉剂:如溃疡粉,主要由羧甲基纤维素钠(CMC)、瓜尔豆胶等组成,具有强大的吸收功能。这些成分覆盖伤口处,吸收伤口的渗出物后形成一种柔软的凝胶,仅允许氧气和水蒸气的通透,水分和各种微生物不可以通透,从而在创面处形成闭合的湿性环境,这样可维持创面适宜的湿度,促进伤口愈合,减少创面的能量散失,维持创面适宜温度,利于创面供血、供氧和细胞的有丝分裂,并具有较强的自融清创能力,无痛,选择性清除坏死组织,从而达到皮肤损伤愈合的目的。

(5)护理

1)照射前向患者说明保护照射野皮肤及预防皮肤反应的重要性及方法,介绍可能出现的放射性皮炎的临床表现、发展与转归,以及治疗过程中的注意事项。增加患者对疾病的控制感,减少其在疾病与治疗过程中因不了解信息而产生的恐惧、疑惑和压力。做好患者照射野皮肤保护的健康指导,特别是日常的防护注意事项。

A. 保持照射野皮肤特别是皱褶处、多汗区,如乳下、腋窝、腹股沟、外阴等皮肤的清洁干燥,用温水和软毛巾清洗,禁用碱性肥皂搓洗,不可涂酒精、碘酒及其他对皮肤有刺激性的药物。

B. 穿柔软宽松、吸湿性强的纯棉内衣,颈部有照射野时穿质地柔软或低领开衫,避免阳光直射,外出注意防晒。

C. 禁止搔抓局部皮肤,皮肤脱屑切忌用手撕剥。

D. 照射野皮肤局部禁贴胶布,禁用冰袋和暖具,禁止剃毛发,宜用电动剃须刀。

2）局部照射野遵医嘱预防用药：及早使用放疗皮肤保护剂。据国内外文献报道，及早使用护肤剂可使皮肤反应迟发出现，连续使用护肤剂可降低皮肤反应程度；应用方法正确与否对预防皮肤反应至关重要。应了解放射治疗的部位、范围，使用皮肤保护剂的具体方法。

3）每日随时观察照射野皮肤反应的变化程度及倾听患者的主诉感觉，如干燥、瘙痒、疼痛等，针对出现不同级别的皮肤反应及时对症处理。

A. Ⅰ级：又称干性反应，不用特殊处理，按时使用皮肤保护剂，禁忌抓挠损坏放射区域皮肤以防破溃。

B. Ⅱ～Ⅲ级皮肤反应：又称湿性反应，可先用生理盐水清洁创面待干后外涂三乙醇胺软膏，也可吹氧加速创面干燥，再涂软膏减少炎性渗出，加快创面愈合；使用湿性敷料更有利于皮肤破损愈合，因为湿性敷料避免了创面的水分流失，同时能保护皮肤免受外界刺激。湿性敷料需在湿性脱皮时才可使用。

4）放疗结束后3～10个月内，由于放疗致使颈部淋巴回流障碍，仍需继续注意放射野皮肤保护。

4. 放射性口腔黏膜炎（RTOM）

（1）RTOM的发生机制。口腔黏膜由非角质鳞状上皮细胞组成，这些上皮细胞每7～14 d更新一次，其下层为唾液腺和皮脂腺。头颈部恶性肿瘤放射治疗时，放射线在杀伤癌细胞的同时也损伤正常的组织细胞，照射野不仅包括原发灶，还包括腮腺、颌下腺等众多周围正常组织，其发生机制如下。

1）直接损伤：放射线直接引起口腔黏膜细胞数的减少。正常口腔黏膜的细胞数大约为1 000 个/mm^2，常规照射一周后可下降至500 个/mm^2，之后由于口腔黏膜细胞代偿增生，部分功能恢复，至7周后放疗结束时口腔黏膜的细胞数可降至400 个/mm^2；并且唾液腺受到放射性损伤，特别是浆液性腺泡组织为纤维组织所代替，导致唾液分泌量明显减少，口腔自洁作用显著降低，从而引起菌群改变，导致口腔炎症的发生。

2）间接损伤：由于炎性介质释放，而使炎性细胞趋化，局部组织炎性物质释放增多；放射线使唾液分泌减少，使唾液流量及质量均大大减少，口腔自洁及免疫功能降低，导致口腔pH值下降，原有微生物环境失调，口腔黏膜屏障破坏，引起口腔黏膜发炎、破溃。

3）中性粒细胞计数与口腔黏膜炎发生呈负相关，放疗所引起的中性粒细胞减少促进了RTOM的发展，也促进了病原微生物在损伤黏膜表面定植繁殖，加重口腔炎症。

4）放疗同时进行化疗，使口腔黏膜炎发生率更高。大部分化疗药物具有细胞毒性，在杀伤肿瘤细胞的同时，损伤口腔黏膜细胞，使口腔黏膜萎缩、变薄，脆性增加，继而发生口腔黏膜炎。而且据统计大剂量化疗有5%～20%的患者并发真菌感染，临床上真菌感染往往合并细菌感染。

（2）RTOM的发生时间。RTOM的发生和持续时间与放射源、照射累积剂量、剂量强度、照射黏膜的面积、有无吸烟饮酒史及其他因素，如口腔干燥或口腔感染有关。RTOM多在放疗的第3周出现，在标准照射（200 cGy/d）中，黏膜红斑发生在治疗第一周内，发生的严重时期为放疗的第4～5周。

（3）目前RTOM常用的分级方法有两种

1）WHO口腔黏膜损伤分级标准：Ⅰ级，口腔黏膜出现红斑、疼痛，不影响进食；Ⅱ级，口腔黏膜出现红肿、溃疡，但患者能进食；Ⅲ级，口腔黏膜出现溃疡，患者能进流质饮食；Ⅳ级，口腔黏膜出现溃疡,患者不能进食。

2)根据北美放射肿瘤治疗协作组急性放射损伤分级标准,口腔黏膜损伤分5级。0级:无变化;Ⅰ级:充血/可有轻度疼痛,无须镇痛药;Ⅱ级:片状黏膜炎,或有炎性血清血液分泌物,或有中度疼痛,需镇痛药;Ⅲ级:融合的纤维性黏膜炎/可伴重度疼痛,需麻醉药;Ⅳ级:溃疡,出血,坏死。

(4)RTOM防治

1)降低口腔温度:正常组织放疗引起损伤最重要的因素是氧,目前公认的氧效应机制是在自由基水平起作用,降低口腔温度后,口腔黏膜血管收缩,血流量减少,降低了口腔黏膜组织的含氧量,可减轻放射线引起的口腔黏膜损伤。另一方面,口腔黏膜温度降低对细菌繁殖有一定抑制作用。有文献报道,在照射剂量20 Gy前,每次放疗前口含冷开水制作的冰块,待照射剂量达20 Gy后,每次放疗前口含康复新口服液制作的冰块,通过降低口腔内温度达到有效减轻放射性口腔黏膜反应的目的。

2)使用口腔黏膜保护剂:一般使用含有复方茶多酚的成分,能减少体内氧化自由基增多,增强微血管弹性、韧性,防止出血,改善血液循环,减轻疼痛。

另外,口服参麦饮(双花10 g、沙参9 g、生地9 g、麦冬9 g、胖大海6 g、甘草6 g)及静脉输注小牛血清去蛋白提取物(具有黏膜保护作用),能够推迟口腔急性放射性黏膜损伤的发生时间,降低Ⅲ~Ⅳ级急性放射性黏膜损伤的发生率。

(5)护理

1)放疗护理:放疗前让患者养成口腔卫生健康行为,同时对患者家属进行同期健康教育,使其掌握有关放疗、营养学知识及放疗反应应对方法。

A.积极治疗龋齿及其他牙齿疾病,若拔牙,应待伤口愈合后方可开始放疗。

B.耐心向患者讲解RTOM相关知识及注意事项,告知处理方法,减轻患者的心理压力,积极配合治疗。

C.说明口腔卫生在放疗中的重要性,教会患者如何保持口腔的清洁卫生,尤其是让患者领会含漱要点,避免随意性,指导患者掌握正确的含漱方法:漱口时将含漱液含在口腔内,然后鼓动两腮与唇部,使漱口液在口腔内能充分与牙齿接触,并利用水力反复地冲洗口腔各个部位,使口腔内的细菌数量相对减少,达到清洁口腔的目的。每日3~4次,每次含漱2~3 min,让漱口液与黏膜皱襞部位充分接触,保持口腔的洁净,并嘱其坚持睡前用漱口液含漱,饭后使用小头软毛刷和含氟牙膏进行口腔清洁,清除食物残渣和口腔内的细菌,减少感染。

D.放疗前2~3 d测定口腔pH值,选用合适的漱口液,正常口腔pH值为6.5~7.5,可保持口腔防御机制发挥作用。pH值高时选用硼酸漱口溶液,pH值低选用碳酸氢钠漱口溶液,中性可选用生理盐水。

2)放疗中护理

A.0级口腔黏膜炎的护理:一般照射在一周(DT 10 Gy)以内,患者无症状,仅需保持口腔清洁、湿润,每餐进食后须刷牙,养成饭前、饭后及睡前漱口的良好习惯,避免过冷、过热及粗糙食物;指导患者常用金银花、麦冬泡水喝,每天饮水量保持2 500 mL以上。多吃水果、蔬菜及软质食物,加强营养,提高自身免疫力,使口腔黏膜保持湿润。口含维生素C片、西洋参、话梅等,促进唾液分泌,同时也可以指导患者做舔舌运动,以刺激唾液分泌。每次餐后用含氟牙膏,以软毛牙刷刷牙,每天指导患者使用漱口水含漱,每次2 min。

B. Ⅰ级口腔黏膜炎的护理：一般照射在 1～2 周(DT 10～20 Gy)，患者口咽黏膜充血、水肿、有轻度疼痛感。因黏膜充血水肿，应忌食粗糙、生硬、过热、过烫及辛辣食物，戒烟酒，也可含冰盐水以减轻不适：

C. Ⅱ级口腔黏膜炎的护理：一般 DT 20～40 Gy 时，患者口咽黏膜明显充血，有斑点状白膜、红斑、溃疡、疼痛明显，但尚能进食，随着放疗剂量的增加，口腔唾液生成减少，口腔自洁作用减弱，唾液的 pH 值会降低，为防止加重口腔黏膜炎及抑制其他细菌、真菌的感染，按医嘱根据口腔 pH 值，选择合适的漱口液有效漱口，润湿口腔黏膜。

D. Ⅲ级口腔黏膜炎的护理：一般 DT 40 Gy 以上时，患者口咽黏膜极度充血、糜烂、出血、融合成片状白膜，溃疡加重，剧痛，仅能进流质饮食。在对Ⅰ级放射反应护理的基础上，护士需每天评估口腔黏膜变化，继续指导患者正确口腔护理，用生理盐水漱口，在溃疡面使用细胞保护剂和生长因子口喷，以利于溃疡处黏膜的肉芽生成及上皮修复，促进口腔溃疡愈合；患者如口腔痛及吞咽痛严重，可在餐前 15～20 min 口含 1% 丁卡因 15 mL 或 2% 利多卡因 10 mL 或 1∶1 维生素 B_{12}，可缓解疼痛，以便进食。

E. Ⅳ级口腔黏膜炎的护理：一般极少出现，患者口咽部有多个溃疡面，且面积较大，常伴有脓性分泌物，偶有畏寒、发热等现象，又因吞咽时疼痛剧烈，张口困难，常不能进食。对有脓性分泌物的溃疡，可先用 0.9% 氯化钠棉球轻轻擦洗，清除脓性分泌物，白天给予口腔护理，并观察黏膜溃疡修复情况，再用贝复济喷患处 3～4 次。如出现真菌感染时，可用 3% 苏打水和制霉菌素 10 万 U/mL 含漱，同时给予营养支持、抗感染、对症治疗等。

3)放疗后护理：放疗后继续保持口腔卫生，餐前餐后坚持用淡盐水漱口，含氟牙膏刷牙。由于唾液腺受到放射性损伤，口腔黏膜干燥，指导患者进软食，减慢进食速度，多食水分含量高的水果、蔬菜，如梨子、荸荠等。

5.放射性颞颌关节障碍、颈部强直

机体被照射部位经照射后数年会出现一些不可恢复的慢性反应称之为后期反应，如鼻咽癌等头颈部根治性放疗所致的张口困难、颈部强直，其发生率为 35.6%，常与射线的能量、总剂量有关，因此放疗中及放疗后应及时有效地进行早期预防性功能训练，可极大地降低张口困难、颈部强直发生率。

(1)根据张口困难程度评价标准(SOMA)，张口受限分级评价标准如下。

0 级：正常成人自然开口门齿距为 3.7～4.5 cm。

Ⅰ级：张口受限，门齿距 2.0～3.0 cm。

Ⅱ级：进干食困难，门齿距 1.1～2.0 cm。

Ⅲ级：进软食困难，门齿距 0.5～1 cm。

Ⅳ级：齿距<0.5 cm，需鼻饲。

(2)功能锻炼

1)机制：综合性功能康复操可以预防颞颌关节、咀嚼肌、颈部肌群的纤维化，配以穴位按摩，借助经络神经末梢的传导使肌肉、肌腱等松弛，有效地缓解粘连和挛缩，促进局部组织的血液循环和腺体的分泌作用，降低张口困难、口干和颈部强直的发生率。

2)方法：运用中西医结合法创造鼻咽癌综合性康复操，内容方法共分四节。

第一节：大开颌(叩齿)，最大程度张口，闭合共 32 次(四八拍)；同时配以穴位按摩(听宫穴、听会穴及翳风穴)。

第二节:咀嚼(咬肌锻炼),口唇闭合,上下白齿对合,用力咬合 16 次(二八拍),同时配以颊车穴位按摩(用力咬合下颌角前上方,咀嚼肌隆突)。

第三节:磨牙,口唇闭合上下门齿交替侧向和前伸运动各 16 次(二八拍)。

第四节:转头,旋转各二八拍,配以天容、天窗、完骨穴位按摩各 16 次(二八拍),

3)注意事项

A. 放疗前按照张口困难程度 LENT-SOMA 评价标准评估患者张口情况并记录;康复训练中定期做张口困难、咬合力、颈部转动角度的评价。

B. 综合性功能康复操训练,须向患者讲明其正确的训练方法尤其是穴位按摩,要求穴位正确,有效按摩,即必须得气,有酸胀麻感觉,使患者主动训练并能坚持至放疗后 3～5 个月效果更佳。

C. 训练指导中确立患者自我康复护理行为,明确训练设定的疗效指标,让患者了解康复操的益处,使患者自觉主动进行训练,从放疗开始至放疗结束,出院后仍坚持 6 个月至 1 年,效果更佳。

6. 放射性肺炎

一般发生在放疗中或放疗结束时,发生率为 5%～15%,其发生除与放疗剂量、照射体积、患者肺功能、年龄等因素有关外,同步化疗也会促进放射性肺炎发生,感染是诱发急性放射性肺炎的重要因素,其临床表现为低热、渐进性咳嗽、呼吸困难、吐白色泡沫痰、胸疼、肺水肿、咯血等,严重者出现急性呼吸窘迫症、高热甚至死亡。胸片显示与照射野一致的弥散性片状高密度影;护理应注意观察患者有无呼吸困难、发热等放射性肺炎表现,配合医生积极对症治疗如吸氧、雾化吸入,应用肾上腺皮质激素、抗生素、丙种球蛋白等,中医中药治疗以养阴清肺为主。

7. 放射性食管炎

(1)发生时间与影响因素:放射性食管炎常发生在放疗 3～4 周总剂量(Dose Total,DT)15～40 Gy 期间,随着放疗剂量逐渐增大将有不同程度的放射性食管炎,而且在放疗结束后 1～3 周持续存在,并逐渐发生慢性炎症及上皮再生,黏膜下及部分肌层开始纤维化导致食管狭窄,多与同步化疗、放疗分割方式、剂量及年龄呈正相关。轻者表现为局部疼痛及吞咽困难加重,重者胸骨后烧灼感疼痛加剧,临床以对症治疗为主。

(2)治疗:包括黏膜保护剂、修复剂、抗生素、麻醉剂、维生素和激素,可达到减轻水肿、止痛、消炎的作用。

1)黏膜保护剂:口服硫糖铝、复方谷氨酰胺,蜂蜜、酸牛奶联合应用。

2)消肿止痛:以 20% 甘露醇＋庆大霉素＋维生素 B_{12}＋地塞米松混合,疼痛严重者加入 1% 普鲁卡因溶液或其他止痛药混合液,嘱患者早、午、晚三餐前将药物混匀后含服,但有消化道溃疡病史者慎用地塞米松。

3)生物黏膜修复剂:重组牛碱性成纤维细胞生长因子(贝复济)、人重组粒细胞刺激因子(吉粒芬、特尔立)300 μg,用 100 mL0.9% 的氯化钠溶液稀释,分 4～6 次口服,每次 10～20 mL,服用后禁食 1 h 并卧床 0.5 h,每日 4～6 次,连用 5 d 为 1 个疗程。国外文献报道,放射性食管炎患者连续口服重组粒细胞刺激因子溶液,可使溃疡黏膜有效修复,43% 痊愈,48% 减轻。

(3)护理:预防放射性食管炎最好的方法是进行早期预防性护理干预,科学合理的营养治疗及饮食护理,能显著地改善患者的营养状况,使食管癌患者可以同步接受放化疗,有效减轻及控制食管癌患者食管黏膜炎的发生和发展,顺利完成放疗。

1)放疗前评估观察患者吞咽进食情况、营养状态,根据患者的病情及经济能力遵医嘱行鼻饲、胃造瘘术或支架置入,以防加重进食困难而影响放疗的顺利进行;进行饮食宣教指导,患者应少量多餐,避免辛辣、过热、粗糙的食物,每次进食后饮用温开水冲洗食管以防食管堵塞;及早预防性用药以减缓放射性食管炎的发生。

2)严密观察有无放射性食管炎:观察患者有无吞咽困难、进食困难、下咽痛及胸骨后疼痛加剧的表现,遵医嘱给予对症处理;消除患者误认为病情加重的思想负担,解释其原因,多数患者在放疗 40 Gy 后会缓解,鼓励患者配合治疗。

3)严密观察有无气管食管瘘、出血和穿孔的相关症状,及时通知医生给予对症处理。出血、穿孔是食管癌放疗最严重的并发症,是因外侵肿瘤在治疗中快速退缩引起,前兆症状有胸背痛突然加剧、脉搏加速、呛咳、低热等,应严密观察患者生命体征,多巡视患者,如出现以上症状立即报告主管医师,证实穿孔者应立即停止放疗,并采取相应的治疗措施,包括禁食、静脉营养输入、密切观察是否伴有出血或潜在出血危险。

第十二章　营养科护理

第一节　炎性肠病的营养治疗与护理

一、克罗恩病

(一)概述

克罗恩病,多见于回肠,病变呈节段性,表现为肠壁各层炎症反应,多见于干酪样肉芽肿形成。年龄好发在14~40岁,男性多见。主要症状为腹痛、腹泻、腹部包块瘘管形成和肠梗阻等。多数以便秘为主,少数结肠受累有脓血便,部分患者有肛瘘和肠内瘘,部分有肠外病变表现,如关节炎、肝损害、口腔及眼部疾患等。

(二)营养治疗原则

1. 高能量、高蛋白、高维生素饮食

因患病系慢性过程,易出现负氮平衡。应供给高能量,每天在10 870 kJ以上;蛋白质每天应供给100 g左右;因疾病影响脂溶性维生素和复合维生素的吸收,应注意充分补充复合维生素B、维生素A、维生素D、维生素E、维生素C等。

2. 纠正水和电解质失调

除补充钾、钙、钠、镁、铁等,现认为生长延缓和皮肤病变与缺锌有关,因而要补充锌。因脂肪吸收障碍,脂肪在肠内与钙形成钙皂,还要补钙。

3. 少渣低脂饮食

回肠末端90 cm处是胆盐吸收的部位,当病变侵及此处时,可影响脂肪吸收,每天饮食中应限制脂肪在40 g以下。

(三)营养治疗方法

(1)急性期以PN为主,以纠正负氮平衡,随后逐渐改为口服进食。因长期PN,可有小肠绒毛结构萎缩,应辅于要素饮食。

(2)主食以精制米面为主,禁用粗粮;副食以瘦肉、鸡、鱼、动物肝及蛋类为蛋白质的主要来源,适当补充豆制品,限用牛奶,避免腹胀。

(3)除了给予菜汁、果汁、枣汁、去油肉汤外,还应补充B族维生素、维生素C与矿物质。

二、溃疡性结肠炎

(一)概述

溃疡性结肠炎是原因不明的结肠和直肠的慢性炎症疾病,以20~50岁为多见,病变主要累及直肠、乙状结肠,严重者病变涉及全结肠,甚至回肠末端。主要病变累及黏膜层,可深达黏膜下、肌层而形成溃疡,慢性复发有假息肉形成。临床主要症状是腹痛、腹泻、泄后腹痛缓解等,有脓血便、食欲缺乏及消瘦等。

(二)营养治疗原则

1.高能量、高蛋白饮食

给予足够的能量,每天以 10 450～14 630 kJ 为宜,蛋白质每天 100～150 g,来补充肠内丢失的蛋白质,满足机体的需要。

2.给予丰富维生素和矿物质

特别应补充足量的 B 族维生素及铁和钙等矿物质。

3.补充水分

每天应供给水分 1 200～1 600 mL,腹泻丢失过多者,应辅以输液治疗。

(三)营养治疗方法

1.选择适当饮食

急性发作期给予流质饮食,以免刺激肠黏膜。病情好转后,给予营养充足无刺激性少渣半流质饮食,逐步过渡到使用少渣饮食,以少量多餐为宜。

2.高蛋白饮食

食物宜选用含蛋白质丰富的食物,如瘦肉、家禽、鱼类、蛋类及适量奶类。严重腹泻者宜提供去乳糖牛奶等,禁食产气、不易消化或有刺激性的食物。

三、炎性肠病的营养护理

1.严格按照营养医师的饮食方案进行

患者由于疾病不能或不想进食,导致机体处于营养不良的状态,所以应严格按照营养医师做出的调理方案进行,弥补丢失的营养素,调整患者的身体状态。

2.加强患者的心理教育

患者由于疾病而不愿意吃饭,所以需要积极地加以开导,让患者改变现在不能进食的理念,多摄入有利于身体恢复的营养物质。

第二节 肠结核的营养治疗与护理

一、概述

肠结核是由结核杆菌经消化道、血液循环等途径感染的肠道炎症性疾病,好发部位是回盲部,肠道其他部位也可发生,肠黏膜呈干酪样坏死,脱落后成深浅不一的溃疡,溃疡病灶沿肠管横轴分布,愈合后易发生肠狭窄和肠梗阻。肠结核常继发于肺结核。

(1)结核患者基础代谢特点。肠结核病是慢性消耗性疾病,体温每升高 1 ℃,基础代谢率大约增加 7%。

(2)肠结核患者由于食欲差,食物摄入量不足,各种营养素均缺乏,机体消耗又增加。所以,极易发生蛋白质—热量营养不良,出现进行性消瘦、贫血、低蛋白血症。

(3)结核病灶弥散性分布在肠内膜,肠功能紊乱,直接影响肠道对多种营养物质和水的吸收利用。

(4)抗结核药物常常影响食欲,增加 B 族维生素及维生素 C 的消耗量,影响肝脏的解毒功能和营养物质的代谢。肠结核同肺结核一样是慢性消耗性疾病,常合并食欲差、进食少,极容易发生营养不良。营养支持是肠结核治疗的重要治疗措施,是康复和预防并发症的基础治疗。

二、常见病因

(1)经口感染,开放性肺结核、喉结核、胃肠道感染。

(2)与开放型肺结核患者密切接触。

(3)血行播散:粟粒性结核。

(4)邻近结核病灶播散:腹腔内结核病灶。

三、临床表现

(1)起病缓慢,不易早期发现。

(2)腹痛、腹泻或与便秘交替,无脓血便。

(3)低热、盗汗、疲倦、进行性消瘦、贫血。

(4)严重时出血、穿孔、肠梗阻。

四、营养治疗

(一)营养治疗目的

减轻肠道负担,帮助肠黏膜修复,纠正营养不良,预防并发症。

(二)营养治疗原则

高能量、高蛋白、高维生素、低膳食纤维软食。

(三)营养治疗方法

(1)详细了解病情和病程:持续发热时间、食欲、饮食习惯、肠病变、用药情况、排便情况等。

(2)能量按照 $146.4 \sim 167.4$ kJ/(kg·d)计算。

(3)蛋白质按照 $1.5 \sim 2.0$ g/(kg·d)或氮热比＝1:(120～1:150)计算,优质蛋白质至少占总蛋白质的 1/3。

(4)脂肪占总能量 $25\% \sim 30\%$。

(5)选择富含 B 族维生素、维生素 C、铁、锌的食物。

(6)食物要清淡、忌油腻、干稀搭配、忌刺激性调味品。

(7)适宜烹调方法,如拌、清炖、蒸、余、滑溜、爆炒等;不适宜烹调方法,如煎炸、熏烤等。

(8)忌食用胀气食物,如牛奶、过甜食物或整粒大豆。

(9)食物制作要软、细、少渣或无渣,忌选择粗纤维丰富的蔬菜和主食。

(10)每日少量多餐(4～5 餐)。

(11)循序渐进,逐渐增加量,防过量摄入食物而发生肠出血或穿孔。

(12)必要时应用肠内营养制剂。

五、营养护理

1.密切关注患者病情变化

肠结核疾病患者伴发热时,能量需求增加。所以要密切关注患者病情的发展,便于营养医师做出最有利于患者的营养饮食方案。

2.加强对患者的心理疏导

患者由于疾病,会产生一些厌食的表现,此时需要医务人员对患者进行诱导劝说,使其能够尽量克服这种厌食心理,配合营养方案进行饮食。

第三节　糖尿病饮食护理

一、预防糖尿病并发症要坚持控制饮食

糖尿病患者要合理地进行饮食控制。不论糖尿病属何种类型,病情轻/重或有无并发症发生,是否用胰岛素或口服降糖药治疗,都应该严格进行和长期坚持饮食控制。对肥胖的2型糖尿病患者或老年轻型病例,可以把饮食疗法作为主要的治疗方法,适当地配合口服降糖药,就能达到有效的控制病情的目的。

对1型糖尿病及重症病例,在胰岛素等药物治疗的基础上,积极控制饮食,才能使血糖得到有效控制并防止病情的恶化。饮食疗法是各型糖尿病的治疗基础,是糖尿病并发症最根本的治疗方法之一。

正常人在饮食以后,随着血糖升高,胰岛素分泌也增多,从而使血糖下降并维持在正常范围,因此,不会发生糖尿病。而糖尿病患者由于胰岛功能减退,胰岛素分泌绝对或相对不足,胰岛素不能在饮食后随血糖升高而增加,不能起到有效的降血糖作用,于是血糖就超过正常范围。此时,若再像正常人那样饮食,不进行饮食控制,甚至过度饮食,就会使血糖升得过高,并且会对本来就分泌不足的胰岛组织产生不利影响,使胰岛功能更加减退,胰岛素的分泌更加减少,从而使病情进一步加重。所以,糖尿病患者一定要注意坚持控制饮食,不能吃的东西不吃,不该喝的饮料不喝,特别是不要酗酒和吸烟。在外出期间,在热闹的交往场合,参加宴请期间,都要坚持正确的饮食治疗原则。坦诚地告诉别人,自己有糖尿病,让他们知道自己什么可以吃,什么不能吃。即使碰上请客、敬烟、劝酒的场合也要坚持住自己的饮食原则,一定要做到自我保护,以防止或延缓糖尿病并发症的发生。

二、糖尿病患者的饮食原则

每一位糖尿病患者都有不同程度的胰岛素合成和分泌能力的下降。如果饮食不当,摄取能量过多,餐后血糖就可能升得很高。所以每位糖尿病患者都必须要把合理调节和控制饮食,作为同疾病进行斗争的必要手段,终身进行饮食治疗。

(一)控制总热量

糖尿病体质量肥胖者应先减轻体质量,严格限制脂肪的摄入,每日不宜超过40 g,以减少热能的摄入。消瘦患者应提高热能的摄入,增加体质量,使之接近标准体质量。孕妇、乳母、儿童要增加热能的摄入,维持其特殊的生理需要和正常的生长发育。每日的主食量应在200～400 g。

(二)荤素合理搭配

要控制胆固醇和脂肪的摄入量,少吃食用油,特别是猪油。各种肉食的总量每天不超过100~150 g,年轻人可以吃 200 g。尽量少吃肥肉,肥肉可能引起血脂紊乱、血压增高,导致动脉粥样硬化,也不利于血糖的控制。另外,每天的食物要合理搭配绿色蔬菜。

(三)粗细粮搭配

饮食治疗对于糖尿病患者很重要,营养学上有"血糖指数"的理论,简单说就是不同食物使得血糖升高的能力是不同的。比如,白米饭引起的血糖升高比杂粮饭更多,因为白米饭里的淀粉快速消化很容易引起血糖升高。建议糖尿病患者要粗细粮搭配,每天至少吃 1 次粗杂粮,如荞麦馒头、荞麦面条、荞麦饼、燕麦粥等。每次 50~100 g 杂粮饭,是比较好的选择。

在多食用粗粮控制总热量的前提下,碳水化合物应占总热量的 55%~60%。

日常饮食中,糖尿病患者宜多选用碳水化合物,尤其富含高纤维的蔬菜、豆类、全谷物等。

粗细粮搭配要 1 份燕麦、1 份荞麦、3 份白米一起煮,这样的杂粮饭可以煮得软一点,绿豆、芸豆等豆类富含膳食纤维、蛋白质,也可以适当加一些,对高血糖、高血脂及高血压患者有益处。

(四)膳食纤维

高纤维食物,可以促进机体的糖代谢,很多食物中富含食物纤维,糖尿病患者可以多吃,但是纤维素不止从蔬菜中来,其实,最好的纤维素是从荞麦、燕麦、薏苡仁、玉米、小麦、豆类制品等杂粮中来。蔬菜中的粗纤维如白菜、韭菜,有利于大便通畅。来自粗粮、豆类中的膳食纤维是可溶性的,食物纤维可使葡萄糖的吸收减慢,降低空腹血糖和餐后血糖浓度,并可降低血脂浓度。另外,还可以预防心血管疾病、慢性胆囊炎、胆石症等并发症。食物纤维最好是食用天然食品。

(五)少量多餐,清淡饮食

少量多餐确实对血糖控制十分有利,少量是减少每一餐进食的量,多餐是指在两餐之间进行一次加餐。具体加餐时间可放在两餐之间或者主餐之间,比如上午 10 时左右、午餐之前、午睡之后、晚餐之前。糖尿病患者的饮食加餐可以用水果、鸡蛋、豆制品等副食来代替主食。

有时患者的血糖控制不理想,这时候把每天 2~3 餐的饮食计划改为 4~5 餐,每餐不超过100 g 主食,以减少餐后胰岛的负担,同时也使血糖上升速度减缓。每餐 100 g 的方法比早餐不吃、中午和晚上各吃 150 g 更有利于血糖控制。同时可以避免低血糖。

少吃多餐的方法,既保证了热量和营养的供给,又可避免餐后血糖高峰,还可以在两餐之间充当一个缓冲的角色。

糖尿病患者应选少油、少盐的清淡食品,菜肴烹调多用蒸、煮、凉拌、涮、炖、卤等方式,蔬菜要选择新鲜的。烹调宜用植物油,尽量少用动物油。在外出或赴宴时也要尽量按照平时在家吃饭时的量和食物间的搭配来选择饭菜。

三、糖尿病患者的主、副食应当怎样吃

(一)主食应当怎样吃

饮食治疗是治疗糖尿病的基础疗法,适用于各型糖尿病患者。轻型病例以食疗为主即可收到好的效果,中、重型患者,也必须在饮食疗法的基础上,合理应用体疗和药物疗法。只有饮食控制得好,口服降糖药或胰岛素才能发挥好疗效。否则,一味依赖所谓新药、良药而忽略食

疗,临床很难取得好的效果。糖尿病患者应该懂得主、副食应当怎样吃。

每日主食控制在 250～300 g,不能低于 150 g。如果少于 150 g,身体就会总是处于饥饿状态,容易发生低血糖或酮症酸中毒,甚至引起昏迷。

如果是劳动量大一些的年轻人可以吃到 350 g,但不要超过 400 g;如果年纪大一些、活动量比较少,吃到 200 g 就差不多了。

主食吃得不够,机体需要的各种营养不够,所以会表现为消瘦。瘦弱说明营养差,会导致没有力气、抵抗力差。有很多老年糖尿病患者伴骨质疏松,只想到补钙,其实如果肌肉没有力量,平衡功能差,走路时很容易跌倒。

(二)适宜吃的食物有哪些

1.大豆及其制品

这类食品除富含蛋白质、无机盐、维生素之外,还有较多的不饱和脂肪酸,既能降低血胆固醇,又能降低血甘油三酯,所含的谷固醇也有降脂作用。

2.粗杂粮

粗杂粮如荞麦面、燕麦片、玉米面含多种微量元素,B 族维生素和食用纤维。

实验证明,它们有延缓血糖升高的作用。可用玉米面、豆面、白面按 2∶2∶1 的比例做成三合面馒头、烙饼、面条等,这样既能减少饥饿感,又有利于延缓血糖、血脂的升高。

3.蔬菜

糖尿病患者应该选择含糖量低的蔬菜,这样对糖尿病的控制十分有益,但是每次不应超量。蔬菜分成两类,一类是高淀粉的蔬菜,如南瓜、山药、马铃薯、芋头、蚕豆等,这些不属于“每日 400～500 g 蔬菜”之内。吃这类富含淀粉的蔬菜有两个要点:一是要算在每日摄入食物的总量里,不能吃完之后再吃其他主食;二是要和米饭按 4∶1 的比例替换,而且不宜多吃。另一类是绿叶蔬菜,如空心菜、茼蒿、菠菜、卷心菜、芹菜等,这类绿叶蔬菜完全可以吃,每天可吃400～500 g。每天要吃 3～4 种蔬菜,可以混在一起炒。

糖尿病患者要吃含糖低的蔬菜,如韭菜、西葫芦、冬瓜、黄瓜、青菜、青椒、茄子。另外,西红柿含糖量低,既可做蔬菜又可做水果吃。

多吃含钙的食物。它们能降低血糖、改善糖尿病症状,如虾皮、海带、排骨、芝麻酱、黄豆、牛奶等。缺钙能促使糖尿病患者的病情加重。

多吃富含硒的食物,硒具有与胰岛素相同的调节糖代谢的生理活性。如鱼、香菇、芝麻、大蒜、芥菜等。

多吃富含 B 族维生素和维生素 C 的食物。补足这两种元素,有利于减缓糖尿病并发症的进展,对减轻糖尿病视网膜的病变、减轻肾病有利。如鱼、奶、白菜、豆类以及芥菜、甘蓝、青椒等。

此外,苦瓜、洋葱等对患者多饮、多食、多尿症状有明显改善作用,有降低血糖、调节血糖浓度的功能,适宜糖尿病患者食用。

蔬菜对糖尿病病情控制非常有益,但每顿不应超量。

(三)不宜吃的食物

糖尿病患者禁止吃甜食,例如葡萄糖等。因为葡萄糖、蔗糖消化吸收快,食用后将使血糖升高;少吃碳水化合物含量高的食物,如白薯、土豆、藕等;最好不要饮酒。

不宜吃的食物主要有以下两类。

1.易于使血糖迅速升高的食物

白糖、红糖、冰糖、葡萄糖、麦芽糖、蜂蜜、巧克力、奶糖、水果糖、蜜饯、水果罐头、汽水、果汁、甜饮料、果酱、冰淇淋、甜饼干、蛋糕、甜面包及糖制糕点等。

2.易使血脂升高的食物

牛油、羊油、猪油、黄油、奶油、肥肉，对富含胆固醇的食物，更应特别注意，应该不用或少用，防止动脉硬化性心脏病的发生。

四、糖尿病患者吃水果的注意事项

(一)怎样吃水果才能比较安全

关于吃水果的问题，由于水果中含有较多的果胶，果胶有延缓葡萄糖吸收的作用，因此，在血糖控制好时可以吃一些水果。但要吃含糖量低的水果，如苹果、梨、橘子、橙子、草莓等。血糖控制不稳定时，尽量少吃或不吃。吃水果时，可以参考有关营养成分表，根据病情酌情选用。西瓜吃了以后，消化吸收速度很快，可迅速导致血糖升高，对糖尿病患者不利，故不宜多吃。香蕉中淀粉含量很高，应算主食的量，要根据其含糖量，计算其热能，换算成主食，减少或扣除主食的量，以保持总热量不变。另外，水果不宜每餐都吃，吃水果的时间一般应在两餐之间(血糖下降时)，少吃较为合适。如果饭后吃水果就等于加餐了，血糖会马上高起来。

(二)哪些水果含糖量较低

目前没有无糖水果，只有含糖量较低的火龙果、柠檬、圣女果、柚子、木瓜、雪莲果、苹果、樱桃等。

糖分最低的莫过于柠檬了，每百克含糖量为5.1 g，另外，西瓜含糖量5.8 g、青梅5.9 g、木瓜7.0 g、草莓7.1 g、柚子9.0 g、橙子9.5 g。这些都是含糖量比较低的，平时少吃点也无妨。

雪莲果富含多种人体必需的氨基酸、维生素、蛋白质、钙、锌、镁等多种微量元素。雪莲果果寡糖含量是所有植物中最高的，果寡糖醇度高、热量低。富含水溶性纤维，其碳水化合物却不为人体吸收，而且具有调理肠胃、促进消化、润肠通便、保护和提高胃肠道功能的作用，还可以调理血液、降低血糖、血脂、血压，有效抑制胆固醇和糖尿病。

番石榴果实营养丰富，含较高的维生素 A、维生素 C、纤维质及磷、钾、钙、镁等微量元素，果实也富含蛋白质和脂质。常吃能抗老化，排出体内毒素、促进新陈代谢、调节生理功能，是糖尿病患者可以选择的水果。

木瓜具有预防高血压、肾炎、便秘和助消化、治胃病的功效，对人体有促进新陈代谢和抗衰老的作用。所含的木瓜酵素能促进肌肤代谢，帮助溶解毛孔中堆积的皮脂及老化角质。具有护肝降酶、抗感染抑菌、降低血脂等功效。

柚子中含有大量丰富的胰岛素样成分，适当食用不仅可以降血糖，还可对心脑血管有很好的保护作用。

樱桃属于低糖水果，具有非常明显的益气补虚、祛风透疹、解毒等功效，对脾胃功能失调等症状具有很好的治疗以及调理功效。樱桃还含有丰富的果胶，这种物质有利于增加胰岛素的分泌量，从而让血糖平稳快速地下降。糖尿病患者在血糖稳定时，可以吃些樱桃。

苦瓜具有降血糖、血脂、抗感染等作用。苦瓜的新鲜汁液含有苦瓜苷，它与胰岛素的作用相类似，可以将人体过多的糖分分解转换成能量，具有良好的降血糖作用，与化学药物相比，苦瓜的这种降糖作用不损害肝肾，没有不良反应，所以很多糖尿病患者喜欢将苦瓜作为食疗的主要食材。苦瓜含蛋白质成分及大量维生素 C 能提高机体的免疫功能,使免疫细胞具有杀灭癌细胞的作用;苦瓜汁含有某种蛋白成分,能加强巨噬能力,临床上对淋巴肉瘤和白血病有效;从苦瓜子中提炼出的胰蛋白酶抑制剂,可以抑制癌细胞所分泌出来的蛋白酶,阻止恶性肿瘤生长。但苦瓜性凉,多食易伤脾胃,所以脾胃虚弱的人要少吃苦瓜。苹果具有明显的补心益气、生津止咳、健胃和脾、除烦、解暑功效,苹果也是低糖水果中的一种。由于苹果中糖的吸收缓慢而均匀,因此具有降血糖功效,尤其是餐后血糖。苹果性凉味甘,不管是什么品种的苹果,可以说少量吃一些苹果对糖尿病患者是有好处的。水果的主要糖分是葡萄糖、果糖、蔗糖等单糖或双糖。有些水果消化吸收快,食后易使血糖升高。所以高血糖患者要选择含糖量较低的水果。

五、糖尿病患者衣食住行的注意事项

(一)注意生活规律化

起居注意环境卫生,注意休息,适当运动,保护皮肤清洁,饮食得当,按时服用降糖药物,防止低血糖的发生,避免感冒。这是降低糖尿病并发症的重要环节。

(二)吃肉注意事项

现代人饮食习惯的改变,正悄悄影响着我们体内的微量元素结构。随着生活条件的改善,人们的肉食摄入不断增加,很多人习惯了无肉不欢、顿顿有肉的生活。但很多人并不知道吃肉过多易患糖尿病,补铁多了也会影响健康,甚至诱发 2 型糖尿病。一方面摄入脂肪超标,腰围、体质量不断增加,内分泌和代谢功能受到影响;另一方面,肉类中消化不了的铁元素,自然就堆积在身体里了。过多的铁就像催化剂一样,激发人体氧化应激反应,导致胰腺损伤,进而导致血糖波动,增加 2 型糖尿病患病的危险因素。肉、蛋、鱼虽然含糖量不高,但却富含脂肪和蛋白质,长期大量食用后在体内可转变成葡萄糖,导致血糖升高。同时肉和脂肪的代谢也要依靠人体分泌的胰岛素,食肉超量会加重胰腺的负担,容易出现糖代谢缺陷,从而引发糖尿病。

因此,无论吃肉还是补铁,都要管好口,防止过犹不及。要避免糖尿病并发症的发生。

(三)要控制饮酒

长期饮酒可损害肝脏、胰腺、肾脏、血管等组织。而且易引起血清甘油三酯的升高。因为酒中所含的酒精不含其他营养素,只供热能,每克酒精产热约 294 J,过量饮酒抑制食欲,加重营养缺乏,还打乱和干扰了饮食计划,抑制糖异生作用,使那些正注射胰岛素或服用优降糖等磺脲类降糖药的患者,易出现心慌、气短等反应,容易引起低血糖,也可能诱发酮症酸中毒。所以糖尿病患者原则上不要饮酒。如果要饮酒,必须符合以下条件。

(1)肝功能正常。

(2)在血糖控制良好时,没有其他重要脏器的慢性病和糖尿病并发症。

(3)未注射胰岛素和口服磺脲类降糖药。

饮酒时必须注意以下情况。

(1)饮酒前要进餐,避免发生低血糖。

(2)饮酒量要适宜,不饮白酒。葡萄酒每次不超过 100 mL;啤酒不超过 350 mL。上述酒量相当于主食 25 g,应从饮食计划中减去,每周饮酒不超 2 次。

(四)糖尿病患者为什么不能吸烟

糖尿病患者绝对不能吸烟。因为烟碱会刺激肾上腺素分泌,而肾上腺素是一种兴奋交感神经的激素,这种激素可造成心动过速、血压升高、血糖波动,对糖尿病患者十分不利。

一般来说,糖尿病患者的血管内壁往往不光滑,血液黏稠度大,红细胞变形能力下降,本来就容易发生血管阻塞,吸烟会造成血管进一步收缩,特别容易造成大大小小的血栓阻塞血管。血栓阻塞了脑血管就会发生脑血栓或腔隙性脑梗死;阻塞了心血管就会发生心绞痛或者心肌梗死;阻塞了眼底血管,就会引起视网膜血管出血,就会严重影响视力。所以为了明天,为了家人,也为了自己活得更好,糖尿病患者绝对不能吸烟,有吸烟习惯的人,一定要赶快戒烟。

(五)尽量少去饭店

糖尿病患者在日常生活当中要少去饭店,因为你不知道饭店的厨师炒菜都是用的什么油,你也不能够要求厨师用适合你的油。加上餐桌上要应酬、要饮酒吸烟等,这些对于患者十分不利,所以糖尿病患者尽量少去饭店。

(六)糖尿病患者能吃糖吗

糖的成分有几类,有果糖、单糖等。对于糖尿病患者来说,单糖类的摄入要严格限制,如蔗糖、麦芽糖、葡萄糖等以及含这些糖类较多的食品。日常饮食不能直接食用蔗糖和葡萄糖。其实果糖是可以吃的,果糖的分解不需要胰岛素的参与,蜂蜜的主要成分就是果糖,吃点蜂蜜对糖尿病患者还是有些帮助的。虽然糖尿病患者不宜食用含糖的甜食,但为了改善口味,满足口感,可选用不产生热量的甜味剂。目前使用的有木糖醇、甜叶菊、糖精等。木糖醇能产生一定热量,在代谢后期才需胰岛素的促进作用。进食木糖醇后,对正常人和控制良好的糖尿病患者,血糖升高的幅度和速度都低于葡萄糖和蔗糖。但木糖醇在肠道的吸收率低,吃多了易引起腹泻,还会使甘油三酯浓度升高。因此,木糖醇仅适用于控制较好的糖尿病患者,每日用量不超过 50 g。糖精和甜叶菊的甜度为蔗糖的 300 倍,不提供热量,但也不含营养素。

六、降糖食物简介

1.玉米

玉米又名玉蜀黍、玉茭、苞谷等。其蛋白质、脂肪和淀粉的含量较高,并含有烟酸、泛酸、胡萝卜素、果胶、谷胱甘肽、B 族维生素等营养成分。而且,玉米油中还含有棕榈酸、油酸、亚油酸、硬脂酸等脂肪成分。玉米不但能够提供人体所必需的营养素,还是属于高膳食纤维的食物。玉米中的这些膳食纤维不但能帮助糖尿病肥胖患者有效地减肥,而且更有助于患者体内对营养物质的吸收。因此玉米对糖尿病患者的治疗和并发症的预防有着很好的食疗作用。但是玉米中缺乏人体必需的氨基酸,最好与豆类等食物混合食用。

2.荞麦

荞麦因其能够消化胃肠道中的积食,所以被俗称为"净肠草"。荞麦性凉,适合体内有实热、积食的人食用,所以皮肤过敏、痼疾、寒气过盛和脾胃湿寒的人不宜食用。荞麦中含有脂肪、蛋白质和碳水化合物,并含有 B 族维生素、烟酸、泛酸、芸香苷等成分。荞麦中的膳食纤维含量很高,属于粗粮类食品,因此对于肥胖型糖尿病患者以及有消化系统功能障碍的糖尿病患者有很好的食疗作用。

3.燕麦

燕麦既可粥食,亦可面食,是被现代人广泛喜欢的保健食物之一。燕麦对由于营养过剩所导致的高血脂、动脉硬化、脑卒中、糖尿病和肥胖症等患者具有很好的食疗效果。燕麦中含有可溶性纤维素,可有效降低血液中的胆固醇含量,从而减少糖尿病导致的心脑血管并发症的发病危险。燕麦属于高纤维食品,同时又富含蛋白质、碳水化合物和多种维生素等营养成分,比较适合作为糖尿病患者主食置换的食物。

4. 黄豆

黄豆是豆科植物大豆的种子,既可做为主食,又可做为蔬菜。黄豆是高植物蛋白食物,有"植物肉"的美誉。黄豆中的蛋白质含量是大米的 6 倍,脂肪含量则更是大米的 14 倍之多,但是碳水化合物含量只是大米的 1/3。而且黄豆中还含有皂草苷、亚麻油酸、亚麻油烯酸等成分,具有降低人体血液中胆固醇含量的效用。同时,黄豆还是高纤维、高氨基酸食品,与其他主食混食,既有助于糖尿病患者的蛋白质补充,又能够起到较好的增加膳食纤维摄入的作用。此外,黄豆中还含有铁、锌、钙、磷等微量元素,卵磷脂、B 族维生素、烟酸等成分,对于糖尿病患者有较好的食疗作用。

5. 黑豆

黑豆又名黑大豆、乌豆等,表皮呈黑色或深墨绿色。黑豆的蛋白质含量相当高,能够预防糖尿病患者的高血脂并发症,因此是糖尿病患者比较理想的主食选择之一。同时,黑豆含有植物脂肪、碳水化合物和胡萝卜素、B 族维生素、烟酸、叶酸、亚叶酸、大豆黄酮苷、大豆皂醇、胆碱、泛酸、生物素、唾液酸等成分,对于患者的机体代谢亦有较好的促进作用。

6. 绿豆

绿豆又名青小豆、交豆,是日常生活中常见的有益食品。

绿豆含有碳水化合物、蛋白质和钙、铁、磷、胡萝卜素、烟酸、维生素 B_2、硫胺素等有益于人体的营养成分。绿豆的蛋白质中主要包含球蛋白、蛋氨酸、色氨酸等。绿豆中的磷脂中更具有人体器官所必需的磷脂酰胆碱、磷脂酰乙醇胺、磷脂酰肌醇、磷脂酸和磷脂酰甘油等成分。

7. 豆制品

豆浆、豆腐、豆干、豆腐丝等都属于豆制品,其热量较小,但所含营养物质却极为丰富,不但含有较高的水溶性全蛋白质,而且还含有脂肪、钙、铁、磷和纤维素等营养物质。豆制品中糖和胆固醇的含量较少,非常适合糖尿病患者和高血压并发症患者食用。豆制品还能减少空腹感和饥饿感,有助于糖尿病患者食量的控制,并能帮助肥胖型糖尿病患者达到减肥的目的。豆制品中富含的纤维素能够延缓血液对葡萄糖的吸收,从而起到降低饭后血糖的作用。因此,豆制品是糖尿病患者的理想食品。

8. 山药

山药既可做为主食,亦可做为滋补食品食用。山药中有 80% 左右的成分为水,另外有 15% 左右的成分为碳水化合物,同时又含有磷、钙、维生素 C、消化酶、胆碱、甘露聚糖、黏液蛋白等微量成分。山药所含有的黏液蛋白成分,能够减少皮下脂肪的蓄积,从而帮助糖尿病肥胖患者达到减肥的目的。同时,山药还具有一定的降血糖功效。

9. 薏苡仁

薏苡仁又名薏米、薏仁、米仁等,既可做点心,又可做粥、饭等主食。薏苡仁中的脂肪和蛋白质含量比较高,相当于同等大米含量的 2～3 倍,但薏苡仁的碳水化合物含量相对较低。薏苡仁还含有一定量的 B 族维生素、薏苡素、薏苡酯、三萜化合物,亮氨酸、赖氨酸、精氨酸等人体必需氨基酸。同时,薏苡仁还是高纤维食物,因此其对于体内有代谢障碍的糖尿病患者具有相当好的食疗效果。

第十三章　外周动脉疾病患者的介入护理

第一节　颅外颈动脉硬化狭窄性疾病患者的介入护理

一、疾病定义

颈动脉硬化狭窄性疾病是指颈动脉由于动脉粥样硬化造成狭窄或闭塞的疾病,是缺血性脑卒中和短暂性脑缺血发作(transient ischemic attack,TIA)的重要原因,占全部缺血性卒中的15%~20%,病变多累及颈动脉分叉处。2003北美放射年会超声会议公布的颈动脉粥样硬化病变程度评估标准将病变程度分为4级:<50%为轻度狭窄,50%~69%为中度狭窄,70%~99%为重度狭窄,100%为闭塞。

二、临床表现

临床上根据颈动脉狭窄是否引发脑缺血症状,分为有症状型和无症状型两大类。

(一)有症状型

1.仅有脑缺血症状

可有脑鸣、单眼黑矇、视物模糊、头昏、头痛、失眠、记忆力减退、嗜睡、多梦等症状。眼部缺血表现为视力下降、偏盲。

2.TIA发作

(1)常见症状:病灶对侧发作性肢体单瘫、偏瘫和面瘫、单肢或偏身麻木。

(2)特征性症状:病变侧单眼一过性黑矇或失明,对侧偏瘫及感觉障碍,优势半球受累可有失语。

(3)可能出现的症状:病灶对侧同向性偏盲。

3.缺血性脑卒中(脑梗死)

以偏瘫、失语和偏身感觉障碍等局灶定位症状为主;部分患者可有头痛、呕吐、意识障碍等全脑症状。

(二)无症状型

临床上无任何神经系统症状和体征,有时仅在体格检查时于颈动脉根部或行经处闻及血管杂音。无症状型颈动脉狭窄,尤其是中度狭窄或斑块溃疡被公认为"高危病变",越来越受到重视。

三、诊断要点

1.符合颈动脉狭窄的临床表现。

2.影像学检查

(1)颈动脉超声:二维超声显示颈动脉内径变窄,彩色多普勒超声(CDFI)可见狭窄处血流亮丽,脉冲多普勒显示狭窄口血流速度明显加快。

（2）CT 血管成像（CTA）和磁共振血管成像（MRA）：清晰显示颈动脉管腔狭窄范围、部位、形态及与周围组织结构的空间关系及有无斑块及成分。狭窄严重者 MRA 可显示血流信号中断、狭窄后血管扩张等。

（3）数字减影血管造影（DSA）：准确显示颈动脉不同程度的狭窄、闭塞、血栓及溃疡形成等。

（4）头颅 CT 和 MRI：脑梗死发病 24 h 内头颅 CT 一般无影像学改变，24 h 后梗死区呈低密度影像。脑梗死发病 2 h 内 MRI 弥散加权成像（DWI）可显示缺血组织的部位及范围。

四、专科护理评估

（一）病史评估

1.病因及危险因素

了解患者有无高血压、高脂血症、糖尿病，有无脑血管疾病家族史，有无长期高盐高脂饮食和烟酒嗜好，是否进行体育锻炼等。

是否遵医嘱正确服用降压、降脂、降糖、抗凝及抗血小板聚集药物，治疗效果及目前用药情况等。

2.起病情况和临床表现

了解患者发病时间、急缓及发病时所处状态。

（二）身体评估

1.生命体征

监测体温、脉搏、呼吸、血压，伴有高血压的患者尤应密切观察血压情况。

2.意识状态

观察有无意识障碍及其类型和严重程度。部分患者仅有嗜睡、失眠、记忆力减退等症状；颈动脉斑块脱落致大面积脑梗死时可出现意识障碍。

3.头颈部检查

观察双侧瞳孔大小、是否等大及对光反射是否正常；有无视力下降、黑矇或失明、视物模糊、偏盲；有无脑鸣、头昏、头痛；有无口角歪斜和伸舌偏斜；有无失语及其类型；颈动脉搏动强度、有无杂音。

部分患者仅有脑鸣、单眼黑矇、视物模糊、头昏、头痛、失眠、记忆力减退、嗜睡、多梦等脑缺血症状；颈动脉狭窄致 TIA 发作时可出现病变侧单眼一过性黑矇或失明、病灶对侧同向性偏盲、面瘫、优势半球受累时可有失语；颈动脉斑块脱落致大面积脑梗死时部分患者可有头痛、呕吐、意识障碍等全脑症状。

4.四肢脊柱检查

观察有无肢体运动和感觉障碍。颈动脉狭窄致 TIA 发作时可出现病灶对侧发作性肢体单瘫、偏瘫、单肢或偏身麻木及感觉障碍；颈动脉斑块脱落致大面积脑梗死时可有偏瘫、失语和偏身感觉障碍等局灶定位症状。

（三）心理－社会状况评估

观察患者是否存在因疾病所致焦虑等心理问题；了解患者及其家属对疾病发生的相关因素、介入治疗和护理方法、预后及预防等知识的认知程度；评估患者家庭条件及经济状况等。

五、术前护理

(一)一般护理

1. 饮食指导

嘱患者进食低盐、低脂、低热量、高蛋白、富含维生素及纤维素的清淡饮食;戒烟、限制饮酒。

2. 休息与体位

术前以卧床休息为主,保持情绪稳定;活动或改变体位时嘱其注意安全,必要时协助生活护理,防止发生意外损伤。

(二)病情观察及对症护理

1. 病情观察

参见本节"专科护理评估"部分。

2. 头晕脑鸣

颈动脉狭窄患者常表现为头晕、脑鸣、黑矇等脑缺血症状,有的甚至在院外已出现昏厥。应加强对患者跌倒危险因素的评估,询问发作前有无诱因及先兆症状、持续时间、伴随症状等,加强生活护理并指导患者自我防护,如出现头晕、黑矇等立即平卧,防止跌伤;外出检查安排专人陪护,症状严重时要求 24 h 专人陪护,以避免因脑供血不足而致跌倒、坠床等不良事件发生。

3. 头痛

颈动脉斑块脱落致大面积脑梗死时患者可出现头痛、呕吐、意识障碍等。使用数字分级法(NRS)进行疼痛强度评分,根据评分结果采取适宜的护理措施,如指导患者放松、冥想、转移注意力、音乐放松疗法、创造安静的环境等,必要时遵医嘱给予镇痛剂。

4. 用药护理

患者应用抗血小板聚集药物期间应监测出凝血时间和凝血酶原时间,观察有无鼻出血、牙龈出血、血尿、便血及皮肤黏膜出血点或淤斑等;观察有无剧烈头痛、呕吐、血压升高等颅内出血症状,发现异常及时报告医生处理。静脉应用防止脑血管痉挛的药物如尼莫地平或其他血管活性药物时,应遵医嘱严格控制给药速度并密切监测血压变化。

(三)术前检查及护理

遵医嘱做好各项术前检查,包括实验室检查(血常规、病毒全套、出凝血时间、肝肾功能、血脂分析等)、心电图、胸片及各项专科检查,指导并告知患者及其家属各项化验检查的意义及注意事项。特殊患者根据病情进行相应的风险因素评估及必要的检查,如心功能、肺功能等。

(四)术前准备及护理

(1)术前至少 3 d 遵医嘱服用抗血小板聚集药物,嘱患者按时、按剂量服药并做好用药指导。

(2)合并糖尿病患者,遵医嘱服用降糖药物或使用胰岛素控制血糖,使空腹血糖稳定在 8.0 mmol/L 以下,餐后 2h 血糖控制在 10.0 mmol/L 以下。指导患者严格控制饮食、按时按剂量用药,并遵医嘱按时监测血糖。

(3)合并高血压患者,遵医嘱口服降压药,一般收缩压控制在低于基础血压值 20% ~ 25%。对颈动脉狭窄患者术前血压管理有严格的要求,术前过度降压治疗可致脑部低灌注而引发缺血性脑卒中,因此强调血压控制应个体化。

(4)合并慢性呼吸系统疾病的患者,术前应嘱患者禁烟2周;指导患者练习深呼吸、有效咳嗽及排痰;遵医嘱治疗慢性肺部疾病,防止急性发作;合并急性呼吸系统感染时遵医嘱进行抗感染治疗。

(5)合并心功能不全的患者,遵医嘱进行改善心功能的治疗;指导患者注意休息、避免劳累、防止着凉、保持情绪稳定等,以免加重心脏负荷。

(6)合并呼吸道、泌尿道等感染的患者,遵医嘱进行抗感染治疗;同时密切监测体温、血白细胞计数、胸片、尿液分析等化验检查结果。

六、术后护理

(一)病情观察及对症护理

1.生命体征

术后一般持续心电、血压、血氧饱和度监测48～72 h,尤应重点监测心率、血压变化。如血压不稳定,每10～15 min监测一次,平稳后改为每30～60 min监测一次,再根据医嘱逐步过渡到每1～2 h监测一次,严格控制血压并遵医嘱维持血压在适宜水平。2014中国急性缺血性脑卒中指南规定,对于高血压患者血管开通后应控制血压低于基础血压20～30 mmHg,但不应低于90/60 mmHg;血压过高或过低时可遵医嘱给予硝酸甘油、盐酸多巴胺等血管活性药物调节血压。使用血管活性药物时要求剂量准确;尽量选择留置针建立静脉通路,经静脉泵入或滴入药物,防止因药液外渗致药液未能进入血液循环而影响血压波动。用药期间应密切观察血压变化,根据血压变化严格遵医嘱控制给药速度。

2.神经系统

术后应密切观察患者意识、双侧瞳孔大小、对光反射等;了解患者语言表达能力及发音能力,观察肢体活动度及肌力变化,并与术前做对比,发现异常症状和体征,应立即通知医生并协助处理。

3.出血倾向

为有效预防血栓形成和支架内再狭窄,术后仍需抗凝治疗。实施抗凝治疗前应向患者及其家属耐心讲解抗凝治疗的重要性,同时告知患者抗凝治疗过程中有引起出血的可能性。实施抗凝治疗期间应注意观察有无出血倾向,如皮肤、黏膜出血、注射后针眼出血、局部淤斑、血尿或胃肠道出血;同时观察有无头痛、喷射性呕吐及意识、瞳孔改变等颅内出血的征象。

(二)并发症的预防和处理

1.颈动脉窦反应

因颈动脉支架植入对颈动脉窦压力感受器的刺激,可能会引起迷走反射。如出现心率<50次/分钟,应立即遵医嘱给予阿托品0.5 mg静脉注射,必要时重复用药,至心率维持在60次/分钟以上。如出现血压降低,应立即遵医嘱给予多巴胺等升压药或扩容治疗,使用升压药期间应密切监测血压变化,以免血压提升过快引发高灌注综合征。

2.脑血管痉挛

颈动脉分叉上方的颈内动脉对机械刺激非常敏感,导管、导丝、支架均可刺激血管壁引起脑血管痉挛;患者紧张、焦虑情绪也会诱发脑血管痉挛,使脑血流量减少,表现为头晕、肢体无力、麻木、短暂性失语、意识障碍等脑缺血症状。应密切观察患者意识、瞳孔变化,有无头晕、偏盲、四肢无力或偏瘫等,如发生脑血管痉挛,可遵医嘱给予罂粟碱、尼莫地平等药物治疗,并根据血压调整用药剂量。同时应加强心理护理,指导患者保持稳定情绪,避免精神紧张和情绪激动。

3.脑过度灌注综合征

血管再通后过度灌注综合征是一种非常严重的并发症,可能与血管再通后血流量显著增加有关。主要表现为非典型性偏头痛、兴奋、躁动、短暂癫痫发作,也可出现面部及眼痛、恶心呕吐、意识障碍、高血压及局限性神经体征等,严重时可发生颅内出血。术后患者取头高卧位,24 h 内严密监测生命体征,重点监测血压变化及神经系统症状和体征。如患者出现剧烈头痛、频繁呕吐等颅内高压症状时,应立即通知医生并遵医嘱快速静脉滴注甘露醇,125 mL 甘露醇应在 15 min 内滴完,避免药物外渗。因甘露醇有致肾衰竭作用,用药期间应观察尿量、尿色,并监测肾功能及电解质情况。如患者出现兴奋、躁动等症状时应加强安全防护,使用床档,必要时给予约束带,以防止坠床、脱管等不良事件发生。

4.支架内血栓形成

急性颈动脉闭塞是颈动脉支架植入术后较严重的并发症,其可能原因包括:颈动脉狭窄处常存在新鲜或部分溶解的血栓;支架可激活血小板,增加支架植入后血栓形成的风险;动脉硬化性斑块的崩解、脱落可致缺血性脑卒中。为预防支架内血栓形成,颈动脉支架植入术后常规给予抗凝治疗,包括皮下注射低分子肝素、口服波立维、阿司匹林等药物。抗凝治疗期间应遵医嘱按时给药,向患者解释用药的重要性,使其主动配合治疗;密切观察有无出血倾向;定时监测出、凝血时间,根据检验结果调整药物用量。

5.脑梗死

由于术中阻断颈动脉、手术部位血栓形成、动脉硬化斑块脱落等原因,可导致脑梗死。术后应密切观察患者神志、精神、瞳孔、肌力、语言和肢体活动情况等神经系统症状和体征,尤应观察手术对侧肢体活动情况,有无偏瘫及活动障碍,发现异常立即报告医生处理。

七、出院指导

(一)疾病预防指导

(1)饮食指导同术前:指导患者规律生活、适当运动、保持情绪稳定。

(2)指导患者控制血压、降血脂、控制血糖、限制饮酒及适当降低体质量等,建立健康的生活方式。

(3)提倡患者戒烟:吸烟是脑卒中的独立危险因素,烟中的尼古丁会减弱动脉血与氧的结合力,使血液黏滞度、血细胞比容增高,促进血小板聚集,从而导致血栓形成。

(二)疾病知识指导

(1)告知患者及其家属疾病发生的基本原因和主要危险因素、常见症状及需及时就诊的指征。

(2)如有 TIA 发作史,应指导患者做好自我防护,如改变体位时动作应缓慢、避免突然转动头部,出现头晕、黑矇等立即平卧,必要时需家属陪护。

(三)用药指导

(1)向患者说明抗凝治疗的重要性,嘱其坚持遵医嘱服用抗凝药物。

(2)服药期间应指导患者观察有无出血倾向,如牙龈出血、血尿、便血及皮肤黏膜有无淤斑及出血点,以及有无头痛、恶心、呕吐等,出现异常及时到医院就诊。

(3)服药期间嘱患者每1~2周复查凝血功能,在医生指导下调整抗凝药物的用量。

(四)康复指导

(1)如颈动脉狭窄合并脑梗死,出现肢体感觉障碍、偏瘫、失语等神经系统症状,术后应指导患者尽早进行功能锻炼。只要患者神志清楚、生命体征平稳、病情不再进展,48 h后即可进行,康复与治疗并进。

(2)除运动康复治疗外,还应注意语言、认知、心理等康复。同时做好宣教,提高社会和家庭对康复重要性的认识。

(五)复诊要求

(1)随访与复诊的时间为出院后3个月、6个月、12个月。

(2)随访与复诊的内容包括服药情况、症状有无复发、复查颈部血管超声以及观察支架内血流通畅情况等。

(3)如出现头晕、头痛、视物模糊、语言及肢体活动异常,应立即到医院复诊。

第二节　颈动脉瘤患者的介入护理

一、疾病定义

颅外段颈动脉瘤较少见,占周围动脉瘤的 2%。主要指发生在颈总、颈内、颈外动脉及颈总动脉分叉处的动脉瘤,其中颈总动脉分叉处的动脉瘤最常见,其次为颈内动脉颅外段,颈外动脉瘤少见。颈动脉瘤包括真性动脉瘤和假性动脉瘤两种:真性颈动脉瘤的病因包括动脉粥样硬化、感染、自身免疫性疾病、遗传性疾病等,其中动脉粥样硬化最多见,约占总数的 70%;假性动脉瘤以创伤、感染为常见原因,也可由医源性损伤所致,约占颅外颈动脉瘤的 14%。

二、临床表现

(一)主要症状

1.搏动性肿块

颈前侧方可见膨胀性、搏动性肿块,多为单发,常呈椭圆形或球形,逐渐增大,可伴有疼痛。

2.压迫症状

动脉瘤瘤体不断增大,可对周围组织产生压迫症状。压迫迷走神经和喉返神经可引起声音嘶哑;压迫臂丛神经可引起同侧肢体麻木、疼痛、无力和感觉异常等;压迫交感神经可引起霍纳(Horner)综合征;压迫气管引起呼吸困难甚至窒息;压迫食管引起吞咽困难。

3.脑缺血症状

颈总和颈内动脉瘤可以影响颅内血供,出现头晕、头痛、眼花、复视、耳鸣以及记忆力减退,甚至一过性昏厥、失语和偏瘫等;动脉瘤内可有粥样斑块和血栓形成,脱落后可导致一过性脑缺血发作(TIA)和脑梗死。

4.破裂出血

动脉瘤破裂出血少见,但来势凶猛,如瘤体破向咽部,迅速导致窒息和猝死。

(二)主要体征

1.局部体征

沿颈部动脉走行可扪及膨胀性、搏动性肿块,范围自锁骨上胸锁乳突肌前缘向上至下颌角之间。可触及震颤,瘤体流出道狭窄时更为明显。压迫颈总动脉起始部暂时阻断血流时,瘤体可缩小、动脉搏动、杂音及震颤可减弱或消失。

2.局部压迫体征

瘤体压迫气管时,气管可向健侧偏移;压迫咽喉部时,口腔检查可见局部有搏动性隆起肿块;压迫喉返神经时,一侧声带可麻痹;压迫交感神经时,可产生同侧眼睑下垂、眼球下陷、眼裂狭窄、瞳孔缩小,同侧面部、颈部、上肢无汗,皮温升高等 Horner 综合征的表现。

三、诊断要点

1.体格检查

颈前侧方扪及搏动性肿块,且符合颈动脉瘤的临床症状和体征。

2.影像学检查

(1)颈动脉超声:超声检查示颈动脉内径增大,呈梭形或囊状扩张,病变多累及动脉壁全周,长度不一提示真性颈动脉瘤;彩色多普勒超声(CDFI)检查显示颈动脉腔内血流与瘤腔相通。超声检查示颈动脉壁局部连续性中断,瘤体呈囊状,与动脉相通,颈部狭窄提示假性颈动脉瘤。

(2)CT 血管成像(CTA)和磁共振血管成像(MRA):清晰显示颈动脉瘤样扩张、内径、扩大程度、形态、部位及有无斑块。三维成像可显示病变的纵向范围及与周围组织的关系等。

(3)数字减影血管造影(DSA):准确显示颈动脉呈局限性瘤样扩张、大小、部位、形态及与载瘤动脉的关系;通过准确测量瘤颈宽度可判断其类型。

3.鉴别诊断

颈动脉瘤应注意与颈动脉体瘤相鉴别,后者紧邻颈动脉也可表现为无痛性、搏动性包块,此包块上下固定而内外可动。此外还需与肿大的淋巴结、淋巴管瘤、颈部各种肿瘤、腮腺囊肿、扁桃体周围脓肿等相鉴别。

四、专科护理评估

(一)病史评估

1.病因及危险因素

了解患者有无高血压、动脉硬化、感染、外伤、自身免疫性疾病、遗传性疾病等;有无颈动脉内膜切除术、颈动脉造影术、颈静脉穿刺中心置管等可能致颈动脉医源性损伤的操作史。

2.起病情况和临床表现

了解患者发病时间、急缓、发病时所处状态及伴随症状。

(二)身体评估

1.生命体征

监测体温、脉搏、呼吸、血压等生命体征,尤应注意血压变化,防止血压过高致动脉瘤破裂。

2.神经系统症状及体征

较大颈动脉瘤压迫颈内动脉时可引起脑供血不足或短暂性脑缺血（TIA）发作,观察患者有无头痛、头晕、失语、黑矇、视物模糊、耳鸣、记忆力减退等症状;有无偏瘫、单肢或偏身麻木等肢体活动及感觉障碍。动脉瘤内血栓脱落可致脑梗死,观察患者有无头痛、呕吐、意识障碍等全脑症状及偏瘫、失语和偏身感觉障碍等局灶定位症状。

3.局部症状及体征

检查颈部有无搏动性肿块,能否触及震颤、闻及血管杂音,临时阻断后是否出现瘤体缩小,震颤及血管杂音减弱或消失。颈动脉瘤压迫食管、气管、喉返神经、颈交感神经丛及臂丛神经等可引起相应的压迫症状,观察患者有无吞咽困难、呼吸困难、声音嘶哑、Horner 综合征、同侧肢体麻木、疼痛等。

(三)心理－社会状况评估

参见本章第一节"颅外颈动脉硬化狭窄性疾病"之"心理－社会状况评估"。

五、术前护理

(一)一般护理

1.饮食指导

嘱患者进食低盐、低脂、低热量、高蛋白、富含维生素及纤维素的清淡饮食;戒烟、限制饮酒。

2.休息与体位

术前以卧床休息为主,保持情绪稳定;如有 TIA 发作史或头晕、黑矇等症状,嘱患者活动或改变体位时注意安全,必要时协助生活护理,防止跌倒、坠床等意外损伤。

(二)病情观察及对症护理

1.病情观察

参见本节"专科护理评估"部分。

2.头痛

对有头痛症状的患者,应进行疼痛强度评分,根据评分结果采取适宜的护理措施,如指导患者放松、冥想、转移注意力、音乐放松疗法、创造安静的环境等,必要时遵医嘱给予镇痛剂。

3.头晕、黑矇

对有头晕、黑矇等 TIA 发作史的患者,询问发作前有无诱因及先兆症状、持续时间、伴随症状等,进行跌倒危险因素评估并采取有效的防护措施,包括加强生活护理并指导患者自我防护,出现头晕、黑矇症状时应立即平卧,防止跌伤;外出检查安排专人陪护,症状严重时要求24h 专人陪护,以免因脑供血不足致跌倒、坠床等不良事件发生。

4.用药观察及护理

患者应用抗血小板聚集药物期间应监测出凝血时间和凝血酶原时间,观察有无鼻出血、牙龈出血、血尿、便血及皮肤黏膜出血点或淤斑等症状,发现异常及时报告医生处理。应用血管活性药物期间应密切监测血压变化,遵医嘱及时根据血压情况调整用药剂量。

(三)心理护理

评估患者的文化水平、心理状态及对介入治疗技术的认知程度;指导患者及其家属了解治疗目的、过程、术中及术后可能出现的意外情况或并发症;消除患者紧张心理,积极配合手术。

（四）术前检查及护理

遵医嘱做好各项术前检查,包括实验室检查(血常规、输血前全套、出凝血时间、肝肾功能、血脂分析等)、心电图、胸片及各项专科检查,指导并告知患者及其家属各项化验检查的意义及注意事项。特殊患者根据病情进行相应的风险因素评估及必要的检查,如心功能、肺功能等。

（五）术前准备及护理

参见本章第一节"颅外颈动脉硬化狭窄性疾病"之"术前护理"。

六、术后护理

（一）病情观察和护理

参见本章第一节"颅外颈动脉硬化狭窄性疾病"之"术后护理"。

（二）并发症的预防和处理

(1)参见本章第一节术后护理"并发症的预防和处理",其中"脑过度灌注综合征"除外。

(2)血栓性脉管炎。颈动脉覆膜支架植入术后,动脉瘤腔内的残余血液可引起血栓性脉管炎,多表现为术后低热,一般不超过 38.5 ℃,血常规示中性粒细胞轻度增高,分类正常。嘱患者多饮水,给予温水擦浴等物理降温,必要时遵医嘱应用糖皮质激素。

七、出院指导

参见本章第一节"颅外颈动脉硬化狭窄性疾病"之"出院指导"。

第三节　锁骨下动脉盗血综合征患者的介入护理

一、疾病定义

锁骨下动脉盗血综合征是指锁骨下动脉或头臂干的椎动脉起始处的近心端有部分或完全的闭塞性损害,由于虹吸作用(盗血)引起患侧椎动脉中的血流逆行,进入患侧锁骨下动脉的远心端,导致椎-基底动脉缺血性发作和患侧上肢缺血的一系列表现。

二、临床表现

（一）症状

1.上肢症状

主要为上肢负重或锻炼时有无力、麻木和疼痛不适。持续的无力、肌肉的失用和血管运动功能的障碍在受累及的上肢很少见。

2.椎-基底动脉供血不足的症状

主要为昏厥、头晕、眩晕、站立不稳以及枕部疼痛,其他椎-基底动脉供血不足的症状也可以见到,如耳鸣和眼震等。

3.颈内动脉供血不足的症状

颈内动脉供血不足的症状少见,但头臂干动脉(无名动脉)狭窄的患者可以发生,也可见于双侧锁骨下动脉远端狭窄的患者。

（二)体征

(1)患侧桡动脉搏动减弱或消失。

(2)健侧与患侧血压差大于 20 mmHg。

(3)患侧锁骨上窝收缩期血管杂音。

(4)Javid test 阳性(即压迫颈总动脉后桡动脉搏动减弱,此试验存在风险,很少实施)。

三、诊断要点

(1)患者出现上述症状和体征。

(2)CTA 或 DSA 显示锁骨下动脉存在不同程度的狭窄。

四、专科护理评估

1.双上肢血压及双侧桡动脉的评估

评估双上肢血压及双侧桡动脉搏动情况。测量时,患者应处于安静状态,血压应以健侧结果为准。根据患者健侧血压波动情况调整降压药。术前不宜将血压控制过低,以免加重脑缺血或上肢缺血的症状。有研究表明,对于锁骨下动脉盗血综合征患者来说,双侧上肢血压差与患者临床症状呈线性相关,因此可做为预测病情严重性的指标。同时术后血压差值的下降也可用以评估动脉狭窄改善与否。

2.其他评估

术前还应了解患者有无其他并发症,如高血压、高血脂、糖尿病和心脏病等;有无饮酒及吸烟史。将各项指标调整到可耐受手术的状态。

五、术前护理

（一)心理护理

向患者及其家属简要介绍介入手术的目的、方式,根据患者和家属的文化程度及需求,可采用口头讲解、书面材料、幻灯、视频、微信公众号等方式。了解患者是否对手术有思想顾虑,协同主管医师共同针对性地予以帮助和解释。鼓励患者树立信心积极配合治疗。

（二)预防跌倒、坠床

锁骨下动脉盗血综合征患者大多存在头晕症状,入院后应立即对患者进行跌倒、坠床的风险评估,并做好宣教。定期对患者进行复评。对高风险患者,悬挂警示标志;对床、轮椅等的轮子注意固定,确保患者安全;卧床时加用护栏保护;离床活动时需要有人陪同;避免穿大小不合适的鞋和衣裤;指导患者使用呼叫器并将呼叫器手柄放于患者易取位置;护士及时回应患者的呼叫,告知患者尽量减少患侧上肢活动,以减少盗血现象的发生。当患者头晕时,确保卧床休息。

六、术后护理

（一)体位与活动

术后需卧床休息 12~24 h,卧床期间注意预防相关并发症。术后或拔管后 12~24 h 后病情允许即可下床活动,如行外科与介入联合手术者推迟下床时间 2~3 d。下床后活动量不宜过大,需循序渐进。

（二）饮食

患者宜进清淡易消化饮食，富含优质蛋白类的食物，如鱼类蛋白有降低高血压和脑卒中发病率的作用，大豆类蛋白虽无明显降血压作用，但可改变血管壁的理化性能而有利于预防此类疾病。

（三）病情观察及护理观察

1. 生命体征

观察支架植入后，狭窄的动脉得以扩张，动脉血运重建，使患者的循环发生了一定的改变，易造成血压、心率的波动，严密监测血压变化非常重要。当支架植入时，压力感受器受到牵连，引起迷走神经张力升高，反射性引起血压降低，降低的血压往往导致脑的灌注压减低，加重脑的缺血、缺氧。因此对于支架植入术的患者，护士应重视低血压的发生，及时有效地处理，防止低血压给患者带来的严重并发症。

2. 出血的观察

术后由于金属支架的植入，患者应进行抗凝治疗。患者应用抗凝药期间，注意有无出血倾向。密切监测出凝血的化验结果，有异常立即通知医生。

3. 高灌注损伤综合征

锁骨下动脉狭窄或闭塞解除后，盗血消失，血液循环恢复正常，血量增加，此时由于脑血管自动调节功能不足，可引起脑过度灌注，导致脑组织水肿和出血。护理中应严密观察神志及瞳孔变化，四肢肌力的变化，当患者出现头痛、血压升高、神志变化及瞳孔异常时，应考虑术后高灌注损伤综合征的可能；当患者出现言语障碍，肢体神经功能缺损，护士应警惕低血压造成新发梗死出现，立即通知医生处理。抗凝药的使用增加了术后高灌注损伤综合征的危险，而术后血压的控制是预防术后高灌注损伤综合征的保护性因素。术后患者的血压应该被控制在脑血管自主调节功能起作用的范围内，一般主张收缩压控制在 130 mmHg 以下。

4. 并发症的观察与护理

（1）支架内血栓：血管内支架植入术的栓子多源于导管表面形成的血栓，其表面易形成血栓，血栓常阻塞手指动脉。因此，患者回病房后应定时检查两侧桡动脉搏动是否一致，检查和比较两侧肢体的颜色、温度是否一致，询问肢体有无疼痛、感觉异常和活动障碍等。

（2）疼痛：锁骨下动脉狭窄所选用的内支架均为球扩式支架，不易移位，弹性好，在正常人体体温时充分膨胀，使狭窄血管开通。患者感觉狭窄部位有不适和疼痛，但疼痛大多较轻微，视觉模拟评分法（VAS 评分法）在 3 分以下，一般不须处理，由于个体差异，对疼痛的阈值不同，可给予有效止痛药。

七、出院指导

（一）饮食指导

出院后患者应进食低盐低脂清淡易消化饮食。患者应当戒烟，因香烟中尼古丁和烟碱长期刺激交感神经而使血管痉挛、收缩压升高，一氧化碳对血红蛋白高度亲和易引起氧缺乏，并促进血小板聚集、增加血液黏滞度，导致脂质代谢改变和动脉硬化。

（二）活动

恢复期应循序渐进地增加肢体的活动量，指导患者做肢体的屈伸、内收、外展、内旋、外旋等动作，且由大关节活动到小关节活动，由被动活动到主动活动，促进肢体功能的恢复，3 个月内避免患肢负重。

(三)血压、脉搏的自我监测

教会患者及其家属测量血压的方法,术后发现患侧肢体血压下降,桡动脉搏动减弱,可能是出现血管再狭窄的主要征象,应及时就诊。支架植入术后可使盗血综合征消失一段时间,但较长时间后又常会复发,原因可能是尽管已行血管扩张及支架植入手术,但此处仍较其上下血管细,流速较快以致压力低造成盗血的出现;另一可能,由于盗血时间较长,健侧血管及交通血管相应扩张,血流量较大,压力较高,血流易向对侧血流量较少、压力较低处流去,但只要患者无明显临床症状可不必特别处理。

(四)用药指导

患者通常需要终身服用小剂量抗凝剂,为使患者能够坚持服用,不仅要告知所服药物的名称、剂量、注意事项等,更重要的是要向患者交代服用药物的目的及重要性,避免间断不规律的用药,以取得患者的理解和合作。教会患者在服药期间如何观察有无牙龈或鼻出血,皮肤有无淤点、淤斑,女患者有无月经量过多等,如出现上述症状要及时到医院就诊,以及时调整用药量。

(五)复诊

术后第 1 个月门诊复诊 1 次,1 年内每 3 个月复诊 1 次,1 年后每 6 个月复诊 1 次。主要检查内容有血小板计数、凝血功能、多普勒超声检查等。

第四节　内脏动脉瘤患者的介入护理

一、疾病定义

内脏动脉瘤(visceral artery aneurysm,VAA)是一组疾病的统称,指腹腔干、肠系膜上、肠系膜下动脉及各自分支处的动脉瘤,发病率低约为 0.1%～2%,其中以脾动脉瘤比例最高,占 60%,其他包括肠系膜上动脉瘤、腹腔干动脉瘤、胃网膜动脉瘤、空肠回肠结肠动脉瘤、胰十二指肠动脉瘤及胃十二指肠动脉瘤等,部分文献将肾动脉瘤也包括在其中。

内脏动脉瘤包括真性动脉瘤、假性动脉瘤和夹层动脉瘤。真性动脉瘤为动脉血管局限扩张,动脉壁组成成分保持完整。假性动脉瘤则为动脉壁破裂,血管壁的延续性消失,瘤体外层结构为纤维组织包裹。动脉夹层为动脉内膜撕裂,血流经破裂口进入和分离血管内膜和血管中层,撕裂的动脉内膜和动脉中层间形成假腔,导致血管真腔受压;血流可经动脉夹层内膜口进入假腔,然后经另一破口返回血管真腔。

二、临床表现

内脏动脉瘤通常无症状。其危险性在于破裂后引起大出血,威胁生命,病死率高达 25%～70%。少数患者出现腹部搏动性肿块,伴有腹部隐痛、腹部触及肿块等。肝动脉瘤压迫胆道可引起黄疸。巨大脾动脉瘤可导致门脉压增高、全血细胞减少等。脾动脉瘤破裂前往往有左上腹或左季肋区疼痛、恶心、呕吐等症状,破裂后有上腹部剧痛及左肩部放射痛、左侧肋缘下压痛、低血压及休克等表现。部分脾动脉瘤以破裂出血为首发症状,很快出现休克、甚至死亡;若破入小网膜囊,可因血块填塞压迫而暂时止血,但可经 Winslow 孔再次破裂进入腹腔。极少数情况下瘤体还可与门静脉系统形成动静脉瘘,引起门静脉高压。

三、诊断要点

以往内脏动脉瘤多因急腹症剖腹探查时发现。早期诊断困难。伴有血管壁钙化者偶可在 X 线检查、CT 检查时发现,或在肠系膜动脉造影时发现。近年来得益于各种影像学技术的发展,提高了诊断率。

1.符合内脏动脉瘤的症状、体征及实验室检查结果

如腹部搏动性肿块、脾大、门脉压增高、腹部闻及杂音及全血细胞减少等。脾动脉瘤导致的全血细胞减少,输血不能改善。

2.影像检查证据

影像检查证据包括腹部 X 线片、多普勒超声、磁共振成像(MRI)、CT 扫描和动脉造影等。其中动脉造影可确切了解动脉瘤的位置、大小、范围及其与邻近器官的关系,是诊断内脏动脉瘤的最可靠方法,同时为选择治疗方案提供依据。

四、专科护理评估

1.生命体征

监测体温、脉搏、血压、呼吸。尤其是破裂动脉瘤和有高危破裂因素存在的动脉瘤,要密切监测生命体征,尤其是血压和脉搏变化,有异常及时汇报医生。

2.专科观察项目

重视患者主诉,了解有无腹痛和其他不适,有无感染症状。监测腹部血管杂音和双侧足背动脉搏动。监测可能存在的基础病变的症状和体征。

3.其他评估

了解日常生活习惯、不良嗜好,尤其吸烟、饮酒、饮食习惯和运动情况。了解肾脏、心脏等重要脏器功能和高血压病、糖尿病、慢性肾脏疾病、甲状腺疾病等相关疾病史。询问是否有对比剂过敏史。

五、术前护理

(一)一般护理

1.根据个体情况进行饮食、运动指导和日常生活习惯及疾病管理知识指导

采用平衡膳食,鼓励患者进食富含维生素和膳食纤维的食物,忌食辛辣、刺激性食物;严格戒烟酒。保持大便通畅,避免用力大便,以免因腹腔压力增高导致动脉瘤破裂。

2.重视心理护理,保持情绪平稳

了解患者对疾病的认知和心理反应,针对性地予以疏导,帮助患者建立积极乐观的治疗心态,保持积极稳定的情绪,减轻焦虑、恐惧及预感性悲哀等负性情绪。保持情绪平稳,避免过度激动。

3.创造安静、整洁、舒适的休息和睡眠环境

保证充足的睡眠。

(二)术前检查护理

遵医嘱完善实验室检查、心电图、胸片及各项专科检查,并告知患者及其家属各项检查化验的意义和注意事项,指导患者配合检查。老年患者遵医嘱进行心、肺功能检查。

(三)术前准备

(1)完善各项常规检查,如凝血功能检查和肾功能检查等,根据是否有慢性病、血容量不足等评估对比剂肾病的风险,并遵医嘱给予处理。

(2)检查拟手术入路区域皮肤有无瘢痕、感染等,术前一般不须常规备皮,若穿刺点毛发较多,在手术当天使用电动剃毛刀或脱毛膏备皮,避免使用剃须刀,防止剃须刀损伤皮肤而增加感染机会。触摸标记双侧足背动脉及上肢桡动脉搏动最明显处,以便术后对比。有异常情况及时报告主管医师。

(3)入室前准备:嘱患者术日晨取下活动义齿、眼镜、发卡、手表、首饰等交由家属妥善保管,更换干净手术服,入介入手术室前排空膀胱。

六、术后护理

(一)严密监测生命体征,保持血压稳定

维持术后血压稳定非常重要,血压过高或大幅度波动可导致脑出血等严重并发症,而较低水平的血压会导致重要器官的灌注不足和支架部位血栓形成。术后遵医嘱进行血压监测,一般术后每 30 min 测血压,2 h 后根据病情改为每小时测量,12 h 后改为每 2 h 测量,血压平稳控制在正常范围后停止血压监测。血压超过 $150\sim160/90\sim100$ mmHg 时汇报医生,使用降压药物治疗,将血压逐渐降至 140/90 mmHg 左右。术后监测体温,如有发热要及时查找原因并处理。

(二)饮食

一般术后无不适即可进食水。全麻患者术后完全清醒、生命体征平稳、无胃肠道反应者可试饮水,无呛咳的情况下可进食。因病情需禁食禁饮者除外。

(三)并发症的观察和护理

栓塞脏器缺血,如栓塞脾动脉后的脾梗死或部分脾梗死、栓塞肝动脉后的肝脏缺血及栓塞肠系膜动脉后的肠道缺血等。其原因可能是导管插入深度不够、选择性不强或注射压力过大栓塞剂反流导致栓塞肝、胰腺或胃肠道等脏器以及栓塞不确切引起的瘤体进一步扩大、弹簧圈移位造成的异位栓塞、瘤体破裂等。术中动脉瘤显影和精细操作可有效避免此类并发症发生。由于内脏血液供应来源广,且有丰富的侧支循环,缺血的发生率低,但仍需提防脏器缺血的风险。栓塞术后应密切观察患者生命体征和腹部体征的变化,并定期进行动脉瘤的影像学检查,如有出血迹象或动脉瘤持续增大,则需进一步处理。

七、出院指导

(一)一般指导

嘱患者保持良好、愉悦的情绪,避免精神刺激和过度紧张。工作生活规律,进行适度的有氧运动。进食富含膳食纤维、水溶性维生素、低脂肪、低胆固醇、低盐饮食。

(二)用药指导

遵医嘱服用药物,了解药物名称、作用、用法、剂量、不良反应及观察等。

(三)复诊

要求出院后1~2个月门诊复查。出现腹痛、恶心、呕吐及其他急性不适时及时就诊。

第五节　急性肠系膜上动脉栓塞患者的介入护理

一、疾病定义

急性肠系膜上动脉栓塞是指栓子进入肠系膜上动脉,发生急性动脉血管栓塞,使肠系膜上动脉血供突然减少或消失,导致肠管急性缺血坏死。此病起病急骤,病情凶险,预后差。多因肠管大面积坏死而引起败血症,中毒性休克,多器官功能衰竭而死亡。

二、专科护理评估

1.腹部体征评估

评估患者有无腹痛,及腹痛的部位、性质、时间与疼痛程度,有无腹膜炎表现。

2.胃肠道评估

观察患者有无恶心、呕吐、黑便等情况,呕吐早期主要为肠痉挛所致,为胃内容物;若呕吐物为咖啡渣样,则提示进展至肠管坏死渗出。血便多为柏油色或暗红色,若持续出现则为肠管坏死开始的表现。

三、术前护理

(一)心理护理

由于起病急,伴有剧烈腹痛,病情复杂凶险,病死率高,且需急诊手术,患者及其家属担心手术后的效果、并发症等,会产生焦虑、恐惧心理。向患者及其家属简要介绍介入手术的目的、方式,根据患者和家属的文化程度及需求,可采用口头讲解、书面材料、幻灯、视频、微信公众号等方式。了解患者是否对手术有思想顾虑,协同主管医师共同针对性地予以帮助和解释。

(二)病情观察

急性肠系膜上动脉栓塞具有发病急,病情进展迅速,症状体征不典型,误诊率、病死率高等特点。因此,早期诊断非常重要。护士应密切观察病情变化,详细询问病史,注意临床表现,观察患者腹部体征、腹痛特点。该病所致的腹痛程度剧烈,进展快。早期呈局限性、间隙性,而腹肌紧张、反跳痛不如细菌或化学性腹膜炎严重,阳性体征不明显。也有的患者随着肠管坏死反而感觉腹痛甚至绞痛减轻或消失。因此,腹部体征与疼痛的剧烈程度不成比例,是本病早期表现的特点。晚期可出现持续性腹痛,肠鸣音减弱,可能出现大面积肠坏死,应立即通知医生,必要时转入外科行开腹探查。

(三)术前准备

1.超声

超声检查为诊断肠系膜血管病的一种经济、简单、无创的检查方法,可以显示受累动脉的血栓或血流缺损,腹腔内游离液体、肠壁增厚同时,如发现腹腔内游离液体,可以在超声引导下行腹腔穿刺术。

2.CT

螺旋 CT 是诊断急性肠系膜缺血的快捷、正确的影像学检查方法之一,其增强扫描动脉期图像可直接显示肠系膜动脉内充盈缺损,此外,还包括肠腔扩张积液、肠壁增厚、腹腔积液等间接征象。

3.DSA

动脉造影仍是诊断缺血性肠病的金标准,可以提供病变部位、程度及侧支循环情况,并可进行治疗。但其可能存在假阳性、造影剂的肾脏毒性。因此要严格掌握时机,指征须个体化,适于只有不明原因腹痛、而无腹膜炎体征患者。

四、术后护理

(一)体位与活动

术后需卧床休息 12～24 h,卧床期间注意预防相关并发症。术后或拔管后 12～24 h 后病情允许即可下床活动,如行外科与介入联合手术者推迟下床时间 2～3 d。下床后活动量不宜过大,需循序渐进。留置溶栓导管者,给予平卧位,床头抬起应低于 30°,穿刺侧下肢制动,另一侧肢体可弯曲活动。

(二)营养支持

由于疾病原因,患者术前相当一段时间不能正常进食,而且个体差异也很大,需要护士因人而异进行饮食指导。术前腹痛与进食无关的患者,术后即可进软食。一般术后 12～24 h 禁食水或进流质饮食,2～4 d 进半流质饮食,且少量多餐,进食量逐渐增加,术后 2 周开始进软食。腹泻者给予完全肠道外营养,待腹泻减轻后,逐渐过渡至软食。

(三)抗凝治疗的护理

患者术后合理应用抗凝溶栓药物至关重要,能有效降低术后复发率和病死率。患者常规应用低分子肝素钙注射液 0.4 mL 腹壁皮下注射,每日两次。同时注意有无出血倾向,如溶栓导管敷料处有无渗血,一般术后 3～4 d 易发生,有无皮肤黏膜、牙龈等出血,有无血尿、黑便、脑出血等,加强凝血功能的监测。

(四)腹部体征观察

术后患者如出现腹痛,原因可能有肠管痉挛、肠坏死。因此,应观察疼痛的部位、性质及持续时间,有无恶心、呕吐等伴随症状。观察大便的次数、量、颜色及性状。观察肠鸣音的次数。如腹痛由阵发性转为持续性,剧烈难忍,血便伴肠鸣音减弱或消失,出现急腹症症状,可考虑肠坏死可能。排除肠坏死,待腹痛性质确定后,可根据疼痛规范化治疗方法酌情给予镇痛药,使患者处于无痛状态。

(五)胃肠减压的护理

留置胃肠减压的患者,应保持胃肠减压管通畅,妥善固定在相应位置,观察胃液的量、性质、颜色,注意有无应激性溃疡的发生。护士应告知患者带管的注意事项,嘱其勿牵拉,防止脱落,更换引流袋时严格无菌操,预防逆行感染。

(六)感染的护理

患者因肠管广泛缺血、坏死、导管损伤等使机体抵抗力降低,因此预防感染极为重要。遵医嘱给予足量、有效的抗生素;密切观察体温变化,出现高热及时给予降温处理,一般低于38.5 ℃可不予处理,38.5℃～39 ℃可给予物理降温,如温水擦浴等。高于 39 ℃可酌情给予药物降温。

(七)防止电解质和酸碱失衡

患者由于肠管缺血、感染、呕吐、小肠功能紊乱等因素,常易引起电解质紊乱和酸碱失衡,尤其是血清钾离子更不稳定。应积极给予补液,并严格遵守定量、定时、定性原则。准确记录出入水量。低钾患者应保证尿量达 40 mL/h 后开始补钾。提醒医生不定期进行电解质、二氧化碳结合力、尿素氮等检查。

五、出院指导

(1)出院后应注意饮食,2 个月内鼓励患者少量多餐饮食,进食量逐渐增加,不宜过饱,以免增加肠道负担。低脂肪摄入,减少血栓再形成的机会。

(2)出院后仍需注意排便情况及腹部感觉。随着活动量逐渐增加,观察体质量是否增加。

(3)支架植入的患者,口服华法林或利伐沙班每日 1 次,至少连用半年。口服华法林应定期监测凝血指标,使 INR(国际标准化比值)延长至 2.0～3.0。用药期间注意有无鼻出血、齿龈出血、血尿等情况发生。半年后改用阿司匹林 50～100 mg 口服,每日 1 次,终生服用,不用监测凝血指标。

(4)建议在出院后 3 个月、6 个月、1 年来院复查肠系膜动脉血流情况。

第六节　肾动脉狭窄患者的介入护理

一、疾病定义

肾动脉狭窄(renal arterial stenosis,RAS)是各种原因引起的单侧或双侧肾动脉主干或分支狭窄。其病因复杂,包括动脉粥样硬化、纤维肌性动脉壁发育异常及大动脉炎等。肾动脉硬化性狭窄是全身性疾病的一部分,主要侵犯肾动脉开口处,或由腹主动脉硬化延伸至肾动脉。

二、专科护理评估

1.生命体征

尤其是血压,如有异常或双上肢、上下肢血压差异超过正常范围及时报告医师,指导进一步检查治疗。

2.症状体征观察

了解患者是否有头痛、头晕及其他不适,如恶心、呕吐、视物模糊、心悸等症状。听诊腹部是否有血管杂音。

3.用药评估

使用降压药物、抗血小板聚集药物、抗凝药物等期间应密切关注血压变化和凝血功能,观察有无出血倾向,如有无牙龈出血、血尿、便血及皮肤出血点,有无神志改变及生命体征的变化等。

4.对比剂肾病的危险性评估

确定对比剂肾病的危险分级和干预措施。评估患者肾功能的情况,密切观察患者的血尿素、肌酐值。了解既往史,如有无慢性肾脏疾病史等,有无食物、药物过敏史,了解日常生活习惯如饮食运动情况;了解有无对比剂使用和对比剂过敏史。根据评估情况进行健康指导和对比剂肾病的危险性评估,指导术前水化治疗。评估患者是否存在受伤的危险,预防跌倒、坠床等。

5.分期分级

和管床医师共同确定患者高血压分期分级。

6.监测

监测腹部体征变化和高血压危象。

7.检查

股动脉和足背动脉搏动,了解有无搏动减弱或消失。

三、术前护理

(一)一般护理

1.根据评估情况进行饮食、运动指导和日常生活习惯、疾病管理指导

低盐、低脂饮食为宜,鼓励患者多吃富含水溶性维生素和膳食纤维的食物,如新鲜蔬菜、水果、粗粮等,鼓励患者多饮水,忌食辛辣、刺激及胆固醇高的食物,禁止吸烟。保持大便通畅,避免用力大便,防止血压进一步升高。

2.注意休息

转头、变换体位等动作宜缓慢,预防脑供血不足、体位性低血压等,严格防范跌倒、坠床等。有高血压危象患者严格卧床休息。

3.保持情绪平稳

了解患者疾病知识掌握情况和对疾病的心理反应,予以针对性心理疏导,帮助患者建立积极乐观的治疗心态,保持积极稳定的情绪,减轻负性情绪。避免环境中的不良刺激,避免情绪过度激动。

4.创造安静、整洁、舒适的休息和睡眠环境

保证充足的睡眠。

(二)术前检查护理

遵医嘱完善实验室检查、心电图、胸片及各项专科检查,并告知患者及其家属各项检查化验的意义和注意事项,指导患者配合检查。老年患者遵医嘱进行心、肺功能检查。

(三)术前准备

(1)完善各项常规检查,包括凝血功能检查和肾功能检查等,排除手术禁忌证。

(2)术日清晨遵医嘱口服负荷量双联抗血小板药物,如氯吡格雷、阿司匹林等。术前一周内已常规剂量使用上述两类药物者不必给予负荷量。

(3)遵医嘱术前使用镇静、镇痛药物。

(4)糖尿病患者,使空腹血糖稳定在 8.0 mmol/L 以下,餐后 2 h 血糖控制在 10.0 mmol/L 以下。高血压患者,控制血压在 140/90 mmHg 以下。

四、术后护理

(一)严密监测生命体征

遵医嘱监测心电、血压、血氧饱和度等至正常范围。肾动脉球囊扩张和(或)支架植入术后,狭窄的动脉得以扩张,动脉血运重建,血压会明显改变,因此,术后低血压是常见而危险的并发症。

严密监测血压变化是术后护理的重点。术后每 30 min 测血压,一般 2 h 后根据病情改为每小时测量,12 h 后改为每 2 h 测量。注意患者血压降低后有无头昏、恶心等症状,嘱有上述症状的患者卧床休息,勿剧烈活动。

(二)饮食

一般术后无不适即可进食水。全麻患者术后完全清醒、生命体征平稳、无胃肠道反应者可试饮水,无呛咳的情况下可进食。因病情需禁食禁饮者除外。

(三)并发症的观察和处理

1.急性低血压

急性低血压是术后常见而极危险的并发症,常由血容量不足导致。如血压下降至正常值以下,或高血压患者血压下降速度过快,要加快补液速度或遵医嘱应用升压药。

2.肾动脉夹层

肾动脉内膜损伤可导致肾动脉夹层形成。

术后要密切观察肾功能和尿量,严格控制血压,同时观察患者有无血压骤降,腰背部疼痛等现象,预防夹层破裂。

3.其他并发症

其他并发症如肾动脉穿孔或破裂、肾动脉分支末端穿破、肾包膜下出血、肾衰竭、异位栓塞、肾动脉闭塞、夹层或肾动脉瘤、肾动脉主干破裂、肾动脉分支破裂、再狭窄、肾动脉血栓形成等,发生率较低,但一旦发生,后果均较严重,须认真观察患者生命体征和局部表现,观察尿的情况,重视患者主诉,发现异常及时处理。

五、出院指导

(一)一般指导

(1)嘱患者保持良好的、愉悦的情绪,避免精神刺激和过度紧张。工作生活规律,适度有氧运动。

(2)进食富含膳食纤维、水溶性维生素、低脂肪、低胆固醇、低盐饮食。根据肾功能状况调整蛋白质和磷的摄入。

(3)告知患者戒烟、戒酒,饮食要清淡,注意劳逸结合,预防感染。

(4)指导患者及其家属学会测量血压并记录。

(二)用药指导

告知患者肾动脉支架植入术后有肾动脉再狭窄或闭塞的可能,应口服氯吡格雷 75 mg/d、至少 3 个月,阿司匹林 100 mg/d、3~6 个月。遵医嘱进行严格、长期的抗凝治疗,密切观察有无自发性出血情况,如皮下出血点、淤斑、牙龈出血等。需要定期检测出凝血时间和血清肌酐变化。

(三)复诊要求

出院后 1～2 个月门诊复查。期间出现血压过高或过低、牙龈出血、皮下出血、血尿、腰痛等不适时及时就诊。

第七节　下肢动脉硬化闭塞症患者的介入护理

一、疾病定义

下肢动脉硬化闭塞症(ASO)指由于动脉硬化造成的下肢供血动脉内膜增厚、管腔狭窄或闭塞,病变肢体血液供应不足,引起下肢间歇性跛行、皮温降低、疼痛、甚至发生溃疡或坏死等临床表现的慢性进展性疾病,常为全身性动脉硬化血管病变在下肢动脉的表现。

二、专科护理评估

1. 一般状况

按一般入院护理常规评估患者的基本资料、身体状况、吸烟史、既往史和现病史等,以及疾病治疗现状。

2. 生命体征

监测体温,结合患肢情况和血白细胞等化验,评估是否有感染的存在;监测血压,结合病史以便遵医嘱合理应用降压药物。

3. 患肢缺血症状和体征

评估双下肢皮温、色泽、干湿度、有无麻木等异常感觉,足背动脉、胫后动脉、腘动脉、股动脉搏动情况并标记(如可在搏动最明显处画〇,如未扪及则画×),有无溃疡、坏疽和感染。如有疼痛,选用合适的量表工具进行疼痛综合评估,包括疼痛部位、类型、性质、程度、持续时间等。评估患者症状的临床分期,以便协助医师诊疗。

4. 专科用药评估

评估患者既往有无抗血小板聚集药物及溶栓药物用药史,如有,应准确了解服用的药物名称、剂量,评估患者是否规律服药,并需重点关注凝血功能和血小板功能,询问、观察有无出血倾向,如牙龈有无出血,有无血尿、便血及皮肤有无出血点、淤斑、意识状态等。

三、术前护理

(一)一般护理

以低盐、低脂、高蛋白、高维生素、高纤维素的饮食为宜,如蔬菜、水果、禽类、鱼类、豆类、奶制品等;严格禁烟,限制饮酒,不宜饮浓茶。术前以卧床休息为主,宜取头高足低位,促进血液灌流至下肢。严禁翘二郎腿,防止血管受压,阻碍血流。

(二)病情观察及对症护理

1. 参见本节"专科护理评估"部分

根据评估情况进行针对性的健康指导。

2.疼痛管理

向患者讲解患肢疼痛的原因,正确护理患肢,病情允许下床者适当散步活动,以促进血液循环,运动量以感到疼痛为度。遵医嘱使用改善微循环及解痉、止痛药物。利用疼痛评定量表进行疼痛评估,当疼痛影响睡眠时,根据评估结果遵医嘱使用药物镇痛。观察药物疗效,同时配合非药物方法,如播放舒缓的音乐,转移注意力,尤其是夜间静息痛明显的时候可以指导患者放松疗法、冥想等。

3.患肢护理

(1)患肢保护:患肢保暖,修剪趾甲,室温维持在 25 ℃~28 ℃,选择宽松合体的棉质裤子和袜子,不要过紧或过松,并用被子盖好患肢保暖。保持足部清洁和干燥,注意保持患肢皮肤的完整性。皮肤瘙痒时,避免用手抓痒,以免造成开放性伤口或继发感染。穿大小合适的平底鞋,穿鞋前检查鞋内有无异物,切勿赤足行走,避免外伤。对于下肢溃疡或坏疽严重的患者,可以给予支被架,在确保肢体保暖的同时减少被子对伤口覆盖带来的刺激,同时消除寒冷对血管所造成的刺激性痉挛,促进血液循环,减轻患肢疼痛;避免热敷理疗(如使用热水袋、热水泡脚等),以免增加组织需氧量,加重肢体病变程度,并防烫伤。洗脚水温宜和正常体温相近,以35 ℃~37 ℃为宜。

(2)适当活动:鼓励患者在病情允许的情况下每天步行,适当功能锻炼,以疼痛的出现作为活动量的指标。遵医嘱指导患者进行 Buerger 运动。

(3)创面或溃疡的处理:创面及时换药,并遵医嘱应用抗生素;如有皮肤溃疡或坏死,保持溃疡部位清洁、避免受压及刺激。

必要时遵医嘱用 1:5 000 的高锰酸钾溶液浸泡伤口,每日2次,每次 20 min,或请伤口造口专家处理。

4.禁烟

因烟中尼古丁可使动脉血与氧的结合力降低,血液黏滞度增加,血流缓慢,致使肢体缺血,疼痛加重,同时烟碱还能间接导致血管痉挛,促使病情发展。故对于吸烟患者,讲解吸烟的危害,劝其务必戒烟。

(三)术前检查护理

遵医嘱完善术前常规实验室检查、心电图、胸片及各项专科检查,并指导告知患者及其家属各项检查化验的意义和注意事项。老年患者必要时进行心功能、肺功能等检查。糖尿病患者,使空腹血糖稳定在 7.0 mmol/L 以下,餐后 2 h 血糖控制在 10.0 mmol/L 以下。高血压患者,控制血压在 140/90 mmHg 以下。

(四)术前准备

入室前准备嘱患者术日晨取下活动义齿、眼镜、发卡、手表、首饰等交由家属妥善保管,更换干净手术服,入介入手术室前排空膀胱。严格禁烟。

四、术后护理

(一)体位与活动

术后需卧床休息 12~24 h,卧床期间注意预防相关并发症。术后或拔管后 12~24 h 后病情允许即可下床活动,如行外科与介入联合手术者推迟下床时间 2~3 d。下床后活动量不宜过大,需循序渐进。

（二）饮食

一般术后无不适即可进食水。全麻患者术后完全清醒、生命体征平稳、无胃肠道反应者可试饮水，无呛咳的情况下可进食。因病情需禁食禁饮者除外。

（三）并发症的观察和护理

1. 再灌注损伤

闭塞动脉血流再通后，血流恢复，引起一系列不耐受正常血流供应的症状。表现为局部皮肤呈现紫红色，皮温高，局部肿胀，以小腿和足部为明显，患肢较术前更为疼痛。一般数周至数月自行缓解，严重者会形成骨筋膜室综合征，并损害心肺肾功能。护理应严密观察术肢血运情况、小腿或足部有无缺血坏死征象，少尿、胸闷等情况，及时报告医师。肿胀部位且皮肤完好处可给予硫酸镁湿敷，每日 3 次，疼痛难忍者遵医嘱给予止痛剂。一般 5～7 d 肿胀消退、疼痛减轻。

2. 心脑血管意外

高龄、血糖增高、高血压、多支血管病变是其高危因素。有研究表明，下肢动脉疾病的存在可使冠状动脉疾病和脑血管疾病的发生率高 2 倍，高龄、高血压患者溶栓时尤为注意。严密观察神志、瞳孔、生命体征、四肢肌力、言语、尿量等变化，有无心前区或胸背部疼痛、呼吸困难等。出现异常，及时报告医师。

3. 压疮

因患者本身存在下肢动脉供血不足的因素，如长期卧床不更换体位或因置管溶栓致活动受限，则易引起压疮。需重点查看骶尾部、足踝、足跟等部位皮肤状况，注意指导和协助患者变换体位，防止同一部位持续受压，可预防性使用压疮减压贴。

五、出院指导

1. 饮食同术前。

2. 患肢自我管理

若有支架植入，根据支架部位，避免过度弯曲患肢。其余同术前患肢护理。

3. 用药指导

遵医嘱按时按量服用抗血小板聚集、降血糖、降血压、调理血脂等药物，每 1～2 周复查凝血功能。

4. 复诊

术后 1、3、6、12 个月分别到门诊复查 ABI 和彩超，以了解血管通畅情况。若好转的患肢又出现皮温发凉、感觉异常、间歇性跛行、疼痛加重、原有症状加重，或全身出现感染症状，应及时到医院就诊。

第十四章 手术室护理

第一节 手术室术前护理

手术前期护理是指从患者决定接受手术治疗到将患者安置在手术台上为止。手术室护理在手术前期护理中主要实施的是术前访视、术前接待、术前安全核查工作。

一、术前访视

（一）术前访视的目的

（1）缓解患者术前的恐惧紧张心理，介绍手术、麻醉及护理有关信息，提高患者对手术的应激能力，增强对手术的信心。

（2）通过术前访视，护士可掌握基本情况和特殊要求，制订围手术期护理计划，以便在围手术期实施正确的护理。

（3）通过访视，激励护士对护理工作的研究、思考和探索，提高护理人员的业务水平。

（二）访视时间

术前日下午，时间 10~20 min。

（三）术前访视内容

（1）全身情况的评估：包括生命体征、身高、体质量、营养状况、皮肤完整性、血管情况、肝肾功能，有无运动障碍、过敏史，体内有无金属移植物等。

（2）既往病史。

（3）现病史。

（4）温馨提示

1）请您在术前禁饮禁食，具体时间咨询您的责任护士和管床医生。

2）请您将手术中需要的 X 线片、MRI 和药品于手术日晨准备好带入手术室。

3）请勿将您的贵重物品如首饰、现金、手机等带入手术室。

4）请您在手术日更换好病员服，取出口腔内活动性义齿，排净大、小便，不化妆进入手术室，如果涂有指甲油，请去除。

（四）术前访视要求

（1）巡回护士进行术前访视工作，与患者交谈必须使用普通话，采用通俗易懂的语言，避免使用方言。

（2）避免在患者吃饭和休息的时间段进行访视，时间不能过长，以免影响患者休息。

（3）访视时必须穿工作服，对患者提出的问题耐心解答，有关病情性质问题，避免回答，请患者直接与手术医生沟通。

（五）急诊患者术前访视

急诊手术的术前访视可通过电话了解患者的基本情况，对于直接从门诊转运的危重急救手术,如肝脾破裂、异位妊娠等大出血休克的患者,与护送的医生或家属进行沟通。

二、术前接患者进入手术室

接手术患者的具体流程如下。

(1)首台患者手术当天 7:30,服务中心人员或手术室护士到病房接手术患者。

(2)核对患者的基本信息:姓名、性别、年龄、床号、住院号、手术诊断、手术名称、手术部位、手术标识、麻醉方式、血型、过敏史、手术同意书、麻醉同意书等。

(3)特殊患者,如昏迷、精神病、聋哑、婴幼儿,严格与家属核对。

(4)检查患者相关事宜,如嘱患者取下义齿、眼镜、手表、项链等物品,携带病历、药品、手术相关资料(X 线片、CT、MRI)和物品,并登记数量,与病房护士签字。

(5)安全移置患者到手术推床上,保护患者的隐私,注意保暖,拉上床档。在接送途中,观察患者,注意安全。特殊患者,请管床医师陪同护送。

(6)手术患者集中到手术室护士站,专人看护。

三、术前再次核查

(一)核查内容

(1)基本信息:姓名、性别、年龄、床号、住院号、手术诊断、手术名称。

(2)手术方式确认。

(3)手术部位与标识正确。

(4)手术知情同意书。

(5)麻醉知情同意书。

(6)麻醉及手术仪器状态。

(7)皮肤是否完整。

(8)术野皮肤准备情况。

(9)患者是否有过敏史。

(10)术前备血情况。

(11)抗菌药物皮试结果。

(12)其他,如假体、体内植入物、影像学资料。

(二)核查人员

手术医生、麻醉医师、巡回护士。

第二节　手术室术中护理

手术中护理是从患者安置在手术台准备手术到手术结束转到恢复室。器械护士和巡回护士分别担任着不同的角色,实施的是全期护理概念。也就是手术室护理人员运用所学的知识与技能,针对手术患者存在的健康问题和需要,提供患者在手术前、中、后期的各项专业及持续性护理活动。

一、手术中护理目的

(1)减轻患者焦虑、恐惧感。

(2)保障手术顺利进行。

(3)提供手术过程中需要的物品。

(4)减少因手术发生周围神经血管功能障碍等并发症。

(5)降低手术后伤口感染率。

二、手术中护理内容

(一)术前物品准备

根据手术需要,配齐术中所需一切用物;检查手术仪器设备,功能保持良好备用状态,调节好手术间合适温、湿度。

(二)静脉输液通道护理

(1)检查和选择液体,如 5％葡萄糖、复方氯化钠注射液、钠钾镁钙葡萄糖注射液等。

(2)选择穿刺的部位,选近心脏血管。根据手术的风险,选择穿刺针的型号。

(3)标示静脉通道,建立 2 条及以上的通道或动静脉均穿刺患者,如器官移植、心脏手术、急、危重患者抢救,必须每条通道上做标记,以免发生静脉与动脉管道混淆。

(4)控制输液速度,特别是小儿和老年患者,尽量选择输液泵控制。

(5)使用特殊药物,如硝普钠,选择避光输液设施。

(6)保持输液通畅,观察输液反应,准确记录输入量。

(三)麻醉诱导期护理配合

(1)麻醉诱导前,准备好中心吸引器和抢救药品,保持室内安静。

(2)巡回护士专人守候患者,协助麻醉医师实施气管插管。

(3)注意观察推药使用的静脉通道是否通畅、有无药液渗漏。

(4)密切观察手术患者的生命体征,直至气管套管固定,接上呼吸机。

(5)出现麻醉意外情况,协助麻醉医师进行抢救工作。

(四)术中体位护理

1.手术体位摆放原则

(1)以患者舒适、安全为主,防止肢体受压。

(2)要充分暴露手术野,便于手术者操作。

(3)保持患者正常的呼吸、循环功能。

(4)体位稳定性好,防止体位术中移动。

(5)避免发生各种手术体位并发症。

(6)远端关节高于近端关节。

2.手术体位护理要点

(1)仰卧位:手术患者仰卧位时,枕部、骶尾部、双足跟等受压部位实施防压疮措施。双手外展角度≤90°,防止损伤臂丛神经和腋神经。

(2)侧卧位:患者侧卧位时,避免下侧肢体受压,肩部和腋窝腾空,脊柱在一水平线上。

(3)俯卧位:患者俯卧位时,防止眼睛、足部、女患者胸部及男患者外生殖器受压,胸腹部尽量腾空,避免胸腹腔压力过高导致手术野出血,影响患者循环和呼吸。

(4)截石位:托住患者小腿及膝部,避免肢体质量力压迫腘窝处神经与血管,防止损伤腓总神经。

(5)坐位:双下肢用弹性绷带包裹,防止下肢血液滞留。坐位调节好后,严禁随意调动手术床控制面板,防止撕拉伤。

(五)严格执行手术中查对制度,防止异物残留体腔内

(1)器械护士提前15～20 min洗手,仔细检查器械包内物品的数量、性能和完整性。

(2)进入患者体腔内的物品,必须具有显影功能,严禁使用不显影的物品。

(3)按照手术器械清点规范与巡回护士对点,严格执行手术前、关闭体腔前、关闭体腔后3次清点,并准确记录。

(4)器械护士集中精力观察手术进展,熟悉器械和物品去向。

(5)术中添加的物品,必须由巡回护士完成和记录。

(6)关闭体腔前后,器械数目正确无误,方可逐层关腔。

(7)体腔内填塞止血敷料,记录在手术护理记录单上,取出时应与记录单上数目核对,准确无误后双方签字。

(六)严格无菌操作原则

(1)手术衣腰以上,肩以下,腋中线以前,袖口至肘部视为无菌区。

(2)戴好手套后双手不可下垂至腰部以下,应双手内收紧靠体侧。

(3)手术器械台上视为无菌,器械台边缘以下视为有菌,但周围人员不可触及。

(4)无菌操作时手术人员应面向无菌区,交换位置时须背对背走。

(5)禁止在手术人员背后传递器械,巡回护士操作时不可跨越无菌区。

(6)手术过程中避免交谈,以免飞沫通过口罩传播细菌。

(7)限制参观人数(2人),以减少污染的机会。参观者应远离手术者>33 cm距离。不得随意在手术室互窜手术间。

(8)手术安排原则:先做无菌手术,后做污染手术。连台手术间层流自净30 min。

(七)术中控温技术

1.体表升温毯

使用控温毯或升温毯设备,在核心体温监测下,根据患者体温状态,及时、动态调节仪器参数。

2.室温的调节

常规手术在术前和术后,室温可调节在23 ℃～25 ℃,儿童和老人适度调高;术中在保障患者体温稳定,达到手术方式需求前提下,室温可调节在20 ℃～22 ℃;需要低温的大血管手术,室温可调节在18 ℃～20 ℃。

3.输液和输血加温装置的应用

大输液温度可适度加温至37 ℃,使用输血加温装置,参数设置在37 ℃。

4.手术野冲洗液温度控制

需要升温手术,手术野冲洗液温度可适度加温至37 ℃～40 ℃,需要低温(降温)手术,手术野冲洗液温度可适度降至0 ℃～4 ℃。

5.水循环控温毯

需要升温手术,控温毯温度可适度加温至 42 ℃～47 ℃,需要低温(降温)手术,控温毯温度可适度降至 0 ℃～4 ℃。

6.头部冰帽的使用

冰帽常规使用于大血管、停循环手术患者,冰帽温度可根据患者需要进行参数设定,常规使用的温度在 0 ℃～4 ℃。

(八)术中输血管理

(1)取回的血制品须在 4 h 内尽快输用,血小板属于常温保存,应在取血 30 min 内输注,不得自行贮血。输血前将血液轻轻摇匀,避免剧烈振荡。血液内不得加入其他药物,如需稀释只能用静脉注射生理盐水。

(2)输血前后用静脉注射生理盐水冲洗输血管道。连续输用不同供血者的血液时,前一袋血液输完后,用 0.9%氯化钠注射液冲洗输血器,再接下一袋血继续输注。

(3)输血过程中严密观察受血者有无输血不良反应,如出现异常情况应及时处理。

1)减慢或停止输血,用 0.9%氯化钠注射液维护静脉通路。

2)立即通知值班的本院医师和血库值班人员,及时检查、治疗和抢救,并查找原因,做好记录。

(4)疑为溶血性或细菌污染性输血反应,应立即停止输血,用 0.9%氯化钠注射液维护静脉通路,及时汇报上级医师,在积极配合治疗抢救的同时:

1)核对用血申请单、血袋标签、交叉配血试验结果记录。

2)核对受血者及供血者 ABO 血型、Rh(D)血型、不规则抗体筛选及交叉配血试验。

3)遵医嘱抽取患者血液加肝素抗凝剂,分离血浆,观察血浆颜色,测定血浆游离血红蛋白含量。

4)遵医嘱抽取患者血液检测血清胆红素含量、血浆游离血红蛋白含量、血浆结合珠蛋白测定、直接抗人球蛋白试验并检测相关抗体效价,如发现特殊抗体,应进行进一步鉴定。

5)如怀疑细菌污染性输血反应,抽取血袋中血液做细菌菌种检测。

6)遵医嘱尽早检测血常规、尿常规及尿血红蛋白。

7)必要时,溶血反应发生后 5～7 h 遵医嘱测血清胆红素含量。

(5)取血和输血前后,严格执行三查八对 2 人核对制度。

(九)术中临时医嘱处理

(1)在抢救患者执行口头医嘱时,巡回护士重复一遍,同另一人核对药名、浓度、剂量后,方可执行。

(2)用药后,保留空瓶,以备核对,手术结束核对后再丢弃。

(3)执行医嘱完毕后,应在病历医嘱栏内做好记录,同时告知麻醉医生记录于麻醉记录单上。术毕,提醒医生补医嘱。

(4)术中需要的计划用药如缩宫素、抗生素(抗生素必须看皮试结果)、肝素等,必须有临时医嘱,方能执行。执行后,签字。

(十)手术中标本管理

1.术中快速冷冻切片

(1)手术切下标本组织交给巡回护士。

(2)巡回护士将标本装入标本袋,粘贴患者基本信息标本签,与手术医生确定标本名称。

(3)巡回护士核对标本,给家属看标本后,交专人送往病理科。

(4)巡回护士填写术中快速冷冻切片标本登记本。

2.择期手术标本

(1)手术切下标本组织交给器械护士。

(2)巡回护士取大小适合的标本袋。

(3)手术结束,器械护士督促医生填写病理标本送检申请单和手术患者基本信息标本签。

(4)巡回护士与手术医生一起将标本送检申请单和标本送至标本间,并妥善固定标本,并在标本登记本上登记,双方签名。

(5)标本班护士核对标本、标本送检单、标本送检申请单、标本登记本,与病理科交接。

(6)病理科核对标本无误后接收,并在标本登记本上签字。

(十一)做好术中护理记录

(1)手术护理记录单是指巡回护士对手术患者术中护理情况及所用器械、敷料等的记录,应当在手术结束后即时完成。

(2)手术护理记录单中的楣栏部分应当逐一填写,不得空格。

(3)手术名称:原则上按"手术通知单"中的名称记录,如胃大部分切除术等,但探查术或手术过程中改变了原有的手术方式者,则应根据实际施行的手术填写。

(4)手术日期:应当具体填写手术的年—月—日(如 2008-03-18)。

(5)手术间:填写阿拉伯数字,如 1、2、3 等,不需写"号"。

(6)手术用物核对情况

1)指巡回护士和器械护士在术前、关腔前、关腔后清点核对各种器械和敷料等物品的数量和完整性,并做好记录。清点的数量以阿拉伯数字表示,填写在相应栏目内。

2)如果手术中需增加器械或敷料时,可在"核对情况"中相应栏目内填写增加数目,用"原有数量＋添加数量"表示,如纱布块原来数量为 10,添加数量为 5,则记录为纱布块"10＋5"。如记录单中没有出现相应的用物名称,可在空格中重新填写。

(7)记录完毕,巡回护士和器械护士应当分别签全名。

(十二)麻醉复苏期患者的护理

(1)专人守候患者:加强固定约束,防止患者坠床。

(2)防止损伤:在麻醉复苏期患者保温时,因患者麻醉后失去痛觉,应特别注意防止引起局部压伤、烫伤、灼伤等。在受压部位贴压疮贴;用加温毯保暖温度以 37 ℃～40 ℃为宜。

(3)加强呼吸道的管理,保持呼吸道通畅未清醒者,应去枕平卧,头偏向一侧,注意观察呼吸的频率、幅度、通气量、口唇、甲床颜色等,常规监测血氧饱和度,如出现缺氧或呼吸困难等情况,及时报告麻醉师处理。

(4)注意术后循环功能紊乱:如有血压下降或心律不齐时,应加快输液速度,如有输液量不足、出血、严重的低氧血症等情况,及时报告麻醉医师处理。

(5)保持液体通畅:根据病情调节输液速度,心脏病患者要限制输液速度。注意观察皮肤颜色及末梢循环情况,如有皮肤苍白、潮湿、冰凉等常为休克征象,及时通知麻醉医师处理。

(6)防止呕吐误吸:如患者发生呕吐时,应立即将头部偏向一侧,并用吸引器清除呕吐物,以防发生呼吸道堵塞。

(7)注意术后有无继发性出血:包括伤口有无渗血、引流管引流量等,并作好记录。颈部手术的患者,要注意患者的呼吸及切口的肿胀情况,防止切口部位的出血压迫气管。

(8)观察患者体温:注意保暖和防止高热,注意有无肺部并发症。

(9)体位:观察患者手术部位及全身情况,搬动体位时要轻巧,防止体位突然改变影响血流动力学改变,使血压下降。

(10)保持各种管道通畅:伤口包扎后,密切观察引流量的变化,保证引流管无打折,引流袋低于引流平面。应注意保持尿管的通畅,避免颅脑外科手术患者因膀胱涨满躁动引起颅内压升高,增加颅内出血的危险性。

(11)安全护送:气管插管拔出后,应协助麻醉医师与手术医师将患者安全地移至推车上,送回病室或 ICU。

第三节　手术室术后护理

一、手术后整理

从患者进入恢复室到转入病房,直到患者完全康复是手术室围手术期护理的最后阶段。

(1)手术完成后,协助包扎伤口,清洁伤口周围的血迹,为患者穿好病号服,带好物品,送至病房、PACU 或 ICU。

(2)按照手术间规范要求,还原手术间固定物品,并进行终末清洁处理。

(3)手术间自净 30 min 后,关闭层流开关。并将次日手术所需要的器械和敷料准备齐全,使手术间处于备用状态。

二、送患者回病房、PACU 或 ICU

(一)回病房的患者

麻醉清醒、生命体征稳定的患者,由麻醉医师、手术医生、手术室人员一起护送。注意保暖,保护各种管道通畅,带齐患者资料,将病历、药品、血制品与当班护士做好交接班工作。妥善将患者安置到病床上,换关节、内固定的手术患者,主刀医生参与、指导安置。

(二)术后带管回 PACU 或 ICU 患者

必须先通知 PACU 或 ICU 准备好呼吸机及抢救器材,派专人等候电梯,同时准备好氧气袋和手动呼吸囊,必要的抢救药。医生、麻醉师、手术室人员一起送至 PACU 或 ICU,将患者的相关资料、药物等与 PACU 或 ICU 护士交接。

三、手术后回访

手术后 1～3 d 回访患者,巡回护士和器械护士均可。回访目的是询问患者恢复情况,特别是伤口情况,有无感染;观察电灼负极板粘贴部位皮肤情况:红肿、水疱、灼伤等;观察手术受压部位的皮肤、感觉、有无神经功能障碍和损伤;观察静脉穿刺部位情况。

第四节　手术室锐器伤的预防与处理

创建一个安全的手术室环境极为重要,因为外科医师、手术室护士、麻醉医生和手术室其他工作人员在手术过程中相互协作,多个人员在有限的空间里工作容易发生意外损伤。外科医师和手术室工作人员经常会发生被锐利器械刺伤,因此重视锐利器械的操作、分析刺伤原因、减少锐器损伤发生率是手术室中职业防护的一项重要内容。

一、医务人员职业暴露的现状

(一)锐器损伤发生频率

针刺伤和锐器损伤是全球医师和护士的一个重要的职业危险因素。一项研究显示中国护士有 95％在工作期间曾发生过锐器损伤。主刀医师和第一助手发生锐器刺伤的危险最高,器械护士和其他刷手技术人员次之。尽管不同人员发生和暴露于此种危险的概率不同,但该危险永远存在于手术室。

(二)锐器损伤发生的原因

锐利器械如剪刀、刀片、缝针、钩等在手术室使用最频繁,在术中传递、术后清洗,循环往复在各个环节中,容易误伤他人或自己。其中有 1/3 的器械在造成手术人员损伤后仍然和患者接触。这意味着不仅存在疾病由患者传递给医务人员的危险,同样也存在疾病由医务人员传递给患者的危险。医务人员发生锐器损伤的常见操作和情形有以下几种。

(1)调整针头。

(2)开启安瓿。

(3)打开针帽。

(4)寻找物品。

(5)清洁器具。

(6)针刺破针帽。

(7)手术中意外受伤。

(8)由患者致伤。

(9)由同事致伤。

手术室工作的快节奏、频繁使用锐器、操作间狭小等因素都可能造成工作人员在各项操作中发生针刺伤或锐器伤。

(三)发生锐器损伤不报告的原因

锐器损伤在工作场所频繁发生,但是在汇报的过程中常常出现漏报或不报的情况。有研究表明,在一些国家常出现漏报情况。以既往英国的一项研究为例,有 28％的医师发生了锐器损伤后未上报。另有来自中国台湾(Stein 等,2003)和澳大利亚(de Vries 等,1994)研究表明,不报率分别高达 85.2％和 72％。漏报和不报是传染病控制中的一个重要问题。

工作人员发生锐器损伤的原因分析中,缺乏相关知识可能是目前国内医务人员报告率低的一个因素。不报告的常见原因如下。

(1)我不知道应该上报。

(2)我不知道如何上报。

（3）我的运气不至于这么差而患病。

（4）我很忙，没空报告。

（5）患者没有患传染病，没必要上报。

（6）我已经接种了 HBV 疫苗。

（7）该器械没有使用过。

二、锐器损伤预防措施

（一）手套的应用

1.单层手套使用

树立标准防护的理念是防止锐器损伤的关键：将每例患者的血液、体液、排泄物等均按传染性的物品对待，预防污染其他物品及感染医务人员。采取的防护措施有：在进行可能接触到患者血液、体液的操作时应戴手套。有研究表明：如果一个被血液污染的针头刺破一层乳胶手套或聚乙烯手套，医务人员接触的血量比未戴手套时可能减少 50％以上。临床工作中外科医师和器械护士普遍意识到单层手套所提供的屏障仍十分薄弱，有报道指出：胸外科医师和器械护士使用手套的穿破率分别达到 61％和 40％，并且其中 83％的破损并未被外科医师发现。

2.双层手套使用

有研究推荐使用双层手套，使用双层手套能够针对手套破损造成的危险提供较好的保护作用。当外层手套被刺破时，内层手套的隔离保护作用仍然存在，双层手套使工作人员粘染患者的血液危险降低 87％。虽然也有双层手套被刺破的现象，但双层手套同时被刺破则很少。此外，缝合用的实心针在穿过双层手套后其附带的血液量将减少 95％。由于术中手套破损不易被察觉，双层手套能够预防医务人员的手与患者血液的直接接触。双层手套临床应用的弊端是手的舒适性、敏感性和灵活性下降。

（二）针头的使用

1.注射器针头

工作人员在使用注射器操作后习惯回套上针帽，是造成刺伤的重要原因，尤其在忙碌的工作时，仓促地回套针帽，容易发生针刺伤。为避免针刺伤的发生，应要求工作人员养成良好的操作行为习惯，立即并小心地处理使用过的注射器针头。美国疾病控制中心（CDC）早于 1987年在全面性防护措施中就提出：禁止用双手回套针帽，主张单手套针操作法。目前国内已有大部分医院执行禁止回套针头的保护措施，规范操作行为是降低针刺伤的重要环节之一。

2.手术缝针

美国外科医师学会推荐：不要对缝针进行校正，在可能的情况下尽量使用无针系统，条件许可尽量使用高频电刀或钉合器。使用合适的器械拿取缝针。在缝针使用中不可使用手拿式直缝针线，不可用手直接拿取缝针，应使用针持或镊子。

3.手术钝头缝针

手术中采用弧形缝针进行筋膜缝合时发生的刺伤占缝针刺伤的 59％。为了减少工作人员针刺伤的危险，人们提议应用钝头针。钝头针能够显著减少手套穿孔率，并且钝头针能够避免外科医师和手术室护士手部的针刺伤。

（三）设立传递锐器的中间区域

所谓"中间区域"指被预先指定的放置锐器的区域，并且外科医师、器械护士均能十分方便地从中拿取锐器,这样可以减少用手直接传递锐器。使用中间区域传递锐器,也称为无接触传递技术。围手术期护理学会(AORN)提出,手术室成员应当在条件允许时尽量使用无接触传递技术代替用手进行针或其他锐器的传递。

(四)尖锐物品的处理

1.尖锐物品处理原则

(1)将所有使用过的一次性手术刀、缝针、注射器针头等直接丢弃在利器盒里。

(2)避免双手回套针头,如需重盖,应使用专用的针头移除设备或使用单手操作技巧完成。

(3)不要徒手弯曲或掰断针头。

2.利器盒的要求

(1)材质坚硬,不能被利器穿刺。

(2)开口大小合适,能轻易容纳利器,避免开口过大,防止溅洒。

(3)利器盒安置在适当并容易看见的高度。

(4)利器盒装满 3/4 后便及时更换并移去。

三、针刺伤后的处理

(一)紧急处理步骤

(1)戴手套者应迅速、敏捷地按常规脱去手套。

(2)立即用健侧手从近心端向远心端挤压,排出血液,相对减少污染的程度;同时用流动水冲洗伤口。

(3)用 1% 活力碘或 2.5% 碘酊与 75% 乙醇对污染伤口进行消毒。

(4)做进一步检查并向相关部门汇报。

锐器损伤仍然是外科医师和手术室护士及其他工作人员健康的一个危险因素。医务人员必须了解这一危险因素并做好相关的防护工作。

(二)建立锐器损伤报告管理制度

护士一旦被刺伤,报告医院有关部门,医院应立即评估发生情况,使受伤者得到恰当的治疗及跟踪观察。美国职业安全卫生署(Occupation Safety and Health Administration,OSHA)早在 1991 年就已经规定,医院必须上报医务人员血液暴露及针刺伤发生的情况。而且采用了弗吉尼亚大学教授 Janise Jagger 等建立的"血液暴露防治通报网络系统"(Exposure Prevention Information Network,EPINet),制订了刺伤发生后的处理流程,以达到对职业暴露、职业安全的控制与管理。目前在我国卫生管理部门尚未制订相关制度,但各医院已在逐步建立刺伤发生后的上报制度。

第五节 手术室血源性疾病职业暴露预防和处理

医务人员因职业关系,接触致病因子的频率高于普通人群。长期以来,医院感染控制主要是针对患者,而对医务人员因职业暴露而感染血源性传染疾病的情况关注甚少。我国目前人口中乙型病毒性肝炎总感染率高达 60% 左右,HBV 携带者已有 1.3 亿,艾滋病的流行在我国也已经进入快速增长期,艾滋病患者已出现猛增趋势。国内学者调查发现,临床医务人员 HBV、HCV、HGV 等肝炎总感染率为 33.3% 明显高于普通人群(12.3%)。医务人员正面临着严峻的职业暴露的危险,因此,手术室工作人员明确血源性传染病职业暴露的防护与处理程序尤为重要。

一、医务人员血源性传染病职业暴露的定义

医务人员在从事诊疗、护理、医疗垃圾清运等工作过程中意外被血源性传染病感染者或携带者的血液、体液污染了破损的皮肤或黏膜,或被含有血源性传染病的血液、体液污染了的针头及其他锐器刺破皮肤,还包括被这类患者抓伤、咬伤等,有可能被血源性传染病感染的事件称为血源性传染病职业暴露。

二、护士感染血源性传播疾病的职业危害

(1)患者血液中会有致病因子,是造成医务人员感染血源性传播疾病的先决条件,医务人员经常接触患者的血液、体液等,职业暴露后感染的概率较常人高。血源性致病因子对医务人员的传染常发生于锐器和针刺损伤皮肤黏膜或破损皮肤接触等方式传播,多发生于护士,其次是检验科人员及医师。

(2)长时间从事采血、急救工作以及手术科、妇、产科、血液科的操作,接触患者血液、体液的机会大大增加,接触血量越大,时间越长,机体获得致病因子的量越大。医疗、护理活动中一切可能接触血液、体液的操作,包括注射、采血、输血、手术、内镜、透析及患者各类标本的采集、传递、检验及废弃处理过程均可造成职业性感染。综合不同国家或地区的研究资料,医务人员因针刺或损伤,接触受污染的血液,感染乙型病毒性肝炎的危险性为 2%~40%,感染丙型病毒性肝炎的危险性为 3%~10%。护理职业暴露感染 HBV 的危险性明显高于 HCV、HIV。

三、医务人员血源性传染病职业暴露的防护

(1)防护重点是避免与患者或携带者的血液和体液直接接触。

(2)加强对医务人员防范意识的宣传教育,树立良好的消毒灭菌观念。

(3)医务人员应遵守标准预防的原则,视所有患者的血液、体液及被血液和体液污染的物品为具有传染性的物质,在操作过程中,必须严格执行正确的操作程序,并采取适当的防护措施。

(4)医务人员在接触患者前后必须洗手,接触任何含病原体的物质时,应采取适当的防护措施如下。

1)进行有可能接触患者血液、体液的操作时,必须戴手套,操作完毕,脱去手套立即洗手,必要时进行手消毒。

2)在操作过程中患者的血液、体液可能溅起时,须戴手套、防渗透的口罩、护目镜;在操作时若其血液、体液可能发生大面积飞溅或可能污染医务人员身体时,还必须穿防渗透隔离衣或围裙,以提供有效的保护。

3)工作人员暴露部位如有伤口、皮炎等应避免参与血源性传染病如艾滋病、乙型病毒性肝炎等感染者的护理工作,也不要接触污染的仪器设备。

4)医务人员在进行侵袭性操作过程中,应保证充足的光线,注意规范的操作程序,防止发

生意外针刺伤事件。

(5)污染的针头和其他一次性锐器用后立即放入耐刺、防渗透的利器盒或进行安全处置。

(6)摒弃用双手回套针帽的操作方法,如需回套,建议单手回套法。禁止用手直接接触使用后的针头、刀片等锐器。禁止拿着污染的锐器在工作场所走动,避免意外刺伤他人或自伤。

四、应急处理程序

(1)立即在伤口旁轻轻挤压,尽可能挤出损伤处的血液,再用肥皂液和流动水冲洗伤口后用 0.5％碘伏进行消毒,如果是黏膜损伤则用流动水和生理盐水冲洗。

(2)当事医务人应认真填写本单位的《医疗锐器伤登记表》,其内容应包括发生的时间、地点、经过、具体部位和损伤的情况等。

(3)医务人员发生意外事件后应在 24～48 h 内完成自身和接触患者血清的 HIV 和 HBsAg 相关检查,血清学随访时间为 1 年,同时根据情况进行相应处理。

五、HIV 职业暴露防护工作指导原则

(一)HIV 职业暴露的概述

HIV 职业暴露指医务人员从事诊疗、护理等工作中意外被 HIV 感染者或艾滋病患者的血液、体液污染了皮肤或者黏膜,或被含有 HIV 的血液、体液污染的针头及其他锐器刺破皮肤,有可能被 HIV 感染的情况。艾滋病又称获得性免疫缺陷综合征(acquired immune deficiency syndrome,AIDS),是 HIV 感染人体引起的一种传染病。人体感染 HIV 后,免疫系统被破坏而引发一系列机会性感染和恶性肿瘤。HIV 感染是指 HIV 进入人体后的带毒状态,个体称为 HIV 感染者。AIDS 有 3 种传播途径,即性接触传播、经血液传播及母婴传播。全国 AIDS 的流行经过散发期、局部流行期已转入广泛流行期。

(二)针头刺伤与感染

医务人员在工作中因针刺伤接触 HIV 的概率为 0.19％,其中护士占 67.0％,内、外科医师占 17.5％,其他人员占 15.5％。针刺伤或锐器伤对护士的威胁时刻存在,健康的医务人员患血源性传染病 80％～90％是由针刺伤所致,其中护士占 80％,经常发生在注射或采血时或处理注射器过程中,手术中传递剪刀、手术刀及缝针时,收拾手术污物或器械时,皮肤黏膜受损或血液污染的机会也较多。被针头刺伤后是否会感染 HIV 主要取决于针头是否被 HIV 污染,如果针头已被 HIV 污染了,就有感染的危险。感染可能性大小与针头的特性、刺伤的深度,针头上有无可见血液及血液量的多少、感染源患者的感染阶段以及受伤者的遗传特性有关。空心针头较实心针头感染的可能性大;刺伤越深,针头上污染越多,感染的可能性就越大,反之感染的可能性就小;如作为感染源的患者在被刺 2 个月内因艾滋病死亡,被感染的可能性则更大。

(三)HIV 职业暴露分级

1.一级暴露

(1)暴露源为体液、血液或者含有体液、血液的医疗器械、物品。

(2)暴露类型为暴露源沾染了有损伤的皮肤或黏膜,暴露量小且暴露时间短。

2.二级暴露

(1)暴露源为体液、血液或者含有体液、血液的医疗器械、物品。

（2）暴露类型为暴露源沾染了有损伤的皮肤或黏膜，暴露量大且暴露时间长；或暴露类型为暴露源刺伤或割伤皮肤，但损伤程度较轻，为表皮擦伤或被针刺伤。

3.三级暴露

（1）暴露源为体液、血液或者含有体液、血液的医疗器械、物品。

（2）暴露类型为暴露源刺伤或割伤皮肤，但损伤程度较重，为深部伤口或者割伤物有明显可见的血液。

（四）HIV 暴露源的病毒载量分级

HIV 暴露源的病毒载量水平分轻度、重度和暴露源不明三种类型。

1.轻度类型

经检验，暴露源为 HIV 病毒阳性，但滴度低、HIV 病毒感染者无临床症状、CD_4 计数正常者。

2.重度类型

经检验，暴露源为 HIV 病毒阳性，但滴度高、HIV 病毒感染者有临床症状、CD_4 计数低者。

3.暴露源不明

不能确定暴露源是否为 HIV 病毒阳性。

第十五章　导管室护理

第一节　导管室常用仪器的使用技能与要求

一、心脏除颤知识与护理注意事项

心脏除颤又称心脏电复律,它由电极、蓄电和放电、心电示波仪等几个部分组成。根据发放电流的不同,分为交流和直流电复律器两种。根据发放脉冲是否与 R 波同步,又分为同步与非同步电复律。同步是指除颤器有 R 波的电信号激发放电,不同步是指除颤器在心动周期的任何时间放电。电复律的机理是用除颤器释放高能电脉冲,作用于胸壁,再通过心肌,人为地使所有心肌纤维同时除极,异位心律消除。此时如果心脏起搏传导系统中,自律性最高的窦房结能恢复其心脏起搏点的作用去控制心搏,即恢复窦性心律。

1.除颤模式的选择及电功率的参数

(1)同步电复律适应证:除室颤、室扑外,凡异位快速性心律失常药物治疗无效者,均是同步电复律的指征。①室性心动过速,电攻率一般选择 50～150 J,有时 5～10 J 足以消除发作;②心房颤动是同步电复律最常见的适应证,一般 50～75 J 即可消除;③心房扑动,慢性心房扑动的药物治疗的效果较差,同步电复律 50 J 转复成功率高达 90%～95%;④室上性心动过速当用刺激迷走神经方法和药物治疗无效者可选择同步电复律,电功率一般为 50～150 J,但成功率仅 75%～85%等。

(2)术前准备:①取平卧位,不与周围金属接触。并应做好心肺复苏的准备,心电监护选择 R 较高的导联,进行示波观察。同步复律时,一定连接除颤仪上的连线,否则除颤仪不能识别同步信号。②麻醉:用地西泮 20～40 mg,5 mg/min 的速度静脉推,或力月西(咪达唑仑)稀释成每毫升含1 mg 的浓度缓慢推注,一般 2～3 mg 的剂量即可入睡(在推注镇静药时,一定要接好氧饱和监测并注意呼吸动度),以睫毛反射消失为停止注射的指标。当患者处于朦胧状态、睫毛反射消失、镇痛即可进行电复律。

(3)同步复律禁忌证:①洋地黄中毒引起的心律失常;②室上性心律失常伴高度或完全性房室传导阻滞,即使转为窦性心律也不能改善血流动力学改变状态;③有房颤反复发作倾向,不能耐受奎尼丁者;④在奎尼丁维持下,复律后又复发房颤;⑤阵发性心动过速反复频繁发作者,不宜多次反复电复律;⑥病窦综合征伴发的快—慢综合征;⑦严重心功能不全者;⑧严重电解质紊乱或酸碱平衡失调而尚未纠正者;⑨代偿性肺部疾病患者;⑩活动性心肌病、心包病患者等。

(4)同步复律注意要点:同步复律必须要明白所使用的仪器,是否需要在同步复律之前连接除颤仪本身的监护连线。因为除颤仪的脉冲发放需感知到心脏的同步信号才能充电和放电,所以在使用除颤仪复律时一定要熟悉除颤仪的性能和使用注意事项。

(5)非同步电除颤适应证:室颤、室扑是非同步电除颤的绝对唯一适应证。电功率一般在

200～300 J。

2.电极位置

将两电极板涂以导电糊或包以盐水纱布,分别置于胸骨右缘第二肋间旁开 2 cm,心尖电极置于左腋前线第 5 肋间,或心尖区及左背肩胛区。

3.电除颤操作要点及步骤

(1)通过心电监视确认室颤。

(2)打开除颤仪开关,并检查选择按钮是否在"非同步"位置上。

(3)电极板涂导电糊。

(4)将电极分别置于胸骨右缘第二肋间旁开 2 cm 及左腋前线第五肋间,并用力按紧,在放电结束之前不能松动,以保证有较低的阻抗,有利于除颤成功。两个电极板至少间隔 10 cm。

(5)按下充电按钮,达到除颤器充电的所需水平。

(6)按紧"放电"按钮,当观察到除颤器放电后再放开电钮。

(7)放电后,即观察患者的心电图,观察是否除颤成功并决定是否需要再次除颤。

(8)除颤完毕,关闭除颤仪开关,擦干净电极板上的导电糊,但应处于备用状态。

4.除颤成功的 4 个要点

(1)室颤发生的时间及颤动波的形态,这与时间和心外按压有很大的关系。室颤刚发生时,颤动波粗大很容易除颤成功。所以,当室颤发生时,有效的胸外按压和及时的除颤是成功的要点。因为按压可增加心脏的排出量,延长颤动波粗大的时间,付肾素(肾上腺素)也能使室颤波变粗,而除颤成功的首要条件是在颤动波粗大期进行,随着时间的延长颤动波的变细,除颤成功就会变得相当困难。

(2)心肌的供氧,在室颤发生的第一时间,有效的心外按压和人工呼吸的配合。即人为地保持心脏的舒缩功能,提高心脏的舒张期对冠状动脉的灌注压,加之有效的人工呼吸保证心肌的供氧是除颤成功的必要条件。

(3)纠正酸中毒。因为代谢性酸中毒时,心肌收缩力降低,导致颤阈低下,造成除颤失败。

(4)增加心脏的灌注压。猝死时,心室纤颤若室颤波幅小,频率高时可静脉注射肾上腺素,必要时间隔 5 min 重复一次,以增加心脏按压时产生的灌注压,刺激自发的心肌收缩,增大颤动波,提高除颤的成功率。

二、临时起搏的应用及护理

(一)治疗和预防性起搏

临时起搏电极和临时起搏器是介入手术室必备的抢救器材,常用于应急状态下的急救,也常用于各种心律失常引起的心律缓慢等。大体有以下几种用途。

1.缓慢心律

各种原因引起的房室传导阻滞、严重的窦心动过缓、窦性停搏、伴低血压或因心源性脑缺氧综合征发作或近乎昏厥,阿托品不能纠正的心动过缓外科手术前的预防性装置。

2.急性心肌梗死

急性室内双支或三支传导阻滞,急性前壁心肌梗死出现二度Ⅱ型或三度房室传导阻滞,急性心肌梗死伴高度或完全性房室传导阻滞,右冠开口的病变等,在介入治疗前作预防和保护性安置。

3.各种原因

各种原因引起的 Q-T 间期延长,并发尖端扭转型室性心动过速。

4.阵发性

阵发性室上性心动过速、心房纤颤、心房扑动需行超速抑制治疗的患者。

5.原发性

原发性室速、室颤、心搏骤停的患者。

6.药物又需电击除颤

已用大量抑制心肌的抗心律失常药物又需电击除颤时,可预防性安装临床起搏器,以防电击后心脏静止。

(二)静脉的选择

1.锁骨下静脉穿刺入路

锁骨下静脉穿刺入路比较好固定,患者活动方便,且不宜引起电极脱位。

2.股静脉穿刺入路

股静脉穿刺入路穿刺较容易且风险相对低,不太好固定,患者活动不便易引起电极脱位,但在紧急起搏时突出的是以应急速度为主。

(三)起搏阈的调试

一般情况下电流从 0 mA 开始,逐渐增大,直到有起搏信号,即为起搏阈(平均为 50 mA),然后再增加 10％的电流,以确保安全而恒定的起搏。如为紧急抢救,不用逐步调试电压或电流,应从 50 mA 开始调节,以能迅速起搏。脉冲发生器以按需式起搏模式工作。起搏频率:在抢救心室无收缩或严重过缓性心律失常的患者时,应以 70～80 次/分钟为宜。如为室上性心动过速,可用作超速抑制,起搏频率比患者心率高 10 次/分钟左右,在夺获心室后逐渐减慢频率。

(四)电极的连接

临时起搏器也分阴极和阳极,一定按要求明确区分阴极和阳极并将电极连接到脉冲发生器,开始起搏。按起搏阈值的调试要求和心电监护的起搏信号调试。

第二节　导管室的消毒与感染预防

一、一次性材料的处理与用后物品的处理

导管材料和器械手术包的处理:介入诊疗所用的导管、导丝、血管鞘等所有一次性卫生材料均不得重复使用,用后一次性销毁,介入手术护士不作任何清洗灭菌处理。用后的器械等存放在门口的专用器械车内由供应室按时收取,统一对器械无害化处理、清洗、打包和高压或等离子包装灭菌,并每天在指定的时间和介入手术室制订的地点交接。用后的敷料集中放在医用垃圾的大袋子中,由洗衣房每天收取浸泡、清洗、晾干后交供应室(包括手术衣裤)按要求包装后高压消毒。

二、综合导管室物品的等离子消毒

H_2O_2 等离子低温灭菌系统是采用高精度的低温低频（50 kHz）等离子发生器，在灭菌舱内充分利用活性极强的 H_2O_2 等离子体，结合 H_2O_2 气体本身的强氧化特性，作用于微生物膜脂、DNA 和其他重要细胞结构，破坏其生命力。同时，将灭菌舱内、器械表面及管腔内剩余的 H_2O_2 分解成水和氧气，从而达到快速、安全、环保的灭菌效果。一般用于可复用的电极连线或不常用的器械，由供应室负责包装和消毒。

三、综合导管室的空气消毒

（一）紫外线消毒

紫外线消毒是用来消毒空气中的细菌，防止医院感染的比较传统的一种措施，属静态消毒，制约人在动态环境下的空气消毒。一般每天做一次空气消毒，重点手术提前消毒 30 min，每天通风换气，保持室内空气新鲜，一个月做一次空气培养。

（二）层流净化消毒机

层流净化消毒机能有效控制医院内动态环境下的细菌超标，它具有高效杀菌、高度净化的作用，能杀菌又能除尘净化，并释放负离子清新空气，改善室内空气质量。

四、落实感染与预防的措施

介入手术室是创伤性的工作，患者的血液、分泌物、体液、排泄物等都是有传染性的，尤其介入手术室要与感染性、病理性、损伤性、药物性等感染性垃圾接触。为保障职业的安全性，预防院内感染和与外界的传播，必须根据国家及卫生部颁布的《中华人民共和国传染病防治法》和《医务人员医院感染安全防治指导原则》等法律、法规严格要求去逐项落实。

（一）医务人员的自我防护措施

1. 更换手术室工作服、戴口罩帽子

更换手术室工作服、戴口罩帽子。凡直接或间接接触患者的分泌物、血液、化疗药物等都必须戴手套操作，并严格按医院规定的七步洗手法清洁和消毒手部卫生，降低自身感染的同时也可降低患者的院内感染。

2. 避免锐器的损伤

在做任何一项操作中都必须仔细认真，未使用完的锐器要固定放置，不可随便乱放，使用后的锐器放入锐器盒，每天更换。

3. 自身工作服被污染

自身工作服被污染要及时更换，不得延续至下班。

（二）医用敷料及垃圾的处理

1. 每台用过的敷料

要根据患者自身有无特殊感染性疾病和普通污染敷料，分别放置于医用垃圾袋中。并注明特殊感染的名称和时间。

2. 医用垃圾的处理

严格按医院感染科的要求处理，不可将感染性垃圾放入生活垃圾袋中。也不可将生活垃圾放入医用垃圾中。当天的垃圾当天处理，医用垃圾，包括医用锐器盒要采取焚烧的方法。每天将垃圾的种类、重量、日期注明在标签上,并粘贴在垃圾袋的封口处,与工人严格交接,并建立垃圾交接记录本,注明交接人和时间。

(三)综合导管室有创手术与穿刺手术的安排

(1)首先固定手术科室的手术日。

(2)按手术的无菌要求,有切口的手术无菌条件要求相对地要高,比如心内科的起搏器、血管外科的需要血管切开的手术,安排应在普通穿刺手术的前面,特殊情况下行导管室空气灭菌处理后再安排手术。

(3)相对的固定手术台,避免交叉感染的同时,减少导管材料的频繁搬动也便于管理。

(四)出入导管室及清洁制度

(1)严格执行《医院感染及消毒隔离管理制度》的各项要求。

(2)工作人员外出要更换外出鞋、外出衣。

(3)导管室操作间每月进行空气消毒一次。

(4)DSA 诊疗床保持清洁,随时祛除污渍,并保持床旁操作界面的清洁,不得有血渍和水的浸泡,以免毁坏设备。

(5)各种治疗物品应严格执行使用有效期,严格掌握一次性医疗用品使用原则,不得复用。

(6)环境的整洁、安静是患者感到舒适和温馨的先决条件,每天必须将导管室的门窗、仪器、各操作台面清洁一次,地面在每台手术结束后及时清洁。

(7)未经允许的人员包括材料供货商等,不得进入,入室人员必须更换鞋套、手术服并在指定位置活动,不得随便走动。

(8)参观手术者须经医务处批准,严格限制参观人数。

(9)导管室内禁止谈论与介入手术无关的话题,营造一种严谨、轻松、愉快的工作氛围。

(10)与患者家属商讨或解释手术的方案时,为让家属直观地看到病变的程度或手术的效果,最好将手术的录像设施安排在综合导管室的入口,专门用来与家属签写手术意向同意书的位置或患者家属等候室,尽量避免家属进入导管室,没有条件的必须让进入导管室的家属更换手术服和拖鞋。

(五)穿刺区域的消毒

1.经股动脉穿刺入路

操作者助手洗手后右手持消毒钳,左手拿起盛有已浸泡好的含有 2% 的碘伏消毒棉球的弯盘,上至脐水平线,下至膝关节的上 10 cm,沿双侧腹股沟穿刺中心点行放射性向外、向上、下的顺序消毒,消毒后的棉球不得再涂抹穿刺点,更换三次消毒棉球。重复消毒 3 次。

2.经桡动脉穿刺入路

患者右手五指分开手心向上,手前臂平伸外展,沿桡动脉穿刺点上至前臂,下至五指间及指缝间。先嘱患者手心向上沿穿刺点消毒,再嘱患者手背向上依次消毒,反复 3 次,治疗巾先覆盖患者前臂下,暴露穿刺部位后再用治疗巾包裹患者前臂。

3.起搏器消毒区

永久起搏器常选择左或右锁骨下静脉为心房、心室的起搏电极植入的入径,要切开皮肤和皮下组织制作起搏器囊袋,消毒区域要求更加严格,患者取平卧位,穿刺入径的一侧肩下置一软垫,患者头部给予支撑架(避免遮盖患者脸部影响呼吸),充分暴露穿刺入径部位(女患者为了避免头发的污染应戴一手术帽)。手术侧外缘至肩部、颈部外侧,上起耳缘下方,下至胸部乳头水平线。最好消毒两侧以避免血管变异电极不能到位时,使用对侧的穿刺入径。

(六)消毒包分类及手术台的铺设

1.高压消毒包及包内物品的种类

(1)常规手术衣包:手术衣两件、中单一个(横盖在患者的上半身),大单一个(竖盖于患者的下半身)。在中单和大单的交界处和患者的腹股沟的两侧用巾钳固定住,这样可避免在采用孔巾时,其孔不能准确地置放在腹股沟而损坏孔巾的现象。六块治疗巾其中一块覆盖患者的会阴部、两块分别斜形覆盖在患者的腹股沟两侧、一块覆盖在患者的耻骨联合以上,使患者两侧的腹股沟暴露区域呈三角形状,另一块治疗巾覆盖在操作者下方的护屏上。其手术包中放六块纱布(手术中不够时添加的纱布应是在供应室领取的单包纱布,避免使用简装纱布,反复取用会有不同程度的污染)。起搏器手术包:大单要根据需要做成大小合适的孔巾,治疗巾仍有 6 块即可。

(2)器械包:不锈钢盆 3 个,分大、中、小,一般大的不锈钢盆用来清洗和浸泡导管和导丝等材料(其肝素水的浓度是 500 mL 添加肝素 20 mg),中号不锈钢盆的肝素盐水用来手术中冲洗导管用,其浓度和大不锈钢盆的肝素盐水一样。小盆中的盐水不放肝素,用来稀释药物等。起搏器手术不放肝素。50 mL 小药杯一个,用来配药和盛放造影剂等用途。

①纹氏血管钳 2 把;②消毒用持物钳 1 把;③3 号刀柄 1 把;④巾钳 2 把;⑤持针器 1 把;⑥弯盘 1 个。

2.起搏器专用器械包

(1)弯剪刀、直剪刀各 1 把。

(2)纹氏血管钳 4 把。

(3)有齿、无齿镊子各 1 把。放置持物钳 1 桶应采用干缸。

3.介入手术室工作服类

介入手术室的工作服,每天应和辅料包一样及时充足地供给,因进入介入手术室的人员必须更换高压消毒后的服装,戴好口罩、帽子并每天更换,不得穿着病房工作服进入控制室和操作室,更不能有穿着自己服装的人员入内,材料商只需将材料交主管护士并清点数目后,方可离开不得逗留,也不可更换手术室的服装,以保证操作者的穿戴和更换。

4.单包

镊子筒(干筒,4 个小时更换)、棉球筒,凡当日打开的无菌镊子桶、消毒液等一定注明日期和开启时间,按要求定时更换。所有高压消毒的包裹期内都需放置高压消毒试纸,包外注明消毒日期和科室(因在供应室统一消毒敷料包必须注明避免科室之间辅料的混乱)。

(七)等离子消毒包

1.单项等离子消毒包

单项等离子消毒包为便于使用,并可根据手术不同随时调整,机动组合使用。消毒后效期器械包有:甲状腺拉钩、直剪刀、椎体成型专用小锤子、小号血管钳、电刀连线、起搏导线、CCF镊子等。

2.缝合血管器械包

缝合血管器械包一般用于胸腹动脉夹层的覆膜支架的植入。除准备常规器械包外,加小号血管钳 4 把、血管阻断钳 1 把、血管镊子 1 把、心耳钳 1 把、血管持针器 1 把、血管剪刀 1 把。胸腹动脉夹层的患者多属于急诊,器械包应等离子消毒备用。

（八）操作台的摆放和要求

凡进入介入手术室操作间的护士必须戴好帽子、口罩，安排好患者体位，固定心电监护贴并在右上肢包裹无创血压袖袋，建立良好的输液通路后，铺设手术台。

1. 器械台的铺设

一般有一个双层方形的大包皮包在辅料包的外层，第二层是一块长 120 cm 宽 80 cm 的中长覆盖器械台的双层单（必须下垂 20 cm），将两层（4 层布料）重叠覆盖在器械台上，用持物钳将中单、大单、手术衣、治疗巾分开放在操作台的边上。

2. 器械包的放置

因 DSA 操作床较长，为避免手术用的大单不能完全覆盖，将器械包的外层包皮打开摆放在 DSA 操作台的床尾，第二层包裹器械的包皮，护士在无菌操作下打开，将器械，大、中、小不锈钢器械按顺序摆放好，弯盘与持物钳放在操作者面对器械台的左角，护士将消毒棉球放在弯盘里，医生洗手后消毒患者的穿刺区域。器械包在打开后要注意清点器械的数量和类别。手术后同样也要清点器械，以便与供应室的交接。

3. 消毒巾的覆盖

消毒后先将治疗巾按会阴部、手术对侧的顺序依次覆盖与患者的穿刺部位，使其暴露一个三角区域，一般为了避免一次穿刺不成功改穿刺对侧，故常消毒双侧的皮肤，覆盖成两个三角区，然后将中单横行覆盖在患者穿刺部位以上，穿刺部位以下覆盖大单（也可以按 DSA 床的长度和患者的股动脉的位置做孔巾），两单的结合处用巾钳固定（术后务必取下）。大单的远端与包裹器械的外包皮重叠或连接。

4. 起搏器专用孔巾

与 DSA 操作床的长一样，孔的直径在 10 cm 左右，两孔之间的距离在 8～10 cm 间，单包消毒。手术时不用的一侧孔的地方用手术薄膜覆盖或用巾钳夹住，避免孔巾周围的污染。

第三节　导管室的器械管理

一、穿刺针

无论是血管系统介入放射学，还是非血管介入放射学，穿刺针都作为最基本的器具，多为套管针，由外套和针芯组成。穿刺针的作用是建立通道后，经过导管、导丝或引流管等进行治疗，也可直接将其穿入组织或囊腔作抽吸活检或灭能等诊断与治疗。

穿刺针一般由针芯和外套管组成，根据其用途的不同也可以单纯用于血管穿刺的没有针芯的穿刺针或中空的 2 层以上的外套管。

国外一般以"G"（gauge）表示穿刺针的管径大小，数字越大，管径越细。国内多以"号"表示管径，号越大，管径越粗。应根据患者年龄大小、血管粗细和部位的不同选择不同的穿刺针。18 G 针一般使用于大多数成年人的动静脉穿刺，小动静脉宜选用 19～20 G 针。

二、导丝

导丝也称导引钢丝（guide wire），对导管插入血管起到引导和支持作用，在选择性和超选择性插管时能帮助导管到位。一般为特殊不锈钢制作，由芯轴和外套组成。外套为细不锈钢丝绕成的弹簧状套管，套于芯轴外面。导丝的直径用英寸表示。导丝根据用途不同可以有中空的溶栓导丝等，根据其使用物理特性的不同可以分为超滑导丝、超硬导丝、超长的交换导丝。根据芯轴与外套关系不同可分为固定芯子导丝和导丝和活动芯子导丝两种。

三、导管

导管是经皮血管造影的关键器械，其制作材料应无毒、无活性、无抗原性，且应有适当的硬度、弹力、扭力和形状记忆力，具有良好的不透 X 线性能，还应耐高压、高温和耐消毒液浸泡消毒。其种类繁多，形态各异，用途不同，因此，导管的合理选择是操作成功的重要因素之一。

1. 根据导管的制作材料分类

聚氨基甲酸乙酯（polyurethane）导管、聚乙烯（polyrthene）导管、聚氯乙烯（polyvinyl chloride,PVC）导管和聚四氟乙烯（eflon）导管。其中，聚乙烯导管硬度适中，可塑性好，具有相当的弹性和扭力，表面摩擦系数相对较小，是目前最为常用的一类导管。此外，尼龙（nylon）、涤纶（decron）也可做为血管造影导管材料。

2. 根据导管用途分类

造影导管、引流导管、球囊扩张导管等。

3. 根据导管末端的形态分类

直形导管、Cobra 导管（眼镜蛇导管）、C 形导管、猪尾形导管、RH 导管、盘曲形导管、Newton 导管、Headhunter 导管等。

4. 根据导管末端开孔的位置分类

侧孔导管、端孔导管、端侧孔导管。

5. 导管的内径、长度和直径

一般采用法制标准（french gauge），1 F 约 0.335 mm 或 0.013 in（1 in＝2.54 cm）。导管内径用 in 表示。导管长度和直径以 cm 表示，根据需要选择不同的长度，短 15～20 cm，长 120～150 cm，常用的有 50、80、100、125 cm 等数种。

四、血管鞘

血管鞘在经皮介入诊断和治疗中是常用的装置。它从皮肤到血管建立一条基本通路。与导管不同的是血管鞘的型号由内径标注，而不是外径标注（8 F 鞘允许通过 8 F 的导管）。常用的血管鞘长度为 10～11 cm，有时也可用 23～25 cm，它包括 1 个不透 X 线的头端，是所有血管内操作的入口。

五、其他器具

1. 扩张器

扩张器多由质地较硬的聚四氟乙烯制成，前端光滑细小呈锥形，用于扩张皮肤切口、皮下组织（筋膜）和血管穿刺孔，以便于导管进入，并可减少导管端损坏及其对血管的损伤。使用方法：导丝经穿刺针进入血管后，拔出穿刺针，沿导丝送入扩张器，反复进出血管数次，使穿刺形成的创道略为扩大,再拔出扩张器送导管。

2.导管鞘

导管鞘类似于直径较粗的短导管,一般长 10~20 cm,多数装有可防止漏血的单向活瓣。穿刺成功后,经导丝将导管鞘送入血管,在操作过程中可经此鞘管直接进行导管交换,从而减少置入导丝的次数,简化操作。

3.连接管、开关和接头

连接管用于连接高压注射器和导管、手推注射器和压力监测器等;其管壁一般透明,也可加用金属网,长度 30~240 cm。开关有塑料和金属两种,金属可多次使用。使用同轴导管时需人字形接头。操作时可经接头侧口注射肝素等渗盐水,冲洗内外导管之间的腔隙以防凝血,也可注射对比剂。

六、介入器械的管理

1.采购

必须由医院仪器科统一集中采购,使用科室不得自行购入。一次性使用介入耗材,必须从取得省级以上药品监督管理部门颁发的《医疗器械生产企业许可证》《医疗器械产品注册证》《工业产品生产许可证》和卫生行政部门颁发的卫生许可批件的生产企业或取得《医疗器械经营企业许可证》的经营企业购进合格产品;进口的一次性导管等介入耗材应具有国务院药品监督管理部门颁发的《医疗器械产品注册证》。

2.质量验收

每次购置,采购部门必须进行质量验收,订货合同、发货地点及货款汇寄账号应与生产企业或经营企业相一致,并查验每箱(包)产品的检验合格证、生产日期、消毒或灭菌日期及产品标识和失效期等,进口的一次性导管等介入耗材应具备灭菌日期和失效期等中文标识。

3.存放

将介入器械分类存放,按失效期先后摆放于阴凉干燥的储物柜内,距地面≥20 cm,距墙壁≥5 cm。

4.使用前

定期检查介入器械的有效期,包装有无破损、失效,产品有无不洁净等。

5.使用时

若发生感染、热原反应或其他异常情况,必须及时留取样本送检,按规定详细记录,报告医院感染管理科、药剂科和仪器科。

6.发现不合格或质量可疑产品时

应立即停止使用,并及时报告当地药品监督管理部门,不得自行做退、换货处理。

7.使用后

使用后要登记在册,包括患者信息(病区、床号、姓名、住院号)、导管信息(品名、规格、数量)及执行护士的签名,禁止重复使用和回流市场。

8.监督检查

医院感染管理科应履行对一次性使用介入耗材的采购、管理和回收处理的监督检查职责。

9.定期清点

介入器械,防止生锈、丢失、损伤。建立介入器械登记本,准确记录器械的数量,设立专柜存放,建立外借登记本,对外借的器械,严格、认真地登记。

七、常用仪器的管理

介入放射科常用的仪器有 X 线、DSA、超声、CT、MRI,其他如心电监护仪、除颤仪、多导电生理仪等。

1. 定期清数量

各仪器由专人保管,建立使用登记本。

2. 定期检查功能

各仪器的功能是否完善,如多导电生理仪中的心电监测能否正常走纸;除颤仪电量是否充足,能否正常除颤放电。

3. 建立登记账册

DSA 由专人负责,记录生产厂家、供货单位、产品名称、规格、单价、数量、产品批号、消毒或灭菌日期、失效期、卫生许可证号、出厂日期、供需双方经办人姓名等。销售公司定期进行保养,设有故障维修登记本。

4. 定期保养和清洁

名仪器保证性能良好;①仪器外表面用不脱色掉毛的湿布进行擦拭,使用仪器专用保养液,不能将水或任何清洁剂直接喷洒到设备上;②仪器显示屏使用干净的软布擦拭,用清水或清洁剂将其打湿擦拭即可,不可将清水或清洁剂直接喷洒到显示屏上,也不要使用医用酒精或医用消毒液;③仪器的缆线用潮湿的布及中性肥皂水进行清洁,或用 75% 酒精进行擦拭。

第四节 导管室常用药品的管理

一、对比剂

对比剂是指被注入人体后,利用其吸收 X 线的能力与机体组织器官形成的差异,从而显示病变的形状和器官功能的各种药物。对比剂分为两大类:吸收 X 线较机体组织大的高分子序数物质为阳性对比剂,吸收 X 线较机体组织小的低密度物质为阴性对比剂。理想的对比剂是实现 DSA 诊断和介入治疗不可缺少的条件,它应具备的特点:①对比性强,显影清晰;②安全无毒,无生物活性;③理化性质稳定,不易变异;④价格低廉,使用方便。

1. 对比剂的种类

(1)离子型对比剂:此类对比剂溶于水后都发生电离,故称之为离子型对比剂。国内常见的为复方泛影葡胺,分为 60% 和 70% 两种浓度。它是无色透明或微黄色的水溶液,黏稠度高,渗透压高,有一定的毒性,不良反应较常见,使用前应做碘过敏实验。

(2)非离子型对比剂:非离子型是三碘苯甲酸酰胺类,多为进口产品。采用多醇胺类以取得高浓度和高亲水性。非离子型对比剂不属于盐类,溶于水后不发生电离,不产生离子,对血液渗透压影响小;富含羟基而不带羧基,神经毒性和血脑屏障损害较轻。目前临床上应用较广泛。从理论上说,用非离子型对比剂可以不做碘过敏试验,但目前国内医护仍将其列为常规,故仍应进行试验,且应遵循用同一种对比剂做过敏试验的原则,否则可能出现假阳性。

2.常见的非离子型对比剂

(1)碘海醇(Iohexol):分子量为821(含碘量为46.4%),静脉注射原形通过肾排出,1 h达高峰,24 h内几乎100%排出。对神经、心血管系统影响小,不良反应发生率低。动物实验和临床应用证明,该药具有低毒性和高耐受性。

(2)碘普胺(Iopromide):渗透压低,神经、血管内皮细胞的耐受性强,对血凝、纤溶系统和补体活性几乎无影响。因此,它是中枢神经系统比较理想的血管对比剂。

(3)碘帕醇(Ioversal):具有6个烃基且均匀分布在侧链上,无疏水性脂溶性甲基团,因此,从分子结构上比其他对对比剂更具有优越性,为一种新型的含三碘低渗非离子型对比剂。血管内注射后,由于含碘量高,使X线衰减,能使途经的血管显像清楚直至稀释后为止。

(4)碘氟醇(Ioversol):从分子结构上比其他对比剂更具优越性,为一种新型的含三碘低渗非离子型对比剂。血管内注射后,由于含碘量高,使X线衰减,能使途经的血管显像清楚直至稀释后为止。

(5)碘比醇(Iobitridol):是一种非离子型、低渗透压并溶于水的含碘对比剂,其分子具有稳定的亲水性。对血流动力学系统、心血管系统、肺及支气管系统、神经系统和流变学系统的总的耐受性检查表明,可与其他非离子型水溶性三价碘产品交替使用。

二、栓塞剂

(一)栓塞剂的分类

1.按作用部位分类

(1)大血管栓塞剂(直径4～8 mm):在肿瘤栓塞治疗中,一般不会栓塞大动脉。

(2)中血管栓塞剂(直径2～4 mm):主要有明胶海绵颗粒、不锈钢圈及PVA块。

(3)末梢栓塞剂:末梢栓塞剂主要有聚乙烯醇(PVA)颗粒、碘化油、鱼肝油、酸钠、药物微球(囊)等,无水酒精可以永久损伤血管内皮细胞,造成动脉及肿瘤内血窦的完全闭塞。

2.按作用时间分类

栓塞剂是介入性化疗栓塞治疗中的重要物质,按其栓塞作用时间的长短可分为长期(永久)、中期和短期栓塞剂。

(1)长期栓塞剂:产生的栓塞作用达1个月以上,主要有不锈钢圈、PVA颗粒、碘化油、鱼肝、酸钠、无水酒精、药物微球(囊)等。

(2)中期栓塞剂:栓塞作用时间位于长、短期栓塞剂作用时间之间,主要有明胶海绵条(颗粒)。

(3)短期栓塞剂:栓塞时间在2 d以内,主要有自体血凝块及降解淀粉(DSM)等。

3.按吸收性分类

(1)可吸收性栓塞剂:主要有自体血凝块、明胶海绵、自体组织等。

(2)不吸收性栓塞剂:主要有无水酒精、碘化油、微球颗粒、可脱离球囊、鱼肝酸钠、不锈钢圈和PVA颗粒等。

(二)常用栓塞剂

1.碘化油(iodatol)

碘化油是目前肝经动脉化疗最常用的栓塞剂,其疗效已得到公认,栓塞肿瘤内血窦,量大时也能栓塞末梢血管,碘化油具有"亲肿瘤性",能长时间停留于肿瘤内,如果和化疗药物制成乳剂或混悬剂,可在栓塞肿瘤的同时,使化疗药物较长时间作用于肿瘤细胞,加大杀伤作用。目前,临床上多用超液化碘化油,疗效确切,推注方便,患者疼痛、腹胀感及术后不良反应也较轻。

2.明胶海绵

明胶海绵是一种无毒、无抗原性的蛋白胶类物质,是外科常用的止血剂。取材容易,使用方便,栓塞可靠,有良好的可缩性和遇水再膨胀性,可根据需要切割成任意大小的碎块,是最有价值的栓塞剂材料。为了增强血栓形成和栓塞血管的硬化,延长栓塞效果,可将其与硬化剂混合使用,常为3‰的14-羟基硫酸钠,使用时将明胶海绵颗粒泡在该液中,使形成胶状物,可用1 mL注射器注入血管。

3.弹簧钢圈

由不锈钢压制成弹簧状,其尾部或四周常带有织带状物,如涤纶、羊毛与尼龙钢丝等,能永久地栓塞较大血管,且不透X线,便于长期随访;缺点是属于近端栓塞,易建立侧支循环,插管技术难度较高。临床常用于肿瘤的姑息治疗与止血。

4.无水酒精

无水酒精是一种良好的血管内组织坏死剂,可将非离子型对比剂溶于无水酒精,注射时可以显影有利于监视血流方向,常用于晚期肿瘤的姑息性治疗、动静脉畸形及食管静脉曲张。

三、抗凝血药与溶栓药

1.抗凝血药

肝素(Heparin)是一种酸性黏多糖,在人体内由肥大细胞分泌而自然存在于血液中。在体内外均能延缓或阻止血液凝固。其抗凝血作用机制极为复杂,对凝血过程的各个环节均有影响。

(1)阻止血小板的聚集和破坏,妨碍凝血活酶的形成。

(2)对抗凝血活酶,妨碍凝血酶原变为凝血酶。

(3)抑制凝血酶从而阻碍纤维蛋白原变为纤维蛋白,在抑制作用期间并不消耗,口服无效,必须注射,注射后5～10 min显效,能使凝血时间延长5倍,作用维持时间约4 h。临床主要用于治疗各种疾病并发的弥散性血管内凝血,用于心脏手术体外循环,防止血栓形成或栓塞及术后血栓形成等。

不良反应及注意点:用药过量可导致自发性出血,故每次注射前应测定凝血酶原时间。如注射后引起严重出血,可静脉注射鱼精蛋白进行急救(1 mg 硫酸鱼精蛋白可中和125 U肝素)。禁用于出血性和伴有凝血迟缓疾病的患者。有明显肝、肾功能不良及血压过高的患者慎用,孕妇及产后妇女慎用。长期使用偶可产生暂时性秃发症、骨质疏松和自发性骨折。

2.溶栓药

溶栓药主要用于动脉血栓的介入放射学治疗及部分静脉血栓的治疗。

(1)链激酶:具有溶解血栓作用,来自β溶血性链球菌,先与纤溶酶原结合成复合物,后者再去激活其他纤溶酶原,使血栓和血浆内纤溶酶原均激活,因此,可产生全身溶栓和抗凝状态,分子量43 000,半衰期为16～80 min。临床用于多种血栓栓塞疾病,以急性广泛深静脉血栓形成,动静脉插管造成阻塞、急性大块肺栓塞和周围动脉急性血栓栓塞最为有效。

（2）尿激酶（Urokinase）：为高效血栓溶解剂，可直接促使无活性的纤溶酶原变成有活性的纤溶酶，使组成血栓的纤维蛋白水解，由于是人体内存在的蛋白质，不良反应小且疗效高，是临床使用最为广泛，并发症最少、最常用药物。

第五节　护理措施

护理措施是介入手术前和介入手术中的保驾措施，是预防并发症和及时处理并发症的先决条件，是改善护患关系、杜绝医疗纠纷、提高患者的信任程度、医者仁心的体现，是我们追求以患者为中心，以人为本核心理念的基本手段。

一、患者的心理干预

记得有这样一种说法：要使千差万别的人都能达到治疗或康复所需要的最佳身心状态，本身就是一项最精髓的艺术。这就要求我们重视进入 DSA 的患者心理护理，根据评估的情况做出针对性的个体认知干预、情绪干预，改善或降低患者对介入治疗手段的不了解、对疾病没信心的顾虑心理，为患者营造一种严谨、轻松愉快的氛围，将 DSA 内患者的心理护理作为整体化护理艺术的过程和追求的目标。只有这样，才能拉近与患者的关系，充分体现以患者为中心、以人为本的核心理念，这使患者能以坦然的心理接受治疗的先决条件。

二、根据病史给予相关的护理干预

在患者进入 DSA 前，通过术前访视，对患者病史的评估，进行有序的细化分析和针对性的护理干预，就像我们知道了患者有糖尿病史、以急性心肌梗死入院，实验室检查尿素氮和肌酐偏高，心电图Ⅱ、Ⅲ、aVF 导联可见有 ST-T 段抬高，我们就能大体地知道患者是下壁心肌梗死，就会主动地做好抗慢性心律失常或心搏骤停的药物及临时起搏以及右侧冠状动脉治疗材料的准备。手术中使用等渗对比剂，输入的液体以生理盐水为主，杜绝对比剂肾病和其他并发症的发生。所以，了解患者的病史才能指导我们下一步的工作，才能争取到主动，做到急中求稳、稳中有数。

三、物品准备

（一）材料

根据疾病和介入治疗的不同准备好必须的物品，包括各种器材（常用的和不常用的都需备全），型号要齐全，摆放要有序，环境要清洁。用后要登记，贵重材料要将条形码一份粘贴在耗材登记本上，一份要粘贴在患者巡回治疗单上。

（二）设备

急救设备必须在备用状态，用后的导联连线，氧饱和感应器，有、无创压力连线传感器，微量输液泵，连线呼吸机螺纹管，喉镜，大、中、小号的气管插管等，都必须有条不紊地放在固定的地方，既方便使用又整齐不乱。

四、药品的准备

针对不同的疾病和治疗备好相应的用药,必须精确用药者,在手术前按要求稀释好,并注明每毫升含的浓度。需要大剂量栓塞化疗的药物,根据医嘱和药物的稀释要求配置,需要栓塞的药物将粉剂与碘化油等充分混合好。

五、进入有序的细化护理常规

(一)严格查对制度

患者的姓名、性别、年龄、诊断、手术的名称,要与病历的医嘱和患者的手链相符无误。并须更换住院服、排空大小便、去除佩戴的项链、耳环、手表等,询问有无过敏史,是否高敏体质。

(二)辅助检查

查看病历上的术前查体情况,肝、肾以及心脏的功能、血型、凝血酶原时间、血糖、电解质、艾滋、梅毒以及相关的影像检查等。

(三)患者的体位要求

1. 平卧位的要求

协助患者平卧于介入手术台上,双手自然放置于床边,专用手托承托患者双臂使其紧靠身体的两侧,嘱咐患者术中制动的重要性,尤其三维成像时患者活动会带来的危险,对术中躁动不能配合手术者给予约束或全麻。起搏器植入的患者应在术侧的肩胛部置放一薄垫,以良好的体位暴露穿刺部位。先天性心脏病动脉导管未闭的患者需要双手抱头体位,如患者年龄较小或全麻的患者要给予固定双手。

2. 俯卧位的要求

椎体成形体的患者要采取俯卧位,其胸前和头部给予置放一软垫,以保持呼吸道的通畅,让患者感到舒适。

3. 输液通路的要求

应将输液通路建在右上肢,最好加一个三通,快捷、方便,便于术中给药又不影响双下肢任何一侧的穿刺所带来的输液不畅。右上肢不能完成者可建立在左上肢,但要连接一延长管至患者的右侧。总之,以不影响手术、不污染手术台、保持通畅、快捷、方便为最佳的通路建立。

4. 术中护理观察要求

根据术前评估和拟实施的护理措施,针对病种的不同、治疗方法的不同、个体的反应不同,采取不同的护理干预手段,并进行阶段性的护理效果评价,随时根据患者情况和需求调整护理计划和方式,旨在配合医生使患者能在一个舒适、安全的条件下,坦然接受治疗并达到预期的护理治疗目的,体现整体化护理艺术的价值。

5. 并发症的发现和护理要求

不同的疾病,不同的治疗方案,会因种种原因出现一些并发症。我们必须对每一种手术,每一个患者的具体情况,甚至细化到手术的每一步骤等,都需贯穿始终地注视生命指征和影像上的变化,护理计划和方式也要随手术的进展而改变,及时发现并发症并控制并发症的发展,将手术的风险降到最低。

第十六章　ICU专科治疗技术与护理

第一节　心肺脑复苏

一、概述

任何为抢救生命而采取的医疗措施均可称为"复苏",如对心跳骤停、严重心律失常、呼吸停止、窒息、休克、高热、中毒、严重创伤等的救治均属于广义复苏的范畴。

复苏的方法包括人工呼吸、心脏按压、氧疗、电除颤、电复律、心脏起搏、体内或体外反搏、辅助循环、降温、血液透析、输血输液以及各种药物的应用等。复苏的对象可以是个别患者,也可以是众多的遇难者。复苏的任务在于抢救生命,防止伤残和后遗症,争取使患者完全康复或能生活自理。通常所说的"复苏"是狭义的,即心肺复苏(CPR)是指患者心跳呼吸突然停止时所采取的一切抢救措施。

由于脑复苏的重要性日益为人们所重视,而且脑复苏是心肺复苏的根本目的,仅有心跳、呼吸而无脑功能的人,对社会及家庭都是十分沉重的负担。因此,现在认为复苏的重点从一开始就应放在对脑的保护,故把心肺复苏扩大到心肺脑复苏。心肺脑复苏(CPCR)是对心搏骤停所致的全身血液循环中断、呼吸停止、意识丧失等所采取的旨在恢复生命活动的一系列及时、规范、有效急救措施的总称。

心搏骤停后,循环和呼吸随即终止,机体脏器缺血缺氧。机体各脏器对缺血缺氧的耐受时间各不相同,脑细胞耐受缺血缺氧的时间为 $4\sim6$ min,延髓 $20\sim25$ min,心肌和肾小管细胞为 30 min,肝细胞为 $1\sim2$ h,如果血液循环停止超过上述时间,则可造成脏器不同程度的不可逆损害。

大脑对缺血缺氧最为敏感,脑平均重 1 500 g,只占体质量的 2%,其血流量却占心排出量的 15%,耗氧量占全身耗氧量的 $20\%\sim25\%$,是人体氧耗最高的组织;血液循环停止 3 s 后即感觉头晕,$10\sim20$ s 后出现昏厥和抽搐,$20\sim30$ s 后呼吸逐渐停止,45 s 后瞳孔散大,$4\sim6$ min 后脑细胞发生不可逆损害,10 min 后脑组织基本死亡。因此,尽早开始正确的心肺脑复苏术是心搏骤停患者急救成功的关键,复苏措施实施越早,成功率越高。

心肺脑复苏包括基础生命支持(BLS)、进一步生命支持(ALS)和延续生命支持(PIS)三个阶段。

复苏步骤根据最新的《2010 美国心脏协会心肺复苏及心血管急救指南》的标准更改为:胸外按压(Circulation)、开放气道(Airway)、人工呼吸(Breathing)、给药和输液(Drug and fluids)、心电监测(ECG)、心室颤动治疗(Fibrillation treatment)、对病情及治疗效果进行评估(Gauging)、争取恢复神志及低温治疗(Humanization & Hypothermia)、加强治疗(Intensive-care)。CPCR 步骤不能完全按先后次序排列,有些步骤是随着复苏的需要交叉进行或同时进行的,且相互关联,不能截然分开。

（一）心搏骤停的病因

1. 心源性心搏骤停

任何器质性心脏病均可导致心搏骤停，以冠状动脉粥样硬化性心脏病，尤其是心肌梗死最为常见，其他如心脏瓣膜病（主动脉瓣狭窄或关闭不全、感染性心内膜炎、人工瓣膜破损、二尖瓣脱垂等）、心肌病（扩张型心肌病、梗阻性肥厚型心肌病）、心肌炎、心包疾病、肺动脉高压、急性肺源性心脏病、复杂的先天性心脏畸形等均可导致心搏骤停。

2. 非心源性心搏骤停

非心源性心搏骤停包括：①一些意外事件，如严重创伤、电击、溺水、窒息、空气栓塞等；②各种原因引起的中毒，如一氧化碳中毒、有机磷农药中毒、工业毒物吸入或误食、严重食物中毒等；③药物导致恶性心律失常，以抗心律失常药多见，其他如洋地黄、氨茶碱、钙剂、锑剂等也可导致心搏骤停；④严重电解质与酸碱平衡紊乱，如严重高血钾、低血钾、高血钙、低血钙、高血镁及严重酸中毒等；④各种原因引起的严重休克；⑤严重低温诱发致命性心律失常；⑥手术治疗操作刺激、麻醉过程中对心血管系统的抑制等；⑦严重的缺氧、二氧化碳蓄积可抑制心肌收缩力和心脏的正常传导，以及因检查刺激迷走神经均可诱发心搏骤停。

（二）心搏骤停导致细胞损伤的病理生理

心搏骤停后，血液无复流，机体组织细胞缺血、缺氧；细胞内 Ca^{2+} 堆积，自由基大量增加，导致再灌注损伤；细胞发生凋亡或胀亡，结构破坏，最终完全崩解死亡；以神经细胞尤其是大脑细胞更为敏感。目前认为在无氧代谢下细胞损害的机制有以下几个方面。

1. 再灌注损伤

心搏骤停后，组织损伤不只发生于血液循环停止运行的阶段，也发生于恢复组织灌注（再灌注）的时候，即成功地进行复苏术后最初数小时至恢复循环的一段时间，可能与以下因素有关。

（1）无复流现象：心跳停止后由于无氧缺血导致小血管内皮细胞肿胀、白细胞堵塞、血小板聚集、微血栓广泛形成而呈不再流状态，导致组织细胞无氧代谢，最终致细胞损害、死亡。

（2）钙超载：在无氧缺血时，由于线粒体受损、结构破坏，ATP 产生减少或停止，自由基产生增加，损害细胞膜的通透性，Na^+-K^+-ATP 酶活性降低，Na^+-Ca^{2+} 交换增加等，使细胞内及线粒体内 Ca^{2+} 大量堆积，激活细胞膜上的磷脂酶 A_2 和蛋白分解酶，使花生四烯酸产生增加，促使 DIC 形成，加重无复流现象，加重缺血和细胞破坏。

（3）自由基的破坏作用：正常情况下机体存在着氧自由基的产生与清除平衡，是免受氧自由基损伤的保证。在无氧缺血时，氧自由基产生大量增多，过量的氧自由基可使基膜脂质过氧化，破坏细胞结构、功能，抑制细胞膜上 Na^+-K^+-ATP 酶，导致细胞水肿或线粒体破坏，产能消失，损伤 DNA，致染色体畸形、断裂，特别不利于维护脑细胞的正常结构和功能。

2. 能量耗竭

心跳停止后若不及时复苏，使机体组织血供达到正常值的 25% 以上，则组织细胞内 ATP 迅速耗竭，细胞的合成与分解代谢全部停止，蛋白质和细胞膜变性、线粒体和细胞核破裂、细胞浆空泡化，最终细胞坏死，形成不可逆损害。

3. 白细胞和血小板的作用

无氧缺血时浸润的白细胞数非但不减少，反而增加，白细胞聚集、嵌顿堵塞毛细血管，促进血小板聚集和 DIC 形成，加重了无复流现象及炎症介质释放的增加，导致细胞破坏。无氧缺血时血管内皮细胞损伤,血小板黏附、聚集和释放增加,促使血小板性血栓和 DIC 的形成,加重了无血流状态。

4.全身炎症反应综合征(SIRS)

心搏骤停后组织缺血缺氧等可引发 SIRS 而对细胞产生损害。机体在心搏骤停后,体内的炎性介质细胞如中性粒细胞、淋巴细胞、单核-巨噬细胞等可产生大量的炎性介质,如细胞因子、凝血和纤溶物质、花生四烯酸代谢产物、血管活性肽等,出现过度的炎症反应。这些炎性介质可上调各种细胞膜尤其是血管内皮细胞膜上的整合素受体,导致白细胞的贴壁和活化(黏附、聚集、释放)、血小板活化、微血栓形成、微循环障碍,导致组织细胞严重缺血、缺氧,组织细胞及免疫活性细胞发生凋亡到坏死,各器官功能受损,最终发展成多器官功能障碍乃至多器官功能衰竭。

5.细胞凋亡或细胞胀亡

细胞凋亡(apoptosis)是指心跳呼吸停止后,ATP 产生减少、氧自由基产生增加,启动基因介导的主动的细胞死亡,各种细胞出现细胞固缩、体积减少,胞质和胞核固缩、DNA 成梯级裂解,细胞溶解伴有固缩的细胞死亡,大量的凋亡细胞和无能力的细胞包括凋亡小体最后被吞噬细胞吞噬,使细胞数量减少,脏器功能衰竭。细胞胀亡(oncosis)是由于心跳呼吸停止后,ATP 产生减少、ATP 耗竭的被动的细胞死亡。ATP 耗尽使细胞膜上的离子泵活性丧失、膜的通透性增加,细胞体积增大,胞质和胞核肿胀、DNA 非随意的裂解伴有肿胀的细胞死亡,自溶细胞积聚伴有炎症反应,肿胀的细胞死亡,使细胞的数量减少,器官功能衰竭。

(三)心搏骤停的临床诊断

当患者出现以下情况时,应考虑出现心搏骤停:①意识突然丧失、昏倒;②面色苍白或发绀;③瞳孔散大;④颈动脉搏动消失,心音消失;⑤部分患者可有短暂而缓慢的叹气样或抽泣样呼吸,或有短暂抽搐,全身肌肉松弛。

心搏骤停是一个急迫而又危重的状态,心搏骤停的诊断要求果断、迅速,切不可因反复触摸大动脉搏动、听心音、测血压等而延误抢救时机。意识突然丧失伴大动脉搏动消失是心搏骤停早期可靠的表现,此时就应立即实施心肺复苏。在临床上患者出现神志模糊或消失、突然昏厥、抽搐、心动过缓、血压突然下降、呼吸停止等临终状态,应立即行心肺复苏术,确诊心搏骤停时间应在 15~30 s 以内。

(四)心搏骤停的心电图表现

根据心脏状态和心电图表现,心搏骤停分为 3 种类型。

1.心搏完全停止

心脏完全丧失收缩活动,呈静止状态,心电图呈直线或仅有心房波,心房波发生率占心搏骤停开始时的 30%。

2.心室颤动

心室肌呈不规则蠕动,但心脏无血液搏出。心电图上 QRS 波群消失,代之以不规则的、连续的室颤波。这是心搏骤停中最为常见的类型,发生率占心搏骤停开始时心律的 50%~60%。

3.心电—机械分离

心肌完全停止收缩,心脏无搏出,心电图上间断出现宽而畸形、振幅较低的 QRS 波群。发生率占心搏骤停开始时心律的 6%~10%。

以上三种类型,除非开胸后直接观察或做心电图,否则难以鉴别,其表现均为心脏无排血,初期处理亦基本相同,统称为心搏骤停。

二、心肺脑复苏

(一)基础生命支持

基础生命支持(BLS)是维持生命体征最基础的救助方法和手段,是国际心肺脑复苏指南中最需关注的重点。

该阶段的主要目的是采用人工循环和人工呼吸的方法,维持心、脑等重要器官的氧供和代谢,直至第二阶段给予医疗方面的进一步生命支持前,维持足够的循环和通气。基础生命支持的基本措施可归纳为 C-A-B 原则,这是根据《2010 美国心脏协会心肺复苏及心血管急救指南》中,建议将成人、儿童和婴儿(不包括新生儿)的基础生命支持程序从 A-B-C(开放气道、人工呼吸、胸外按压)更改为 C-A-B(胸外按压、开放气道、人工呼吸)。

美国心脏协会(AHA)新的心血管急救成人生存链中的环节包括:①立即识别心脏骤停并启动急救系统;②尽早进行心肺复苏,着重于胸外按压;③快速除颤;④有效的高级生命支持;⑤综合的心脏骤停后治疗。

1.快速识别与判断

(1)快速判断。急救人员在确认环境安全无现存和潜在的危险之后,判断患者有无意识和反应。判断方法为轻拍或摇动患者的肩部,并大声呼叫:"喂,您怎么了?",如果你认识患者,则最好直接呼喊其姓名。如无反应,也可用刺激的方法,如用手指甲掐压患者的人中、合谷穴,但严禁摇动患者头部,以免损伤颈椎。判断患者大动脉搏动是否存在,此时间不能超过 10 s。《2010 美国心脏协会心肺复苏及心血管急救指南》中已经取消在开放气道后,"看、听和感觉呼吸"以评估呼吸的环节,在判断心跳停止的同时,应快速检查呼吸,以确定患者无呼吸或不能正常呼吸,从而启动急救医疗服务系统(EMS)并开始 CPCR。

(2)EMS。如果发现患者没有任何反应(如没有运动或对刺激无反应),应立即电话或其他方式呼救,如拨打 120 等,启动 EMS。在电话启动 EMS 系统时,尽可能提供以下信息:急救患者所处的具体位置;急救患者正使用的电话号码;发生什么事件;需要救治的人数;患者目前的情况;已经给予哪些急救处理措施。

但对于溺水、严重创伤、中毒及 8 岁以下儿童,应先给予 CPCR 5 个循环后再电话求救。如果条件允许,取得自动体外除颤器(AED),给患者进行电除颤。如果有两个或更多施救者,应将启动 EMS 与施行 CPCR 同时进行。

2.有效的人工循环

建立有效的人工循环是指用人工的方法促使血液在血管内流动,供给全身主要器官,以维持重要器官,特别是心脏和脑的功能。

(1)复苏体位。为提高心肺脑复苏的有效性,须使患者仰卧于坚固的平面上,头、颈、躯干平直无扭曲,双手放于躯干两侧。如果患者为俯卧位,应把患者整体翻转,尤其要注意保护颈部,可以一手托住颈部,另一手扶着肩部,头、颈部应与躯干保持在同一个轴面上。如果患者头颈部有创伤或疑有颈部损伤,只有在绝对有必要时才能移动患者。

(2)心搏骤停的判断。患者心搏骤停后,脉搏随即消失。颈动脉位置靠近心脏,容易反映心搏的情况,且颈部暴露,便于迅速触摸,因此多采用触摸颈动脉搏动的方法来判断是否有心搏。但《2000 美国心脏协会心肺复苏及心血管急救指南》中已经开始规定,非专业急救人员在行 CPCR 前不需要检查大动脉搏动,专业急救人员检查大动脉搏动时间不可超过 10 s。判断颈动脉搏动的方法,为抢救者一手置于患者前额,使其仰头,用示指和中指触及气管正中位置,对男性患者可先触及喉结,然后两指下滑到气管与胸锁乳突肌之间,在气管旁软组织深处可触及颈动脉搏动。

注意事项:①触摸颈动脉力量不能过大,以免颈动脉受压影响脑部血液供应;②禁止同时触摸两侧颈动脉,以防阻止脑部血液供应;③检查脉搏时间不应超过 10 s;④小儿颈部较短,颈动脉不易触及,以股动脉的触诊更为适宜;⑤在进行心肺脑复苏时,每 2 min 应重复检查脉搏。

(3)胸外按压。人工循环的建立方法有两种:闭式胸外按压和开胸心脏按压。在现场急救中,主要应用闭式胸外按压。有效的胸外按压是 CPCR 的重要环节,是通过有节律地按压胸骨中下段以增加胸腔内的压力(胸泵机制)和直接挤压心脏而引起血液流动(心泵机制),从而为脑和其他重要器官供氧。正确实施胸外按压能使收缩压达到 60～80 mmHg,舒张压略低,但颈动脉的平均动脉压很少超过 40 mmHg。尽管胸外按压所产生的血流量很少,但是对于为脑和心肌提供氧气和营养来说却至关重要。

操作要点:①按压部位:为胸骨中下段(胸骨下 1/2 或中下 1/3 交界处)。一种定位方法是两乳头连线与胸骨交叉点处,另一种定位方法是抢救者以示指和中指沿患者肋弓处向中间滑移,在两侧肋弓交点处找到胸骨下切迹,切迹上方两横指之上就是按压区。②按压方法:确保患者仰卧位平躺于坚实的平面上,急救人员跪于患者一侧,左手掌根部置于乳头连线与胸骨交界处,右手掌根部平行重叠放于左手背之上,双手紧扣,使手指不触及胸壁和肋骨,双肘关节伸直,借助身体的重量和两臂肌肉的力量,有节奏地垂直向下用力按压。《2010 美国心脏协会心肺复苏及心血管急救指南》中强调指出,有效胸外按压速率至少为 100 次/分钟;成人按压幅度至少为 5 cm;婴儿和儿童的按压幅度至少为胸部前后径的三分之一(婴儿大约为 4 cm,儿童大约为 5 cm);要保证每次按压后胸部能充分回弹;尽可能减少胸外按压的中断。如果有多人实施救助,应每 2 min 更换胸外按压者,以减少疲劳对按压幅度和频率的影响,每次更换尽量在 5 s 内完成。进行其他抢救措施时,均应努力减少按压的中断时间,每次中断尽量不超过 10 s。③按压—通气比率:在置入高级气道之前,成人心肺复苏时按压-通气比率为 30:2,单人施救婴儿或儿童时按压—通气比率为 30:2,双人施救婴儿或儿童时比率为 15:2。使用高级气道通气时,继续胸外按压且不必与呼吸同步,每 6～8 s 一次人工呼吸(每分钟 8～10 次)。④按压有效的指标:扪及大动脉搏动;动脉血压维持在 60 mmHg 以上;口唇、甲床、皮肤黏膜的颜色转为红润;瞳孔由大变小,有时出现对光反射;自主呼吸恢复。

3.有效的呼吸支持

(1)开放气道。呼吸道通畅是重建呼吸的前提,是进行人工呼吸的先决条件。呼吸不畅的常见原因包括气道异物及舌根后坠。①气道异物或分泌物阻塞:通畅气道前,应快速检查及处理口腔及咽部的异物,如有明显异物(松脱的假牙、食物或呕吐物等),可用手指抠出。对口腔中液体分泌物可用指套或指缠纱布清除。清除固体异物时,一手按压患者下颌,另一手用示指抠出异物,口咽内异物清除要在直视下进行,否则可能将异物推向深处。②舌根后坠:意识丧失的患者肌张力下降,咽部软组织和舌根较为松弛,舌的支持组织附着于下颌骨,舌体和会厌可能会堵塞咽部气道,所以将下颌骨上抬及枕部后仰是解除舌根后坠的关键。

开放气道的手法包括:①仰头抬颏法:一手置于患者的前额,手掌向后方施加压力,使患者头部后仰,另一手的示指和中指置于下颌骨近下颌角处,向上抬起下颌,使已经后坠的舌根与会厌软骨远离咽后壁,从而解除呼吸道梗阻。这是最常用的手法,对明确没有咽喉部损伤者可用此法。②托颌法:抢救者双手分别放于患者头部两边,双肘置于患者所躺的平面上,双手紧推下颌角,使下颌上移。因此法不易与人工呼吸配合,抢救者也容易疲劳,只有在明确或者怀疑患者有颈部损伤时采用。不论采用哪种方法通畅呼吸道,均应注意操作时手指不要压迫下颌部软组织,以防呼吸道受压。

(2)人工呼吸。人工呼吸的方法包括:①口对口人工呼吸:是最快速方便的方法。施救者用按压患者前额的手的拇指和示指捏紧患者的鼻翼下端,正常吸气后张开口严密地包住患者的口唇,形成口对口密封状,用力向患者口内吹气,一次吹气完毕,立即与患者口部脱离,并松开捏鼻翼的手指,使患者肺内的气体呼出。同时施救者侧转头吸入新鲜气体,准备第二次人工呼吸。②口对鼻人工呼吸:适用于牙关紧闭、口腔严重损伤或颈部外伤者,救治溺水者最好采用口对鼻人工呼吸法。施救者一手置于患者前额使其头后仰,另一手抬起患者下颌,使其口唇紧闭,吸气后用口包住患者鼻腔并吹气。吹气后离开,让患者呼气。此法产生胃胀气的机会较少,但有鼻出血或鼻塞时不能使用。③口对口通气防护装置人工呼吸:某些医务人员及非医务人员更愿意使用通气防护装置进行人工呼吸,以减少感染发生的危险。防护装置有面部防护物和隔离面罩两种,隔离面罩有单向阀门,施救者可以向患者吹气,而患者呼气不会被施救者吸入;有些面罩可以通过接口使用氧气,此时氧流量应在(10～12) L/min。④简易呼吸气囊通气法:如果有简易呼吸气囊,则应首先采用简易呼吸气囊面罩行人工呼吸。

一次挤压500～1 000 mL空气进入肺内,这能保证呼吸道通畅和足够的通气量。

人工呼吸的注意事项:①吹气的时间应大于1 s,同时观察患者胸廓是否起伏。理想的潮气量为500～600 mL((6～7) mL/kg)。②人工呼吸最常见的困难是开放气道,如果胸廓没有起伏,应重新开放气道或清除梗阻物。③国际心肺复苏指南建议,应避免迅速而强力的人工呼吸,以避免过度通气以及导致患者胃胀气、胸腔压力过高和其他并发症。④《2010美国心脏协会心肺复苏及心血管急救指南》中不建议在通气过程中常规采用环状软骨加压。

(二)进一步生命支持

进一步生命支持是基础生命支持的继续,是借助于器械及先进的复苏技术和知识以争取最佳疗效的复苏阶段。其目的是在加强人工呼吸和人工循环的基础上给予针对性的药物和电除颤,恢复心脏的自主搏动,进而改善自主循环。

1.电击除颤

心搏骤停时,有效的胸外心脏按压虽然能暂时维持一定水平的心排出量,但并不能使心脏终止室颤和恢复正常的有效灌注心律,心脏电击除颤是治疗心室颤动的最有效方法。电除颤以一定强度的电流刺激心室肌细胞,使其同时除极,以恢复窦房结等的自律性,重建窦性或房性心律。

《2010美国心脏协会心肺复苏及心血管急救指南》中再次建议,在发生有目击者心搏骤停概率较高的公共区域配备自动体外除颤器(AED),以进行早期除颤(患者倒下后3 min内予以电击)。对心搏骤停者除颤时间的早晚是决定患者能否存活的关键,室颤后电除颤每延迟1 min,其病死率增加7％～10％。

体外除颤时,除颤电极板安放位置有两种:①胸前左右法:一个电极板置于右锁骨下方、胸骨右缘第2肋间处,另一个电极板置于左乳头下方心尖处,电极板中心在左腋前线第5肋间;②胸部前后法:一个电极板置于前胸部胸骨左缘第4肋间水平,另一电极板置于背部左肩胛下区。电极板必须与皮肤紧密接触,涂以导电糊或应用盐水纱布,以免灼伤皮肤。电击前先给予胸外按压,电击后继续给予胸外按压,5组操作后再检查心律是否恢复。单相波电击除颤成人首次电击能量为360 J,双相波电击除颤成人首次电击能量为150～200 J;儿童首次除颤的推荐能量为2 J/kg,继续除颤能量为4 J/kg。除颤前如果心电图波形显示为心室颤动的细颤(心室颤动波幅小于0.5 mV),则应将其转变为对电击反应性较高的粗颤再进行电击除颤。其方法包括充分的供氧、有效的心脏按压与人工通气、静脉注射肾上腺素等。对于多次电击除颤均无明显效果的顽固性室颤,可静脉注射利多卡因或胺碘酮后再进行电击以提高除颤的成功率。

2.应用药物促进心肺复苏

心搏骤停时,全身循环停顿,周围静脉塌陷,建立输液通道困难,最好能行深静脉穿刺以补充血容量和注入抢救药物。如果只能经外周静脉给药,应尽量穿刺近心端的静脉。ICU内的患者首选平衡盐溶液而不主张使用含葡萄糖的液体,因为在心跳、呼吸恢复前给葡萄糖会使其在无氧条件下产生酸性代谢产物,加重酸中毒。如果不能建立静脉通路,一些复苏药物可以通过气管给药。但通过气管给药所能达到的血浆药物浓度较静脉给药低,因此静脉给药作为首选给药途径。

常用抢救药物有肾上腺素、去甲肾上腺素、多巴胺、血管加压素、利多卡因、碳酸氢钠、胺碘酮等。但不再建议在治疗无脉性心电活动和(或)心搏停止时常规性地使用阿托品,而建议使用腺苷,因为它在未分化的稳定型、规则的、单形性、宽QRS波群心动过速的早期处理中,对于治疗和诊断都有帮助。必须注意,腺苷不得用于非规则宽QRS波群心动过速,因为它会导致心律变成室颤。为成人治疗有症状的不稳定型心动过缓时,建议输注增强心率药物以作为起搏的一种替代治疗。

3.氧疗和呼吸支持

进行心肺复苏的患者中,约90%的患者存在不同程度的呼吸道梗阻。CPCR时所采取的维持呼吸道通畅的方法虽然有效,但难以持久;放置口咽或鼻咽通气道更适用于自主呼吸恢复者。为了获得最佳的肺泡通气和氧供,或需要行机械通气治疗,应进行气管插管。气管插管可以保证通气和高浓度吸氧,便于吸痰,准确控制潮气量,保证胃内容物、血液及口腔黏液不误入肺内。但在进行插管操作时,人工呼吸停止的时间应小于30 s,反复插管及插管失败都可影响心搏骤停复苏的预后。

插管完成后,应立即实施临床评价,如双侧胸廓运动是否均等、双肺呼吸音是否对称以及有无呼吸音、进行CO_2波形图定量分析等来确认导管的位置。确定及固定好导管后,应使头部处于中立位,防止插管脱出。对于不适宜或气管插管有困难者,可考虑采用喉罩、环甲膜穿刺或行气管切开术以保持呼吸道通畅。

4.复苏过程的监测

心肺脑复苏过程应连续监测患者的心肺功能,如血压、脉搏、心率以及动脉血气情况,以判断复苏的效果及患者呼吸和循环恢复的情况,并根据情况做进一步处理。呼气末PCO_2监测具有无创、简便、反应迅速等特点,在通气恒定的情况下可较好地反映患者心排出量情况。

(1)血流动力学评价:①冠脉灌注压:CPCR过程中冠状动脉灌注压(主动脉舒张压—右房舒张压)与心肌血流灌注和自助循环恢复均相关。在CPCR过程中,右心房舒张压达到10 mmHg时,意味着主动脉舒张压至少在30 mmHg以上,此时冠脉灌注压才可维持20 mmHg以上。②脉搏:目前尚无研究证实CPCR过程中检查脉搏的有效性和临床实用性。

CPCR 过程中颈动脉的搏动也不能提示冠脉血流或心肌及脑灌注的有效性。

(2)呼吸功能的评估:①动脉血气分析:心搏骤停过程中监测动脉血气分析并不能可靠地预示组织缺氧、高碳酸血症(是否有效通气)或组织酸中毒的严重性;②经皮血氧饱和度监测:心搏骤停时,因为外周组织的血管床无充分搏动的血流,此时经皮血氧饱和度监测是无效的;③呼气末二氧化碳($P_{ET}CO_2$)监测:这是 CPCR 过程中安全有效的无创性检测指标。《2010 美国心脏协会心肺复苏及心血管急救指南》中再次强调了根据 $P_{ET}CO_2$ 来监护心肺复苏质量和检测是否恢复自主循环。这是由于血液必须通过肺部循环,CO_2 才能被呼出并对其进行测量,所以 CO_2 可以用作胸外按压有效性的生理指标并用于检测是否恢复自主循环。无效胸外按压(可由患者特殊情况或施救者操作造成)的 $P_{ET}CO_2$ 较低。心输出量降低或已恢复自主循环但再次心脏骤停患者的 $P_{ET}CO_2$ 也会降低。与此相对应,恢复自主循环可能导致 $P_{ET}CO_2$ 突然增加。

(三)延续生命支持

延续生命支持是指在患者自主循环恢复后采取的一系列措施以维持内环境稳定、确保心、脑等重要脏器功能恢复和稳定,最终使患者存活出院并避免和减少神经系统后遗症的发生。

1. 主要措施

延续生命支持阶段主要治疗措施包括:①寻找和处理心搏骤停可逆转的病因:如及时纠正低血钾,改善冠脉血供等;②器官功能监测和支持:进一步严密监测各主要脏器的功能,防治复苏后多器官功能不全;③呼吸管理:保持呼吸道通畅,巩固自主呼吸,避免过度通气,防治肺部感染;④控制血压:要求维持正常或稍高的血压(平均动脉压在 90～100 mmHg),以保障组织尤其是脑的灌注;⑤维持内环境稳定:保持液体平衡,及时纠正电解质和酸碱失衡,避免血糖过高或过低;⑥防治并发症:控制高热,防治感染;⑦脑复苏。

2. 脑复苏

脑复苏与心肺复苏是一个有机整体,不能分开,在心肺复苏的同时应注意对脑的保护。心肺复苏是脑复苏的基础,脑复苏是心肺复苏的最终目的。脑复苏的关键是防治脑水肿。主要措施如下。

(1)低温治疗:可降低脑代谢,减少脑耗氧量,增强脑组织对缺氧的耐受能力,是脑复苏的重要措施。体温每降低 1 ℃可使耗氧量下降 5%～6%。物理降温前先用降温辅助药物,如氯丙嗪、硫喷妥钠、巴比妥类药物,防止低温引起的寒战和血管痉挛。

然后戴冰帽,重点对脑部降温,再在颈部、腋窝、腹股沟、腘窝等处放置冰袋,以使体温降至35 ℃～33 ℃,肌张力松弛且呼吸、血压平稳为准。降温需持续至神志恢复。复温时应先逐步撤除冰袋,待体温恢复 1～2 d 后再停用辅助降温药物。

(2)脱水疗法:常用 20%甘露醇或 25%山梨醇 200～250 mL 在 15～30 min 内快速静脉滴入,或配合使用呋塞米 20 mg 静脉注射,视病情每 6 h 可重复使用。

(3)激素治疗:糖皮质激素可降低毛细血管通透性,稳定溶酶体膜,防止细胞自溶,可有效保护脑细胞和防治脑水肿,常用地塞米松和氢化可的松。

(4)改善脑细胞代谢:药物治疗可选用脑活素、氯酯醒、能量合剂等药物。

(5)高压氧治疗:可增加脑组织氧分压,减轻脑水肿,有利于脑细胞功能恢复。

(6)镇静解痉:如有抽搐发作时,可用地西泮、苯巴比妥钠或冬眠Ⅰ号(氯丙嗪 50 mg,异丙嗪 50 mg,哌替啶 100 mg)1/4 量或 1/2 量分次肌内注射或静脉滴注,每 6 h 用药 1 次。有癫痫发作时应用苯妥英钠静脉滴注。

三、复苏后处理

复苏后处理指自主循环恢复后在ICU等场所实施的进一步治疗措施。主要内容是以脑复苏或脑保护为中心的全身支持疗法。患者在恢复自主循环和初步稳定后仍然有很高的病死率,出院率只维持在2%～22%的水平。这是由于心搏骤停后,机体发生强烈的应激反应,神经、内分泌、血管活性物质都发生了剧烈改变,组织器官发生缺血—再灌注损伤,体内的炎性细胞可产生大量的炎性介质,出现过度的炎症反应,发生SIRS,进而出现MODS,成为复苏后综合征(PRS)或复苏后多器官功能障碍综合征(PR-MODS)。复苏后处理的主要措施如下。

(一)维持循环功能

心搏恢复后,往往伴有血压不稳定或低血压状态,常见原因有:①有效循环血容量不足;②心肌收缩无力和心律失常;③酸碱失衡和电解质紊乱;④心肺复苏过程中的并发症未能纠正。因此,应严密监测心电图、血压、中心静脉压等,根据情况对肺毛细血管嵌顿压(PCWP)、心排出量(CO)、外周血管阻力、胶体渗透压等进行监测,补足血容量,提升血压、支持心脏、纠正心律失常。在输血输液过程中,为避免过量与不足,使CVP不超过12 cmH$_2$O(1.18kPa),尿量约60 mL/h。对心肌收缩无力引起的低血压,如心率<60次/分钟,可静脉输注异丙肾上腺素或肾上腺素;如心率>120次/分钟,可静脉注射西地兰0.2～0.4 mg;或使用其他强心药,如多巴胺或多巴酚丁胺。在应用强心药同时,可静脉注射速尿20～40 mg,促进液体排出,以减轻心脏负荷,对控制脑水肿也有利。

(二)维持呼吸功能

心脏复跳后,自主呼吸可以恢复,也可能暂时没有恢复,自主呼吸恢复得越早,表明脑功能越易于恢复。无论自主呼吸是否出现,都要进行呼吸支持直到呼吸功能恢复正常,从而保证全身各脏器,尤其是脑的氧供。在CPCR中,确保气道通畅及充分通气、供氧是非常重要的措施,气管插管是最有效、可靠又快捷的开放气道方法,在初期复苏时,有条件应尽早插管。如复苏后72 h时患者仍处昏迷状态、咳嗽反射消失或减弱,应考虑行气管切开,以便于清除气管内分泌物。充分保证患者氧供,使PaO$_2$>100 mmHg,PaCO$_2$保持25～35 mmHg的适度过度通气,以减轻大脑酸中毒,降低颅内压。同时加强监测,防止呼吸系统的并发症,如肺水肿、ARDS、肺炎、肺不张,也不能忽视由于复苏术所致的张力性气胸或血气胸。

(三)防治肾功能衰竭

心搏骤停时的缺氧、复苏时的低灌流、循环血量不足、肾血管痉挛及代谢性酸中毒等,均将加重肾脏负荷及肾损害,而发生肾功能不全。其主要表现为氮质血症、高钾血症和代谢性酸中毒,并常伴少尿或无尿,也可能为非少尿型肾衰竭。因此在CPCR中,应始终注意保护肾功能。其主要措施包括补足血容量以保证肾脏灌注、增强心肌收缩力等。当血容量已基本上得到补充、血压稳定时,可使用血管扩张药,如小剂量多巴胺<3 μg/(kg·min)静脉输注。同时纠正酸中毒。为预防肾衰竭,及早使用渗透性利尿剂,通常用20%甘露醇,也可防治脑水肿。当出现少尿或无尿肾衰竭时,甘露醇要慎用。速尿是高效、速效利尿剂,可增加肾血流量和肾小球滤过率。但在低血压、低血容量时则不能发挥高效利尿作用。

(四)防治胃肠道出血

应激性溃疡出血是复苏后胃肠道的主要并发症。对肠鸣音未恢复的患者应插入胃管,行胃肠减压及监测胃液 pH。为防止应激性溃疡发生，常规应用抗酸药和保护胃黏膜制剂，一旦出现消化道出血，按消化道出血处理。

(五)维持体液、电解质及酸碱平衡

维持正常的血液成分、血液电解质浓度、血浆渗透压以及正常的酸碱平衡，对重要器官特别是脑的恢复和保证机体的正常代谢是必不可少的条件，因而必须对上述指标进行监测，及时纠正异常。

(六)控制抽搐

严重脑缺氧后，患者可出现抽搐，可为间断抽搐或持续不断抽搐，抽搐越严重，发作越频繁，预后越差。但特别严重的脑缺氧出现深昏迷，可以不出现抽搐。抽搐时耗氧量成倍增加，脑静脉压及颅内压升高，脑水肿可迅速发展，所以必须及时控制抽搐，否则可因抽搐加重脑缺氧损害。通常应用巴比妥类药，如鲁米那或苯妥英钠 0.1～0.2 g，每 6～8 h 肌内注射一次。对大发作或持续时间较长或发作频繁者，应迅速使用强效止痉药，可先用安定 10～20 mg 或 2.5% 硫喷妥钠 150～200 mg 静脉推注，抽搐控制后，采用静脉滴注方法维持，或配合使用冬眠制剂。对顽固性发作者，选用肌肉松弛剂，但必须在行气管插管及人工通气的情况下才可选用。

(七)预防感染

心跳骤停的患者，由于机体免疫功能下降，容易发生全身性感染。而复苏后某些意识未恢复的患者，或由于抽搐、较长时间处于镇静镇痛及肌松药等作用下，患者易发生反流、误吸，导致肺部感染；长期留置导尿管，易致泌尿系感染；或长期卧床发生压疮等。因此复苏后应使用广谱抗生素，以预防感染。同时加强护理，一旦发生感染、发热，将会加重脑缺氧，而影响意识的恢复，甚至导致 MODS。

第二节 ICU 护理常规

外科 ICU 主要收治大手术后、外科休克、大出血及各种严重创伤患者，要求护理人员接收患者时必须行动迅速而有条理，护理过程中必须严谨细致，措施落实到位，保证护理质量和护理安全。

一、患者转入前的准备

术后危重患者经主管医生申请、外科 ICU 医生会诊同意后方可收入。在患者转入外科 ICU 之前，护理人员应做好充分的入室前准备。

1. 转入前的心理指导

清醒患者从手术室或其他科室转入外科 ICU，常因处于生疏环境、没有家属陪伴等原因而产生严重的心理失衡。因此，转入患者前做新环境的介绍是十分必要的。

2. 床单位准备

①检查床性能，使其处于良好的备用状态。按麻醉床备好床位，气垫床适当充气，必要时

在头部、臀部放置隔离垫巾,以免患者的呕吐物及分泌物污染床单;②备约束带四条,必要时备腹带;③床头桌备治疗盘,盘内备听诊器、一次性吸痰管、吸氧管或吸氧面罩、冲洗吸痰管的无菌生理盐水或蒸馏水、别针、电极片 3 个、寸带 2 条;④床旁备简易呼吸器,必要时备加压面罩和口咽通气道;⑤床头桌抽屉内置:负压引流袋、尿袋、一次性手套、手电筒等;⑥其他:根据患者情况准备相应的物品,如胸腔闭式引流瓶。

3. 仪器准备

①心电监护仪:连接电源,检查心电监护仪性能是否良好;检查心电各导联线、血氧饱和度、监测导线及指夹、无创血压袖带、体温探头等是否齐备并连接良好,处于待机状态。②呼吸机:检查呼吸机各管道连接是否正确,湿化罐内加无菌蒸馏水。连接电源、氧源及压缩空气,检查呼吸机性能是否良好。根据情况选用机械通气模式,调好呼吸机各项参数。③吸引器:连接好负压吸引器各管道,调试负压是否良好。④氧气装置:连接氧气源,检查性能,处于良好备用状态。

4. 急救药物及用物准备

急救车处于备用状态,各种急救药品齐全。根据病情准备好各种抢救及治疗药物,如血管活性药、液体、激素类药物、止血药、抗凝剂等,确保药物在有效期内。

5. 其他用物准备

备好输液泵、输液架、输液篮等。

二、转运途中要求

根据患者对于监测和护理的要求不同,对危重患者转运过程中加强监测,以便及时发现问题。

(1)在转送患者途中,要有专门的医护人员陪同,对危重患者需保持持续的心电监护以随时了解患者的病情变化。

(2)保障患者良好的通气状态,对于呼吸功能不全的患者,医护人员可使用小型呼吸机或简易呼吸气囊辅助通气。

(3)保证患者供氧,一般常携带氧气袋,通过接在患者身上的鼻导管或面罩供氧,从而保障有效通气的进行。

(4)保持静脉输液通畅,注意维持某些与生命紧密相关的治疗,如血管活性药物的应用等。

(5)将各种引流管包扎好,防止脱出,全过程力求平稳、迅速。

三、接收程序及要求

危重患者转入外科 ICU,一般由外科 ICU 医生、护士及患者家属陪同,外科 ICU 护士应了解患者的诊断、病情、转入治疗目的。由于外科 ICU 接收的均为危重或手术后患者,病情危重且不稳定,接收患者时必须十分小心细致。具体的环节包括:

(1)用平车将患者送至床位,并选择合适卧位。搬动过程中,注意观察病情变化,保持各种管道的正常位置并防止脱落,有条件者使用滚动板搬动患者。如果由手术室直接转入,可直接使用监护床,以减少搬动的次数。

(2)需进行人工呼吸者应在患者到达后立即连接准备好的呼吸机,同时注意观察患者的胸部运动情况,并及时清除呼吸道分泌物,保持呼吸道的通畅。其他患者应根据临床症状及血气分析结果选择合适的给氧浓度和给氧方法。

(3)根据病情连接所需监测系统,包括多功能监测仪、氧饱和度监测仪、中心静脉测压管、有创动脉压测量管、血流动力学测量装置等。设定各种参数的上下报警限,其设定范围要根据患者的具体情况进行调整。

(4)迅速准确接通并管理好各种监测及输液管道,妥善固定患者身上的各引流管、引流瓶(袋),保持各管道通畅。

(5)外科 ICU 护士要向护送患者的医生及护士详细了解与病情有关的内容,并进行详细的交接班。内容包括:①意识状态、瞳孔直径及对光反射、肢体活动状况等;②血压、脉搏、心电图、体温、周围循环、皮肤色泽、皮肤温度及完整度;③呼吸状态、呼吸频率、吸氧浓度;④血糖、血液气体分析及电解质最近一次检查结果;⑤现有静脉通路及输入液体种类和滴速,以及微量药物的浓度;⑥各种引流管(尿管、胃管、胸腹腔引流管等)是否通畅,引流量及颜色,伤口敷料有无渗血、渗液;⑦药物过敏史和手术情况,如手术名称、术中出血量及出入量平衡情况、血压及用药情况、术后特殊护理要求等。

(6)写好床头牌、病床一览表,建立病历。了解并评估病情,建立特护记录单,及时记录患者的生命体征,并将入室检查逐一做详细记录。要求所有护理表格书写要有科学性、系统性及逻辑性,内容要完整,用词要准确,要有可靠的参考价值。

(7)对神志清醒患者,应进行心理护理和健康宣教,告诉患者身处何处、主管护士和医生姓名及需要患者配合的事项等。

(8)安置妥患者后,向家属进行健康宣教,并介绍监护室的规章制度及探视时间,留下联系电话及住址。病情十分危重、变化急剧者,请家属在病室外等候,便于随时取得联系。

(9)处理医嘱。患者入住外科 ICU 后,由外科 ICU 专职医生根据患者病情,参考原专科意见开出医嘱,护理人员认真执行。因监护室患者病情危重,一天内液体种类及药物可有很大变化,内容复杂,护士应及时准确地处理医嘱并详细核对。值班护士负责处理医嘱并打印治疗单,主管护士给药前注意查对,掌握给药途径并做好用药观察。

四、观察和护理要点

1. 神经系统

观察患者的精神状态、意识及肢体活动,注意观察瞳孔大小及对光反射。

2. 呼吸系统

听诊双肺呼吸音,观察咳嗽、咳痰情况,协助患者排痰,保持气道通畅。对留置人工气道的患者,护理要点有:①使用呼吸机期间,注意保持呼吸道通畅,做好气道管理;②固定好气管插管,测量气管插管外露长度并用黑记号笔作标记;③根据血气分析调整呼吸机参数;④观察患者呼吸及呼吸机运行情况,注意有无缺氧现象,及时处理人机对抗;⑤患者自主呼吸恢复,血气分析满意,遵医嘱试停呼吸机,拔除气管插管。拔除气管插管后,常规口腔护理,鼓励患者深呼吸,并协助拍背咳痰。

3. 循环系统观察

①血压监测:根据患者情况每 15~30 min 监测血压并记录,血压异常及时汇报医生处理。血压稳定时 30~60 min 测量一次。对实行有创动脉压监测的患者,应做好测压管道的护理。②心率、心律观察:持续心电监护,监测心率、心律的异常变化,有异常应及时汇报医生处理,并做好抢救准备工作,如除颤仪、抗心律失常药物等。③体温:常规每 2~4 h 监测体温,体温过

高、过低者均应持续监测体温。体温过低、末梢循环差、四肢凉可加盖被、用热水袋或升温毯保暖。体温过高,超过 38.5 ℃者,遵医嘱给予降温措施。④尿量观察:尿量、颜色及性状并记录,必要时应每小时记录一次,成人尿量保持在每小时(1～2) mL/kg 左右,发现异常及时汇报医生处理。

4.各种引流管的观察

妥善固定,保持各种引流管通畅,并密切观察其性质、颜色、量的变化,如有异常及时汇报医生处理。

5.保持输液通畅

维持水电解质平衡,准确记录出入量。

6.做好用药护理

注意观察药物的作用及不良反应。

7.做好基础护理

每日行口腔护理两次,留置导尿管的患者每日行会阴护理两次。

8.皮肤护理

保持患者床铺平整清洁,体位舒适,做好皮肤清洁工作。定时翻身,不可避免受压处给予保护。注意约束带的松紧度,每 2 h 记录约束带处皮肤情况,避免压力伤出现。

五、转出常规

(1)患者在外科 ICU 内的留置时间由医师决定,治疗好转或不治者均应及时转回原病房,各病室不能以任何理由拒收患者。

(2)外科 ICU 医生下达患者转出医嘱时,护理人员应通知患者原科室和家属,执行医嘱将患者转出,转出时需整理护理文书。

(3)由特护护士填写"转科交接单",外科 ICU 医生、护士共同将患者转回原病房,并向病房主管医生和护士详细交代病情及治疗护理要点。

第三节　手术及麻醉后患者的护理

一、麻醉的分类

麻醉主要分为局部麻醉和全身麻醉两大类。

1.局部麻醉

麻醉剂作用于周围神经系统,使相应区域的痛觉消失,但患者的意识清醒称为局部麻醉。可分为表面麻醉、局部浸润麻醉、区域阻滞麻醉、神经(干、丛)阻滞麻醉、椎管内阻滞麻醉(蛛网膜下隙阻滞、硬膜外隙阻滞)等。

2.全身麻醉

麻醉剂作用于中枢神经系统,使患者的意识和痛觉消失、肌肉松弛、反射活动减弱称为全身麻醉。可分为吸入麻醉、静脉麻醉和复合麻醉等。

二、麻醉前用药

目的为稳定患者情绪,加强麻醉效果。

1.抗胆碱药

抑制患者呼吸道和口腔分泌物,解除平滑肌痉挛,有利于呼吸道通畅。还能抑制迷走神经兴奋,避免术中心动过缓或心脏停搏,是全麻和椎管内麻醉前不可缺少的药物。常用药物为阿托品和东莨菪碱。

2.镇静催眠药

镇静催眠药有镇静、催眠、抗焦虑、抗惊厥及中枢性肌肉松弛作用,并能防治局麻药毒性反应,为各种麻醉前常用药物。

三、局部麻醉

(一)常用局部麻醉药物

1.脂类

脂类常用普鲁卡因、氯普鲁卡因、丁卡因和可卡因等。少数患者对此类药物可发生过敏反应。

2.酰胺类

酰胺类包括利多卡因、布比卡因、依替卡因和罗哌卡因等。

(二)局部麻醉药中毒

1.原因

①一次用药超过最大安全剂量;②局部药液误注入血管;③注射部位血管丰富或有炎性反应,或局麻药中未加肾上腺素,致局麻药吸收加速;④患者体质衰弱,病情严重,对局麻药耐受性差;⑤严重的肝功能不全导致局麻药代谢障碍,血药浓度过高。

2.临床表现

①中枢神经系统:早期有精神症状,如眩晕、多语、烦躁不安或嗜睡,动作不协调,眼球震颤;中期常有恶心、呕吐、头痛、视物模糊、颜面肌肉震颤、抽搐;晚期可有全身肌肉痉挛、抽搐,严重者可发生昏迷。②循环系统:轻者出现面色潮红、血压升高、脉搏增快、脉压减小,随后面色苍白、出冷汗、血压下降、脉搏细弱并缓慢,心律失常,严重者可发生心力衰竭甚至心跳骤停。③呼吸系统:胸闷、气促、呼吸困难或呼吸抑制,惊厥时有发绀,严重可发生呼吸停止和窒息。

3.治疗

立即停止局麻药的注入;尽快吸氧、输液,维持呼吸、循环稳定;静脉或肌内注射地西泮,抽搐或惊厥者加用硫喷妥钠;必要时给予呼吸循环支持。

4.预防

遵循最小有效剂量和最低有效浓度的原则,小剂量分次注射;注药前先回抽有无血液;药液中加入少量肾上腺素,以收缩局部血管,延缓局麻药吸收,延长麻醉时间,减少手术创面渗血。指(趾)和阴茎神经阻滞、高血压、心脏病、老年患者禁用肾上腺素。

(三)护理措施

1.一般护理

一般小手术无须禁饮食。手术范围较大者,须按常规禁饮食。普鲁卡因、丁卡因使用前需做皮肤过敏试验,皮试阳性或有过敏史者,宜改用利多卡因或其他麻醉方法。

2.局麻药毒性反应的急救与护理

立即停止用药,确保呼吸道通畅并吸氧。兴奋者应用地西泮肌内或静脉注射。抽搐和惊厥者静脉注射硫喷妥钠,行气管内插管和人工呼吸。抑制者以面罩给氧,行人工呼吸,静脉输液适当加入血管收缩剂以维持循环功能;如发生呼吸心跳停止,立即进行心肺复苏。

3.过敏反应的护理

麻醉前询问药物过敏史和进行药物过敏试验。一旦发生过敏反应立即抗过敏处理,严重者立即静脉注射肾上腺素,然后给予糖皮质激素和抗组胺药物。

4.麻醉后护理

局麻对机体影响小,除术中出现过毒性反应或过敏反应外,一般不需特殊护理,必要时适当静脉输液。

四、椎管内麻醉

(一)分类

椎管内麻醉是将局麻药选择性注入椎管内的蛛网膜下隙或硬脊膜外腔,使部分脊神经的传导功能发生可逆性阻滞的麻醉方法,也称椎管内阻滞。

椎管内麻醉是蛛网膜下隙阻滞(简称腰麻)、硬脊膜外腔阻滞和腰麻—硬膜外腔联合阻滞的统称。这类麻醉患者神志清醒,镇痛效果确切,肌肉松弛良好,但可引起一系列生理紊乱,并且不能完全消除内脏牵拉反应。

1.蛛网膜下隙阻滞麻醉

①是将局麻药注入蛛网膜下隙,阻滞部分脊神经传导的麻醉方法。适用于手术时间在2～3 h以内的下腹部、盆腔、肛门会阴部和下肢手术。②禁忌证:中枢神经系统疾病、严重休克、严重贫血或脱水、穿刺部位或邻近部位皮肤感染、脊柱畸形或外伤、急性心力衰竭或冠心病发作。③常用药物有普鲁卡因或丁卡因。使用时用5%葡萄糖溶液或脑脊液溶化,其比重较脑脊液高,称为重比重液;用蒸馏水溶化时,比重低于脑脊液,称为轻比重液。临床多用重比重液,有利于控制麻醉平面的高度。④麻醉方法:一般选择$L_{3～4}$或$L_{4～5}$间隙做蛛网膜下隙穿刺,见脑脊液流出后注入药物,通过调节患者的体位来调节麻醉平面。

2.硬脊膜外阻滞麻醉

①硬脊膜外阻滞麻醉是将局麻药注入硬膜外隙,作用于脊神经根,使一部分脊神经的传导受到阻滞的麻醉方法。适用范围比腰麻广,最常用于横膈以下的各种腹部、腰部和下肢手术,尤其适用于上腹部手术。也可用于颈、胸壁和上肢手术。可连续给药,故不受手术时间限制。②禁忌证与腰麻相似。③常用药物有利多卡因、丁卡因和布比卡因。此类局麻药应具有穿透性和弥散性强、不良反应小、起效时间短、作用时间长的特点。④麻醉给药方法有单次法和连续法两种。单次法一次注入药量大,可控性小。临床上主要用连续法给药。

(二)护理措施

1.一般护理

①硬膜外麻醉穿刺时不穿透蛛网膜,不会引起头痛,但因交感神经阻滞后,血压多受影响,故术后需平卧4～6 h,但不必去枕,待血压、脉搏平稳后可按手术需要采取适当卧位。②腰麻后常规去枕平卧6～8 h以预防头痛。

2.观察病情

持续心电监护,每 15～30 min 测量血压 1 次,必要时监测 CVP 并做好记录,待病情稳定后可适当延长间隔时间,根据血压和 CVP 调节输液速度。观察患者的尿量、各种引流量、体温及肢体的感觉和运动情况,保持尿量在 30 mL/h 以上。观察有无并发症发生。蛛网膜下隙阻滞常见并发症有头痛、低血压、恶心呕吐、呼吸抑制、尿潴留,可给予对症处理。硬脊膜外阻滞常见并发症有:①全脊麻:是硬膜外麻醉最危险的并发症,多由于穿刺针或导管误入蛛网膜下隙导致全部脊神经受阻滞,主要表现为注药后迅速出现呼吸停止,血压下降,意识模糊,全部脊神经支配区域无痛觉,反射消失,甚至心跳骤停。②局麻药毒性反应:导管误入血管内或局麻药吸收过快所致。轻者表现为精神紧张、心跳加速、头晕、耳鸣等,严重者可有心动过缓、呼吸抑制等。可静脉注射麻黄碱或阿托品治疗。③穿刺异感。④其他:穿刺部位感染、导管折断、血肿等。

五、全身麻醉

(一)分类

根据给药途径的不同,全身麻醉可分为 3 类。

1.吸入麻醉

吸入麻醉是将具有挥发性的麻醉药经呼吸道吸入所产生的全身麻醉。在临床麻醉中应用最为广泛,可产生完全无知觉状态,使肌肉松弛,痛觉消失。由于麻醉药经肺通气进入或排出体内,麻醉深度的调节较其他麻醉方法更为容易。

2.静脉麻醉

静脉麻醉是经静脉注入麻醉药,作用于中枢神经系统,而产生全身麻醉的方法。此法具有诱导迅速、对呼吸道无刺激、操作方便、不污染手术室、麻醉苏醒期较平稳等优点;缺点为麻醉深度不宜调节,肌松作用差。可用于吸入麻醉前的诱导或单独用于小型手术。

3.复合麻醉

同时或先后使用多种麻醉药或麻醉方法,目的是用药量小、不良反应少而麻醉效果好。

(二)护理措施

1.麻醉前护理

成人麻醉前禁食 8～12 h,禁饮 4～6 h。术前 30～60 min 使用镇静药、催眠药、镇痛药和抗胆碱药等。

2.麻醉后护理

①麻醉清醒前去枕平卧头偏向一侧,防止呕吐物误吸或窒息。②严密观察病情变化,持续心电监护,每 15～30 min 测量血压、脉搏、呼吸,必要时监测 CVP 并做好记录,直至患者完全清醒,循环和呼吸稳定。③保持呼吸道通畅,防止发生误吸、舌后坠、喉痉挛、窒息等情况。④防止意外损伤:对出现躁动不安或幻觉者需加床栏,必要时予以适当约束,防止其发生拔除导管或坠床等意外。⑤预防常见并发症:呼吸系统并发症占麻醉总并发症的 70%,主要有呼吸暂停、上呼吸道梗阻、急性支气管痉挛、肺不张、肺梗死、肺脂肪栓塞;循环系统并发症有高血压、低血压、室性心律失常、心搏停止,其中高血压是全身麻醉中最常见的并发症,心搏停止是最严重的并发症;其他并发症如恶心呕吐、苏醒延迟或躁动等。

六、手术后患者的护理

(一)护理评估

(1)了解患者的手术名称、手术中输液和用药情况、麻醉与手术过程是否顺利、生命体征是否平稳等，目前引流管情况等。

(2)身体状况：①注意观察体温变化，脉搏、呼吸、血压是否正常，同时注意神志情况。及时评估手术对机体的影响程度。②营养状况：重点关注患者营养的摄入量是否能满足机体的需要。注意水与电解质的平衡。③伤口及引流情况：注意有无渗血、渗液、感染等情况，评估伤口愈合情况。观察引流是否通畅，引流液的量、颜色和性质。④其他生理状态：有无腹泻、便秘的情况，排尿排便是否正常，皮肤的完整性情况，有无皮肤压力伤的情况，判断患者的自理能力，以便在手术后不同时期拟定合适的护理计划。

(二)护理措施

1.执行外科 ICU 护理常规

严密观察生命体征，对较大手术、全麻患者及危重患者，每 15～30 min 监测呼吸、脉搏、血压并做好记录，待病情稳定后改为每 1～2 h 监测或遵医嘱执行。

2.体位

(1)全麻未清醒患者取去枕平卧位，头偏向一侧，以免口腔分泌物或呕吐物误吸，导致患者窒息或吸入性肺炎。

(2)蛛网膜下隙麻醉患者应去枕平卧 6～8 h，防止术后头痛。

(3)麻醉反应消失后，根据手术部位及治疗要求调整体位：①颈、胸部手术患者取半卧位，便于呼吸及有效引流。②腹部手术患者取半坐卧位或斜坡卧位，以利于改善呼吸和循环；利于腹腔炎性渗出物积聚于盆腔，防止发生膈下感染；利于减轻腹壁切口张力，减轻疼痛，促进切口愈合。③颅脑手术患者将头端抬高 15°～30°，以利于静脉回流，减轻脑水肿。④脊柱手术患者可取俯卧位或平卧位；四肢手术患者根据治疗要求而定。

3.保证有效的引流

①妥善固定引流管，防止移位和脱落；②保持引流通畅，切勿扭曲、折叠、受压、阻塞；③观察并记录引流液的量、性状和颜色；④更换引流管及引流袋时注意无菌操作，防止感染；⑤掌握各类引流管的拔管指征、时间及方法。

4.促进切口愈合

注意观察伤口有无渗血、渗液、敷料脱落以及伤口有无感染等情况。若敷料脱落和污染，应及时更换。若伤口疼痛明显，有红肿、渗液多，应及时采取理疗、抗感染、换药等处理。

5.指导早期活动

应鼓励早期床上活动，以增加肺通气量，使呼吸道分泌物易于咳出，减少肺部并发症；改善全身血液循环，促进切口的愈合；预防下肢静脉血栓的形成；有助于肠蠕动的恢复，减少腹胀。患者清醒、麻醉作用消失后，鼓励患者在床上活动，如深呼吸、咳嗽、四肢活动及翻身等。

6.补充营养和维持水电解质平衡

患者进食时间应根据手术部位、麻醉种类和肠蠕动恢复情况决定。体表或肢体的局部手术，全身反应较轻或无明显反应，手术后即可进食；手术范围较大，全身反应较明显者，需待麻醉反应消失后方可进食；全身麻醉者，麻醉清醒后，无恶心、呕吐等反应可进食。腹部手术尤其是胃肠手术后,一般须禁食2~3 d,待肠蠕动恢复、肛门排气后可改流质,逐步恢复到普通饮食。开始进食时,应避免服用牛奶、薯类和糖类等产气食物。食管手术后为了预防吻合口漏,禁食时间要适当延长。

7.心理护理

提供个性化的心理支持,给予心理疏导和安慰及术后健康指导。

8.手术后常见不适的护理

(1)发热:是术后最常见的症状。手术后患者体温常升高至38 ℃左右,是机体对创伤的反应,2~3 d可恢复正常。如体温升高幅度过大,发热持续不退,或体温恢复接近正常后再度发热,应寻找原因。手术3~6 d后发热,要考虑感染的可能,常见有切口和肺部感染、深静脉置管的感染、留置导尿管引起的感染等。术后发热低于38.5 ℃,可不做处理,密切观察;超过39 ℃,应采取物理降温或药物降温。感染所致高热,降温的同时应积极采取抗感染措施。

(2)切口疼痛:切口疼痛于麻醉作用消失后出现,24 h内最强烈,一般2~3 d逐渐减轻。切口持续疼痛,或减轻后再度加重,可能是切口血肿、炎症或脓肿形成。小手术后的切口疼痛,口服解热镇痛药可取得较好的效果。大手术后24 h内的切口疼痛,常需肌内注射阿片类镇痛药,如盐酸哌替啶,必要时隔4~6 h重复使用,不可多次使用,以防成瘾,也可根据手术情况选用自控镇痛(PCA)等方法。切口血肿、炎症或脓肿形成所引起的切口疼痛,则应积极处理原发病。

(3)恶心、呕吐:最常见的原因是麻醉镇痛后的反应,应观察恶心、呕吐的时间及呕吐物的颜色、量、性质并做好记录;协助其取合适体位,头偏向一侧,防止发生吸入性肺炎或窒息,遵医嘱使用镇吐药物。

(4)腹胀:术后早期腹胀是胃肠道功能受抑制所致,待胃肠蠕动恢复,肛门排气后,症状可自行缓解,严重腹胀可能使膈肌抬高,影响呼吸功能,下腔静脉受压,影响血液回流,影响胃肠吻合口和腹壁切口的愈合。腹胀严重时可行胃肠减压,肛管排气。非胃肠道手术还可用新斯的明肌内注射或穴位注射。鼓励患者早期下床活动,促使胃肠功能的恢复。不宜食含糖高的食物和奶制品。

(5)尿潴留:麻醉后排尿反射受抑制、切口疼痛引起膀胱和后尿道括约肌反射性痉挛,患者不习惯床上排尿等原因引起。对尿潴留的患者,如病情许可,可通过改变体位或协助患者坐起,站立排尿,下腹按摩、热敷诱导排尿,或注射氨甲酰胆碱,促进患者自行排尿。无效时,应在严格无菌操作下导尿,若尿量多于500 mL者,应留置导尿管1~2 d,有利于膀胱逼尿肌收缩力的恢复,留置导尿管期间应做好导尿管护理及膀胱功能训练。

(6)呃逆:常于术后8~12 h内发生,多由膈神经受刺激引起,一般为暂时性。持续呃逆应考虑胃潴留、胃扩张、膈下感染等。早期可采用压迫眶上缘,短时间吸入二氧化碳,给予镇静安眠药或解痉药物等措施处理,对胃潴留和胃扩张患者行胃肠减压,如无明显原因引起,可注射哌甲酯,必要时封闭膈神经。

9.手术后并发症的预防及护理

(1)术后出血:常于术后24~48 h发生。切口出血可见敷料被血液渗透,甚至有血液持续流出。手术后体腔内出血,后果严重。有引流管者,可引流出血性液体;但体腔内未放置引流管者,则有内出血表现,应做体腔穿刺检查协助诊断。严重内出血可造成低血容量性休克。伤口出血可试行加压包扎;出血量少可用止血药物治疗;活动性出血,均需再次手术止血。体腔内出血患者一旦确诊,需在补充血容量的同时行手术止血。

(2)切口感染:原因多为手术无菌操作不严格、术中止血不彻底、缝合技术不正确;局部有血肿、死腔、异物残留;全身营养状况差,特别是合并糖尿病、肥胖等因素。常发生于术后3～4 d。如为切口炎症早期,使用有效的抗生素和局部理疗,脓肿形成后应拆开缝线引流、换药和二期缝合等治疗。

(3)肺不张与肺部感染:原因多为呼吸活动受限、肺通气不足,或不能有效地咳出呼吸道分泌物,使其阻塞支气管,造成肺不张和感染。多见于胸腹部大手术后,特别是老年人、有吸烟嗜好以及患有急、慢性呼吸道疾病的患者。预防:①手术前进行有效的呼吸道准备及健康指导,手术前至少禁烟2周;②有上呼吸道感染的患者应在感染消退后手术;③注意体位引流,防止呕吐物吸入;④术后鼓励患者早期活动,指导患者深呼吸,有效咳嗽、咳痰,咳嗽时双手按住切口两侧,保护切口,减轻疼痛,无力咳嗽或不敢咳嗽的患者可通过气管内吸痰刺激咳嗽;⑤痰液黏稠者,给予雾化吸入,使痰液变稀,易于咳出。处理措施:指导患者进行有效的咳嗽、咳痰,促进肺膨胀。根据痰液做细菌培养,选择有效抗生素治疗。痰液过多或一般排痰无效时,可用支气管镜吸痰,必要时行气管切开。

(4)尿路感染:主要原因是尿潴留、长时间留置导尿或多次导尿及残余尿增多等。防止和尽早处理尿潴留是预防尿路感染最有效的措施,具体措施:①应用有效抗生素;②多饮水,增加尿量,起冲洗尿道的作用;③尿潴留超 500 mL,应给予导尿持续引流,使膀胱处于排空状态。

(5)切口裂开:主要原因为营养不良、切口缝合技术欠缺,术后腹内压增高等,多见于腹部和肢体临近关节部位的手术切口。预防:①手术前和手术后加强营养,改善患者体质;②采用正确的缝合方法,缝合张力大的切口时加用减张缝线;③应在麻醉良好、腹肌松弛条件下缝合切口,避免强行缝合造成组织撕裂;④选用腹带保护切口,必要时延长术后拆线时间;⑤及时处理引起腹内压增高的因素。处理:腹部缝合全层裂开时,立即让患者平卧屈膝以降低腹压,安慰患者解除紧张情绪,用无菌换药碗扣上,再以腹带包扎,送手术室处理。术后给予胃肠减压降低腹压,切忌将脱出的脏器回纳入腹腔,以免造成感染。

(6)深静脉血栓形成:多发生于术后长期卧床、活动减少的老年人或肥胖者,静脉输注刺激性强的药液及脱水、血液浓缩者也易发生。预防:①术后早期离床活动;②高危患者下肢使用弹力绷带或穿弹力袜,下肢抬高促进血液回流;③避免久坐;④脱水、血液浓缩的患者给予输液以稀释血液,高凝状态者可给予抗凝剂。处理:①抬高患肢、制动;②患肢禁忌输液;③局部热敷或理疗,严禁按摩患肢,以免血栓脱落;④溶栓及抗凝治疗,监测患者的出凝血时间和凝血酶原时间等。

第四节　ICU 患者营养管理

一、危重症与营养支持

在临床上,当患者存在明显的营养不良时,应用药物治疗或手术治疗的效果往往很差,手术后的并发症发生率及手术病死率也很高。随着基础理论和应用研究的日趋深入,营养支持已成为一门综合治疗技术,尤其是对于危重症患者来说,更是阻止疾病发展、促进伤口愈合和患者恢复的重要措施。近代营养治疗已经比较完善,营养制剂越来越丰富,营养所需的器具质量越来越高,已经能够满足大多数患者的需要,使肠内外营养显示出巨大的优势。

(一)营养支持的目的

(1)供给细胞代谢所需要的能量与营养底物,维持组织器官结构与功能。

(2)通过营养素的药理作用调理代谢紊乱,调节免疫功能,增强机体抗病能力,从而影响疾病的发展与转归,这是实现重症患者营养支持的总目标。

(3)营养支持并不能完全阻止和逆转重症患者严重应激的分解代谢状态和改变人体组成,患者对于补充的蛋白质的保存能力很差。但合理的营养支持可减少净蛋白的分解及增加合成,改善潜在的和已发生的营养不良状态,防治并发症。

(二)营养支持的原则

(1)尽早开始:营养不足可使并发症发生率增高,伤口愈合延迟,故危重患者进行营养支持时,应重视其应用的时间、用量和方法。

首先应进行患者临床营养评价,了解病史。多数危重患者因创伤、严重感染及大手术后处于高分解代谢状态,而且不可能在一周内恢复正常饮食,如情况允许,应在潜在营养不良时期就给予营养支持。

(2)精确计算:给予的营养量应进行计算,营养过多或过少都会加重机体的代谢紊乱,营养支持包括水、电解质、维生素、能量及微量元素等的补充,以维持机体的生理代谢需求,并根据病情补充额外的需求量。另外,要遵循缺乏营养素优选补充原则。

(3)途径选择:营养支持的途径选择取决于患者营养不良及高代谢的程度,只要情况允许,尽可能首选经胃肠内营养;在胃肠功能受损或血容量不稳定的患者,应限制肠内营养量,当胃肠功能紊乱或进食量不足时,应及早应用肠外营养,当胃肠功能恢复后,再过渡到肠内营养。

(4)严密监测:危重患者应用营养支持时应进行严密的监测,根据病情及时调整补充营养的质与量,以达到最有效的治疗效果。

(5)代谢支持与代谢调理:危重患者需要合理的营养支持,对于急性期的危重患者,营养不良可能影响机体的修复;营养过度亦可导致代谢紊乱,后者对患者造成的损害甚至更为严重。代谢支持是营养支持在代谢亢进患者中的具体应用和发展,通过代谢支持改变代谢底物的构成,防止因底物不足而影响机体器官的功能与代谢,重点在于保护与支持器官的结构与功能,避免因过量的营养供给加重器官的功能及结构损害。

代谢调理是应用药物及生物制剂等抑制体内分解因素及细胞因子的生成,以降低分解代谢,提高营养支持的效果。肠外营养液中可加入谷氨酰胺、精氨酸,以调节肠道功能,增强肠道免疫功能,促进生长激素分泌和伤口愈合,改善机体免疫能力。

(三)外科 ICU 患者能量补充原则

正常情况下,机体每天所需热量:$(104.5 \sim 125.4)$ kJ/kg$(25 \sim 30)$ kcal/kg(1 kcal=4.18 kJ),$(7\,524 \sim 8\,360)$ kJ/d。

(1)合并全身感染的患者,能量消耗第 1 周为 104.5 kJ/(kg・d),第 2 周可增加至 167.2 kJ/(kg・d)。创伤患者第 1 周为 125.4 kJ(kg・d),某些患者第 2 周可高达229.9 kJ/(kg・d)。

(2)应激早期,合并有全身炎症反应的急性重症患者,能量供给在(83.6~104.5)kJ/(kg·d),被认为是大多数重症患者能够接受并可实现的能量供给目标。

(3)对于病程较长、合并感染和创伤的重症患者,病情稳定后的能量补充需要适当地增加,目标喂养可达(125.4~146.3)kJ/(kg·d),否则将难以纠正患者的低蛋白血症。

(四)营养支持评估

营养支持前要对患者的营养状态做出正确的评估,判断患者是否存在营养不良及其程度,一般在患者入院后 24h 内做出营养状态诊断,估计各种营养素的需求量。

1. 体格检查

(1)体质量(实测体质量和标准体质量):对多数患者,体质量是判断营养状态的最简便直接而又可靠的指标,可以从总体上反映人体的营养状况。一般以下列公式作为评估标准。

理想体质量百分率(%)=(实测体质量/标准体质量)×100%

标准体质量(kg)=身高^2(m^2)×22

另一种计算标准体质量的方法如下。

(男)=48.2+1.06×(身高 cm−154)

(女)=45.4+0.9×(身高 cm−154)

BMI(体质量指数)=体质量(kg)/身高^2(m^2)

BMI 理想指数为 22,低于 20 则为消瘦。

理想体质量百分率>90%表示无营养不良;在 80%~90%之间表示轻度营养不良;60%~80%表示中度营养不良;<60%提示重度营养不良。需注意体质量在下述特定情况下并不能反映真实情况,如水肿、应用利尿剂等。

(2)机体脂肪存储量:脂肪组织是机体储存能量的重要部分,临床上可通过测量患者右上臂肱三头肌皮肤皱褶厚度来反映机体脂肪存储量。测量时,患者站立,上臂自然下垂,在肩峰和鹰嘴连线的中点,测者以二指紧捏该处后侧的皮肤与皮下脂肪并向外拉,使肌肉和脂肪分离,以卡尺测量皮肤皱褶的厚度。为准确起见,宜取三次测量的平均值。成年男性的理想值为 12.3 mm,女性为 16.5 mm。

(3)机体肌肉存储量:臂肌围可间接反映机体肌肉蛋白质状况。临床一般进行上臂肌肉周径的测量,其测定部位与肱三头肌皮肤皱褶厚度处相同,先以软尺测定臂围,再按公式求出臂肌围。

臂肌围(cm)=臂围(cm)−肱三头肌皮肤皱褶厚度(mm)×0.314

理想值为:男性 24.8 cm;女性 21.0 cm。

2. 实验室检测

(1)内脏蛋白质的测定:血清清蛋白(ALB)正常值 35~45 g/L,由肝脏合成,每日合成及分解 15~20 g,半衰期约 20 d。在排除肝源性因素的前提下,清蛋白是判断机体蛋白质营养不良的重要指标。营养不良时,血清清蛋白下降,并不是由于肝脏蛋白质合成不足,而是体内提供蛋白质的基质缺乏。因为清蛋白的半衰期较长,所以仅在营养不良持续较长时间后才有显著下降。

(2)免疫功能的测定:免疫功能不全是内脏蛋白质不足的另一重要指标。细胞免疫功能在人体感染中起着重要作用,通过细胞免疫功能也可以了解患者的营养状态。

营养不良的患者常伴有细胞和体液免疫功能的降低,通常测定总淋巴细胞计数与皮肤迟发超敏反应:淋巴细胞计数(TLC),指外周血中淋巴细胞计数,可反应细胞免疫功能,低于1.5×10^9/L为异常,要考虑是否有营养不良或细胞防御机制受抑制。

(3)氮平衡测定:能定量评估体内蛋白质代谢的情况。比较每日摄入的氮量和排出的氮量称为氮平衡测定,它是营养治疗期间判断营养支持效果和蛋白质代谢状况的一项重要指标。入氮量大于排氮量为正氮平衡,反之为负氮平衡。这一方法虽较粗糙,但与实际营养情况比较符合而为临床所常用。

24 h排出氮量=24 h尿素氮(g)+1~2(g)(粪,汗)+2(g)(其他尿氮)

24 h氮平衡(g)=24 h摄入蛋白质(g)-24 h尿素氮(g)+3~4(g)

体内代谢过程产生的氮大部分通过尿排出,一般情况下尿素氮占氮总排出量的85%~90%,其他经皮肤、汗液和粪便排出,上述公式中的3~4 g即指这部分的氮丢失。但此方法对肾功能衰竭的患者无意义。

二、肠外营养支持

需要维持或加强营养支持而不能经胃肠道摄入或摄入不足的,须经肠外供给营养,通过周围静脉或中心静脉置管输入各种营养素。如患者所需的全部营养物质完全由肠外供给,则称为全肠外营养(TPN)。

(一)适应证

凡是营养不良或有营养不良可能,需要维持或加强营养支持而因某种原因不能从胃肠道摄入或摄入不足的患者都有胃肠外营养的指征。临床上根据患者的疾病病理基础和营养状态的评价,来决定是否需要进行营养支持。

以下情况适合进行胃肠外营养。

(1)胃肠道梗阻:如贲门癌、幽门梗阻、高位肠梗阻、新生儿胃肠道闭锁等。

(2)胃肠道吸收功能障碍:如短肠综合征、消化道瘘、炎性肠道疾病、重症急性胰腺炎和严重腹泻、顽固呕吐等消化道疾病者。

(3)多发性内脏损伤、严重创伤和烧伤等高代谢状态的患者。

(4)进行大剂量放疗、化疗或接受骨髓移植的肿瘤患者。

(5)围手术期者,尤其是术后5~7 d不能经口或鼻胃管进食的患者。

(二)禁忌证

(1)患者的消化功能正常,并可以利用。

(2)严重的水电解质、酸碱平衡紊乱或并发休克,血流动力学不稳定者。

(3)严重肝功能衰竭、肝性脑病。

(4)急性肾功能衰竭存在严重氮质血症。

(5)严重高血糖尚未控制和严重脂肪代谢障碍者。

(6)重度脓毒血症患者。

(三)肠外营养支持途径和方式

1.输注途径

在肠外营养支持过程中,为了给患者提供足够的能量和氮源,使患者获得正氮平衡,以满足患者的生长和康复需要,营养液中葡萄糖与氨基酸的浓度必然有所增加,这就提高了营养液的渗透压。高渗透压的营养液如果自周围静脉输入,仅适于短期肠外营养支持,每1~2 d更换输液部位,且浓度不宜过高。现在临床上多采用锁骨下中心静脉插管的输液方法,使肠外营养液可以长期输入,为给予高浓度、高渗透压营养液的必需途径。无论哪一种输入途径,其目的均是提供充足的热卡和氮源,蛋白质均由氨基酸提供,非蛋白质的热卡来源于葡萄糖液和脂肪乳剂。

(1)中心静脉途径:中心静脉管径粗,血流速度快,血流量大,输入液体可迅速被血液稀释,不会引起对血管壁的刺激,而且不受输入液的浓度、酸碱度和输注速度的限制,能在 24 h 不间断输注,可以长期使用,还能够减少患者遭受反复穿刺的痛苦。全部营养素通过中心静脉输入的方法称为 TPN。

(2)周围静脉途径:如短期(<14 d)使用肠外营养的患者,营养需求量不是很大,也可经周围静脉输注营养液。周围静脉管径细,血流量小,容易受输注液的浓度、酸碱度、渗透压的影响,易引起静脉炎、静脉栓塞、甚至静脉闭塞。但是周围静脉穿刺操作简便,没有中心静脉穿刺置管导致的并发症,故在输入能量及氮量不高的情况下,周围静脉营养是首选途径。如果全部营养素通过周围静脉补充,则称为 PPN。

2.输注方法

(1)持续输注法:将全天的营养液在 24 h 内持续匀速地输入到体内的方法。由于各种营养素是同时按比例输入的,对机体的能源、氮源及其他营养物质的供应处于持续均匀状态,故患者体内胰岛素分泌稳定,血糖值波动较小,对内环境的影响相对恒定,不致出现血糖过高或过低的现象。在胃肠外营养的早期,患者易于适应这种方法。

对于长期胃肠外营养支持的患者持续输注营养液时,胰岛素水平维持在高水平状态,阻止了脂肪的分解,促进了脂肪的合成,并使葡萄糖以糖原的形式存储于肝脏中,易导致脂肪肝和肝肿大的发生,有时还会出现肝酶及胆红素水平的异常。

(2)循环输注法:在持续输注较稳定的基础上,将输注时间由 24 h 缩短至 12~18 h,适用于各方面情况均较稳定的患者,其优点是可以预防或治疗持续输注所致的肝毒性,并通过恢复患者的自主活动,提高患者的生活质量。从持续输注过渡到循环输注要有一段适应期,需要监测机体对葡萄糖和液体量的耐受情况,尤其是血糖改变,要注意控制高血糖,相应增加脂肪供能的比例。心功能不全或不能耐受短期内输入大量液体的患者不宜行循环输注法。

不管是哪一种方法,均应严格控制输入速度,尽量使用输液泵,使营养液能够持续、均匀、恒定地输入,防止心脏的负荷过重,发生心力衰竭。

(四)肠外营养的护理

1.深静脉导管的护理

(1)导管入口处的敷料定时更换,在患者出汗较多时,则用无菌方纱换药。使用透明敷贴可随时观察穿刺处的情况,敷料卷边或穿刺处有渗血、渗液、贴膜内有水蒸气时,应及时更换。具体操作方法如下:①更换贴膜时,从上往下撕贴膜,避免撕贴膜时连带导管往外移动;②观察局部有无发红、肿胀、分泌物等,以碘伏涂擦导管入口处(由中间向周围作环形消毒)及消毒范围内的导管,直径>8 cm;③碘伏是聚乙烯吡咯烷酮与碘结合的化合物,具有逐渐释放碘的性能,起到持续灭菌的作用,需待干 20 s 后再粘贴膜,导管入口处处于贴膜的中点,严格无菌操作原则。

(2)采用一次性密闭式输液系统,每日更换输液管道。更换输液系统时,将输液器管夹夹紧,严防空气进入,用碘伏消毒肝素帽尾部及其周围 5 cm 的管道,将输液器头皮针完全刺入肝素帽尾部,接头处要旋紧,防止松脱、漏液。导管一般不作抽血、输血及测中心静脉压等他用,以防堵塞污染。

(3)肝素帽使用注意事项:肝素帽尾部压缩乳胶处,穿刺次数应少于 50 次。更换肝素帽时,应夹闭导管远端,旋下肝素帽,消毒远端导管口,旋上新的肝素帽,旋紧后再放开夹子,防止空气进入导管。肝素帽本身并无肝素,每日输完液后,推注肝素稀释液 5 mL 冲洗管腔,防止血栓形成。

(4)妥善固定导管,每班观察导管深度,固定的缝线有无松动、脱落,经常检查有无回血及通畅情况,如无回血则示导管位置不佳,经调整后如无改善应予以拔除。

(5)当胃肠外营养结束或导管堵塞、怀疑感染时,应及时拔除导管,拔出的导管尖端用无菌剪刀剪下 1~2 cm 送细菌和真菌培养。拔管后穿刺点局部用安尔碘消毒,同时按压 5 min,防止空气沿导管入口进入,产生气栓,然后用无菌敷料压迫 24 h。

2.临床监测

(1)准确记录患者的 24 h 出入液量;定时监测血糖、电解质等指标;定时测量肝肾功能,评定营养状况,判断营养治疗的疗效。

(2)输注过程中观察患者反应,包括有无恶心、呕吐、头痛、发热等过敏或不耐受表现,以及口渴、多尿、昏迷等由于葡萄糖输注过多、过快引起的高血糖表现。如发现不明原因发热,应及时排除导管感染的可能。

(五)肠外营养并发症

1.与导管有关的常见并发症

(1)气栓:静脉导管置入时气体进入血管内,或由于药液输完未及时更换、衔接处脱开空气进入而引起。操作过程中预防为主,护理中应勤加巡视、多检查,输液瓶内液体完毕及时更换,防止输液管各连接部脱落,应用带报警装置的输液泵。置管时一旦发生气体进入管道,立即将患者侧卧,头低脚高位,将进入上腔静脉的空气吸出。

(2)静脉炎、静脉栓塞:可因导管感染、长期输液而发生,病变可累及锁骨下静脉或上腔静脉,患者表现局部肿痛,上肢、颈、面部皮肤发绀,颈静脉怒张等现象,发现后立即拔除导管,即刻抽血送培养,给予抗凝治疗。使用外周静脉最好 24 h 更换输液部位,注意观察穿刺部位的情况,出现静脉炎时停止输注,给予热敷,如果出现了外渗可用 50%硫酸镁外敷。

(3)气胸:与锁骨下静脉穿刺置管有关,易发生于肺气肿、高度消瘦的患者。当患者在穿刺时或置管后出现胸闷、胸痛、呼吸困难、穿刺侧呼吸音减低,应高度怀疑气胸的发生,进行胸部X 片可以明确诊断。如果发生立即停止穿刺,严重者需行胸腔闭式引流术。

(4)心脏压塞:导管质硬,置入过深,导管尖端刺破心房壁而进入心包腔,渗血、渗液压迫心脏导致心输出量降低,组织灌注不足。严重者需手术探查,解除压迫因素。

(5)其他:如出血、皮下气肿,血管、淋巴管、神经损伤等。

2.感染性并发症

细菌由导管进入外延管道而入血,在导管壁或在纤维蛋白鞘上繁殖造成血行感染。感染是胃肠外营养的主要并发症之一,分为局部感染和全身感染。

局部感染主要见于穿刺点皮肤和导管尖端的周围血管壁;全身感染即导管败血症,是胃肠外营养中最严重的并发症。胃肠外营养并发感染时,通常表现为发热伴有寒战,呈持续间断性发作,拔除后 8~12 h 逐渐消退。

3.代谢性并发症

代谢性并发症多见于较长期(2周以上)应用胃肠外营养的患者。常见有糖代谢异常、脂肪代谢异常、氨基酸代谢异常、电解质紊乱等。

(1)糖代谢异常:临床表现为高血糖和低血糖。①高血糖:常见原因为短时间内快速输入高渗葡萄糖溶液,内源性胰岛素分泌不足或外源性胰岛素补充不够等,如不及时控制,高血糖诱发渗透性利尿导致脱水,严重者产生高渗性非酮症昏迷,病死率高达20%～40%,是需严密注意观察并积极预防的并发症之一。防治方法:胃肠外营养使用前,检查患者有无糖尿病或胰腺疾病病史;开始输入时要缓慢,单位时间内供糖量及全日葡萄糖用量应逐渐增加;肠外营养应用适当脂肪乳剂供应能量,以减少葡萄糖的用量;定时监测血糖和尿糖,控制血糖不超过11 mmol/L。如急需足够热量供应时,可适当加快输入速度并补给外源性胰岛素,待患者适应后再减少其用量至停用。②低血糖:常见于停用高渗葡萄糖溶液之后,或者外源性胰岛素用量过多。表现为口唇、四肢麻木湿冷、面色苍白、震颤、乏力等,严重者出现休克症状,甚至死亡。因此营养液输入要缓慢,在停用高渗葡萄糖溶液后要输注6 h等渗葡萄糖液或口服葡萄糖,使胰岛素分泌下降至正常水平;停止胃肠外营养时,葡萄糖要逐渐减量并过渡到周围静脉补充或口服。一旦发生,应立即推注高渗糖溶液或输注含糖溶液。

(2)脂肪代谢异常:①必需脂肪酸缺乏:长期应用葡萄糖氨基酸系统营养液的患者,如未补充脂肪乳剂,可影响人体发育,导致伤口愈合延迟,产生湿疹样皮炎、轻度腹泻、皮肤干燥增厚、脱发、肝脏脂肪变性等,增加感染的机会;②高脂血症:肝肾功能受损、糖尿病患者脂肪代谢异常,可引起高脂血症,应监测脂肪清除率,以指导脂肪乳剂的应用。长期输入过多脂肪乳剂亦可导致脂肪肝的发生。

(3)氨基酸代谢异常:①高血氨症:当氨基酸输注较多时,个别患者可出现血氨轻度升高,如果患者有肝功能障碍或新生儿输入缺乏精氨酸的氨基酸溶液,可导致尿素合成障碍,引起血氨升高。防治:按需选择氨基酸输注,控制水解蛋白的大量输入。②代谢性酸中毒:输入氨基酸后未及时补充能量,则氨基酸作为能量物质分解引起氮质血症。由于氨基酸大多为氯化物或盐酸化合物,大量输入而代谢障碍时,造成体内氯化物大量积聚,引起高氯性代谢性酸中毒。防治:注意监测动脉血气分析,可适当输入碳酸氢钠或醋酸盐纠正。

(4)水、电解质紊乱及微量元素缺乏:①低钾血症:其原因是输入高浓度糖溶液导致钾离子进入细胞内增多;利尿、呕吐、腹泻等引起钾的丢失及补充不足。防治:严密监测血钾,适当补充钾离子,补钾速度应<20 mmol/h,避免速度过快、浓度过高导致高钾血症。②高钾血症:钾离子补充过多、严重分解代谢及肾功能不全可引起高血钾症,表现为心律失常、全身无力、疼痛、心脏骤停。预防:严密监测血钾,见尿补钾,一旦发生立即停止引起高钾药物的应用,输注葡萄糖和胰岛素促使钾离子向细胞内转移,利用钠、钙对细胞膜的影响输注钠钙制剂,严重者进行血液透析或腹膜透析。③低钙、低镁、低磷、低锌血症:均为长期胃肠外营养的患者未补充相应微量元素造成,经明确诊断后做出正确处理。

(5)脱水或水潴留:是水、电解质失衡的常见并发症。脱水可导致休克、昏迷、肾衰竭等;水潴留则会引起心脏负荷过重,心力衰竭等。此类并发症主要是计算和统计失误造成的。统计出液量时应注意包括显性和非显性失水两个方面,每日详细记录出入量,保证患者的正常需求,防止增加机体的负担。

(6)营养液不适应:当营养液中含有对肝脏有毒性的物质,以及长期禁食、葡萄糖溶液大量使用、胆碱缺乏、脂肪变性、肠道黏膜损伤导致防御功能减弱等,可引起消化系统并发症,应及时调整静脉营养液的配方,严重者停用静脉营养制剂,多数患者可逆转。

(7)肠黏膜萎缩和肠细菌移位:胃肠黏膜萎缩是 TPN 使肠道长期废用的结果,另一重要原因是传统的 TPN 氨基酸溶液中缺乏对肠黏膜有特殊营养作用的谷氨酰胺。肠黏膜萎缩使肠屏障功能受损,肠内细菌和毒素逸出肠外,也是全身性感染潜在的原因之一。为防止肠黏膜萎缩,建议对长期 TPN 的患者提供少量胃肠道营养。

对能耐高温、水溶性稳定的谷氨酰胺衍生物也正在积极研究中,以防止肠黏膜受损,更好地保证营养治疗的效果。

三、肠内营养支持

肠内营养是经胃肠道采用口服或管饲来提供、补充代谢需要的营养基质及其他各种营养素的营养支持方法,是一种简便、安全、有效的营养治疗方法。与肠外营养相比,肠内营养更加符合生理状态,能维持肠道结构和功能的完整,且费用低,使用和监护简便,可避免与静脉导管相关的并发症,在临床营养治疗中占有重要的地位。如果患者胃肠功能良好,一般优先考虑使用肠内营养。

(一)适应证

凡有营养支持指征、有胃肠功能并可利用的患者都可接受肠内营养支持。包括:①吞咽和咀嚼困难;②意识障碍或昏迷、无进食能力者;③消化道疾病稳定期,如消化道瘘、短肠综合征、炎性肠疾病和胰腺炎等;④高分解代谢状态,如严重感染、手术、创伤及大面积烧伤患者;⑤慢性消耗性疾病患者。

(二)禁忌证

肠梗阻、活动性消化道出血、严重肠道感染、腹泻及休克均系肠内营养的禁忌证;吸收不良者慎用。

(三)肠内营养途径选择

肠内营养方式可分为口服法和管饲法。口服法为最简单而安全的方式,应尽量提供适口的膳食。应当明确,除经口摄食外,其他任何形式的肠道喂养都不是完全生理性的。若不能经口进食,可通过经鼻胃管、鼻肠管、胃造口或空肠造口进行管饲。若完全经胃肠道管饲,则称为全胃肠道内营养(TEN)。

1.口服法

口服法一般适用于经口能够进食而且胃肠功能完整者,膳食以非要素膳为好,因要素膳有异味,有些患者难以接受。口服是最经济、最安全、最简便的投给方式,而且符合人体正常生理过程。

2.经鼻胃管喂养

短期肠内营养支持患者(4 周以内)最理想的营养途径是放置较细的鼻胃管,适用于胃动力功能较好的患者。置管时选择一侧通畅的鼻孔,患者取坐位或卧位,头稍后仰,以胃管测量耳垂至鼻尖的距离,再加上耳垂至剑突的距离,即为到达胃内的长度,一般为 $50\sim55$ cm,再加上 30 cm,就可达十二指肠。

婴幼儿置管长度一般为 $14\sim18$ cm。经鼻胃管喂养的优点:①置管简单;②更接近于生理,营养液进入胃保留了对胃、十二指肠的神经内分泌刺激作用,可刺激胃酸分泌,促进消化吸收;③因胃的容量较大,对营养液的渗透压不敏感。可接受较大容量的营养液,高渗营养液易被胃液稀释,容易吸收。④能够使用的营养液范围较宽,要素饮食、匀浆饮食、混合奶等均可使用,并可采用持续输注或分次滴注的喂养方法。经鼻胃管喂养的缺点:①经鼻胃管途径不适于接受长时间肠内营养支持的患者及昏迷患者,因为营养液可在胃内停留一段时间,使反流和误吸的发生率增高,特别是胃动力较差或排空障碍时应避免使用;②长时间留置鼻胃管可增加鼻窦、口咽部与上呼吸道感染的发生率。

3.经空肠置管喂养

经鼻放置营养管通过幽门进入十二指肠或空肠,适用于胃排空障碍的患者,可降低反流和误吸的发生率,增加患者对肠内营养的耐受性。一般采用持续输注的方式,在喂养开始阶段,营养液的渗透压不宜过高。导管可在胃镜或透视引导下置入空肠。

(四)肠内营养制剂的种类

(1)口服饮食:简便、经济、营养全面,但对患者的要求较高,使用者应食欲好,胃肠道功能健全。

(2)匀浆饮食:按患者的营养需要量,采用天然食物经捣碎并搅拌成糊状、浓流体或粉状平衡饮食,其成分为大分子营养素,残渣量较大,需经肠道消化后才能被吸收,适用于肠道功能正常的患者。其营养成分全面,蛋白质和热量充足,可满足患者对维生素和微量元素的需求。

(3)管饲混合饮食:是由多种自然食物混合制成的半液体状态的食物,营养素种类齐全,容易达到营养平衡,而且含有少量的膳食纤维。常用的混合奶有普通混合奶和高蛋白混合奶两种,根据不同患者的需要,配置时适当加入蛋白质、植物油、碳水化合物及维生素等。

(4)配方营养制剂:肠内营养液可分为标准配方、基础成分和特制配方。危重患者根据自身胃肠道消化吸收的能力、对营养素的需要量及疾病对水电解质的限制来选择配方奶的成分,按照人体需要营养物质的比例配置成液体或粉剂,很适合胃肠道功能完好的危重患者或逐渐康复的患者。

(五)肠内营养监测与护理

1.临床监测

(1)喂养管的监测:喂养开始前,应确定喂养管的位置,并做出明确的标志。长期置管的患者,由于活动、胃肠蠕动及喂养管固定不牢等原因,可导致喂养管的位置改变或脱出。如发生位置改变,应予以重新调整。食管和胃肠手术后的患者,如胃管或十二指肠不慎脱出,不可盲目插入,应通知医生后,遵医嘱进行调整。

(2)胃肠道耐受性的监测:喂养过程中应注意观察患者有无不能耐受的表现,如上腹胀痛、饱胀感,恶心呕吐,腹泻等。

评价肠内营养支持安全性及有效性的一个重要客观的方法是测定胃内残液量。一般在喂养开始阶段,每隔 3~4 h 抽吸一次,放置鼻胃管的危重患者胃底或胃体的允许潴留量应≤150 mL。如发现残余量较多,说明胃的耐受性较差,宜停止输注数小时或降低营养液的浓度,减少入液量、减慢输注速度,根据患者的情况调整营养支持方案。

(3)营养监测目的:是确定肠内营养的效果,以便及时调整营养素的补充量。进行肠内营养前,应对患者的营养情况评定,以确定营养素的供给量。定期测定体质量、肱三头肌皮肤皱褶厚度、上臂中点肌围、淋巴细胞总数、内脏蛋白及氮平衡数值,对长期性肠内营养者,可根据患者的具体情况对容易缺乏的营养素进行测定补充。为保证营养物质的充分消化吸收,可将患者丢失的消化液加以收集回输,尤其是消化道外瘘的患者。

(4)代谢分泌的测定:每天记录患者的液体出入量,定期测定血糖、肝肾功能和电解质、血常规和凝血酶原时间以及尿素氮或尿总氮。肠内营养对机体的代谢方面干扰较小,出现代谢方面并发症的几率较小,但亦应严密监测。

2.护理

(1)营养液输注注意事项:①打开的营养液如果暂时不用,应放置 4 ℃冰箱内保存,时间不超过 24 h。②营养液输入体内的温度应保持在 38 ℃～42 ℃,最好使用恒温加温器进行加温,避免营养液过凉刺激患者胃肠道而引起腹泻。③严格控制营养液滴入的速度,应从低浓度、低容量开始,滴注速率与总用量应逐日增加。通常肠内营养开始时速度为 50 mL/h,容量为 500 mL/d;以后每日可增加 25 mL/h,最大速度为 125 mL/h,容量为(2 000～2 500) mL/d;最大容量为 3 000 mL/d,若能在 3～5 d 内达到维持剂量,即说明胃肠道能完全耐受这种肠内营养。如果患者不能耐受,应及时减慢速度或减低浓度,不可操之过急。④营养液滴注前应检查是否有变质,打开的营养制剂应于 24 h 内滴注完毕。

(2)喂养管的护理:①妥善固定喂养管并做长度标记,每班检查并严格交接班,注意观察导管有无脱出的迹象,每天更换固定用胶布,防止因患者活动而导致导管移位或脱出。②保持喂养管通畅,每次输注或通过喂养管给药前后均应用温开水冲洗,防止营养液或药物堵塞管腔。连续输注营养液时,应每隔 4～6 h 冲洗喂养管一次,每次冲洗量 30～50 mL。③选择质软、刺激性小的喂养管,患者易耐受性,可放置 6～8 周。④每日更换输注管道,管道接头处注意保持无菌。⑤注意保持喂养管外端清洁并经常轻轻移动,避免过长时间压迫食管发生溃疡。⑥营养液中的酸性物质可致蛋白质沉淀而导致堵管,含膳食纤维的混悬液制剂较乳剂更易发生堵管,若温水冲洗无效,可采用活化的胰酶制剂、碳酸氢钠冲洗,也可采用特制的导丝通管,确实不通畅时及时更换。

(3)患者的护理:①开始管饲前,评定患者的营养状态及计算营养素的需要量,决定注入的途径、方式与速度,确定管饲的配方、时间、次数和数量及需要的设备。选择合适的体位,胃内喂养时,应采取坐位、半坐位,对于年老体弱、卧床或有意识改变的患者应采取床头抬高 30°～45°,以防止误吸和反流,输注完毕应维持该体位 30～60 min。②对于年老体弱及儿童患者,特别要注意有无胃潴留的发生。给予管饲前需回抽胃液以观察胃的排空情况,连续输注时应每 4～6 h 回抽胃液,如胃内残留量＞150 mL 时提示有胃潴留,应减慢输注速度或暂停输注。③注意口腔卫生,定时刷牙。长期不能经口进食者,口腔唾液分泌减少,细菌繁殖增加,容易并发口腔溃疡、腮腺炎等,应每天进行两次口腔护理。④对鼻插管的患者,要注意保持另一侧鼻孔的通畅,经常检查清洁鼻腔分泌物,必要时可向鼻腔内滴注润滑剂,如石蜡油等。为减轻鼻胃管对口咽部的刺激,可每日进行雾化吸入 2～4 次。⑤观察患者的消化吸收情况,及时调整营养配方。准确记录出入液量,监测液体和电解质的平衡情况。注意皮肤的弹性、口渴、脉搏、血压,是否发生腹泻。腹泻时要减少食物中的脂肪摄入量,适当服用止泻药物。注意观察患者排便的次数、排便量及颜色、黏稠度、气味等,做好详细的记录,正确留取大便标本及时送检。保持皮肤的清洁,严重腹泻者粪便反复刺激肛门及周围皮肤,应做好局部皮肤护理,保持床单位的清洁。⑥注意观察患者对肠内营养的耐受情况,及时调整营养液的输注速度。如患者出现恶心、呕吐、腹痛、腹胀等胃肠道症状,应及时报告医生,做出相应的处理。⑦对建立人工气道的患者进行管饲时,应将气管导管周围的气囊充气,以防止食物的反流造成误吸,尤其要注意保持呼吸道的通畅,观察痰液中是否有营养液的成分。⑧心理护理:加强对患者及其家属关于肠内营养的宣教,使其了解肠内营养的重要性,解答肠内营养过程中出现的问题,增强患者的信心。

(六)肠内营养并发症

肠内营养如应用得当,远比肠外营养安全,但是亦可发生某些并发症。常见并发症可分为三类:机械性并发症、胃肠道并发症和代谢性并发症。

1.机械性并发症

(1)导管位置不当、导管堵塞、滑脱。导管阻塞最常见,与喂养管的材料、粗细、置管时间长短、营养液浓度、滴速及是否按要求冲洗管道有关,喂药时碾磨不细及注水不够也可引起喂养管阻塞。如出现堵塞,应用温开水加压冲洗及负压抽吸并反复捏挤体外管道部分,调整患者体位,也可用碳酸钙及酶溶液冲洗管道,6~8 h后再用灭菌水或温开水冲洗,如上述方法无效,应重新置管。

(2)鼻咽、食管、胃损伤。可因插管时的机械性损伤或粗硬的橡胶或聚乙烯导管长期留置,压迫鼻咽、食管、胃黏膜引起糜烂、坏死、溃疡、出血等。预防的关键是插管时选用质地软、口径细的聚氨酯或硅胶导管,操作过程中应仔细、轻柔,遇有阻力应查明原因,不可贸然硬插。

(3)误吸或吸入性肺炎:误吸易发生在胃内喂养者,一旦发生,对支气管黏膜和肺组织将产生严重损害,轻者可致肺炎,重者可引起窒息,易发生于年老体弱、昏迷患者,应特别注意预防。

要求:①在灌注营养液时及灌注后1 h内患者的床头应抬高30°~45°;②尽量采用间歇性或连续性灌注而不用一次性灌注,最好采用营养泵输注,控制输注速度和每次输注量;③定时检查胃残液量,每4~6 h抽吸胃内容,若胃液>150 mL,提示胃潴留,可减慢滴速,并给予胃动力药如胃复安、西沙比利或吗丁啉等;④开始肠内营养前,仔细检查导管的位置;⑤对胃蠕动功能不佳等有误吸风险,或有较多胃内容残留的患者,应改为经十二指肠或空肠喂饲;⑥在保证危重患者的血容量充足的前提下,不使用镇静剂和儿茶酚胺类药物;⑦夜间入睡时应停止或减慢滴注。

经常检查胃管有无上移至食管,诊断可将营养液加美兰数滴稍作染色,观察呼吸道分泌物是否染色。胸部X线片也有助于诊断。误吸及吸入性肺炎发生后应立即进行处理,原则如下:①立即吸出气管内的液体或食物颗粒,若有较大颗粒进入气管,可行纤维支气管镜检查,必要时给予气管内冲洗;②立即停用肠内营养,并尽量吸尽胃内容物,改行肠外营养;③积极治疗肺水肿;④应用有效的抗生素防治感染。

(4)鼻窦炎和中耳炎:主要发生于经鼻置管者。由于长期置管,使鼻腔堵塞,妨碍鼻窦口的通气、引流及压迫咽鼓管开口而发生。预防的方法是采用质地柔软、口径细的喂养管,注意清洁鼻腔,每日用润滑剂或抗生素溶液向插管侧鼻孔内滴入,并注意加强口腔护理。

(5)喂养管周围瘘或感染:主要发生在经胃造口和空肠造口者,表现为导管周围有胃液或肠液溢出,周围皮肤发红、糜烂,甚至化脓,局部可用氧化锌软膏保护皮肤,及时更换敷料,全身应用抗生素,同时注意消化道远端有无梗阻,如有梗阻,营养液灌注应减少或停用。

2.胃肠道并发症

(1)恶心、呕吐、腹胀、便秘:肠内营养患者有10%~20%可发生恶心、呕吐、腹胀或便秘。主要是由于饮食气味不佳、输注速度过快、乳糖不耐受、营养液浓度过高、脂肪含量过多、配方中缺乏膳食纤维等原因所致。处理时应针对病因采取相应措施,如减慢输注速度、稀释营养液为等渗、加入调味剂、增加膳食纤维含量或更改膳食品种等。如果患者出现便秘,则应注意补充水分及增加食物中的膳食纤维。

(2)腹泻是肠内营养最常见的并发症,常见原因有:①某些药物因素;②低蛋白血症和营养不良,使小肠吸收力下降;③乳糖酶缺乏者应用含乳糖的肠内营养膳食;④肠腔内脂肪酶缺乏,脂肪吸收障碍;⑤应用高渗性膳食;⑥细菌污染膳食;⑦营养液温度过低及输注速度过快。一旦发生腹泻应综合分析原因,根据患者的具体情况制订防治措施,应用有效药物或调整营养配方,补充缺乏的物质。某些胃大部切除和胃肠吻合术后患者会出现倾倒综合征,是由于患者失去胃和幽门的正常生理功能,导致胃内食糜骤然倾倒于十二指肠或空肠而产生的一系列症状。这时须适当降低营养液的速度和浓度。必要时可给予收敛和止泻剂。

(3)肠坏死:该并发症罕见但病死率极高。起病时间多在喂养开始后3~15 d,患者无机械性梗阻和肠系膜血管栓塞的原因。主要与输入高渗性营养液和肠道细菌过度生长引起腹胀,导致肠管缺血有关。一旦怀疑有该并发症出现,应立即停止输入营养液,改行肠外营养,同时行氢离子呼出试验、营养液细菌培养,以尽早明确原因进行处理,防止肠坏死发生。

(4)肠黏膜萎缩:尽管肠内营养与肠外营养及禁食相比在维持肠黏膜功能方面有更好的作用,但长期应用亦可导致肠黏膜萎缩,尤其是应用要素膳者。在肠内营养的同时,应用谷氨酰胺、生长激素等可预防黏膜萎缩。

3.代谢性并发症

(1)高血糖症和低血糖症:高血糖症常见于接受高热卡喂养者及合并糖尿病、高代谢、皮质激素治疗的患者。定时监测血糖是发现高糖血症有效方法。一旦出现,应行胰岛素治疗。低糖血症多发生于长期应用肠内营养而突然停止者。因此,在停用肠内营养时,应逐渐进行,必要时可适当补充葡萄糖。

(2)高渗性非酮症:昏迷少见,偶发生于有糖尿病病史者、严重胰腺功能不足者及应用激素者。预防方法是输注以糖为主要能源的膳食时速率不宜过快。定期查血糖,补充足够的水分和电解质,一旦发生,应积极抢救。

(3)电解质紊乱和高碳酸血症:由于膳食用量不足或过大、腹泻等原因,可导致低钠或高钠血症、高钾或低钾血症等。预防的方法是定期检查血电解质,及时调整。当机体摄入大量碳水化合物时,分解后产生 CO_2 增加,如肺功能不佳,可产生高碳酸血症。

第五节　ICU 患者心理护理

外科 ICU 的患者病情危重,清醒患者的心理反应尤为强烈。不良的心理反应会使患者丧失战胜疾病的信心,影响疾病的预后。良好的心理状态可以控制应激情绪,克服消极的心理反应,提高患者的依从性,对恢复健康起到了积极的促进作用。因此,在强调治疗机体疾病,拯救患者生命的同时,改善患者的心理危机,满足患者的心理需求,做好危重患者的心理护理是必不可少的。

一、危重患者常见的心理反应

（一）焦虑

患者对所患疾病的病因不明确，对治疗效果的不确定，对疾病转归的担心常表现为烦躁、多疑、激惹性增高等焦虑心理。

（二）紧张与恐惧

危重患者多是突然起病，或突然遭意外，或在原有疾病病情加重的情况下进入外科 ICU，常表现为紧张与濒死的恐惧。

（三）孤独与抑郁

ICU 患者与外界隔离，家属探视时间受限制，医护人员与患者的交流较少。尤其是急诊入院，对入院后的陌生环境缺乏心理准备的患者，会产生孤独感。并且患者担心自己能否好转，担心家庭、工作与生活，从而产生抑郁。

（四）依赖

危重患者受到疾病的限制，失去生活自理能力，对医护人员及家属的依赖性增强，期待得到更多的照顾与关怀。有些患者适应了 ICU 医护人员的治疗与护理，对外科 ICU 产生依赖，病情稳定后也不愿离开 ICU。

（五）绝望感

危重患者由于生理功能受损，生存目标受挫，感觉到自己疾病的危重，产生无助和绝望。

（六）ICU 谵妄

谵妄是一种注意和认知功能的急性障碍，表现为意识状态的急性改变或反复波动、注意缺损、思维紊乱和意识模糊。由于谵妄常发生于 ICU 的危重症患者，因此临床将 ICU 患者发生的谵妄称为 ICU 谵妄。病因及机制至今未能完全阐明，多数学者认为与 ICU 环境、药物、患者的个体因素、疾病等有关。

二、影响患者心理反应的因素

（一）疾病因素

神经系统疾病与循环系统疾病往往有脑供血不足，发生不同程度的精神神志改变。

电解质紊乱以及有毒的中间代谢产物蓄积，疼痛也能引起患者情绪不稳定、忧郁、疲劳、乏力等症状。

（二）环境因素

ICU 的环境是影响患者的心理状态的重要因素。主要包括：①持续噪音：各种医疗仪器发出的警报声，医务人员的频繁走动，其他患者的呻吟声；②灯光刺激：由于密集的治疗和护理干预，病房的灯光长明，干扰患者睡眠的昼夜节律，引起睡眠紊乱；③医源性刺激：频繁的测量生命体征，被迫更换体位，吸痰等医源性刺激。以上因素能导致患者抑郁、焦虑，加重患者的心理应激。

（三）治疗因素

肌松药、镇静药等影响肌力或脑功能，易产生不良心理反应。人工气道的建立使患者失去语言交流能力，产生恐惧感。各种引流管、有创导管的置入，约束带的应用，强迫体位等都给患者带来痛苦，造成患者不同程度的感觉阻断，从而诱发不良心理反应。

(四)个体因素

个体对自身疾病情况和严重程度的不确定性,对疾病的诊断和治疗措施不了解,对疾病所造成痛苦的耐受性及社会因素也会影响患者对疾病的心理反应。

(五)缺乏交流

由于外科 ICU 感染管理的特殊性,重症患者不能有家人陪伴,缺乏有效的心理交流等情况均增加了患者的孤独感和不安全感。患者目睹其他患者的挣扎甚至死亡,更加重了恐惧心理。

三、危重患者的心理护理

(一)帮助患者稳定情绪

外科 ICU 患者比一般患者有更多的应激因素,甚至受到死亡的威胁,容易情绪变化不定。护理人员应尽可能稳定患者的情绪。对于新入病房的患者,护士要尊重患者,态度和蔼、热情。向患者介绍 ICU 的环境及特点,介绍各种监护仪器的作用以及各项治疗与护理操作的目的,讲解疾病的相关知识,消除患者对陌生环境的恐惧,减轻患者对疾病的不确定感,鼓励患者,树立起战胜疾病的信心。

(二)创造良好环境,保持患者舒适

尽力营造优美、舒适的治疗环境,温度保持在 18 ℃~22 ℃,湿度在 50%~60%。病房内色调柔和,灯光不宜直射眼睛。晚上将灯光调暗趋于柔和;室内悬挂时钟,增加患者的时空感,减轻患者的紧张恐惧情绪。保持室内安静,减少噪音,晚上减小呼吸机、监护仪等机器的报警音量。放置仪器尽量避免靠近患者头部等。集中进行治疗与护理操作,也可根据病情调整最佳舒适卧位和局部按摩的次数,必要时给予镇静剂,以缓和患者的紧张情绪。做任何治疗或护理操作时,减少患者暴露部位,必要时用屏风遮挡。做好晨、午、晚间护理及各种基础护理,保持床单位的整洁,保持患者的舒适。对烦躁不安、高热、谵妄、昏迷的患者,要防止发生坠床、管道脱出、撞伤等意外,及时、正确地应用保护器具,以确保安全。尽量避免使患者看到同病室患者被抢救的场面,也可根据情况改变探视制度,通过家属和亲友给予患者心理安慰和鼓励。从生物、心理、社会三方面的因素考虑,给患者营造一个安静、安全、舒适、整洁的环境。

(三)加强与患者的沟通交流

护士应尽可能地多与患者接触、交谈。对神志清楚的患者可根据病情、文化背景等因素选择合适的交流方式,准确判断患者所要表达的意图,及时给予解答。尤其对气管插管或气管切开的患者可以用笔或手势来交流、表达思想,尽量满足患者的需求。

由此培养患者对医护人员的信任,建立良好的护患关系,消除患者对陌生环境的紧张、焦虑,对自身疾病的不确定感,提高治疗的依从性,树立战胜疾病的信心。

(四)消除依赖心理

对呼吸机产生依赖心理的患者,应向患者解释病情好转,可以按计划间断撤离呼吸机,直至完全撤机。一旦感觉呼吸困难,可以随时接上呼吸机。对于病情好转但对外科 ICU 产生依赖心理的患者,护士要做好解释工作,使患者明确自身疾病已经好转,为患者树立战胜疾病的信心,消除患者的依赖心理。

第十七章　医院感染的护理管理

第一节　医院感染的护理管理措施

一、健全三级监控管理体系

在医院感染管理委员会的指导下,充分发挥护理部、科护士长、护士长三级护理管理体系的作用,明确职责,层层负责,互相协调,把医院感染的预防与控制作为护理质量管理的重要内容之一。通过深入临床第一线了解情况、定期检查、随时抽查及相互查看,以保证医院感染监控措施的落实。同时根据所获得的各方面信息及时反馈医院感染预防和控制中存在的问题,并积极采取相应的措施予以解决。

二、加强护理人员教育培训

对护士不断进行针对性的教育培训,是搞好医院感染管理的基础,也是预防和控制医院感染中人员管理的重要环节。护理部应从教育入手,与医院感染管理部门密切配合,根据医院的具体情况、医院感染中重点问题,有目的、有计划地对各级护理人员进行教育培训,使预防和控制医院感染的各种措施变为护理人员的自觉行为。

1. 医院感染教育培训内容

医院感染诊断标准、医院感染的流行病学、医院感染与护理管理、职业卫生安全防护、医务人员手卫生、医院感染的隔离技术、消毒与灭菌技术、各种消毒、灭菌剂的正确应用、医院环境微生物学监测标准、空气、物体表面、手的采样方法、标本的采集(留取运行)等。

2. 医院感染教育培训方法

对新上岗护士、进修护士、实习护士进行医院感染知识的岗前培训;对在职护士每年采取集中培训、举办学习班和经验交流会、专题讲座、护理查房等形式进行继续教育培训。

三、加强高危人群和重点部门管理

医院是各种疾患患者聚集的地方,老年人、小儿及使用免疫抑制剂或长期使用抗生素等患者的免疫防御功能都存在不同程度的损伤或缺陷,加之在住院期间又由于接受各种诊疗措施而进一步降低了防御功能,这些高危人群是重点关注与管理的对象。

重症监护室(ICU)、手术室、母婴同室、急诊室、供应室、血液透析室、内镜室、导管室等都是医院感染的高发区,是医院感染管理的重点部门。

行之有效的科学的规章制度是与医院感染管理密切相关的,因为各种规章制度大多是前人在长期实践中经过反复验证的经验和教训的总结,是客观规律的反映,可作为各项工作的准则和质量评价的依据。与医院感染预防和管理相关的规章制度主要包括:清洁卫生制度、消毒隔离制度、无菌操作制度、探视陪住制度、病区管理制度、医院感染监测制度以及重症监护室(ICU)、手术室、急诊室、供应室、血液透析室、内镜室、导管室、婴儿室、换药室、治疗室等重点部门的消毒、隔离制度。

四、做好患者健康教育

维持病房秩序和管理好患者也是预防和控制医院感染的措施之一,护理人员是病房管理和患者健康教育的主要力量。为使患者能更好地配合治疗和积极协作,对于医院所制订的每一项制度的落实、每一项护理操作规程的执行,都需要通过护士的宣传、讲解和告知,以得到患者与家属的理解和配合。如控制患者的探视与陪护、减少病房的人流量、定期进行病室通风、嘱隔离的患者不乱串病房、养成洗手好习惯等。通过患者入院时宣教、处置时知识的讲解、特殊患者单独指导、图片展览介绍、录像放映展示等方式进行预防医院感染知识的科普宣传,促使患者及其家属主动自觉地配合医护人员预防和控制医院感染的发生。

五、加强消毒管理

消毒是预防医院感染、切断传播途径的基本手段之一。护理人员是消毒管理的主要实施者,各种消毒管理制度的执行和各项具体消毒措施的落实大多是由护士完成的,故要注意以下环节。

1.专人负责每一护理单元

护士长是医院感染管理的主要负责人,但对于具体工作的实施还应责任到人,如换药室或治疗室护士,协助护士长督促检查本病区消毒隔离制度及无菌操作的执行情况,完成规定的各项消毒灭菌效果的检测工作,并按要求做好记录,发现问题及时汇报。

2.定期消毒

按照规定根据选择的消毒、灭菌方法,对各类医疗用品进行消毒处理。

3.定时检查

护理部、科护士长、护士长要根据不同的对象,建立定期检查制度,明确检查重点,通过全面检查、定期抽查、随机抽查,及时发现消毒管理中存在的问题及薄弱环节,采取积极的改进措施,进一步完善各项规章制度。

4.定期监测

监测的目的是确保消毒灭菌的有效性。加强对医院内具备危险因素的重点部门的监测管理,如重症监护室(ICU)、手术室、急诊室、供应室、血液透析室、内镜室、导管室婴儿室、换药室、治疗室等重点部门应定期做空气、物表、工作人员手的微生物学检测,并对消毒后效果进行检查。

六、加强护理人员防护

在医院中,护理人员是接触患者最多的群体,许多的处置操作和医疗废物的处理都需要护理人员完成与落实,因此加强护理人员防护及医院感染的管理也十分重要。

1.提高自我防护意识

通过不断地对护理人员进行医院感染预防与控制的教育培训,使护理人员形成规范操作、提高自我防护的自觉行为。如护理人员在进行手术、注射、穿刺、采血、清洗器械等操作时,极易被锐利的器械刺伤,因此在处置血液和血液污染的器械时应戴手套或采用不直接接触的操作技术,谨慎地处理利器,严防利器刺伤。若一旦被利器刺伤则必须立即处理:向离心方向挤血、流水冲洗伤口、聚维酮碘(碘伏)消毒包扎、报告护士长或护理部、填写针刺伤记录表、必要时采血化验跟踪监测。要求护理人员在接触患者血液和体液时要戴手套,在进行可能被患者血液和体液溅入眼部或口部的操作时要戴口罩及护目镜。

2.强化洗手意识

护理人员在工作中双手极易被病原菌污染,要求护理人员无论戴手套与否,在接触患者前后、处置操作前后都要洗手,形成并养成良好的职业习惯。

3.正确处理医疗废物

护理人员要认真执行医疗卫生机构医疗废物的管理要求,加强对医疗废物的管理,根据医疗废物的类别及时分类收集,将医疗废物分置于符合《医疗废物专用包装物、容器的标准和警示标识的规定》的包装物或者容器内,感染性废物、病理性废物、损伤性废物、药物性废物及化学性废物不能混合收集。如对损伤性废物(针头、穿刺针和刀片等)用后应放入防渗漏、无破损、耐刺、易于焚烧的容器内;感染性废弃物应放置双层黄色塑料袋内、生物危害性废弃物应放置双层红色塑料袋内等。放入包装物或者容器内的感染性废物、病理性废物、损伤性废物不得取出。盛装的医疗废物达到包装物或者容器的 3/4 时,应当使用有效的封口方式,使包装物或者容器的封口紧实、严密。

第二节　手术室医院感染防控

一、布局与分区管理

(1)手术室的建筑布局应当符合功能流程合理和洁污区域分开的原则。应设在环境安静、清洁、干燥,距离外科病房、重症监护室和血库邻近的地方。手术室要设双走廊或多通道,以便使清洁与污染分流,人与物分流。手术室功能分区应当包括:无菌物品储存区;医护人员刷手、患者手术区域;污染处理区域。各个区域应有明显的标志,区域间避免交叉污染。

(2)手术室内地面、墙壁、天花板无孔隙、无裂痕,表面光滑,容易擦洗并耐化学消毒剂的腐蚀。地面、墙角、天花板等交界处最好成弧形,以利于清洗和防止尘埃积存。

(3)手术室内应设无菌手术间、一般手术间、隔离手术间;隔离手术间应靠近手术室入口处。每一手术间限置一张手术台。手术室内温度应保持在 22 ℃～25 ℃,湿度在 40%～60%。

二、手术室的一般管理

(1)进入手术室的工作人员必须更换手术室专用的工作衣、口罩、鞋帽。严格限制手术室内人员、控制人员和物品的流动,如减少手术人员活动,限制参观人员等。手术参观者站于手术者 30 cm 以外,脚凳高度不超过 50 cm,不得擅自超越活动范围。

(2)手术室环境要清洁整齐,物品合理定位放置。做到定人、定时、定点,按要求做好清洁卫生。不同区域及不同手术用房的清洁、消毒物品应当分开使用。用于清洁、消毒的拖布、抹布应当是不易掉纤维的织物材料。每次手术完毕后要整理、清洁手术间,无影灯、处置车及操作台、物品柜、门等要湿擦,保持无灰尘。

(3)净化手术间在术前提前 30～60 min 开放。在每日术后或晚上进行手术间空气消毒。

所有手术间每周末清洁后进行空气消毒,每月做空气培养,以检查菌落数与菌种。

(4)接送患者的平车定期消毒,车轮应每次清洁,车上物品保持清洁,有条件的应使用手术对接车。接送隔离患者的平车应专车专用,用后严格消毒。

三、手术室无菌技术管理

(1)在手术室的工作人员和实施手术的医务人员应当严格遵守无菌技术操作规程。

(2)在无菌区内只允许使用无菌物品,若对物品的无菌性有怀疑,应当视其为污染。

(3)医务人员不能在手术者背后传递器械、用物,坠落在手术床边缘以下或者手术器械台平面以下的器械、物品视为污染。

(4)实施手术刷手的人员,刷手后只能触及无菌物品和无菌区域。穿好无菌手术衣的医务人员限制在无菌区域活动。手术人员脐平面以下、肩部以上部位都视为有菌区;手术器械一旦触碰以上部位应视为已遭污染,必须立即更换。

(5)无菌台必须为清洁、干燥、平整、规格合适的器械桌,铺上4~6层无菌巾;无菌单下垂30 cm,距地面20 cm以上,下垂的30 cm以内为相对无菌区;器械护士移动无菌台时不可手握过边栏,巡回护士移动无菌台时不可手握下垂桌布;在无菌台上摆放的无菌器械、敷料等不可伸出台缘外;湿纱布、敷料应放在无菌盘内,不可直接放在无菌台上;弄湿了的手术衣、巾应视为已被污染,须及时更换或覆盖两层以上的无菌巾;备用的无菌台要用双层无菌单盖好;已铺好的无菌台4 h未用应视为已遭污染,必须重新做灭菌处理。

(6)手术中无菌台保持清洁、干燥。器械用后及时收回,擦干血迹。无菌台上备用器械应盖以无菌巾。接触空腔脏器(如胃、肠等)的器械应视为污染,应与其他器械分开放置和处理。接台手术人员在两台手术之间要洗手、消毒手臂及更换无菌手术衣、手套,同时用消毒液擦拭物体表面及地面。

(7)隔离患者手术通知单上应注明感染情况,严密隔离管理。术后器械及物品双消毒,标本按隔离要求处理,手术间严格终末消毒。

(8)患有上呼吸道感染或者其他传染病的工作人员应当限制进入手术区域工作。

(9)手术结束后,医务人员脱下的手术衣、手套、口罩等物品应当放入指定位置后,方可离开手术室。

四、手术室无菌器械管理

(1)手术使用的医疗器械、器具以及各种敷料必须达到灭菌要求。

(2)无菌物品与非无菌物品分室放置,标志清楚、明显。过期物品或可疑污染物品应重新灭菌。

(3)一次性使用的医疗器械、器具不得重复使用。

(4)接触患者的麻醉物品应当一人一用一消毒。

(5)医务人员使用无菌物品和器械时,应当检查外包装的完整性和灭菌有效日期,包装不合格或者超过灭菌有效期限的物品不得使用。

五、手术室的医院感染监测

(1)在医院感染管理委员会的直接领导及组织下,建立由手术室总护士长、护士长及护士组长组成的手术室医院感染监控小组,负责对手术室人员、手术患者及环境进行全面系统的监测。

（2）手术室每月由感染管理监测员或专职人员行空气及物体表面细菌培养。我国卫生部规定手术室空气细菌总数不得超过 200 cfu/m³，物体表面≤5 cfu/m²。

（3）每月由感染监测员定时或随时监测手术人员的手，定期监测洗手液，发现问题及时解决。我国卫生部规定手术人员消毒洗手后的细菌菌落数≤5 cfu/m²，并未检出致病菌为消毒合格。同时对手套应做好细菌培养监测工作。

（4）手术器械、敷料及物品等进行高压蒸汽灭菌时均应采用物理、化学或生物学方法进行监测。手术器械、敷料灭菌合格率必须达到 100%。

（5）每月由感染监测员定期或根据需要随时对手术室各种消毒液取样监测，以充分了解消毒液的使用效果。

第三节　供应室医院感染防控

一、布局与分区管理

（1）供应室的位置应接近临床科室，一般设在住院部与门诊部的中间地带，并可以直通电梯与手术部门相连。周围环境清洁、宽敞、空气流通、无污染源，便于医疗用品的供应和发放，供应室应为一个相对独立的区域。

（2）供应室天花板、墙壁、地面等应光滑无缝隙，便于清洗和消毒；墙角宜采用弧形设计以减少死角。地面应防滑、易清洗、耐腐蚀。

（3）供应室建筑布局应分为办公区域和工作区域。工作区域分为去污区、检查包装区、灭菌物品存放区，三区划分清楚，区域间应有实际屏障。去污区和检查包装区设立人员出入缓冲间（带）和物品通道。

（4）供应室工作区域空气流向由洁到污，温度应保持在 20 ℃～25 ℃，检查包装区和灭菌物品存放区的相对湿度不宜大于 60%。照明设施应满足器械检查等功能的需要。

（5）洗手设施应符合《医疗机构医务人员手卫生规范》。灭菌物品存放区不宜设洗手池。物流路线上不得设置墩布池；地漏应采用防返溢式，下水道出口应采取防鼠措施；污水应集中排入医院污水处理站。

二、去污区的管理

（1）去污区主要进行污染物品回收与分类、清洗、下收下送车辆、塑料箱冲洗消毒等工作。

（2）回收的物品在固定专用的房间里拆包、分类，并采用适宜、有效的方法浸泡消毒，然后送入洗涤间。选用浸泡的消毒液要注意质量和浓度，一般选用含氯消毒剂，每日更换，在应用前先用消毒剂浓度试纸测试其有效氯含量，以确保其消毒功能。

（3）送物车回去污区后经清洗、消毒再送入专用存放间备用。送出供应室后未发放完的器械包等物品，不能再放回无菌间，须重新处理。

（4）洗涤过程由初洗和精洗组成，一般有手工清洗和机械清洗（半自动和全自动）。洗涤后的清洁物品应是整洁清晰、无血迹污垢及杂质的,并予控干或烘干;盛装清洗后物品的容器必须是清洁无污染的。

(5)去污区工作人员工作中应戴工作帽、口罩、手套、系防水围裙及穿防水鞋,在回收区工作时应穿隔离衣,离开去污区时应脱去隔离衣并认真洗手。

三、检查包装区的管理

(1)检查包装区主要进行物品的检查与包装、敷料制作、灭菌等工作。

(2)包装材料或容器应清洁、干燥,有利于灭菌过程中的空气排出及蒸汽的穿透。各类器械包、敷料包不宜过大,一般不超过 30 cm×30 cm×25 cm,重量不超过 5 kg。包装后的物品要尽快(1~2 h内)进行灭菌,不得长时间放置,以防止污染及热源产生。

(3)包装间应有较高的洁净度,工作台及地面应保持清洁,每日清扫及紫外线消毒 2 次,有条件的应安装空气净化器,空气过滤网定期清洗。工作人员换鞋入内。

(4)灭菌的操作程序应严格按照卫生部颁布的《消毒技术规范》的各项要求执行。灭菌岗位人员必须经过专门培训,合格后持证上岗。

(5)灭菌物品装放不宜过挤、过满、过少,其总体积不应超过灭菌室容积的 80%~90% 或不少于 10%。最好的方法是用不锈钢金属筐装放拟灭菌的物品,既利于灭菌,又利于搬运和贮存。

(6)灭菌应根据拟灭菌物品的性质,选择适宜的温度进行,常用的灭菌温度有 115 ℃、121 ℃和 126 ℃。各类物品所需灭菌时间和温度不同,故应尽量将同类物品放置一起分别进行灭菌。若必须将不同性质的物品放在一起灭菌时,则应以最难达到灭菌物品所需的时间、温度为标准。

四、灭菌物品存放区管理

(1)灭菌物品存放区为单一独立的隔离区,主要进行灭菌物品的储存与发放。要求有较高的洁净度,有条件的应安装空气净化装置。

(2)灭菌物品存放区应由专人管理,按规定着装,进入无菌区前工作人员应洗手、更衣、换鞋、戴帽子和口罩。非无菌区的工作人员和非无菌物品不得进入。

(3)经灭菌处理的物品应包装完整,包布干燥,含水量不超过 3%,化学指示剂变色均匀,符合标准要求。

(4)无菌物品应存放于洁净的橱柜内或存放架上;存放架(橱)必须距地面 20 cm,距天花板 50 cm,距墙壁大于 5 cm。

(5)无菌物品应分类放置,位置固定、标识清楚,并按有效期顺序排列,严禁过期。

(6)已灭菌物品不得与未灭菌物品混放。

(7)无菌物品一经拆开,虽未使用,也要重新包装灭菌。无菌物品掉在地上或放置在不洁之处,即视为受到污染,不能作为无菌物品使用。外购的一次性无菌物品,必须先去掉包装,经热源检测、无菌试验合格后,才能进入无菌物品存放间。

(8)放置无菌物品的柜和架应定期擦洗消毒,地面每日用消毒后的湿拖布擦洗。室内空气应按规定进行消毒。天花板、空调通风口、滤风网等必须经常清洗。

(9)无菌物品的发放,原则上要下送。下送车应使用全封闭推车,与污染物品回收车严格分开。应专人、专车、专线运送。下送人员不得接触污染物品,下送车每日应进行有效的消毒。

分发余下的物品应视为已污染,不可再进入无菌物品存放间,需重新灭菌。

五、供应室医院感染监测

(1)在医院感染管理委员会的直接领导及组织下,建立由供应室总护士长、护士长及护士组长组成的供应室医院感染监控小组,负责对供应室人员、工作流程、无菌物品及环境进行全面系统监测。

(2)清洗质量的监测。日常监测在检查包装流程时进行;使用清洗消毒机进行装载、温度、时间等工艺监测;每月不定期抽查,每次抽查3～5个待灭菌包内所有物品的清洗质量。

(3)消毒质量监测。每月一次空气微生物含量,工作人员手及物体表面的微生物监测。无菌区的空气细菌数不得超过200 cfu/m³、物体表面及工作人员手的细菌数不得超过5 cfu/m²,灭菌后的物品及一次性医疗器具不得检出任何种类微生物及热原质;清洁区的空气细菌数不得超过500 cfu/m³、物体表面及工作人员手的细菌数不得超过10 cfu/m²;污染区的空气细菌数不得超过2 500 cfu/m³、物体表面及工作人员手的细菌数不得超过15 cfu/m²。

(4)热源监测。主要用于供应室对输液器具、注射器具等自行检测,主要检测输液器具、注射器具的洗涤质量,以预防和杜绝热源反应。常用的有家兔测试法和试验法。

(5)环氧乙烷气体灭菌必须每锅进行工艺监测,每包进行化学监测,每月进行生物监测。

(6)压力蒸汽灭菌必须进行工艺监测、化学监测和生物监测。工艺监测应每锅进行,并详细记录。化学监测应每包进行,手术包尚需进行中心部位的化学监测。预真空压力蒸汽灭菌器每天灭菌前进行B-D试验。生物监测应每月进行,新灭菌器使用前必须先进行生物监测,合格后才能使用;对拟采用的新包装容器、摆放方式、排气方式及特殊灭菌工艺,也必须先进行生物监测,合格后才能采用。

参 考 文 献

[1] 梁艳平.现代护理技术与专科实践[M].长春:吉林科学技术出版社,2017.

[2] 冯晓敏,叶宝霞,李亚玲.危重症患者护理技术[M].武汉:湖北科学技术出版社,2016.

[3] 潘瑞红,揭海霞,王青,等.基础护理技术操作规范[M].武汉:华中科技大学出版社,2015.

[4] 党生梅.实用临床专科疾病护理[M].长春:吉林科学技术出版社,2017.

[5] 邵琼,秦昌友,高丽华.全身性疾病的诊疗护理[M].武汉:湖北科学技术出版社,2016.

[6] 高祝英,杨雪梅.临床常见疾病护理查房手册[M].兰州:甘肃科学技术出版社,2017.

[7] 余晓燕,周谦,陈利华.实用临床疾病规范化护理[M].武汉:湖北科学技术出版社,2017.

[8] 刘喜松.急性外伤性疾病的诊疗与护理[M].昆明:云南科技出版社,2016.

[9] 陈晓蓉,刘波.常见骨伤疾病康复护理指导手册[M].成都:四川大学出版社,2017.

[10] 王芝秀,臧丽,戴培芬,等.常见妇儿疾病的诊疗与护理[M].青岛:中国海洋大学出版社,2015.

[11] 张昌敏,凌诒洁.肠道疾病防治与调养[M].郑州:河南科学技术出版社,2017.

[12] 王秀兰,芦鸿雁.临床护理实践规范性指导丛书·外科疾病护理常规[M].阳光出版社,2016.

[13] 张萍,黄俊蕾,陈云荣,等.现代医学临床与护理[M].青岛:中国海洋大学出版社,2018.

[14] 韩成珺,马友龙,孙志德.外科临床治疗与护理[M].武汉:湖北科学技术出版社,2017.

[15] 刘晓虹.护理心理[M].上海:复旦大学出版社,2015.